U0286169

中医非物质文化遗产临床经典名著

# 玉机微义

明·徐彦纯 著

刘洋 校注

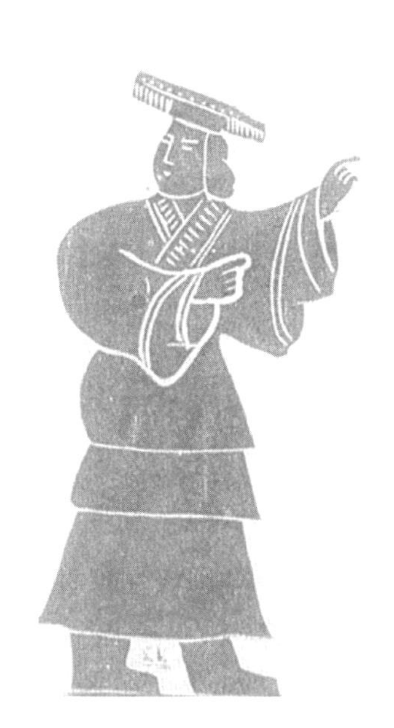

中国医药科技出版社

**图书在版编目（CIP）数据**

玉机微义/（明）徐彦纯著；刘洋校注．—北京：中国医药科技出版社，2011.8
（2024.11 重印）
（中医非物质文化遗产临床经典名著/吴少祯主编）
ISBN 978－7－5067－4893－3

Ⅰ．①玉…　Ⅱ．①徐…　②刘…　Ⅲ．①中医学临床－经验－中国－明代
Ⅳ．①R249.48

中国版本图书馆 CIP 数据核字（2011）第 006682 号

**版式设计**　郭小平

出版　中国医药科技出版社
地址　北京市海淀区文慧园北路甲 22 号
邮编　100082
电话　发行：010－62227427　邮购：010－62236938
网址　www.cmstp.com
规格　787×1092mm 1/16
印张　24
字数　445 千字
版次　2011 年 8 月第 1 版
印次　2024 年 11 月第 2 次印刷
印刷　北京盛通印刷股份有限公司
经销　全国各地新华书店
书号　ISBN 978－7－5067－4893－3
**定价　68.00 元**

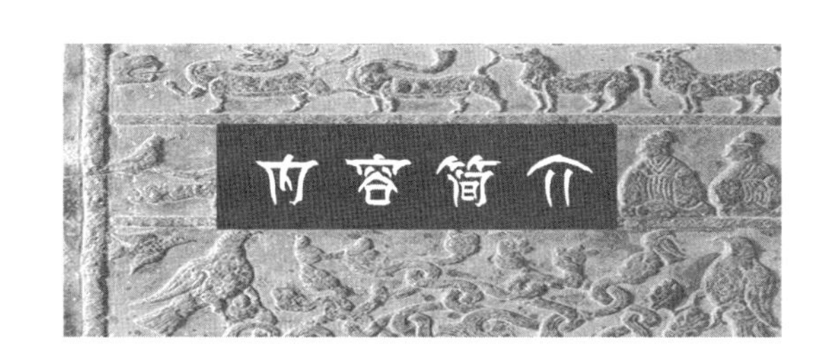


《玉机微义》五十卷，为综合性医书。明代徐彦纯著，刘纯续增，辑于洪武一十九年（1396 年）。

本书是一部集明以前诸家之大成的综合性医科全书。该书的编写体例是以卷分门立病，以病著论，论下设方，广而不杂，眉目清晰，如头眩，论始先说病因为“肝木风火、疲劳过度、气虚、血虚”等，再论及脉证治法，依证列方，此论中介绍了本事川芎散、严氏三五七散、严氏芎术汤、子和芎黄汤、顺气散等针对头眩各症的方剂。部分方论后附医案，向读者阐明辨病验方的重要性。

书中类聚历代各家的不同理论、观点，条分缕析。所引古书籍数十部，如《黄帝内经》、《脉经》、《儒门事亲》、《卫生宝鉴》、《此事难知》、《太平惠民和剂局方》等，保存了大量现已亡佚的古医籍中的论述及方药，如《黄帝针经》、《活人书》、《外科精要发挥》、《病机机要》等，为继承和辑佚明以前文献提供了依据。《郑书堂读书记》评述该书搜罗广泛，自《内经》以下，诸如仲景、叔和、巢元方等医论无不采用，而尤以刘河间、李东垣、朱丹溪诸家之说为主，贵在善于折衷其要，对诸门证治方例加以叙述，无不疏通其源流，引申其义类，折而有次，简而能该，所述内容既无泥古之失，又无违古之讥，洵可为后学之精良佳作。《四库全书总目提要》对该书的评论是：“其书虽采摘诸家旧论旧方，而各附案语，多所订正。非饾饤抄撮者可比。”

因此，《玉机微义》是研究中医理论与临床的良好文献，亦为中医古籍整理、校勘、辑佚等珍贵资料，通俗简明，流传甚广，影响甚大，对普及医学彼有贡献。

《中医非物质文化遗产临床经典读本》

# 编　委　会

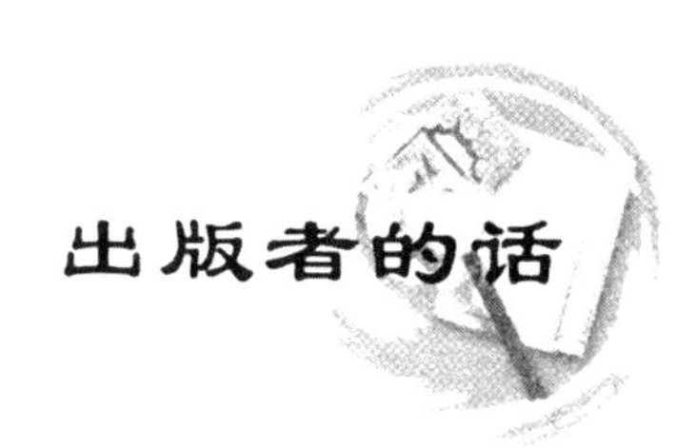

# 出版者的话

中华医学源远流长，博大精深。早在两汉时期，中医就具备了系统的理论与实践，这种系统性主要体现在中医学自身的完整性及其赖以存续环境的不可分割性。在《史记·扁鹊仓公列传》中就明确记载了理论指导实践的重要作用。在中医学的发展过程中，累积起来的每一类知识如医经、方剂、本草、针灸、养生等都是自成系统的。其延续与发展也必须依赖特定的社会人文、生态环境等，特殊的人文文化与生态环境正是构成中医学地域性特征的内在因素，这点突出体现在运用“天人合一”、“阴阳五行”解释生命与疾病现象。

但是，随着经济全球化趋势的加强和现代化进程的加快，我国的文化生态发生了巨大变化，中国的传统医学同许多传统文化一样，受到了严重冲击。许多传统疗法濒临消亡，大量有历史、文化价值的珍贵医药文物与文献资料由于维护、保管不善，遭到损毁或流失。同时，对传统医药知识随意滥用、过度开发、不当占有的现象时有发生，形势日益严峻。我国政府充分意识到了这种全球化对本民族文化造成的冲击，积极推动非物质文化遗产保护。2005年《国务院办公厅关于加强我国非物质文化遗产保护工作的意见》指出：“我国非物质文化遗产所蕴含的中华民族特有的精神价值、思维方式、想象力和文化意识，是维护我国文化身份和文化主权的基本依据。”

中医药是中华民族优秀传统文化的代表，是国家非物质文化遗产保护的重要内容。中医古籍是中医非物质文化遗产最主要的载体。杨牧之先生在《新中国古籍整理出版工作的回顾与展望》一文中说：“古代典籍是一个民族历史文化的重要载体，传世古籍历经劫难而卓然不灭，必定是文献典籍所蕴含精神足以自传。……我们不能将古籍整理出版事业仅仅局限于一个文化产业的位置，要将它放到继承祖国优秀文化传统、弘扬中华民族精神、建设有中国特色的社会主义的高度来认识，从中华民族的文化传统和社会主义精神文明建设的矛盾统一关系中去理解。”《保护非物质文化遗产公约》指出要“采取措施，确保非物质文化遗产的生命力，包括这种遗产各个方面的确认、立档、研究、保存、保护、宣传、承传和振兴”。因此，立足于非物质文化遗产的保护，确立和展示中医非物质文化遗产博大精深的内容，使之得到更好的保护、传承和利用，对中医古籍进行整理出版是十分必要的。

而且，中医要发展创新，增强其生命力，提高临床疗效是关键。而提高临床疗效的捷径，就是继承前人宝贵的医学理论和丰富的临床经验。在中医学中，经典之所以不朽是因其经过了千百年临床实践的证明。经典所阐述的医学原理和诊疗原则，已成为后世医学的常规和典范，也是学习和研究医学的必由门径，通过熟读经典可以启迪和拓宽治疗疾病的思路，提高临床治疗的效果。纵观古今，大凡著名的临床家，无不是在熟读古籍，继承前人理论和经验的基础上成为一代宗师的。因此，“读经典做临床”具有重要的现实意义。

意识到此种危机与责任，我社于2008年始，组织全国中医权威专家与中医文献研究的权威机构推荐论证，按照“中医非物质文化遗产”分类原则组织整理了本套丛书。本套丛书包括《中医非物质文化遗产临床经典读本》（第一批70种，第二批30种）与《中医非物质文化遗产临床经典名著》（第一批30种，第二批20种）两个系列，共150个品种。其所选书目精当，涵盖了大量为历代医家推崇、尊为必读的经典著作，也包括近年来越来越受关注的，对临床具有很好指导价值的近代经典作品。

本次整理突出了以下特点：①力求准确：每种医籍均由专家遴选精善底本，加以严谨校勘，为读者提供准确的原文。②服务于临床：在书目选择上重点选取了历代对临床具有重要指导价值的作品。③紧密围绕中医非物质文化遗产这一主题，选取和挖掘了很多记载中医独特疗法的作品，尽量保持原文风貌，使读者能够读到原汁原味的中医经典医籍。

期望本套丛书的出版，能够真正起到构筑基础、指导临床的作用，并为中国乃至世界，留下广泛认同，可供交流，便于查阅利用的中医经典文化。

本套丛书在整理过程中，得到了作为本书学术顾问的各位专家学者的指导和帮助，在此表示衷心的感谢。本次整理历经数年，几经修改，然疏漏之处在所难免，敬请指正。

**中国医药科技出版社**

**2011年12月**

# 校注说明

《玉机微义》五十卷，是一部集明以前诸家之大成的综合性医科全书，由于此书有较高的学术价值，切于实用，故自刊行后流传颇广，影响遍及国内外。据《全国中医图书联合目录》记载："《玉机微义》自刊行，流传至今，现存版本20余种，较早年间的版本有：明初刻本，明正统四年已未姑苏陈有戒刻本，明正统陕西官刻本，明正统刻本，明景泰二年辛未吴从政刻本，明正德刻本，明嘉靖刻本，明万历步月楼黄悼刻本、清康熙紫宋堂刻本、四库全书本等。建国后有排印本。《刘纯医学全集》（点校本）中亦收有此书。

一、本书是以正统四年已未姑苏陈有戒刻本为底本，以清康熙紫宋堂刻本为主校本，以四库全书本为参校本，力求接近原著。

二、为保持原著原貌，本书按原文的卷第顺序排列。为保持本书资料的完整性，对全书的内容不删节，不改编，凡本书底本正确，校本有误者不做校记。底本有误而校本正确者，则径改。底本与校本均误者，则参考所引原著校勘。

三、底本中明显错字、别字，予以径正。异体字、古今字、通假字、俗写字，在保持原书基础之上，进行个别简化。凡两字形异而义同，古书通用，今字书也未能统一规定何为规范字者，均保留原貌。如"利"与"痢"、"澼"与"癖"、"注"与"疰"之类。

四、原书中方位词"左、右"一并改为"上、下"。对原书中的小字，仍用小字以与大字区别。

五、为保持底本原貌，凡涉及药物剂量，点校不做改动。所涉及有毒药物及用量偏重者，请参考现代剂量。某些禁用动物药物如：犀角、虎骨、麝香等请使用现代替代药物。

六、书中所载处方，往往省略药味，仅书方名。如"金匮大承气汤，见本方"，"局方橘皮半夏方，方见本方"，意谓方药见《金匮要略》、《太平惠民和剂局方》。兹在此说明，书中不再出注。

七、凡本书所引文献与原著不符略而不全者，如不影响文义，一概不予校补，以保持原书面目。如影响文义，甚至反义者，则出校记注明。脱简者，则注以"底本脱，据某某补"，不能确定其脱简者，则注以"底本无，据某某补"。

八、本书引述历代医家论述，或节录原文，或嫌原文过于繁冗而作了删节，亦因只作了解方义之参考，未与原书校勘。对此等文字，如须引用则以查阅原著为宜。

因水平所限，同时参考书籍不够齐备，对本书的校勘、句断，难免存在不少缺点，望阅者鉴而教之。

**校注者**

**2011年1月**

# 序　一

医学自《内经》而下，历数千载，善斯道而作者非一人。其间有言诊者，有论证者，有集方者，莫不皆裨于世用。然奥妙之旨，奚所发挥。虽世异病殊，以方取验，若出一人之手。迥不知世运之远，作者之众。然人同此心，心同此理。汉张仲景本经旨伤寒之法，言诊论证，以例处方，后之学者，得有所据。晋唐以来，其道益广，用其法者不一。或止言杂病诊证，或求奇示怪，秘而不传。好事者慕其风而继作，或止据于方，虽有一源一意之可观，又非百代可行之活法也。始纯从学于江左冯先生庭干，间尝请其义，授以会稽徐先生所著书一帙。观其法，求其意，盖出于《内经》，非前所谓也。且古今作者非一人，其法各得一意，而后人执之该治，不知变通之法，与经旨多相违戾，不无得失。是以先生究探古今作者源意，摭金刘守真、元李明之、朱彦修诸氏论集，本乎经旨而折衷其要，发明中风、痿、痰、泄、疟诸门，诊证方例，非一源一意，而有通变乎百证千方者，斯为古今可行之活法也欤岂止集方而已。先生讳彦纯，字用诚。蚤岁尝客吴中，以《春秋》教授乡之俊彦。今没十有二年，始遇其从弟用中，获询先生学行，知深于医者也。又尝见其《本草发挥》，窃意前书必有全帙，惜今不可见矣。呜乎！岁月云迈，九泉不作，幸而遗墨昭然，生意如在。以先所著，取咳、热、火、暑、燥、湿、寒等门诊证方例，妄意续于诸门之末。虽心同理，而不免获狂僭之过。因摭诸《内经》至数至名之旨，乃目其书曰《玉机微义》，未知果是否？后之明哲，有所正焉，于是乎书。

**时洪武丙子三月朔旦吴陵刘纯序**

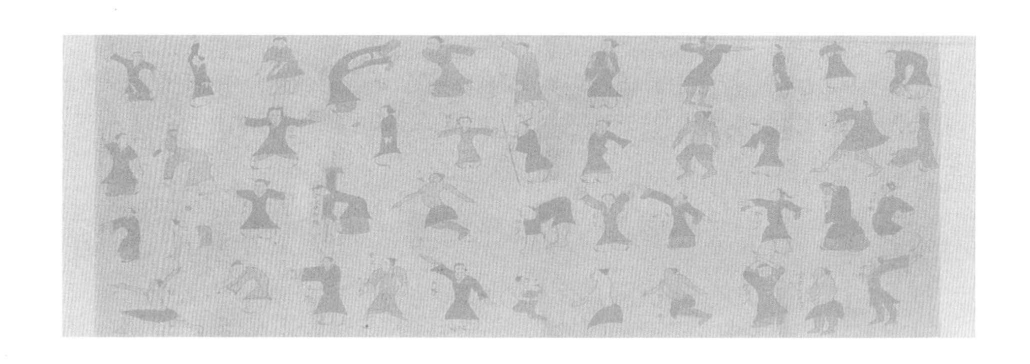

# 序　二

余向读《国语》，医和有言曰：上医医国，其次医人。唐柳子非之，予窃是之。予谓人受天地之中以生，元气流行，各正性命，理之常也。不幸天地之气乖，而人之气亦戾，由是疾疠作，民夭阏而国本动摇。惟医师之良者，探造化之机，究阴阳之理，投药起疾以正人之气。人之气既正，则天地之气亦正。由是民生遂，天命全，而国本固矣。是非医国而何？今观吴陵刘宗厚氏所著《玉机微义》，予益自信，予之是和言者果是，而柳子非之者果非也。宗厚之学，本诸濂洛先儒，旁究岐黄、卢扁之术。故其发于议论者，始于推气运之原，以参五行相生相胜之妙，要之于性命之禀赋，贯之于物理之变通，而会之于人事动静不测之微，驰骋经史，出入古今，引譬明验，诚非庸常之流所可及也。其学则私淑丹溪朱彦修，其法则有得夫汉长沙及近代刘河间、李东垣之秘旨。顾其为书，虽以门分类汇，而非歌诀酬集方，臆度乎艾砭参苓者之可同日而语也。呜呼！医术之奥，有如此者。俾之经国治民，特举而措之耳。孰谓和言之非乎？宗厚世为吴陵望族，以诗礼相传。其先世在胜国时，居省宪，掌枢要，以名宦显著者。殆未易一二数，宗厚穷而在下，不能躬耕自食其力，故托迹于医，以自养自晦也。虽然，以宗厚之材之术，抑岂久于栖栖者也。行将膺异等之荐，展上医手以裨圣主仁民之治，此予之所望于宗厚也。宗厚其以此自期乎，其以此自励乎。予与宗厚之严翁橘泉先生有世契，今观宗厚所著书，殆不容于默默也。故僭序其实于卷首，俾览其书者，知宗厚之学有本，而勿谓世医而易之也。

**洪武丙子九月初吉吴兴莫士安序**

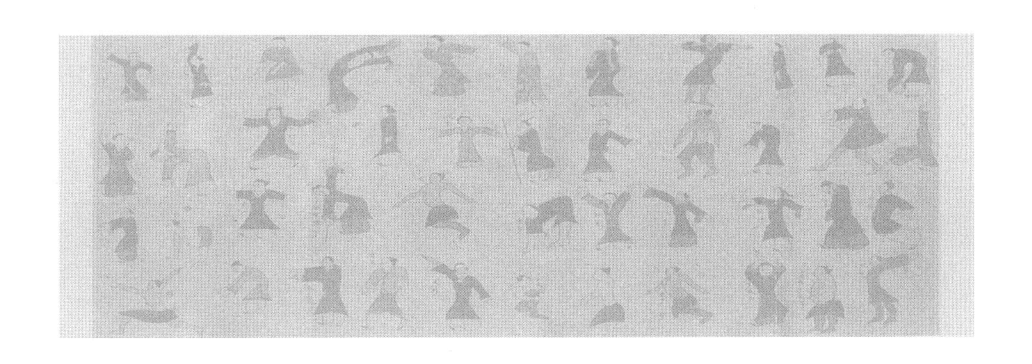

# 序　三

都察院副都御史姑苏陈公有戒，奉命填抚陕西。仰体皇仁，躬勤蚤莫，苏息雕弊，民用向安。遂饬边疆，亦既完固。时有余暇，其恤人之念，未始或忘，苟可利之，为之恐缓。间遇医家《玉机微义》一编，谓可以济人，捐俸僦工，刻以广布。于是布政郝公裄、王公敏，合其同官志在施济者，效协助焉。既成，郝公以求予序。此编辑于会稽徐彦纯，吴陵刘宗厚续有增益，皆明于医者。凡五十卷，门分类聚，于论病因证治，条理粲然，既详且备矣。夫医家神农、轩岐、伊尹及秦越人、张仲景之书，万世所宗，不可易也。历晋、唐、宋，代有明者。近代张元素起北方，盖得神授，深造阃奥。再传李明之，三传王好古，南方朱彦修得私淑焉，遂为医家之正派。彦纯、宗厚又私淑彦修者也。论者谓元素医家之王道。盖王道以养民为本，元素之法，厚脾土为要，此知本之务也。是编主《素》、《难》、《金匮》及元素一派之旨，若诸家治法不倍此者，亦旁采而附益之。虽中医执此施治，可以成功。如病者有能知之，亦必不为庸医所误，其所剂利，岂小补哉。医者，圣人仁民之术也。有戒诸公，于此编协志以广其传，盖其不忍人之心所不能已也。将其不忍人之政，讵可涯欤。

**正统己未正月癸卯光禄大夫少师兵部尚书兼华盖殿大学士庐陵杨士奇序**

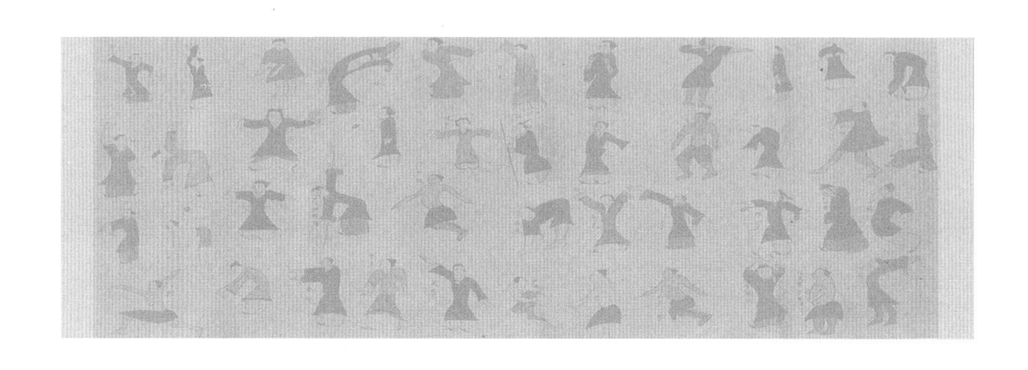

# 目录

## 卷之五 ········· 28



## 卷之六 ········· 40

# 卷之一

## 中风门

### 中风叙论之始

《内经》曰：风之伤人也，或为寒热，或为寒中，或为热中，或为偏枯。风善行而数变，至其变化，乃为他病。历陈五脏，与胃之伤。及风病名，皆多汗而恶风。详见本文。

按：风论发明风邪系外感之病，有内外、脏腑、虚实、寒热之不同，别无瘫痪痿弱，卒中不省，僵仆㖞邪，挛缩眩运，语涩不语之文，后世始与痿证混淆矣。

《要略》云：风之为病，当半身不遂。经络空虚，贼邪不泻，或左或右，邪气反缓，正气即急，正气引邪，㖞僻不遂。邪在于络，肌肤不仁。在经，即重不胜。邪入腑则不识人，入脏即难言，口吐涎。

《千金》云：岐伯中风大法有四：一曰偏枯，半身不遂；二曰风痱，于身无痛，四肢不收；三曰风懿，奄忽不知人；四曰风痹，诸痹类风状。

按：后世编集中风方治，皆祖《要略》、巢氏、《千金》之论，但不当以外中风邪立名，而与内脏痿证衮同出治，此千古之弊也。

### 中风脉法

《要略》云：脉微而数，中风使然。又云：头痛脉滑者中风，风脉虚弱也。又寸口脉浮而紧，寸口脉缓而迟，皆曰中风也。

《脉经》云：浮而大者，风。又浮而缓，皮肤不仁，风寒入肌肉。又滑而浮散者，瘫痪风。又诊人被风，不仁痿蹶，其脉虚者生，坚急疾者死。

### 中风不治证

发直吐沫，摇头，上窜直视，口开手撒，眼合遗尿，不知人，或面赤如妆，或头面青黑，汗缀如珠，声如鼾睡，皆不可治。

### 风分在脏在腑在经之异

《病机机要》云：风本为热，热胜则风动，宜以静胜其燥，是养血也。治须少汗，亦宜少下。多汗则虚其卫，多下则损其荣，宜治在经。虽有汗下之戒，而有中脏中腑之分。中腑者多著四肢，有表证，而脉浮恶风寒，拘急不仁。中脏者多滞九窍，唇缓失音，耳聋鼻塞，目瞀，大便结秘。中腑者宜汗之，中脏者宜下之。表里已和，宜治之在经，当以大药养之。

《发明》云：中血脉则口眼㖞斜，

中腑则肢节废，中脏则性命危，三治各不同。中血脉，外有六经之形证，则从小续命加减。中腑，内有便溺之阻隔，宜三化汤等通利之。外无六经之形证，内无便溺之阻隔，宜养血通气，大秦艽汤、羌活愈风汤主之。

按：此分在表、在里、在经之三证，立汗、下、调养之三法，可谓开后世之盲聋。但所用诸方，学者宜详审之。

## 治风不可下论

《发明》云：治风当通因通用，惟宜宣发以散之，不可便以苦寒之药妄下，龙、麝、朱砂、牛黄诸镇坠之药泻之。

按：此言风本外邪，惟宜宣散，此风在表之时也。如伤寒中风，传入于胃，亦未尝不可下。论中便字、妄字，可见其意。便者，有早与急之义。妄者，谓有不当下之义。

## 治风不可利小便

如小便少，不可以药利之。既以自汗，则津液外亡，小便自少。若利之，使荣卫枯竭，无以制火，烦热愈甚。当俟热退汗止，小便自行也。兼此证乃阳明经，大忌利小便。

## 湿病似中风论

《元戎》云：酒湿之为病，亦能作痹证。口眼㖞斜[1]，半身不遂，浑似中风，舌强不正，当泻湿毒，不可作风病治之而汗也。《衍义》论甚当，《易简》所言，与此相同。

按：此则知口眼㖞斜，半身不遂之病，岂止风之一端而已。况六气皆能中人，其证亦有纵急搐搦，不知人等证，不可不以脉证分别。

## 中风先调气说

严用和云：人之元气强壮，荣卫和平，腠理致密[2]，外邪焉能为害。或因七情饮食劳役，致真气先虚，荣卫空踈[3]，邪气乘虚而入，故致此疾。若内因七情而得者，法当调气，不当治风。外因六淫而得者，亦当先调气，后依所感六气治之，此良法也，宜八味顺气散。

按：此说真气先虚，荣卫空踈，邪气乘虚而入，扩前人所未发。但既曰虚矣，邪又入矣，补虚散邪，理所当然。而止曰调者，意其谓因病而气壅不通，调其通畅条达，则真气自复，邪气自行之义，惜乎不能详也。况中风治法，岂止一端而已。

## 气中论

许学士云：世言气中者，虽不见于方书，然暴怒伤阴，暴喜伤阳，忧愁不已，气多厥逆，往往得此疾，便觉涎潮昏塞，牙关紧急。若便作中风用药，多致杀人，惟宜苏合香丸灌之便醒，然后随寒热虚实而调之，无不愈者。经云：无故而瘖，脉不至，不治自已。谓气暴逆也，气复则已。审如是，虽不服药自可。

按：气中之说，即七情内火之动，气厥逆，由其本虚故也。用苏合香丸通行经络，其决烈之性，如摧枯拉朽，恐

---

[1] 口眼㖞斜：出《灵枢·经筋》。指口眼向一侧歪斜的症状。

[2] 密：底本作“蜜”，据四库本改。

[3] 踈：通疏。

气血虚者，非所宜也。后云不治自复之意，盖儆❶用药之失，实胜误于庸医之手也。

## 四肢不举有虚有实

《病机》云：四肢不举，俗曰瘫痪。经谓土太过，则令人四肢不举。此真膏粱之疾，非肝肾经虚。其治则❷泻，令气弱阳虚，土平而愈，三化汤、调胃承气汤选而用之。若脾虚亦令人四肢不举，其治可补，十全散、加减四物去邪留正。

按：四肢不举，世俗皆以为中风病，此云脾土太过不及，皆能致之，其可一概用药乎。

## 论风非外来乃本气病

《发明》曰：经云阳之气，以天地之疾风名之。此中风者，非外来风邪，乃本气病也。凡人年逾四旬，气衰之际，或因忧喜忿怒伤其气者，多有此疾，壮岁之时无有也。若肥盛，则间有之，亦是形盛气衰而如此。治法当和脏腑、通经络，便是治风。然亦有贼风袭虚伤之者也，治法轻重有三，见前。分在经、在腑、在脏之异。

按：此云本气自病，乃与刘河间论内热所生相合。但彼云热，而此云虚，虚之与热，并行而不相悖也。

## 风本于热论

河间曰：风病多因热甚。俗云风者，言末而忘其本也。所以中风有瘫痪者，非谓肝木之风实甚而卒中之也，亦非外中于风，良由将息失宜，而心火暴甚，肾水虚衰，不能制之，则阴虚阳实，而热气拂郁，心神昏冒，筋骨不用，而卒倒无知也。多因喜怒悲忧恐，五志过极而卒中者，皆为热甚故也。若微，则但僵仆，气血流通，筋脉不挛缓者，发过如故。或热气太甚，郁滞不通，阴气暴绝，阳气后竭而死。痰涎者，由热甚则水化制火而生。偏枯者，由经络一侧得通，否者痹而瘫痪也。口噤筋急者，由风热太甚，以胜水湿，又津液滞于胸膈。以为痰涎，则筋太燥，然燥金主于收敛劲切故也。或筋反缓者，乃燥之甚，血液衰少也。诸筋挛易愈，诸筋痿难复，以见燥之微甚也。

## 治风用汗吐下三法

子和云：诸风掉眩，皆属肝木。掉摇眩运，目㖞筋急，手搐瘛疭，皆厥阴肝木之用也。经云：风淫所胜，平以辛凉。世何以热药治风邪？予治惊风痫病，屡用汗吐下三法，随治愈。木郁达之者，吐之令其条达也。汗者风随汗出也。下者推陈致新也。失音闷乱，口眼㖞斜，可用三圣散吐之，如牙关紧急，鼻内灌之，吐出涎，口自开也。次用通圣散、凉膈散、大人参半夏丸、甘露饮，除热养液之寒药排而用之。

按：此法的系邪气卒中，痰涎壅盛实热者可用，否则不敢轻易也。

## 论中风不当与痿证同治

丹溪曰：今世所谓风病，大率与诸痿证混同论治。良由《局方》多以治风之药通治痿也。古圣论风痿，各有条目，

---

❶ 儆：紫来堂本作“警”。
❷ 则：底本脱，据《保命集》卷中补。

源流不同，治法亦异。夫风病外感，善行数变，其病多实，发表行滞，有何不可。《局方》治风之外，又历述神魂恍惚，起便须人，手足不随，神志昏愦，瘫痪𤺥曳，手足筋衰，眩运倒仆，半身不遂，脚膝软弱，四肢无力，颤掉拘挛，不语，语涩，诸痿等证，悉皆治之。不思诸痿皆起于肺热，传入五脏，散为诸证。其昏惑瘛疭，瞀闷，瞀昧，暴病，郁冒，蒙昧，暴瘖，瘈昧，皆属于火。曰四肢不举，舌本强，足痿不收，痰涎有声，皆属于土，悉是湿热之病，当作诸痿论治。若以外感风邪治之，宁免虚虚实实之祸乎？若夫岐伯、仲景、孙思邈之言风，大意似指外邪之感。刘河间之言风，明指内伤热证，实与痿证所言诸痿生于热相合。外感之邪，有寒热虚实，而挟寒者多。内热之伤皆是虚证，无寒可散，无热当作实可泻。

谨按：中风之病，古方冠诸方首，以其为人之大病也。夫风乃六淫中之一，天之邪气自外而入者也。古人用药，皆是发散表邪，通行经络之剂，以其自表而入，亦当自表而出也。至东垣分在经、在腑、在脏，而有汗、下、调养之法，可谓详备精密，则又通表、里、中三法而治矣。若刘河间以为热甚制金，不能平木，或湿土过甚，反兼木化，皆非外中于风，乃因内热而生，迥出前古之论。我先师丹溪先生谓数千年得经意者，河间一人耳。由是观之，若病从外邪而得，元气壮实者，当从古方发散之例，但用药不宜小续命汤，须分所挟有寒热温凉之异，受邪有脏腑经络之殊。若病因内热而生者，当从刘河间之论，但有用药不宜如子和专以吐汗下为法。盖病邪有虚有实，难一概论，又况痿病实与内热所生相同，医者须宜识此。或问外邪之感，与内热之伤，何者为多也？丹溪曰：西北气寒，为风所中，诚有之矣。东南气温而地多湿，有风病者，非风也，皆湿生痰，痰生热，热生风也。经曰亢则害，承乃制是也。治痿之法，详见痿条，此不赘及。

## 内因似中风论续添

卢砥镜曰：经云：神伤于思虑则肉脱，意伤于忧愁则肢废，魂伤于悲哀则筋挛，魄伤于喜乐则皮槁，志伤于盛怒则腰脊难以俯仰也。何侍郎有女适夫，夫早世，女患十指拳挛，掌垂莫举，肤体疮疡粟粟然，汤剂杂进，饮食顿减，几于半载。适与诊之，则非风也，正乃忧愁悲哀所致尔，病属内因。于是料内因药，仍以鹿角胶辈，多用麝香熬膏，贴痿垂处，渐得掌能举，指能伸，病渐近安。

谨按：经云风之伤人也，为病善行而数变，变至他证之类。故为治不得其情者，往往或以风为他证，或以他证为风，皆不免乎得失之诮。惟近代河间、东垣、丹溪诸先生者出，始论他证之非中风，治法当异。此又卢氏治例，可谓深达病情之机者，即河间所论五志过极为病之例，非真中风也。而王[1]安道[2]又曰：人有卒暴僵仆，或偏枯，或四肢不举，或不知人，或死，或不死者，世以中风呼之，而方书亦以中风治之。因尝考诸《内经》论风为诸证，其卒暴僵仆，不知人，四肢不举者，并无所论，止有偏枯一语而已。及观《千金方》则

---

❶ 王：原本作“玉”，据四库本改。

❷ 道：原本作“道人”，据紫来堂本、四库本改。

皆引岐伯之旨。《金匮要略》具脉证，邪在络在经，入腑入脏之异。由是观之，则卒暴僵仆，不知人，偏枯四肢不举等证，固为因风而致者矣，乃用大小续命、西州续命、排风、八风等诸汤散治之。及近代河间、东垣、丹溪三子者出，所论始与昔人有异。河间主于火，东垣主于气，丹溪主于湿，反以风为虚象，而大异于昔人矣。吁！昔人之与三子者，果孰是欤？果孰非欤？若以三子为是，则三子未出之前，固有从昔人而治愈者矣。以昔人为是，则三子已出之后，亦有从三子而治愈者矣。故不善读书者，往往不得其奥。以余观之，昔人与三子之论，皆不可偏废。但三子以类乎中风之病，视为中风而立论，故使后人狐疑而不能决。殊不知因于风者，真中风也。因火、因气、因于湿者，类中风而非中风也。三子所论者，自是因火、因气、因湿而为暴病暴死之证，与风何相干哉？如《内经》所谓三阴三阳发病，为偏枯痿易，四肢不举，亦未尝必因于风而后能也。夫风火气湿之殊，望闻问切之间，岂无所辨乎？辨之为风，则从昔人以治。辨之为火气湿，则从三子以治。如此庶乎析理明而用法当矣。惟其以因火、因气、因湿之证，强引风而合论之，所以真伪不分，名实相紊。若以因火、因气、因湿证分而出之，则真中风病彰矣。所谓西北有中风、东南无中风者，其然与？否与？

斯辨诸子所论，名实相紊，而不明真中风之异，可谓精切，又何疑丹溪东南无中风之语哉？夫风者天地之大气也，五运之造化，四时之正令耳。上下八方，无所不至者。且人在气中，形虚者即感之、伤之、中之。有轻重不同，实八风虚实之异耳。矧有痿、湿、火、热、痰、气、虚诸证，而似中风，故古今治例不一。是以徐先生折衷诸经之旨，辨以上诸证，不得与中风同治，又岂惟三子所论哉。然王氏以扩充其例，因有是辨，亦不害其为叮咛也。余尝居凉州，即汉之武威郡也。其地高阜，四时多风少雨，土艺粟麦，引泉灌溉，天气常寒。人之气实腠密，每见中风，或暴死者有之，盖折风燥烈之甚也。时洪武乙亥秋八月，大风起自西北，时甘州城外，路死者数人。余亦始悟，经谓西北之折风伤人，至病暴死之旨不诬，丹溪之言有所本也。人盖不经其所，虽审经意，故莫不有疑者也。吁，医之不明运气造化，地理病机之微，而欲行通变之法者，难矣哉！

## 【发表之剂】

**金匮续命汤**《千金》名西州续命。治中风痱，身不收，口不能言，冒昧不知痛处，拘急不能转侧。

**麻黄**三两，去节　**桂枝**去皮　**当归**　**人参**　**石膏**碎，绵裹　**干姜**　**炙甘草**各二两　**川芎**一两　**杏仁**去皮尖，十四枚

上㕮咀，水煎。

按：心肺脾胃肝之药也，又太阳经血气药也。

**千金大续命汤**　比前方无人参，有黄芩、荆沥。《元戎》作竹沥。

**局方小续命汤**出《千金》　治卒暴中风，不省人事，半身不遂，口眼㖞斜，手足战掉，语言謇涩，神溃[1]气乱，及治诸风。云云。

**防己**　**肉桂**去粗皮　**杏仁**去皮尖，炒黄　**黄芩**　**白芍**　**甘草**炙　**川芎**各一两　**麻黄**去节　**人参**去芦，各一两　**防风**两半

[1] 溃：原本作“清”，据紫来堂本改。

附子炮，去皮脐，半两

上为粗末，每三钱，姜五片，枣一枚，煎。

按：心肺脾胃肝三焦命门药也。

《古今录验》有白术。《救急》无川芎、杏仁，只十味。《延年》无防风。《机要》春夏加石膏、知母；秋冬加桂、附、芍药。

易老六经加减法详见本方。

麻黄续命汤、桂枝续命汤、白虎续命汤、葛根续命汤、附子续命汤、羌活连翘续命汤。

按：续命汤治太阳外感风邪之药，然外感挟寒者多，故用桂枝等辈。《千金》等方所收此类之药甚多，无分经络，不辨虚实寒热，所谓虽多，亦奚以为？易老分六经，庶乎活法也。

丹溪曰：《局方》比《要略》少当归、石膏，多防风、附子、防己，果与仲景意合否也？仲景谓汗出则止药，《局方》则曰久服差。又曰：治诸风似皆非仲景意，然麻黄、防己，可久服乎？诸风可通治乎？

**局方排风汤** 治风虚冷湿，邪气入脏，狂言妄语，精神错乱，及五脏风发等证。详见本方。

白鲜皮 当归酒浸 肉桂 白芍 杏仁 甘草炒 防风 川芎 白术各一两 独活 麻黄去根节 茯苓各三两

上粗末，每服三钱，姜四片，水煎。

丹溪曰：此云治邪气入脏，而又曰风发，又似有内出之意。夫病既在五脏，道远而感深，用麻黄以发其表，宁不犯诛伐无过之戒乎。

按：此与小续命相类，而无所发明，因世俗用之，故收入。其余雷同发散风寒者，并略去。

**宝鉴秦艽升麻汤** 治风寒客手足阳明经，口眼㖞斜，恶风寒，四肢拘急，脉浮紧。

升麻 干葛 甘草 芍药 人参各半两 秦艽 白芷 防风 桂枝各三钱

上㕮咀，每一两，连须葱白二根，同煎。

按：此治风寒外入阳明经，即小续命之变法也。古人续命虽有加减之不同，大抵多因太阳一经之药。今特留此方，以见风邪所伤，有六经之异也。

**宝鉴不换金丹** 退风散热。

荆芥穗 僵蚕 天麻 炙甘草各一两 羌活 川芎 白附子 乌头 蝎梢 藿香叶各半两 薄荷三两 防风一两

上为末，炼蜜丸，弹子大。每一丸，细嚼，茶、酒任下。涂㖞处亦可。

按：古方治风，解表多兼用热剂，至守真开发，凉剂始行。然此等方极多，姑存此以见意。若防风通圣散，治风热虽佳，则又表里之剂也。

## 【攻里之剂】

**机要三化汤** 中风外有六经之形证，先以加减续命汤治之。内有便溺之阻隔者，此方主之。

厚朴 大黄 枳实 羌活各八分

上锉，每服一两，水煎。

按❶：此治风邪入里之下药也。即伤寒用承气之意，非内实者不可用❷。

**子和搜风丸** 治风热上攻，眼昏耳鸣，鼻塞头痛，眩运痰逆，涎嗽，心腹痞痛，大小便结滞。

人参 茯苓 天南星 薄荷各半两 干生姜 寒水石 生白矾各一两 蛤粉

❶ 按：底本脱，据紫来堂本补。
❷ 用：底本脱，据紫来堂本补。

黄芩　大黄各一两　滑石　牵牛各四两
藿香一分　半夏一两

上为末，水丸，小豆大。生姜汤下，日三。

按：此方名为搜风，其实乃下实热痰之药。

## 【发表攻里之剂】

**宣明防风通圣散**　治一切风热。

防风　川芎　当归　芍药　大黄
芒硝　连翘　薄荷　麻黄各半两　石膏
桔梗　黄芩各一两　甘草二两　滑石三两
白术　山栀　荆芥穗各半两

一方去芒硝，加牛膝、人参、半夏。

上㕮末，生姜煎。

按：此乃肺脾膀胱胃肝心经之药也。又表里血气之药也。海藏云：防风、麻黄汗剂也，大黄、芒硝下剂也，栀子、滑石利小便也。发表攻里，合而并进，故治杂病则佳，治伤寒、伤风有失。仲景云：发表攻里，本自不同。在大定间，此药盛行于世而多效，何哉？当时虽市井之从，口腹备，衣著全，但志乐而形不苦，然是凉药[1]亦多效而少失。变乱之际，齑盐糟糠，有所不充，加以天地肃杀之运，敢用凉药如平泰之世耶？故多失而少效。有如仲景用桂枝，当汉之末也。韩祗和戒桂枝，当宋之隆时。时世之异，不可不知。

**川芎石膏汤**　治风热。

防风通圣散去朴硝、麻黄，加人参、寒水石、甘菊、砂仁。

上为末，水煎。

按：此乃通圣散加减药法也。刘、张此等方极多，兹不详录。

## 【调血养血诸剂】

**机要大秦艽汤**　治中风外无六经之形证，内无便溺之阻隔，知是血弱不能养于筋，手足不能运，口强不能语言，宜养血而筋自荣也。

秦艽　石膏各二两　甘草　川芎　当归　芍药　羌活　独活　防风　黄芩　白芷　生地黄　熟地黄　白术　白茯苓各一两　细辛半两　春夏加知母一两

上锉，每服一两，水煎。天阴雨加生姜七片。

**羌活愈风汤**　疗肾肝虚，筋骨弱，语言难，精神昏愦，此药安心养神，调阴阳无偏胜。治中风内外无邪，服此药以行中道。

羌活　甘草炙　防风　蔓荆子　川芎　熟地黄　细辛　枳壳　人参　麻黄
甘菊　薄荷　枸杞　当归　知母　地骨皮　黄芪　独活　白芷　杜仲　秦艽
柴胡　半夏　前胡　厚朴　防己各二两
白茯苓　黄芩　芍药各三两　石膏　苍术
生地黄各四两　桂一两　天阴雨加生姜。

上每服一两，水煎。如微汗加麻黄。如通利加大黄。更有四时加减法。

就以此汤，咽下四白丹，清肺养魄。二丹丸安神定志，和血，是动以安神，静以清肺。

**天麻丸**　治风因热而生，热胜则动，宜以静胜其燥，是养血也。此药行荣卫壮筋骨。

天麻　牛膝各六两，同酒浸三日，焙干。　萆薢另研细　玄参各六两　杜仲七两　附子一两炮　羌活十四两或十五两　当归十两　生地黄一斤　一方有独活五两，去肾间风。

---

[1] 药：底本脱，据紫来堂本补。

上为细末，蜜丸，桐子大。常服五七十丸，病大至百丸。空心，食前，温酒或白汤下，良久则食。服药半月后觉壅塞，以七宣丸疏之。

按：以上三方，东垣云调经养血安神之剂。然风而挟虚，理宜补养。仲景治风虚脚气用八味丸，略露端绪，而世人莫能扩充之也。《局方》骨碎补丸治肝肾风虚，换腿丸治足三阴经虚，专用疏通燥疾之药，既失之矣。此三方较之《局方》虽优，亦所得不偿所失也。何以为然？秦艽汤、愈风汤虽皆有补血之药，而行经散风之剂居其大半，将何以养血而益筋骨也？天麻丸养血壮筋骨，庶几近理。

## 【理气之剂】

**局方乌药顺气散** 治风气攻注，四肢骨节疼痛，遍身顽麻，及疗瘫痪，语言謇涩，脚气，步履艰难，脚膝痿弱。

麻黄 陈皮 乌药去末，各二两 白僵蚕去丝嘴，炒 干姜炮，半两 川芎 枳壳面炒 甘草炒 白芷 桔梗各一两

上为细末，每服三钱，水一盏，生姜三片，枣一枚，煎服。

按：严氏调气之说或出于此也，太阳、阳明气药也。药性主治，恐未必然。

**严氏八味顺气散**

白术 白茯苓 青皮 香白芷 陈皮 乌药 人参各一两 甘草炙，半两

上为末，每服三钱，水煎。

按：严氏谓真气虚而得此疾，法当调气，故用此药补虚行气。虽此论迥出前人，其用药则未也。何者？四君子补脾胃中气药也，更用白芷去手阳明经风，乌药通肾胃间气，陈皮理肺气，青皮泄肝气。若风果在手阳明经，而肝肺肾胃之气实者可用。但人身经有十二，皆能中邪，五脏之气，互有胜负，此方安能尽其变乎？又况真气先虚之人，亦难用此也。

## 【理血之剂】

**良方治风六合汤** 治风虚眩运。《机要》同。

四物四两 秦艽一作防风 羌活

上粗末，水煎服。

**愈风汤** 疗产后中风口噤，手足瘛疭如角弓状。亦治血晕，四肢强直。

荆芥略炒，为末

上每服三钱，豆淋酒调下，用童便亦可，其效如神。

治妇人产后中风，口吐涎，手足瘛疭。

当归 荆芥等分

上为细末，每服二分，水一盏，酒少许，煎七分，灌下之咽即醒。

按：风本阳邪。故《内经》曰：阳受风气。又曰：贼风虚邪者，阳受之。所以诸方皆用气分之药多，血分之药少。惟此二方以产后得疾，多因血虚，故专用行血之药。

## 【通关透肌骨之剂】

**局方至宝丹** 疗卒中急风不语，中恶气绝。又疗心肺积热，及小儿诸痫，急惊心热。详见本方。

安息香一两半 为末，以无灰酒搅澄飞过，滤去砂石，约取净数一两，慢火熬成膏子。

生乌犀屑 生玳瑁屑 琥珀 朱砂 雄黄各一两 龙脑一分 麝一分 牛黄半

两　银箔　金箔各五十片，一半为衣

上将生犀、玳瑁为细末，入余药研匀。将安息香膏重汤煮，凝成后入诸药，和搜成剂，入不津器中盛，并旋丸如桐子❶大。

**牛黄清心丸**　治诸风瘈疭不随，语言謇涩，心怔健忘，恍惚去来，头目眩冒，胸中烦郁，痰涎壅塞，精神昏愦。云云。

牛黄一两二钱　麝香　龙脑　羚羊角末。各一两　当归　防风　黄芩　白术　麦门冬　白芍各两半　柴胡　桔梗　白茯苓　杏仁　川芎各一两二钱半　肉桂　大豆黄卷　阿胶各一两七钱半　蒲黄　人参　神曲各二两半　雄黄八钱　甘草五两　白敛七钱半　干姜七钱半　犀角末二两　干山药七两　金箔一千二百片，内四百片为衣　大枣一百枚，蒸熟，去皮核，研烂成膏

上为细末，炼蜜与枣膏丸，每两作一十丸，用金箔为衣。每服一丸，温水化下，食远服。详见本方。

《发明》云：凡用丹剂者，为风入骨髓，不能得出，故用龙、麝、牛、雄、犀、珀、珠、金，皆入骨髓透肌肤之剂，使风邪得以外出也。若中血脉、中腑之病，初不宜用龙、麝、牛黄，恐引风入骨髓，如油人面，莫之能出。若中脏，痰涎昏冒、烦热者宜用之，下痰镇坠清神。

## 【治痰通经诸方】

**局方青州白丸子**　治半身不遂，口眼㖞斜，痰涎壅塞，手足顽麻。

半夏七两，水洗过，生用　川乌头半两，去皮脐，生用　南星三两，生用　白附子二两，生用

上制度丸法，见《局方》。

**三生饮**　治卒中昏不知人，口眼㖞斜，半身不遂，并痰厥气厥。

南星一两，生用　川乌去皮，生用　附子去皮，生用，各半两　木香二钱半

上每服五钱，水二盏，姜十片，煎八分服。

按：中风之病，多因痰得。以上二方，乃行经治寒痰之药也。相类之方极多，兹不再录。

**局方省风汤**　治中风口噤，口眼㖞斜，筋脉挛急，抽掣疼痛，风盛痰实。

防风　南星生用，各四两　半夏水浸洗生用　黄芩　甘草生用，各二两

上生姜煎汤滓，每半两。

按：此治风痰挟热之药也。

**济生导痰汤**　治痰涎壅盛，或胸膈留饮痞塞。方见痰门。

按：此治痰泄痞之药，世俗用之者众，姑存之。

**千金地黄煎**　治热风心烦闷，及脾胃间热，不下食。

生地黄汁　枸杞子汁各❷二升　生姜汁酥各三升　荆沥五升　天门冬　人参各半斤　茯苓六两　大黄　栀子各四两　竹沥五升

上十一味，以五物为细末，先煎地黄等汁成煎，内药末，调服方寸匕❸，日再，渐加至三匕❹，以利为度。

**竹沥汤**　治四肢不收，心神恍惚，不知人，不能言。

竹沥二升　生葛汁一升　生姜汁三合

上三味相和，温暖，分三服。

**荆沥汤**　凡患风人多热，常宜服此。

荆沥　竹沥　生姜汁。各五合

---

❶ 子：底本脱，据四库本、紫来堂本补。
❷ 各：底本脱，据四库本、紫来堂本补。
❸ 匕：底本脱，据紫来堂本补。
❹ 匕：底本脱，据紫来堂本补。

上三味相和，温暖，为一服。

**三因小竹沥汤** 治中风涎潮，谵语昏塞，四肢纵缓。

秦艽去苗 防风去芦 附子炮，去皮脐 独活各一钱

上㕮咀，以水四盏，煎至二盏，入生地黄汁、淡竹沥各半盏，再煎，去滓分四服，无时。

丹溪曰：竹沥，本草言大寒，其意与石膏、芩、连同类。而诸方治产后胎前诸病，及金疮口噤，与血虚、自汗、消渴、尿多，皆是阴虚之病，无不用之。何世俗因其大寒二字，弃而不用。《内经》云阴虚则发热。夫寒而能补，正与病对，竹沥味甘性缓，能除阴虚之有大热者，大寒言其功也，非以气言也。又况假火而成，何寒之有。

按：竹沥等方，兼大黄、附子者，分寒热之异用。兼荆沥者，视痰气之虚实。葛汁、秦艽、独活、地黄、门冬等，又随经而用也，不可不知。

## 【杂方】

**衍义方** 治风涎潮塞，气不通。

皂角炙，一两 白矾生，半两 轻粉半钱

上末，水调一二钱灌之，须臾吐涎。用矾者，分膈下涎也。

**易简稀涎散** 治中风四肢不收，涎潮膈塞，气闭不通。

晋矾二两 猪牙皂角

上为细末，每服一钱至二钱，温水调下。

**宝鉴分涎散** 治中风涎潮，作声不得，口噤，手足搐搦。

藿香 干蝎 白附 南星 朱砂 腻粉 粉霜各二两

上研和匀，每服一钱至二钱，薄荷汤调下，未吐利再服。

**千金葈耳散** 治诸风。

上以葈耳叶曝燥为末，酒调服方寸匕，日三。若吐逆者，蜜和为丸，服十丸，准前计[1]一方寸匕，日三。

**济生稀莶丸**

上以稀莶草五月五日六月六日采叶，九蒸九曝，凡蒸用酒、蜜酒，晒干为末，蜜丸桐子大。空心，酒下百丸。

**圣惠方** 治中风口㖞。

巴豆七个，去皮烂研，如左㖞涂右手心，右㖞涂左。仍以暖水一盏，安向手心，须臾便正，洗去药，频抽掣手中指。

**宣明防风天麻散** 治风麻痹走注，肢节疼痛，中风偏枯，或暴喑不语，内外风热壅滞，解昏眩。西北方人多用之，与后方同。

防风 川芎 天麻 白芷 小草乌 白附子 荆芥穗 当归 甘草 羌活各半两 滑石二两

上为末，热酒化蜜少许，调半钱，加至一钱，觉药力运行，微麻为度。或蜜丸弹子大，热酒化下一丸或半丸，白汤化下亦得。

**经验如圣散** 治中风身体麻木走痛，眩运头疼，牙关紧急，手足搐搦，涎潮闷乱，及破伤风一切证。

苍术一斤 川芎八两 细辛四两 防风 白芷各八两 草乌四两 川乌五两 天麻二两

上为末，每服半钱或一钱，温酒调下，茶清亦得。如风[2]狗、蛇、蝎等所伤，先用浆水口含洗净，用此贴上，仍

---

[1] 计：底本作“汁”，据紫来堂本改。

[2] 风：通“疯”。

服之至效。金疮血出不止，贴上立定。

## 【灸法】

风中脉则口眼㖞斜，中腑则肢体废，中脏则性命危。

凡治莫如以上发表，调气血，治痰诸法。然此可扶持疾病，若要收全功，火艾为良也。

灸风中脉，口眼㖞斜。

听会二穴，在耳前陷者中，张口得之，有穴动脉应手。

颊车二穴，在耳下二韭叶陷者宛宛中，开口得之。

地仓二穴，在横口吻傍四分外，近下有脉微动者。

凡㖞向右者，为左边脉中风而缓也，宜灸左㖞陷中二七壮。㖞向左者，为右边脉中风而缓也，宜灸右㖞陷中二七壮。

灸风中腑，手足不遂等疾。

百会一穴，在顶中尖旋毛中。

肩髃二穴，在肩端两骨间陷者宛宛中，举臂取之。

曲池二穴，在肘外辅骨屈肘曲骨中，以手拱胸取之，纹头陷中是。

风市二穴，在膝外两筋间，平立舒下两手着腿，当中指头者宛宛中。

足三里二穴，在膝下三寸胫骨外，大筋内，筋骨之间陷者宛宛中，举足取之。

绝骨二穴，在足外踝上三寸动脉中。

凡觉手足痹，或不仁，或痛，良久乃已，此将中腑之候，宜灸此七穴。病在左则灸右，在右则灸左。灸风中脏，气塞涎上，不语昏危者，下火立效。

百会一穴，如前。

风池二穴，在颞颥后发际陷中。

大椎一穴，在项后第一椎上陷中者。

肩井二穴，在肩上陷罅缺盆上，大骨前一寸半，以三指按之，当其中指下陷者中，举臂取之。

曲池二穴，如前。

间使二穴，在掌后三寸，两筋间陷中。

足三里二穴，如前。

凡觉心中愦乱，神思不怡，或手足麻痹，此将中脏之候。不问是风与气，可速灸此七穴，但依次第灸之，各五七壮，日别灸之，随年壮止。如素有风人，尤须留意此灸法，可保无虞。此法能灸猝死，经云：凡人风发，强忍怕痛不肯灸，忽然猝死，谓是何病？风入脏故也。

## 【吐剂】

方见痰饮门。

# 卷之二

## 痿证门

### 诸痿因肺热相传

《内经》曰：肺热叶焦，五脏因而受之，发为痿躄。心气热生脉痿，故胫纵不任地。肝气热为筋痿，故宗筋弛纵。脾气热生肉痿，故痹而不任，肾气热生骨痿，故足不任身。然治痿独取阳明，阳明者，五脏六腑之海，主润宗筋。宗筋主束骨而利机关也。云云。故阳明虚则宗筋纵，带脉不引，故足痿不用也。详见本文。

### 痿因内脏不足所致

陈无择云：人身有皮毛、血脉、筋膜、肌肉、骨髓以成其形，内则有肝心脾肺肾以主之。若随情妄用，喜怒劳佚❶，致内脏精血虚耗，使皮血筋骨肉痿弱，无力以运动，故致痿躄，状与柔风脚气相类。柔风脚气皆外所因，痿则内脏不足之所致也。

### 痿因血少

《原病式》曰：病痿皆属肺金。大抵肺主气，病则其气膹郁。至于手足痿弱，不能收持，由肺金本燥，燥则血液衰少，不能营养百骸故也。

### 治痿与治痹不同

张子和曰：痿因肺热相传四脏，其脉多浮而大。今人便作寒湿脚气治之，骤用燥药、针艾、汤蒸，痿弱转甚。此证与治痹颇异，风寒湿痹，犹可蒸汤、燔灸，惟痿因热而成，若作寒治，是杀之也。

### 治痿大法

丹溪曰《素问·痿论篇》肺热叶焦，五脏因而受之，发为痿躄。又曰：诸痿皆属于上❷，指病之本在肺也。又曰昏惑，又曰瘛疭，曰瞀闷，曰瞀昧，曰暴病，皆属于火。又曰四肢不举，曰舌本强，曰足痿不收，曰痰涎有声，皆属于土。又《礼记》注曰：鱼肉，天产也，以养阳作阳德。以为倦怠，悉是湿热之病，当作诸痿治之。何《局方》治风之方兼治痿者十居八九？不思诸痿皆起于肺热，传入五脏散为诸证。大抵只宜补养，若以外感风邪治之，宁免实实虚虚之祸乎。或曰：诸风掉眩皆属于肝，诸暴强直皆属于风。至于振掉不能久立，善暴僵仆，皆以木病。风者，木之气，何为皆属于火？曰舌本强，痰涎有声，何为皆属于土？痿论未尝言及，而吾子合火土二家之病，而又与倦怠并言，总

---

❶ 佚：通“逸”。

❷ 上：原本作“土”，据《素问·至真要大论篇》改。

作诸痿治之何也？予曰：按《原病式》曰风病多因热甚。俗云风者，言末而忘其本也。所以中风而有瘫痪诸证者，热甚故也。又《病源》曰：脾之脉连舌本，散舌下。今脾湿受邪，故舌强。又河间曰：胃膈热甚，火气炎上，故津液涌而为痰涎潮上，因其[1]稠黏难出，故作声也。一以属脾，一以属胃热，谓之属火与土，不亦宜乎？或曰《内经》治痿之法，独取阳明何也？曰诸痿生于肺热。只此一句，便见治法大意。经曰：东方实，西方虚，泻南方，补北方。此固是就生克言补泻，而大经大法，不外于此。五行之中惟火有二，肾虽有两，水居[2]其一。阳常有余，阴常不足，故经曰一水不能胜二火，理之必然。金体燥而居上，主气，畏火者也。土性湿而居中，主四肢，畏木者也。火性炎上，若嗜欲无节，则水失所养，火寡于畏，而侮所胜，肺得火邪而热矣。木性刚急，肺受邪热，则金失所养。木寡于畏，而侮所胜，脾得木邪而伤矣。肺热则不能营摄一身，脾伤则四肢不能为用，而诸痿之病作。泻南方，则肺金清而东方不实，何脾伤之有。补北方，则心火降而西方不虚，何肺热之有。故阳明实，则宗筋润能束骨而利机关矣。治痿之法，无出于此。骆龙吉亦曰：风火相炽，当滋肾水。东垣先生取黄柏为君，黄芪等补药为辅佐，而无一定之方。有兼痰积者，有湿多者，有湿热相伴者，有挟寒者，临病制方，其善于治痿乎。虽然药中肯綮矣，若将理失宜，圣医不治也。但是患痿之人，若不淡薄食味，吾知其必不能安全也。

谨按：五痿等证，《内经》特立篇目，所论至详。后代诸方，独于此证概多缺略，考其由，皆因混入中风条内故也。丹溪先生痛千古之弊，悯世之罹此疾者，多误于庸医之手，故叮咛告戒极其明白，有志之士，必当于此究心焉。若夫陈无择谓痿因内脏不足所致，诚得之矣。然痿之所不足者，乃阴也，血也，而诸方悉是补阳补气之剂，能免实实虚虚之患乎？且无择以三因立方，可谓诸方之冠，其余此证，犹且未明，况求之于他者乎？

## 【杂方】

**东垣清燥汤**　治湿热成痿，以燥金受湿热之邪，是绝寒水生化之源，绝则肾亏，痿厥之病大作，腰以下痿软瘫痪不能动。

黄芪一钱半　苍术一钱　白术　橘皮　泽泻各半钱　五味子九个　人参　白茯苓　升麻各三分　麦门冬　当归身　生地黄　曲末　猪苓　酒黄柏各二分　柴胡　黄连　甘草炙。各一分

上咀，每半两，水煎，空心热服。

**健步丸**　治膝中无力，屈伸不得，腰背腿脚沉重，行步艰难。

羌活　柴胡炒　滑石　甘草炙　栝楼根酒洗。各半钱　防风　泽泻各三钱　酒防己一两　川乌　酒苦参各一钱　肉桂半钱

上为细末，酒糊为丸，桐子大。七十丸，空心，煎愈风汤送下。

按：此方专泄湿热在下焦之剂。

**三因加味四斤丸**　治肾脏肝虚，热淫于内，致筋骨痿弱，不能胜[3]持。

---

[1] 其：底本作“甚”，据四库本改。

[2] 居：底本作“虽”，四库本作“惟”，据《局方发挥》改。

[3] 胜：紫来堂本作“收”。

苁蓉酒浸　牛膝酒浸　天麻　干木瓜　鹿茸燎去毛，切，酥炙　熟地黄　菟丝子酒浸软，另研细　五味子酒浸。各一分

上为末，蜜丸，桐子大。五十丸，温酒米饮下，食前。

按：此方云热淫于内而用温补何也？然阴血衰弱，血不养筋缓不能自胜持，阳燥热淫于内，故用此养阳滋阴，阴实则水升火降矣。

# 卷之三

## 伤风门

### 叙风之为病

《内经》曰：风为百病之长。又曰风胜则动。又曰贼风❶虚邪者，阳受之。又曰伤于风者，上先受之。

按：风本阳邪，故善动善变，其❷伤于阳者，所以各从其类也。

### 伤风脉法

《脉经》云：脉浮而大者，风。

《伤寒论》云：太阳病，脉浮而缓者，名曰中风。又云太阳中风，阳浮而阴弱。

### 论伤风与伤寒六经传变相同

陈无择云：经曰春伤于风，乃四时之序也。或表中风在经络中，循经流注，以日传变，与伤寒无异。但寒泣血，故无汗恶寒。风散气，故有汗恶风，为不同。仲景太阳经，分伤寒、伤风不同。而后人纂集者，不分门类，但以伤寒、暑湿、时气、疫沴，凡太阳病皆谓之伤寒。今别立伤风一门。且依先哲以太阳经为始，分注六经，学者当自知。

按：此分伤风六经用药，可谓发诸家之未备。在足太阳膀胱经，用桂枝汤；足阳明胃经，用杏子汤；足少阳胆经，用柴胡加桂汤；足太阴脾经，用桂枝芍药汤；足少阴肾经，用桂附汤；足厥阴肝经，用八物汤。其方以桂枝汤三味，加以各经之药，皆是辛温解散之剂。然既云与伤寒传变相似，此六方亦何以尽其变也？学者当求仲景之法，以调治之可也。今不载其方。详见本文。

谨按：伤风一证，仲景与伤寒同论，其药虽有麻黄、桂枝之分，至于传变之后，亦未尝悉分之也。诸家之论，皆与感冒四气并中风条内，衮❸同出治。惟陈无择别立伤风一方，在四淫之首，且依伤寒，以太阳为始，分注六经，可谓详密。但以风本外邪，诸方例用解表、发表而治，然受病之源，亦有不同者。且风为天地浩荡之气，四时八风之变，未尝无也。然人亦未尝悉伤之也。间有受伤者，皆因不能法道清净，腠理不密，表上阳虚之所致也。《内经》曰：清净则肉❹腠闭拒，虽有大风苛毒，弗之能害是也。又有挟痰热，其气拂郁，风邪易于外束者。若表虚受风，专用发表之药，必致汗多亡阳之证。若内挟痰热而受风者，亦宜内外交治，不可专于解表也。或曰：此云表虚，与成无己注伤寒中风表虚同与？予曰不同也。彼以太阳中风，

❶ 风：底本脱，据《素问·太阴阳明论篇》补。

❷ 其：底本作“甚”，据紫来堂本改。

❸ 衮：借为“混”。

❹ 肉：底本作“内”，据《素问·生气通天论篇》改。

而于有汗无汗分虚实，实者加麻黄，虚者加葛根，俱解表也。此云表虚者，当固守卫气而散风者也。

## 【辛温解表之剂】

**仲景桂枝汤** 治太阳经，伤风自汗。

桂枝 芍药各三两 甘草一两

上咀，生姜三片，枣一枚，煎服❶。

按：此发散足太阳经风邪之药也。

**局方神术散** 治伤风头痛，鼻塞声重。

苍术五两 藁本 白芷 细辛 羌活 川芎 甘草炙。各一两

上末，三钱，水一盏，姜三片，葱白❷三寸，煎。伤风鼻塞，葱茶调下。

按：此足太阳、少阴、手阳明经药也。

## 【辛平解表之剂】

**消风百解散** 治头发热，咳嗽，鼻塞声重。

荆芥 白芷 陈皮 麻黄去节❸ 苍术各四两❹ 甘草，二两❺

上咀，姜三片，葱白三根，煎，每服五钱❻。

按：此手太阴、阳明经药也。

**川芎茶调散** 治诸风上攻，头目昏疼，鼻塞声重。

薄荷八两 荆芥 川芎各四两 羌活 白芷 甘草各二两 细辛一两 防风一两半

上为末，每服二钱，食后，茶调下。

按：此足太阳、少阴、手太阴、阳明、厥阴经药也。

**消风散** 治诸风上攻，头目昏眩，项背拘急，鼻塞❼声重，及皮肤顽麻，瘙痒瘾疹，妇人血风。

荆穗 甘草炙 陈皮去白 厚朴各半两 白僵蚕 人参 茯苓 防风 川芎 藿叶 蝉蜕去土，炒 羌活各二两

上为末，每服二钱，荆芥茶清调下。疮癣，温酒调下。

**金沸草散** 治肺经受风，头目昏疼，咳嗽声重，涕唾稠黏。

荆芥穗四两 前胡 麻黄三两❽ 旋覆花各三两 甘草炙 赤芍 半夏各一两

上咀，姜三片，枣一枚，煎服。《活人书》减麻黄、赤芍，加细辛、赤茯苓。

按：此手足太阴经药，出阳明旋覆代赭石例，解利痰饮之药也。

## 【辛凉解表之剂】

**柴胡升麻汤** 治头痛壮热，恶风体疼，鼻塞咽干，痰盛咳嗽，涕唾稠黏。

柴胡 前胡 黄芩各六两半 荆芥七两半 赤芍 石膏各十两 升麻五两 桑白皮 干葛各四两

上咀，姜三片，豉十粒，水煎。

按：此足少阳、阳明经药也。

## 【辛凉解表攻里之剂】

**钱氏大青膏** 发散风邪。

天麻一钱 白附子末生用，一钱半 蝎尾去毒，生，半钱 麝香一字匕 朱砂研，一字 青黛研，一钱 天竺黄一字匕

---

❶ 服：底本脱，据紫来堂本补。
❷ 白：原本脱，据紫来堂本补。
❸ 去节：底本脱，据紫来堂本补。
❹ 各四两：底本脱，据紫来堂本补。
❺ 二两：底本脱，据紫来堂本补。
❻ 每服五钱：底本脱，据紫来堂本补。
❼ 塞：紫来堂本作“嚏”。
❽ 三两：底本脱，据四库本补。

乌梢蛇肉半钱

上同再研细，生蜜和成膏，每服半皂子大，至一皂子大。月中儿，粳米大，大人弹子大，同牛黄膏，温薄荷水化下，一处服之。

**宣明防风通圣散**　方见中风门。

谨按：伤风诸方，俱是解表之剂，盖以风从外入之邪也。其所挟有寒热温凉之不同，故此分辛温、辛平、辛凉之异。然风虽外邪传变入里，亦宜随证施治。钱仲阳论伤风，当发散者用大青膏解，不散，有下证者用大黄丸，可谓得仲景之奥矣。诸方于此，俱未曾论及也。又前论表虚受风，与内挟痰热之方，亦未详备，学者当自求之。

所谓大黄丸，亦附于后。

## 【攻里之剂】

**大黄丸**

大黄　黄芩

二味，各等分，水丸。

# 卷之四

## 痰饮门

### 痰饮脉法

《要略》云：脉双弦者，寒也。皆大下后善虚；脉偏弦者，饮也。

肺饮不弦，但苦喘短气。又云：脉浮而细滑者，伤饮。脉弦数，有寒饮，冬夏难治。脉沉而弦者，悬饮内痛，其人短气，四肢历节痛。脉沉者，有留饮。

陈无择云：饮脉，皆弦微沉滑。或云：左右关脉大者，膈上有痰也，可吐之。

病人百药不效，关上脉伏而大者，痰也。眼皮及眼下如灰烟黑者，痰也。

### 仲景四饮

《要略》云：四饮者，悬饮、留饮、支饮、痰饮是也。其人素盛今瘦，水走肠间，沥沥有声，谓之痰饮。饮后水流在胁下，咳唾引痛，谓之悬饮。饮水流于四肢，当汗出而不汗，身体重痛，谓之溢饮。咳逆倚息，短气不得卧，其形如肿，谓之支饮。又有留饮者，背寒如手大，或短气而渴，四肢历节疼，胁下痛引缺盆，咳嗽则转甚。又有伏饮者，膈满呕吐，喘咳，发则寒热，腰背痛，目泪出，其人振振恶寒，身瞤惕。病溢饮者，当发其汗。悬饮者，法当下之。痰饮者，当以温药和之。

按：古方谓四饮生六证者，即四饮加伏饮、留饮也。或云五饮者，即留饮、伏饮合为一证也。《三因》为痰饮，用温药从小便去之。支饮则随证汗下，以补四饮之治法。愚尝观仲景治饮诸方之意，在表者汗之，在里者下之，挟湿则分利之，寒热温凉，随其所属以治之，何必拘此四证。

### 痰分三因

陈无择云：人之有痰饮者，由荣卫不清，气血浊败，凝结而成也。内则七情汨乱，脏气不行，郁而生涎，涎结为饮，为内所因。外则六淫侵冒，玄府不通，当汗不泄，蓄而为饮，为外所因。或饮食过伤，色欲无度，运动失宜，津液不行，聚为痰饮，属不内外因。其为病也，为喘为咳，为呕为泄，为眩晕嘈[1]烦，忪悸惕懊，寒热疼痛，肿满挛癖，癃闭痞膈，如风如癫，未有不由痰饮所致。

按：此分三因为病之状，至为切当。而其论中所引三因之药，有外因而用里药者，有内因而用表药者，其意详见方后论中。

### 论治痰理气之说

严氏云：人之气道贵乎顺，顺则津

[1] 嘈：症状名，嘈杂之简称。

液流通，决无痰饮之患。古方治饮，用汗下温利之法，愚见不若以顺气为先，分导次之，气顺则津液流通，痰饮运下，自小便中出矣。

按：严氏谓气顺则痰自下之说，盖以人之七情郁结，气滞生涎，聚为痰饮。治者，能使气道通利，则痰自降下也。然有病人元有痰积，其气因痰而结滞者，岂但理气而痰能自行耶。必先逐去痰结，则滞气自行，岂可专主一说。又云：人身无倒上之痰，天下无逆流之水，此乃齐东之语。夫水性润下，搏而跃之，则可使过颡。痰性顺下，被火泛上，亦可至巅。今庸医莫察其义，又每口诵以语人，良可悲夫。

## 论痰为诸病

王隐君论云：痰证古今未详，方书虽有五饮、痰，诸饮之异，而莫知其为病之源。或头风眩目运耳鸣。或口眼蠕动，眉棱耳轮，俱痒或痛。或四肢游风肿硬，而似疼非疼。或为齿颊痒痛，牙齿浮而痛痒不一。或噫气吞酸，心下嘈杂。或痛或哕，或咽嗌不利，咯之不出，咽之不下，其痰似墨，有如破絮桃胶蚬肉之状。或心下如停冰铁，心气冷痛。或梦寐奇怪之状。或足腕酸软，腰肾骨节卒痛。或四肢筋骨疼痛难名，并无常所，乃至手麻臂痛，状若风湿。或脊上每日一条如线之寒起者。或浑身习习如卧芒刺者。或眼黏湿痒，口糜舌烂，喉痹等证。或绕项结核，状若瘰疬。或胸腹间如有二气交纽，噎塞烦闷，有如烟火上冲，头面烘热。或为失忘颠狂，或中风瘫痪，或劳瘵荏苒之疾，或风毒脚气，或心下怔忡，如畏人捕。或喘嗽呕吐，或呕冷涎绿水黑汁，甚为肺痈、肠毒、便脓、挛跛。盖内外为病百般皆痰所致，其状不同，难以尽述。盖津液既凝为痰，不复周润三焦，故口燥咽干，大便秘，面如枯骨，毛发焦槁。妇人则因此月水不通，若能逐去败痰，自然服饵有效。余尝用一药，即滚痰丸，以愈诸疾，不可胜数矣。今特相传于世云。

《脉经》云：病人一臂不遂，时复移在一臂，其脉沉细，非风也，必有饮在上焦。

《活人书》云：中脘有痰，亦令人憎寒发热，恶风自汗，胸膈痞满，有类伤寒。但头不痛，项不强为异。

按：所叙病证，患者十居八九，足见痰之为病诚多也。何则人血气流行，无一息间断，才有壅滞，津液凝闭，郁而成热，痰遂生焉。人于六淫七情饮食起居之际，岂能一一中节而无所壅滞乎。故余特叙《脉经》、《活人》二条，以证隐君之说有所本也。但所制滚痰丸一方，难以通治诸疾。

## 论饮专主于湿

《原病式》云：积饮、留饮，积蓄而不散也。水得于燥则消散，得湿则不消，以为积饮，土湿主痞故也。

## 论痰证有五

子和云：凡人病痰者有五：一曰风痰，二曰热痰，三曰湿痰，四曰酒痰，五曰食痰。盖风痰者，形寒饮冷。热痰者，火盛制金。湿痰者，停饮不散。酒痰者，饮食过伤所致。

按：痰乃积饮所化，故《原病式》列于太阴湿土之条。子和有五痰之说。盖其则一出于湿，而所挟所因有五者之异，故王隐君之方书论痰有五，曰风痰、寒痰、热痰、气痰、味痰。夫味痰者，因饮食酒醪厚味而然也。气痰者，因事逆意而然也。热痰者，因饮食辛辣炙煿❶，重裀❷厚服而然也。寒痰者，因冒寒凉而然也。风痰者，因感风而发，或风热怫郁而然也。此皆素抱痰气，因风寒气热味而作，非别有此五种之痰也。愚谓治法当以痰为本，以所挟之气为标也。

## 论痰清浊

王隐君云：论痰清白者为寒，黄而浊者为热，殊不知始则清白，久则黄浊。清白稀薄渍于上，黄浊稠黏凝于下。嗽而易出者，清而白也，咳而不能出则黄浊结滞者也。若咯唾日久，湿热所郁，上下凝结，皆无清白者也。甚至带血，血败则黑痰，关格异病，人所不识。又清白者气味淡，日久渐成恶味，酸辣腥臊焦苦不一。

按：此以痰之新久分清浊，可谓得病机之情矣。

## 饮当去水温补转剧论

子和云：留饮一证也，古人有四饮、五饮之分，皆观病之形状而定名也。予论饮之所得，其来有五：有膹郁而得之者，有困乏而得之者，有思虑而得之者，有痛饮而得之者，有热而伤冷得之者。饮证虽多，其因无出于此。夫水，阴物也，但积水则生湿，停酒则发燥，久则成痰。在左胁者同肥气，在右胁者同息贲。入肺则多嗽入大肠则为泻，入肾则为涌水。在太阳则为支饮，皆由气逆而得之。故在上则面浮，在下则胕肿，在中者支满痞膈痰逆。在阳不去者，久则化气，在阴不去者，久则成形。今之用方者，例以饮为寒积，皆用温热之剂，以补之燥之，水湿未除，反增心火。况留饮无补法，气方补则转增，岂知《内经》所谓留者攻之也。且白术、参、苓，服之尚加闭塞，况燔针艾火，其痞可知。前人处五饮丸，用矾石、巴豆、乌、附，虽是下攻，终同燥热。今刘河间以十枣汤加大黄、牵牛，制三花神佑丸，新得之疾服之，气流饮去而愈。昔有病数年不愈，予诊之左手皆微小，右手皆滑而大。微小为寒，滑大为燥，以瓜蒂散，涌其寒痰数升，汗出如沃。次以导水丸、禹功散，去肠中燥垢亦数升，其人半愈，然后以淡剂流湿降火，开其胃口，不逾月而差。

按：此论饮乃水湿所为，发为诸证，不宜温补，可谓详明。但专以三花神佑丸为说，则失之太峻也。详见总论中。

## 论《局方》用热药治诸气痰饮呕吐膈噎之误

丹溪曰：夫气之初病也，其端甚微。或因饮食不谨，或外触风雨寒暑，或内感七情，或食味过厚，偏助阳气，蕴为膈热。或资禀充实，表密无汗，津液不行，清浊相干。气之为病，或痞或痛，或不思食，或噫腐气，或吞酸，或嘈杂，或膨满，不求病原，便认为寒，遂以辛香燥热之剂，投之数贴，时暂得快，以为神方。厚味仍前不节，七情又复相仍，旧病被劫暂开，浊液易于攒聚，或半月，或一月，前证复作，如此延蔓，自气成积，自积成痰，此为痰为饮为吞酸之由

❶ 煿（bó 薄）：烤炙也，通“爆”。
❷ 裀（yīn 因）：褥也。

也。良工未遇，谬药又行，痰挟瘀血，遂成窠囊，此为痞为痛为呕，以为噎膈反胃之次第也。饮食汤液滞泥不行，渗道蹇涩，大便或秘或溏，下失传化，中焦愈停。医者不察，犹执为冷，翻思前药随手得快❶，至此宾主皆恨药欠❷燥热，颙俟久服，可以温脾壮胃，消积行气，以冀一旦豁然之效。不思胃为水谷之海，多血多气。脾为消化之器，气清和则健而运行不息。今久得香热之味偏助，气血沸腾。其始也，胃液凝聚。其久也，脾气耗散，传化渐迟。医者又曰：虚而积寒，非寻常草木可疗，径以乌附助佐丹剂，专意服之，积而久也，血液俱耗，胃脘干槁，遂成膈噎，亦曰反胃。仲景论饮有六，分别五脏诸证，可表者汗之，可下者利之，滞者导之，郁者扬之，热者清之，寒者温之，偏热偏寒者，反佐而行之，挟湿者淡以渗之，挟虚者补而养之，治法至矣。第恨医者不善处治，病者不守禁忌，遂使药助病邪，展转深痼，去生渐远，深可哀悯。

按：此论呕吐痞满，噫腐吞酸，噎膈反胃，致病之由，皆以气之初病，误服燥热，结为痰饮所致。故列于痰饮门中，而于彼诸证内不详载，宜于此通考焉。

谨按：痰之为病，仲景论四饮六证，无择叙内外三因，俱为切当。盖四饮则叙因痰而显诸证者，《三因》则论其因有所伤而生痰者也。惟王隐君论人之诸疾者，悉出于痰，此发前人所未论，可谓深识痰之情❸状而得其奥者矣。制滚痰丸一方，总治斯疾，固为简便，较之仲景三因有表里内外，而分汗下温利之法，则疏阔矣。况又有虚实寒热之不同者哉。夫痰病之原，有因热而生痰者，亦有因痰而生热者，有因风寒暑湿而得者，有因惊而得者，有因气而得者，有因酒饮而得者，有因食滞而得者，有脾虚不能运化而生者。若热痰则多烦热，风痰多成瘫痪奇证，冷痰多成骨痹，湿痰多倦怠软弱，惊痰多成心痛癫疾，饮痰多成胁痛臂痛，食积痰多成癖块痞满，其为病状种种难名。王隐君论中颇为详尽，学者但察其病形脉证，则知所挟之邪，随其表里上下虚实以治也。若夫子和谓饮无补法，必当去水，故用吐汗下之三法治人常愈。又论热药治痰之误，固为精切，亦有挟寒挟虚之证，不可不论。夫久痰凝结，胶固不通，状若寒凝，不用温药引导，必有拒格之患。况有风寒外束，痰气内郁者，不用温散，亦何以开郁行滞也。又有血气亏乏之人，痰客中焦，闭塞清道，以致四肢百骸发为诸病，理宜导去痰滞，必当补接兼行，又难拘于子和三法也。大凡病久淹延，卒不便死者，多因食积痰饮所致，何以然？盖胃气亦赖痰积所养，饮食虽少，胃气卒不便虚故也。亦有治痰用峻利过多，则脾气愈虚，津液不运，痰反亦生而愈盛，法当补脾胃，清中气，则痰自然运下，此乃治本之法，世谓医中之王道者，正此类也。

## 论痰证有似邪祟

详见补虚门

## 【解表之剂】

**仲景大青龙汤**

**小青龙汤**　并治溢饮者，当发其汗。

二方并见伤寒门。

---

❶ 快：底本作“失”，据《局方发挥》改。
❷ 欠：底本作“火”，据《局方发挥》改。
❸ 情：疑为“性”。

按：二方太阳经发散风寒之药，辛温之剂也。小青龙用干姜、细辛、半夏以治水气。盖伤寒表未解，心下有水饮，水寒相搏，乃为喘咳诸证，故用此发汗散水。《金匮要略》借为治饮之方也。

**三因参苏饮** 治痰饮停积胸膈，中脘闭，呕逆痰涎，眩晕嘈烦，或头痛发热，状如伤寒。方见《局方》。

按：此出少阳柴胡例药，治感冒异气挟痰饮之病。本方云：前胡、葛根但能解肌，枳壳、橘红辈自能宽中快膈，毋以性凉为疑。愚观药性非凉，亦是辛平之剂。

**局方金沸草散** 治风化痰，除头项强，寒热咳嗽。

旋覆花 荆芥 前胡 麻黄去节。各一两 甘草炙 赤芍 半夏制。各三钱

上咀，姜枣煎。《活人》金沸草散去麻黄、赤芍，加茯苓、细辛。

按：此出阳明旋覆花代赭石例，解利治痰之药也。《局方》气味辛平，《活人》则辛温。

## 【攻下之剂】

**金匮十枣汤** 治悬饮内痛。

芫花熬 甘遂 大戟各等分

上捣筛，以水一升半，煮大枣十枚，至八合，去粗，内药末。强人一钱匕，羸人半钱，平旦服之。不下，更加半钱，快下后，以糜粥自养。

按：此出少阴水气例药，芫花之辛以散饮，二物之苦以泄水，甘遂直达水气所结之处，乃泄水之圣药。性有毒，不可轻用，下同。

**三因控涎丹** 凡人忽患胸背手足，颈项腰胯，隐痛不可❶忍，筋骨牵引钓痛，时时走易不定，乃是痰涎在心膈上下，变为此疾。或手足冷痹，气脉不通，误认瘫痪，非也。

甘遂去心 紫大戟去皮 真白芥子各等分

上为末，糊丸桐子大，晒干，食后临卧，淡姜汤或热水下五七丸至十丸，痰猛加丸数。

一方妙应丸，亦只上三味。惊痰加朱砂，痛者加全蝎，酒痰加雄黄、全蝎，惊气成块者加川山甲、鳖甲、延胡索、蓬术，臂痹加木鳖子去油壳、桂枝❷，热痰加盆硝，寒痰加丁香、胡椒、桂。

**宣明三花神佑丸**

十枣汤加牵牛，大黄，轻粉。详见下剂。

按：以上二方，仍十枣汤加减法也，并出少阴水气例。前方去芫花加白芥子，本草主上气发汗，胸膈痰冷，盖胸有痰，非此不达。此方加牵牛、大黄，大泻血气之湿热，而轻粉又去涎积也，虚家不可轻用。

**金匮厚朴大黄汤** 治支饮胁满者。

厚朴一尺 大黄六两 枳实四枚

上，水五升，煮二升，温服。

按：此即小承气汤，阳明可下例药也。

**王隐君滚痰丸**

括曰：甑里翻身甲挂金，于金头戴草堂深。相逢二八求斤正，硝煅青礞倍若沉，十七两中零半两，水丸桐子意常斟。千般怪证如神效，水泻双身却不任。

按：此以大黄、黄芩为君，大泻阳明湿热之药，礞石以坠痰，沉香则引诸气上而至天，下而及泉为使也。以上二方有实热者可用。

---

❶ 可：底本脱，据紫来堂本补。
❷ 桂枝：底本脱，据紫来堂本补。

**脾胃论蠲饮枳实丸** 逐饮消痰，导滞清膈。

枳实 半夏 陈皮去白❶。各二两 黑牵牛半斤，取末二两

上末，水煮面糊丸，桐子大，每五十丸，姜汤下。

**瑞竹堂方神仙堕痰丸**

皂角不蛀者去皮弦，酥炙黄色，去子净。一两六钱 生白矾一两二钱 黑牵牛一斤，取头末，四两

上为细末，清水丸，桐子大，每五十丸，空心，温酒下。

**宝鉴大利膈丸** 风痰实满，喘嗽，风气上攻。

牵牛四两，生用 半夏 皂角 青皮各二两 槐角一两，炒 木香半两 加槟榔、大黄各五钱。

上为细末，姜汁糊丸，桐子大，食后，姜汤下五十丸。

**涤痰丸** 治三焦气塞，下痰饮酒食。

木香 槟榔 青皮 陈皮 三棱 大黄煨 枳壳 半夏各一两 黑牵牛二两，炒，取末

上末，糊丸，桐子大，每服五十丸，食后，姜汤下。

按：以上四方，所用牵牛、皂角、木香、槟榔者，并出厥阴例药也。牵牛以大黄引之则入血，以诸气药引之则入气，本泻气中湿热之药，大能脱人元气，用者戒之。

**透罗丹** 治痰实咳嗽，胸膈不利。

皂角酥炙，去皮弦，一两 黑牵牛微炒，一两 半夏一两 巴豆去油，另研，一钱 杏仁面炒黄，去皮尖，一钱 大黄一钱，纸裹，水浸，慢火焙干。

上为细末，生姜自然汁为丸，桐子大，食后姜汤下三十丸。

按：此仲景备急丸加减法也。破坚积结聚，寒热兼用之药也。

**三因破饮丸** 治五饮停蓄，结为癥癖，支满胸胁，抢心疼痛。

荜茇 丁香 胡椒 砂仁 青皮 乌梅肉 巴豆去皮 木香 蝎梢各等分

上以青皮同巴豆，水浸一宿，次日漉出，同炒橘皮焦，去巴豆，将所浸水，淹乌梅肉，炊一熟饭，细研为膏，丸如绿豆大，每服五七丸，临卧姜汤下，津咽亦得。

按：此破坚积寒癖，大热之药也。

**局方妙香丸** 治一切久远沉积。

巴豆 腻粉 硇砂 朱砂 牛黄 水银 脑 麝

上分两修制见本方。

按：此用巴豆、硇硝削坚破癖，加以脑、麝等辛香飞窜，通达五脏，入骨透肌之药也。

**钱氏白饼子**

巴豆二十四个去皮膜，水一斗，煮水尽为度 半夏汤浸七次，焙为末 轻粉 滑石 天南星各一钱

上研匀，巴豆后入，众药以糯米饭为丸，小豆大，捻作饼子，煎葱白汤下。

按：此钱氏用治小儿风痰惊涎，癫痫惊搐，下痰之药也。以上所用巴豆等方，盖以痰饮癖积，结聚坚固，非此不能除。故易老号斩开夺门之将，然大宜详审，不可轻用。

古方巴豆加减，寒热温凉，五色佐使之药甚多，用之各随其宜。并见《元戎》。

## 【吐剂】

**仲景瓜蒂散**

**子和三圣散**并见吐剂。

---

❶ 白：底本作“皮”，据紫来堂本改。

**稀涎散**

猪牙皂角　绿矾　晋矾　藜芦

**元戎胜金丸**

薄荷　瓜蒂　藜芦　朱砂　猪牙皂角

按：以上用瓜蒂药，并出三阳可吐药例。古今吐法以病在头，或在胸中，但在上焦者，皆可用也。在经络者，亦可用，吐法中就有发散之义焉。诸亡血虚家，不可用此。

## 【分利之剂】

**仲景五苓散**　治瘦人脐下悸，吐涎沫而癫眩者，水也。方见湿门。

## 【治湿和中之剂】

**金匮苓桂术甘汤**　治心下有痰饮，胸胁支满，目眩。

茯苓四两　桂枝　白术各三两　甘草二两

上，水六升，煮取三升，三服，小便即利。

按：此太阳经药也。

**茯苓汤**　治胸中有痰饮，自吐出水后，心胸间虚，气满不能食，消痰气，令能食。

茯苓　人参　白术各三两　枳实二两　橘皮二两半　生姜四两

上水六升，煮取一升八合，分温三服。

按：此足太阴、阳明经药也。

**枳术汤**　治心中坚大如盘，水饮所作。方见水气门。

按：此足太阴、阳明经药也。

**泽泻汤**　治心下有支饮，其人苦眩冒。

泽泻五两　白术二两

上以水二升，煮取一升，分温再服。

按：此足太阴阳明、太阳、少阴经药也。

**小半夏汤**　治心下水，支饮，呕吐不渴。

半夏一升　生姜半斤

上以水七升，煮取一升半，分温再服。

按：此足太阴、阳明经药也。

**小半夏加茯苓汤**　治卒呕吐，心下痞，膈间有水，眩悸者，《三因》名大[1]半夏汤。

半夏一升　生姜半斤　茯苓三两

上同煎，服如前。

按：此足太阴、阳明、太阳，手太阴经药也。

按：以上诸方，并出太阴痰饮例药也。白术除湿益燥，和中益气。半夏治寒痰，和胃胜湿。茯苓、泽泻，逐水利小便，上下分消其湿也。

**局方橘皮半夏方**方见本方。

**局方二陈汤**　治痰饮为患，呕吐恶心，头眩心悸等证。方见本方。

**桔梗半夏汤**　治胸痞痰涎不利，气逆呕哕。

桔梗　半夏　陈皮

上等分，细末，生姜水煎，姜糊丸亦可。加枳实减半夏，名桔梗汤。

**严氏导痰汤**　治一切痰饮，头目眩晕，或痰饮留积不散。方见本方。

上锉，姜煎。

按：以上所用橘、半等，乃足太阴、阳明经药也。出太阴呕哕例。

**许学士神术丸**　治痰饮。

茅山苍术一斤，米泔浸一宿，去皮，切

---

[1] 大：原本脱，据《三因》卷十三补。

片，焙干为末　生油麻半两，水二盏，研细，取浆　大枣十五个，煮取肉，研，旋入麻浆，拌和药

上末，为丸桐子大，日晒干，每服五七十丸，温酒空心下。

按：此足阳明、太阴经药，治湿发散之药也。

**仁斋加味二陈汤**　治痰攻眼肿痛，并酒家手臂痛重成麻痹。

二陈汤中加苍术、片子姜黄、制枳壳各少许。

**芎夏汤**　逐水利饮。

二陈汤加川芎、白术、青皮、枳壳。

上锉，姜五片，煎。盖川芎、半夏能逐水也。

按：此二方，乃二陈汤加苍术、川芎等药，是亦治湿带[1]表之药也。

## 【治风痰之剂】

**局方青州白丸子**方见小儿门。

按：此足太阴经药，出厥阴例。治风痰，行经通痹之热药也。

**局方玉壶丸**

南星　半夏　天麻　白面各等分。

**辰砂化痰丸**

南星　半夏　辰砂　白矾

上主治、修制并见本方。

**易老水煮金花丸**　治风痰脉弦，咳嗽。

南星　半夏各一两，生用　寒水石一两，烧存性　天麻五钱　白面三两　眼黄一钱

上为细末，滴水为丸，小豆大，每服五七十丸至百丸，煎浆水沸，下药，煮浮为度，漉出。淡浆水浸，另用生姜汤下。或通圣加半夏，《局方》川芎丸、防风丸。皆可用也。

按：以上三方，并出太阴呕哕例，治痰挟风之凉药也。

**良方天南星丸**　治妇人风疾。

天南星　白附子并炮　皂荚仁炒黄　半夏曲各一两。晋矾半两，枯。

按：此足太阴、厥阴经药也。

## 【热痰之剂】

**仲景小陷胸汤**

半夏　黄连　瓜蒌实

上先以水二盏，煎瓜蒌实，至一盏半，下诸药，煎八分，温服、未利，再服。

**严氏半夏丸**　治肺热痰嗽。

瓜蒌仁另研　半夏汤洗，焙，各一两

上件和匀，姜汁打糊丸。

按：此小陷胸加减法也。

**机要小黄丸**　治热痰。

人参　黄芩　南星　半夏　生姜

上姜汁糊为丸。

一方南星、半夏、黄芩，只三味。

**宣明茯苓半夏汤**　治风热痰涎。

二陈汤中加黄芩。

按：此手足、太阴经药也。

**人参半夏丸**　化痰治涎，止咳定嗽，诸痰不可尽述。

人参　茯苓　南星　薄荷叶各半两　半夏　干生姜　生白矾　寒水石各一两蛤粉二两　藿香叶一分

一法加黄连半两。黄柏二两。

上为末，面糊丸，如小豆，姜汤下二三十丸，食后。

---

[1] 带：疑为“解”。

## 【治寒痰之剂】

**深师消饮丸**　治停饮，胸满呕逆，腹中水声，不思饮食。

白术二两　茯苓半两　枳实炒　干姜各七钱

上细末，蜜丸桐子大，温水下三十丸。

**宝鉴温胃化痰丸**　治膈内有寒，脾胃伤饮，胸膈不快，痰涎不已。

半夏三两　陈皮　干姜　白术各一两。

上为末，姜汁糊丸，桐子大，姜汤下二十丸。

**局方温中化痰丸**　治停痰留饮。

青皮　良姜　干姜　陈皮

上主治、修合见下方。

**局方丁香五套丸**　治脾胃虚弱，不能宣行水谷，故为痰饮结聚胸膈，呕吐不食。

按：以上诸方，乃温胃燥湿，治寒痰温里之药也。若久痰凝滞，内蕴湿热，误服燥热，多成吞酸膈噎等病，用者审之。

**发明半夏温肺汤**　治中脘痰水冷气，心下汪洋、嘈杂，多唾清水，胁胀不食，此胃虚冷所致，其脉沉弦细迟。

旋覆花　细辛　桂心　人参　甘草　陈皮　桔梗　芍药　半夏各半两　赤茯苓三分

上咀，四钱，姜七片，煎。

**丁香半夏丸**　治心下停饮冷痰。

槟榔三分　丁香　半夏各一两　细辛　干姜　人参各半两。

上细末，姜汁糊为丸，每服三十丸，姜汤下。

**机要姜桂丸**　治寒痰。

南星　半夏　官桂各一两。

上细末，糊丸，桐子大，五七十丸，姜汤下。

按：以上三方，治寒燥痰，温中散表寒之药也。

## 【理气之剂】

**局方四七汤**　治七情气郁，结聚痰涎，状如破絮，或如梅核在咽喉之间，咯不出，咽不下。并治中脘痞满，痰涎壅盛，上气喘急。

紫苏叶二两　厚朴三两　茯苓四两　半夏五两。

上锉，生姜、枣煎服。

**百一选方三仙丸**　治中脘气滞，痰涎不利。

南星　半夏各五两，用姜汁作曲　香附五两。

上末，糊丸桐子大，每服四十丸，姜汤下。

按：《机要》去香附加橘皮，名玉粉丸，治气痰。

**指迷茯苓丸**　治中脘留伏痰饮，臂痛难举。

半夏二两　茯苓一两　枳壳炒。半两　风化硝二钱半

上末，姜汁糊丸，姜汤下三十丸。

按：以上三方，用南星、半夏，所以胜痰，而兼用诸气药，即严氏顺气则痰自下之意。然紫苏、枳壳肺气药也，厚朴脾胃气药也，香附肝气药也，随脏气而用，不可不分。

## 【降气坠痰温补之剂】

**局方苏子降气汤**　治虚阳上攻，气不升降，上盛下虚，痰涎壅盛。

**俞山人降气汤**治证同前。

**黑锡丹**　治痰气壅盛，上盛下虚，

心火炎炽，肾水枯竭。

**灵砂丹** 治上盛下虚，痰涎壅盛，此药最能镇坠升降阴阳。四方并见本方。

按：以上诸方，并系类聚温热之药，而出证皆云治上盛下虚，气不升降。夫所谓盛者，即心火之炎，虚者，即肾水之弱。火炎水弱，则有升无降，故津液涌而为痰涎于上。今以金石丹药，湿热香燥之药，而欲补下焦之虚，如抱薪救火尔。若以为下焦阳虚而议治者，亦非也。夫阳火之虚则阴水必盛，痰涎津液自然随气而降，又何必用此药也。

**金匮肾气丸** 治短气有微饮，当从小便去之。方见补虚门。

按：仲景以肾虚有饮，故用此补肾逐水，以其中有泽泻、茯苓故也。而严氏以此方治肾虚寒而不能摄养肾水，使邪水溢上，多吐痰唾。夫肾既虚寒则阳火必盛，未审所录摄养肾水者何物耶。夫肾水乃天一所生，人之根蒂，痰涎乃津液败浊而成，岂可直指肾水不摄，而邪水溢上耶。若云肾水虚弱，阴亏难降，使津液败浊而为痰水，故用此药，于义则明白矣。

谨按：痰病多生于湿，故古方多用南星半夏之类。然亦有所挟之邪，故药有风寒暑湿之异。又人身体段有上下表里，故在表者汗之，在里者下之，在上者涌之，在下者分利之，治饮之法，可谓详矣。或曰：陈无择以大小青龙、五苓、承气为外因，参苓、八味、参苏为内因，十枣、葶苈、大小半夏、控涎、破饮为不内外因。今吾子所编诸方，意不侔此何也？予曰：大小青龙外因之表药，五苓、承气外因之里药也。参苓、八味内因之里药，参苏饮内因之表药也。十枣、葶苈、控涎、破饮不内外因之下药也，大小半夏，不内外因和中药也。彼以三因立论，故叙药止以所因为主，而不分其表里内外之异。今以表里内外分类诸方，则难拘其所因也。

# 卷之五

## 滞下门

### 肠澼生死脉法

《内经》曰：肠澼便血，身热则死，寒则生。肠澼下白沫，脉沉则生，浮则死。肠澼之属，身不热，脉不悬绝，滑大者生，悬涩者死，以脏期之。又曰：阴阳虚，肠澼死。又曰：泄而脱血，脉实，皆曰难治。

按：此云生死，亦是大概言之，必须更兼证以详审之，下同。

《脉经》云：肠澼下脓血，脉沉小流连者生，数疾且大，有热者死。又肠澼筋挛，其脉小细，安静者生，浮大紧者死。

严氏云：凡下利之脉，微小者生，浮洪者难治。肠澼下脓血者，脉宜滑大，若弦急者死。

### 仲景治痢大法

下痢，脉沉弦者下重，脉大者为未止，脉微弱数者，为欲自止，虽发热不死。下痢，手足厥冷无脉者，灸之不温，若脉不还，反微喘者死。下痢，有微热而渴，脉弱者，令[1]自愈。下痢脉数，有微热汗出，令自愈，设脉[2]紧为未解。下痢，脉数而渴者，令自愈，设不差，必清脓血，以有热故也。下痢，反弦，发热身汗者，自愈。下痢气滞者，当利其小便。下痢腹胀满，身体疼痛，先温其里，乃攻其表，温里宜四逆[3]汤[4]。攻表宜桂枝汤。下痢，脉滑而数者，有宿食也，当下之。下痢，脉迟而滑者，实也，痢为未止，急下之。下痢，脉反滑，当有所去，下之安。下痢，不欲食，有宿食者，当下之。下痢，腹满痛，为寒实，当下之。下痢，腹坚者，当下之。下痢谵语，有燥屎，当下之。下痢三部脉皆平，按之心下坚，急下之。下痢已瘥，至其时复发者，此为下未尽，更下之安。下痢，脉大浮弦，下之当自愈。风寒下痢者，不可下。下后心下坚痛，脉迟，此为寒，宜温之。下痢脉浮大，此为虚，强下之故也。设脉浮革者，因而肠鸣，当温之。下痢脉迟紧痛，未欲止，当温之。下痢，心痛，急当救里，可与理中、四逆、附子辈。下痢，大孔痛，宜温之。

按：丹溪曰：仲景治痢，可下者十法，可温者五法。或解表，或利小便，或待其自已，区别易治、难治、不治之证，至为详密。但与泄痢混同立论而未分。今载于滞下门内，故于泻痢条内不载，宜于此通考焉。

---

[1] 令：《伤寒论》卷六作“今”。
[2] 脉：《伤寒论》卷六作“复”。
[3] 逆：原本作“物”，据《伤寒论》卷六改。
[4] 汤：原本无，据《伤寒论》卷六补。

## 东垣治痢法

《病机机要》云：后重则宜下，腹痛则宜和，身重则除湿，脉弦则去风。脓血稠黏，以重剂竭之。身冷自汗，以毒药温之。风邪内缩，宜汗之。骛溏为痢，当温之。又云：在外者发之，在里者下之，在上者涌之，在下者竭之，身表热者内疏之，小便涩分利之。又曰：盛者和之，去者送之，至[1]者止之。兵法曰：避其锐气，击其堕归，此之谓也。

《秘藏》云：假令伤寒，饮食䐜胀满而传飧泄者，宜温热之剂以消导之。伤湿热之物而成脓血者，宜苦寒之剂以内疏之。风邪下陷者升举，湿气内胜者分利之。里急者下之，后重者调之，腹痛者和之。洞泄肠鸣无力，不及拈衣，其脉弦细而弱者，温之收之。脓血稠黏，至圊而不能便，其脉洪大而有力者，寒之下之。

按：此分风寒、湿热、表里、温补、寒下等治，至为切当，学者尤宜熟玩。但其里急后重，腹痛之义未详，今别论于下。

## 太阴受湿传肾为脓血痢

《机要》云：有太阴经受湿，而为水泄虚滑，身重微满，不知谷味，久则防变而为脓血。脾经传肾，谓之贼邪，故难愈者。若先利而后滑，谓之微邪，故易痊。此皆脾土受湿之所为也。

再有风寒二证，在泄痢条下。

## 论风寒暑湿皆能作痢

陈无择云：滞下之证，《内经》所载血溢、血泄、血便、注下。古方则有清脓血，近世呼为痢疾，其实一也。多由脾胃不和，饮食过度，停积于肠胃，不能克化。又为风寒暑湿之气干之，故为此疾。伤热则赤，伤冷则白，伤风则纯下清血，伤湿则下如豆汁，冷热交并，赤白兼下，治法当先用通利之药，疏涤脏腑。

严氏云：以巴豆等剂，推其积热，后辨以冷热风湿之证，用药调治。热赤者清之，冷白者温之。伤风而下清血者，则祛逐之。伤湿而下豆汁者，分利之。冷热相并，温凉以调之。仍须先调胃气，切不可骤用罂粟、诃子之药，止之涩之，使停滞不泄，多致危殆。

按：赤白分冷热之说，河间论之甚详。其云风下清血，湿下豆羹汁者，盖谓风喜伤肝，肝主血，故下清血者为风也。湿喜伤脾，脾胃为五谷之海，无物不受，常兼四脏。盖豆汁之色，如五色之相杂，故下豆羹汁者为湿也。又云治法当先通利，此迎而夺之之义。若有虚者，亦宜审之，使果有积滞在肠胃者，方所当通利。然严氏谓巴豆等药，使用之于伤冷物则可，若用之于热者，为害非轻。又云风则祛逐，所谓祛逐者，果何法何药欤？若以邪气当祛逐，则岂独于风，而寒湿热为何不可邪？此又失于明白。

## 论滞下分三因

陈无择云：古方风停肤腠，下瘀血，或下鲜血，湿毒下如豆羹汁，皆外所因之明文也。古方有五泄，因脏气郁结，

[1] 至：底本作“至”，《医学正传》、《卫生宝鉴》均作“过”。

随其所发，使利脓血，作青黄赤白黑色，一一不同，即内所因也。又饮食冷热，酒醴醯醢，纵情恣欲房室，致伤精血，肠胃黏溢，久积冷热，遂成毒痢，皆不内外因。治之先推其岁运，以平其外，察其郁结，以调其内，审其所伤，以治不内外，条然明白，不致妄投也。

按：此所分三因治法，其理甚当，但外因六淫所伤者，古方用药则多有之。内因脏气郁结，与夫饮食、房劳而得者，诸方则未之见也。凡三因所伤，皆能干犯肠胃而为痢。今陈无择立论有三因之分，而用药无三因之别，此又所当分治者，失于开示焉。

## 时疫作痢

《大全良方》云：有一方一家之内，上下传染，长幼相似，是疫毒痢也。治法虽当察运气之相胜，亦不可狎泥，当先察其虚实冷热，首用败毒散，加人参、甘草、陈皮随证用之。

按：时疫作痢、岁常有之，其谓当察其运气之相胜，与病冷热虚实之不同，诚为确论。盖欲学者知五运六气，有太过、不及、胜负之不同，以分风寒暑湿燥火为病，而平治之也。然首专用败毒散之义，何其自狎泥也。

## 论食毒作痢

陈无择云：饮服冷热，酒醴醯醢，肠胃黏溢，久积冷热，遂成毒痢。严用和云：或有饮服冷酒寒物，房室劳伤精血，而成久毒痢，则宜化毒，以保卫之。

按：人之饮食过伤，恣食辛热寒冷之物，皆能致伤肠胃。肠胃一伤，不能运化传送，遂蓄积停滞而为痢。经曰：饮食不节，起居不时者，阴受之。阴受之，则入五脏，䐜满闭塞，下为飧泄，久为肠澼是也。治法当先消化食毒，或可攻伐，然后随寒热温凉以调之。此二论本诸《内经》，而世所未言者也。

## 论里急后重

《病机》云：里急后重，脉大而洪实，为里热甚而闭，是有物结坠也。若脉浮大甚，不宜下。虽里急后重，而脉沉细弱者，谓寒在内而气散也，可温养自愈。里急后重闭者，大肠经气不宣通也，宜加槟榔、木香，宣通其气。《原病式》云：下迫后重里急，窘迫急痛也，火性急速而能燥物故也。

按：里急者，窘迫急痛是也。后重者，大肠坠重而下也。夫里急后重，其证不一，有因火热者，所谓火性急速而能燥物是也。有因气滞，此大肠经气壅而不宣通也。有因积滞壅盛者，是有物结坠也。有气虚者，此大肠气降而不能升也。有血虚者，所谓虚坐努责是也。治法：火热者寒之清之，气滞者调之，积滞者去之，气虚而降者升之举之，血虚者补之，各察其所因也。切观前论未为详尽。

## 论泄痢而呕

《病机》云：如痢或泄而呕者，胃中气不和也。上焦不和，治以生姜、橘皮；中焦不和，治以芍药、当归、桂、茯苓，下焦不和而寒，治以轻热，甚以重热药。

按：此云泄痢而呕，谓胃气不和所致。盖亦有胃中火逆冲上而呕者，有胃虚而呕者，有积滞毒气上攻而呕者，有阴虚而呕者。岂可一于胃气之不和，而不他及耶？

## 论泄痢腹痛

《机要》云：腹痛者和之，如发热恶寒，腹不痛，药加黄芩为主；腹痛甚者，加当归倍芍药。

按：泄痢腹痛，其证甚多，皆因内气郁结不行所致，理宜行气散郁为先。然亦有挟寒，有挟火热者，有因积滞者，有血虚者，又宜随证处治为当也。今《机要》云：和之一字，总言之耳。盖加当归倍芍药之法，惟血虚可用。

## 论噤口痢

《百一选方》云：噤口痢，是毒气上冲心肺所致，用石莲肉以通心气。

按：痢而能食，知胃未病也。若脾胃湿热之毒，薰蒸清道而上，以致胃口闭塞，而成噤口之证，理宜除胃口之邪热。而此云毒气上冲心肺，其毒不知指何者之邪。然亦有脾胃虚而得者，亦有误服利剂，药毒犯胃者。又有服涩热之剂太早，而邪气闭遏于胃口者，必当求责。

## 论下痢吃逆

丹溪曰：吃病，气自下冲上，属火之象，古方悉以胃弱言之。殊不知胃弱者，阴弱也，虚之甚也。滞下之久，多见此证，乃因久下，而阴虚也。详见吃逆本门。

## 辨痢色分五脏

《原病式》曰：泻白为寒，青黄[1]红赤黑皆为热也。盖泻白者，肺之色也，由寒水制火，不能平金，则肺金[2]自甚，故色白也。痢色青者，肝木之气，由火甚制金，不能平木，故色青也。或言痢色青为寒者误也。仲景少阴病，下痢清水，色纯青，热在里也，大承气汤下之。及小儿热甚急惊，痢色多青，为热明矣。痢色黄者，由火甚则水必衰，而脾土自旺，故色黄也。痢色红为热，心火之色也，或赤热深甚也。至若痢色黑，亦言热者，由火热亢甚，则反兼水化制之，故色黑也。故伤寒阳明病云云，法当大承气下之，大便不黑者难[3]治，诸痢同法。

按：世人多以泻痢之青白黑三色为寒，黄赤二色为热。今观河间分五脏之论，焕然耳目，而知世人之非也。或曰：《内经》视络脉之色，曰寒多则凝泣，凝泣则青黑；热多则淖泽，淖泽则黄赤。又曰黄赤则热，多白则寒。世俗之论，岂非本于此欤？愚曰：《内经》论经脉之常色，心赤、肺白、肝青、脾黄、肾黑也。阴络之色应其经，但阳络之色随四时而行，应无常色。遇天气之寒，则经络凝泣，故其色多青黑。遇天气之热，则经络淖溢，故其色多黄赤，此盖因外气之寒热，而浮络相应而然。凡人之在冬月、炎天，与夫久坐远行，其面色相应亦皆然，非如痢色之出于脏腑，随内气所感而生也。况滞下之证，多因湿热

---

[1] 黄：原本作“黑”，各本同，据《原病式·热类》改。

[2] 肺金：原本为“金肺”，各本同，据《原病式·热类》改。

[3] 难：《原病式·热类》作“易”。后者义胜。

所致。《内经》曰：肺热者，色白而毛败。心热者，色赤而络脉溢。肝热者，色苍而爪枯。脾热者，色黄而肉蠕动。肾热者，色黑而齿槁。此虽论痿，亦可见五脏之内热，皆能显此五色。今滞下之论五色，意实相同，然此不可与浮络之因外气相应者同语也。

## 辨赤白分冷热之误

《原病式》曰：或言下痢白为寒者，误也。若果为寒，则不能消谷，何由反化为脓也？所谓下痢谷反为脓血，如世之谷肉果菜，湿热甚，则自化腐烂溃发，化为脓血也。其热为赤，热属心火故也。其湿为黄，湿属脾土故也，燥郁为白，属肺金也。经曰：诸气膹郁，皆属于肺。谓燥金之化也。然诸泻痢皆兼于湿，今反言气燥者，谓湿热甚于肠胃之内，而肠胃拂热[1]郁结，而又湿至于否，以致气液不得宣通，因以成肠胃之燥，使烦渴不止也。假如下痢赤白，俗言寒热相兼，其说尤误。岂知水火阴阳寒热者，犹权衡也，一高则必一下，一盛则必一衰，岂能寒热俱甚于肠胃，而同为痢乎？如热生[2]疮疡，而出白脓者，岂可以白为寒欤？其在皮肤之分，属金，故色白也。次在血脉之分，属心火，故为血也。在肌肉属脾土，故作黄脓。在筋部属肝木，故其脓色带苍深至骨，属肾水，故紫黑血出也。各随五脏之部而见五色，是其标也。本则出于热，但分浅深而已。大法，下迫窘痛，后重里急，小便赤涩，皆属燥热，而下痢白者，必多有之，然则为热明矣。

按：河间谓赤白不当分冷热，乃属肺金心火之化。又谓五色各属五脏，本则一出于热，其论至当。但世患此疾者，赤白居多。今既以不当分冷热为治，若专以辛苦寒退热，此则治本之法。所谓心火肺金之化者，抑有别欤？盖心主血，肺主气，白属肺金，此气受病也。赤属心火，此血受病也。赤白相杂，血气俱受病也，知此则肝青脾黄，肾黑之说，亦可得而互明矣。

## 论热药治痢之误

《原病式》云：或曰白痢即为热病，何故服辛热之药，亦有愈者耶？盖辛热之药，能开发肠胃郁结，使气液宣通，流湿润燥，气和而已。盖病微者可愈，甚者郁结不开，其病转加而死矣。凡治热甚吐泻亦然。夫治诸痢者，莫若以辛苦寒药治之，或微加辛热佐之则可。盖辛能发散开通郁结，苦能燥湿，寒能胜热，使气宣平而已。如钱氏香连丸之类是也。故治诸痢者，黄连、黄柏为君，以其至苦大寒，正主湿热之病。乃若世传辛热金石毒药，治诸吐泻下痢，或有愈者，以其善开郁结故也。然虽亦有验者，或不中效，反更加害。

按：治痢用辛苦寒之剂，开郁燥湿胜热三法俱备，世之用辛热、金石、毒药者诚非也。然亦有久痢，肠胃虚滑者，亦当求责。

## 治痢通因通用之法

子和云：夫下痢脓血，腹痛不止，可用调胃承气汤，加姜枣煎，更下藏用丸泻讫，以五苓、益元调下。又一男子，

---

[1] 热：原本脱，据《原病式·热类》补。
[2] 生：原本脱，据《原病式·热类》补。

泻痢不止如倾，不敢冷坐，诸医皆以为寒治，延二十载。两手寸脉皆滑，余不以为寒。所以寒者，水也，以茶调散，涌寒水五七升。又以无忧散，泄积水数十行，乃通因通用之法也。次以淡剂利水道。

按：此用吐下以治痢，本《内经》通因通用之说。使肠胃虚滑者，其可下乎？中气虚弱者，其可吐乎？今云可下者，谓有积滞在肠胃，壅塞[1]不通者也。可吐者，谓有痰饮在膈上，气不能降，以致大肠不能收敛者也。

丹溪曰：积湿成痰在肺中，宜大肠之不固也，清其源则流自清矣。正是此意。

## 论《局方》用热药涩药之非

丹溪曰：泄痢一证，《局方》用钟乳健脾丸、朝真丹、诃黎勒丸、大温脾丸等药，皆用热药为主治，涩药为佐使，当为肠虚感寒而成滑者设也。彼泻痢者，将无热证耶？将无积滞耶？《内经》曰痢有脓血多属滞下。夫泻痢证，其类尤多，先贤曰湿多成泄，此确论也。然有挟风者，固不可得而同矣，况风与湿之外，又有杂合受邪，似难例用涩热之药。《局方》出证，有兼治里急者，有兼治后重者，有兼治里急后重者，此岂非滞下病乎？今泻痢与滞下混同论治，实实虚虚之患将不俟终日矣。经曰：暴注下迫，皆属于热。又曰：暴注皆属火。又曰：下痢清白属于寒。属火热者二，属水寒者一，泻痢一证，似乎属热者多，属寒者少。《局方》专以涩热为用，若用之于下痢清白为寒者，或可矣。所谓下迫者，即里急后重之谓也，其病属火，相火所为，其毒甚于热矣，投以涩药，非杀而何？

## 滞下亦有挟虚挟寒

丹溪曰：或问河间之言滞下，似无挟虚挟寒者乎？否乎？予曰：泄痢之病，水谷或化或不化，并无努责，惟觉困倦。若滞下则不然，或脓或血，或脓血相杂，或肠垢或无糟粕，或糟粕相混。虽有痛不痛大痛之异，然皆里急后重，逼迫恼人，似乎皆热证实证也。予近年涉历亦有大虚大寒者，不可不知，敢笔其略，以备采览。予从叔年逾五十，夏间患滞下病，腹微痛，所下褐色，后重频并，谷食大减，时有微热。察其脉皆弦而涩，似数而稍长，却喜不甚浮大，两手相等，视其神气大减。予曰：此滞下忧虑所致，心血亏脾气弱耳。遂与参术为君，当归、陈皮为臣，川芎、炒芍药、茯苓为佐使。时暄热甚，加少黄连，两月而安。娄长官年三十余，奉养厚者，夏秋间患滞下，腹大痛，有人教服单煮干姜，与一贴则痛定，少顷又作，又与之定。由是服干姜至三斤。八日视之，左脉弦而稍大似数，右脉弦而大稍减，亦似数，重取之似紧。予曰：此必醉饱后吃寒凉太过，而当作虚寒治之。因其多服干姜，遂教用四物汤去地黄，加人参、白术、陈皮、酒红花、茯苓、桃仁，煎入生姜汁饮之，至一月而安。金氏妇，年近四十。秋初尚热，患滞下，腹但隐痛，夜重于昼，全不得睡，食亦稍减，口干不饮，已得治痢灵砂二贴矣。予观之，两手脉皆涩，且不匀，神思倦甚，饮食全减，因与四物汤，倍加白术，以陈皮佐之，与十数贴而安。此三病者，若因其逼迫而用峻

[1] 塞：原本脱，据四库本补。

剂，岂不误人。

按：滞下之证，古人多与泄泻同论，至《三因方》始能另立条目，盖实有不同。夫病有从外感而得者，须分六气之异。外既受伤，肠胃郁结，遂成赤白等证，当随其寒热温凉以调之。有因脏气发动，干犯肠胃而得者，须察其何脏相乘，以平治之。又有因饮食失节而得者，则又审其何物所伤，以消克之。世之感此疾者，其因诚不越夫是三者。但其受病之后，肠胃怫郁，脓血稠黏，里急后重，诸方虽有寒热虚实之论，刘河间则以为一出于热。然考之《内经》，似亦热多而寒少也。我丹溪先生，则以为亦有挟虚挟寒之证，深戒学者，须宜识此。世之《局方》不辨三因，专用涩热之药，其失甚矣。至河间立说，专用苦寒疏下之药，则亦未为甚当。何则？盖病有虚实，治有先后，若病气暴至，元气壮实，积滞胶固，须宜下之。病久气脱，肠胃虚滑不禁者，亦宜温之涩之。大抵治痢，当从仲景、河间之法，可温则温，可下则下，或解表，或利小便，或待自已。刘河间分别在表在里，挟风挟热挟寒等证，后之作者无越于斯。但气血一条，未尝表出立论，其于芍药汤下有曰：行血则便自愈，调气则后重除。盖谓溲便脓血，血之滞也，故曰行血自愈。奔迫后重，气之实也，故曰调气自除，诚哉是言。但脓血赤白，有气病血病之分，后重里急，亦有气实血虚之异，学者不可不察，详见前论。

## 【治热之剂】

**仲景白头翁汤** 治热痢重下者。

白头翁二两 黄连 黄柏 秦皮各三两

上四味，以水七升，煮取二升，去柤，服一升。不愈，再服。

按：此治痢在下焦，肾虚有热也。经云肾欲坚，故用纯苦之剂以坚之，出太阴例药也，以其下痢属太阴故也。

**机要黄芩芍药汤** 治泄痢腹痛，或后重身热，久不愈，脉洪疾，及下痢脓血稠黏。

黄芩 芍药各二两 甘草五钱

上咀，每服半两，水一盏半煎至一盏，温服。

按：此手足太阴经之药也。仲景用芍药甘草汤，以复其阴，酸以收之，甘以缓之，酸甘相合，以补阴血也。芍药白者补，赤者泻，出太阳芍药甘草例。

**大黄汤** 治泄痢久不愈，脓血稠黏，里急后重，日夜无度。

大黄一两

上细锉，好酒二大盏，同浸半日许，再同煎至一盏半，去大黄，将酒分为二服，顿服之，痢止。一服如未止，再服，取利为度。后服芍药汤以和之。利止，再服黄芩芍药汤，彻其毒也。

按：此乃阳明经荡涤邪热之药，用酒煎者，欲其上至顶颠，外彻皮毛也。

**芍药汤** 下血调气。经曰：溲而便脓血，知气行而血止也。行血则便自愈，调气后重除。

芍药一两 当归 黄连各半两 槟榔 木香各二钱 桂二钱半 大黄三钱 黄芩半两 甘草二钱，炙

上咀，每服半两，水煎，食后温服清。如利不减，加大黄。

按：此行血调气，不热之药也。大凡用药之杂，与品味之多者，难以细分经络，当观其大体如何，此则太阳桂枝例药也。

**白术黄芩汤** 服前药，痢虽除，更宜此调和。

白术一两 黄芩七钱 甘草三钱

上咀，匀作三服，水煎，服清。

按：此去湿热，和中活血之药也。

**钱氏芍药柏皮丸**

芍药 黄柏各等分

上为末，水丸。

**守真芍药柏皮丸** 治一切湿热恶痢。

芍药 黄柏各一两 黄连 当归各半两

上为末，水丸，如小豆大。

按：此二方补阴降火，下焦之药也，出太阳例。

**局方黄连阿胶丸** 治冷热不调，赤白下痢。

阿胶炒，二两 黄连三两 茯苓二两

上水熬阿胶膏，搜和二末为丸，米饮服。

按：此补虚退热除湿之药也，出太阳例。海藏云：以上苦寒之剂，元病不经内伤冷物者，宜察其当服人之虚实，及以脉别之。

## 【治寒之剂】

**局方桃花丸** 治冷痢腹痛，下如鱼脑白物。

赤石脂煅 干姜炮，各等分

上为末，蒸饼糊丸，米饮下三四十丸，日三服。

按：此出阳明例药方。

丹溪曰：桃花丸即《要略》桃花汤也。仲景以治便脓血，用赤石脂丸者、干姜、粳米同煮作汤，一饮病安，便止后药。意谓病下焦血虚且寒，非干姜之温，石脂之涩且重，不能止血。粳米味甘，引入肠胃，不使重涩之体少有凝滞，药行易散，余毒亦无。《局方》不知深意，改为丸药，剂以面糊，日与三服，果能与仲景之意合否也。

**严氏当归丸** 治冷留肠胃，下痢纯白，腹痛。

当归酒洗 芍药 附子炮，去皮脐 白术 干姜炮 厚朴 阿胶蛤粉炒，各一两 乌梅肉二两

上为细末，醋糊丸桐子大，每服五十丸，米饮送下。

**局方诃黎勒散** 治肠胃虚弱，泄利水谷，渐成痢疾。

青皮去穰 肉豆蔻面裹煨 肉桂五钱 附子炮，去皮脐，一两 诃子仁各四两

上为末，每服三钱，姜三片，煎服。

按：《局方》以白痢为寒，多用辛热燥毒之药，若用之于下痢清谷，肠虚感寒者或可矣。若脓血稠黏属火之证用之，非杀而何？但感寒之证，吾恐十百而一二也。

## 【冷热之剂】

**古方驻车丸** 治冷热下痢，肠滑赤白。

黄连六两 干姜 当归各二两 阿胶

上先以醋煮胶，令消，入前三药和匀，众手丸，桐子大，大米饮下。

**局方香连丸** 治冷热不调，下痢赤白，脓血相杂，里急后重。

黄连去芦，二十两，用吴茱萸十两同炒，令赤色，去茱萸不用 木香四两八钱，不见火

上为细末，醋糊丸，桐子大。每服三十丸，空心，米饮下。

按：此出太阴例药也。

**戊己丸** 治胃经受热，泄痢不止。

黄连 吴茱萸去梗，炒 白芍各五两

上为细末，面糊丸，桐子大。每服

三十丸，米饮下。

按：此出厥阴阴寒例。以上三方出证，治冷热下痢。盖冷热异气，水火相反，岂能同在肠胃为病耶？论中辩之详矣。但其制方，亦有暗合妙理，惜乎世人莫知其深意也。三方皆以黄连苦寒之药为君，正治湿热之气。佐以辛苦温药，所以开郁行滞，气血宣通，病亦自已。干姜、木香、吴萸三者，各随经合宜而用，要在学者临机应变，又不可拘执于此也。

## 【治风之剂】

**机要防风芍药汤** 治泄痢飧泄，身热脉弦，腹痛而渴，及头痛而微汗。

**苍术防风汤** 治泄痢，脉弦头痛。

**良方神术散** 治春伤于风，夏必飧泄。以上三方，并见泄泻门。

**澹寮方仓廪汤** 治下痢，头痛，心烦不食。

局方败毒散四钱，加陈仓米百粒，姜枣煎服。

按：此乃发散风寒之剂，出太阳例药也。

## 【治湿之剂】

**机要白术芍药汤** 治脾经受湿，水泄注下。

**苍术芍药汤** 同。

**仲景五苓散**

**宣明益元散**以上四方，并见泄泻门。

## 【治暑之剂】

**局方黄连香薷饮** 治感暑下痢鲜血。方见暑门。

按：此解散暑热心肺药也，出太阴厚朴例。

**宣明桂苓甘露饮**

**子和桂苓甘露饮**方并见暑剂。

按：此三方解表利小便，大泻湿热气分药也，太阳经药也。

## 【攻下之剂】

**仲景大承气汤**方见下剂。

按：此泄热涤荡肠胃之剂，痞满燥实四证者可用，出阳明例药也。

**宣明玄青丸** 治下痢势恶，频并窘迫，或久不愈，诸药不能止，须可下之，以开除湿热痞闷积滞。

黄连 黄柏 大黄 甘遂 芫花醋拌炒 大戟各半两 牵牛四两，取末二两 轻粉二钱 青黛一两

上为末，和匀，水丸，小豆大。初服十丸，每服加十丸，日三，以快利为度。

**机要厚朴枳实汤** 治虚滑久不愈，多传变为痢，先以此汤，防其传变。

厚朴 枳实炒。各一两 诃子皮一两半，生熟 木香半两 黄连 大黄 甘草炙。各三钱

上为末，每服三五钱，水煎服。

按：以上三方，逐积去热之药也。大黄泻血也，牵牛泻气也，甘遂、大戟、芫花泄水也，厚朴、枳实泄痞满也。各随其病所宜，选而用之。

**局方苏感丸** 去脏腑有积，下痢。

以苏合香丸与感应丸二药和匀，如粟米大。每服五丸，淡姜汤，空心下。

按：《局方》之学，多以此治痢去积，故录于此。然二药之类聚温热，用于伤寒伤冷之物者则可，然有热之人，积滞虽去，热毒必行，其害何可胜言哉。

**本事方灵砂丹**　治一切积痢。

硇砂　朱砂并研细，各二钱半

上用黄蜡半两，巴豆三七粒，去壳皮膜，同于银、石器内，重汤煮一伏时，候巴豆紫色为度，去二七粒，止将一七粒与前药同研极匀，熔蜡和药，旋丸绿豆大，每服三丸至五丸。水泻生姜汤下，白痢艾汤下，赤白痢乌梅汤下，空心服。

丹溪曰：仲景治痢之法，下者率用承气加减，何尝以砒、巴豆、丹、硇决烈燥毒之剂。盖大黄之寒，其性善走，佐以厚朴之温，善行滞气，缓以甘草之甘，饮以汤液，灌涤肠胃，滋润轻快，无所留滞，积行即止。此砒、丹、巴、硇，热毒类聚成丸，其气凶暴，其体重燥，积垢虽行，毒气未歇，借使有愈疾之功，其肠胃清淳之气，能免旁损暗伤之患乎？

## 【消积之剂】

**脾胃论圣饼子**　治泻痢赤白，脐腹撮痛，久不愈。

黄丹二钱　定粉三钱　密陀僧二钱　舶上硫黄三钱　轻粉少许

上为细末，入白面四钱，滴水和如指尖大，捻作饼子，阴干。食前，浆水磨化服之。大便黑色为妙。

**元戎圣功丸**　专治血痢。

腻粉三钱匕　定粉三钱匕　一法加蛤粉。

上研匀，水浸，蒸饼，丸绿豆大，艾汤下。

## 【止涩之剂】

**仲景桃花汤**　治下痢便脓血。

赤石脂一斤半，锉一半末　干姜一两　粳米一升

上三味，以水七升，煮米令熟，去滓，温七合，内赤石脂末方寸匕，日三服。若一服愈，勿再服。

按：此方出手阳明例药也。但赤治丙而白治庚也。

**严氏禹余粮丸**　治肠胃虚寒，滑泄不禁。

禹余粮石煅　赤石脂煅　龙骨　荜茇　干姜炮　诃子面裹，煨　肉豆蔻面裹，煨　附子炮，去皮脐。各等分

上为末，醋糊丸，桐子大。每服七十丸，空心米饮下。

**局方真人养脏汤**　治冷热不调，下痢赤白，里急后重，腹痛脱肛。

罂粟壳去蒂盖，蜜炙，三两六钱　人参　当归各六钱　肉桂八钱　诃子皮一两二钱　木香二两四钱　肉豆蔻面裹，煨，半两　白术六钱　白芍一两六钱　生甘草一两八钱

上咀，每服四钱，水煎服，脏寒加附子。

**水煮木香丸**　治一切下痢赤白，脓血相杂，里急后重。

罂粟壳去穰，二两八钱　青皮去白，三两四钱　甘草二两四钱　当归洗，去芦，六两　诃子炮，去核，八两　木香不见火，六两

上为末，蜜丸，如弹子大，每服一丸，水八分盏，煎化，温服。

**秘藏诃子散**　治肠胃虚寒泄泻，米谷不化，肠鸣腹痛，脱肛及作脓血，日夜无度。

御米壳去蒂盖，蜜炒，半两　诃子煨，去核，七分　干姜炮，六分　橘皮半钱

上为细末，分作二服，水煎，和滓热服，空心下。

《十剂》云：涩可以去脱。以米壳

之酸微涩，上收固气去脱，主[1]用为君。以诃子皮之微酸，上收固血，治其形脱。橘皮微苦温，益真气升阳为之使。以干姜大辛热，除寒为臣，亦为主治也。

按：以上诸方，皆行温热之药。固气止血，紧涩肠胃，当为肠虚感寒而成滑者设也。且滞下之证，多属于热，兼有积滞。《局方》一门专主湿热，似难例用。

**宣明香连丸**

木香　诃子肉面煨　黄连炒，各半两　龙骨二[2]钱

上为细末，饮丸黍米大。每服二十丸，米饮汤下。

**机要诃子散**　治泄痢腹痛渐已，泄下微少，宜此止之。法云大势已去，而宜止之。

诃子皮一两，半生半熟　木香半两　黄连三钱　甘草炙，三钱

上为细末，每服二钱，以白术芍药汤下。如止之不已，宜归而送之，加厚朴一两，竭其邪气也。

**脾胃论诃黎勒丸**　治休息痢日夜无度，腥臭不可近，脐腹撮痛。

椿根白皮二两　诃子肉半两　母丁香三十个

上为细末，醋糊为丸，如桐子大。每服五十丸，温米饮下。

按：以上诸方，用温凉之药以止痢，较之《局方》专用涩热，则变法矣。夫脱则用涩，理所当然。脱而挟寒，温之热之可也。脱而挟热，凉而涩之可也。寒热各随所宜而用，似难偏执一说。

**宣明三圣散**　治产后下血，痢不止。

乌鱼骨炒　烧绵灰　血余灰汁脂者。各等分

上为末，每服一钱，煎石榴皮汤调下，热服。

按：此专主止血之剂。

## 【收敛之剂】

**严氏乌梅丸**　治热留肠胃，下痢纯血，脐腹疠痛。

乌梅肉二两　黄连三两　当归　枳壳各一两

上为细末，醋糊丸，桐子大。每服七十丸，食前，米饮下。

**元戎乌梅散**　治下痢，津少，大渴引饮不休。

乌梅焙干，半两　茯苓　木瓜各一两　一法加桂三钱半。

上咀，每服五钱，生姜三片，煎。

按：仲景乌梅丸，治伤寒吐蛔，后人用治下痢，此皆酸收之义，出太阳桂苓例药也。

## 【血剂】

**局方胃风汤**　治风冷乘虚，入客肠胃，水谷不化，泄泻注下，及肠胃湿毒，如下豆汁，或下瘀血，日夜无度。

人参　白茯苓　川芎　桂　当归　白芍　白术各等分

上粗散，每服二钱，入粟米数粒同煎，食前。

按：此方名为治风，而实非治风，乃补血和血，益胃气之药，下血痢而挟虚者，实可倚仗。出太阳桂苓例药也。

**良方加味四物汤**　治血痢。

四物汤加阿胶、艾叶。

《保命集》一方四物内加槐花、黄连、御米壳等分。

---

[1] 主：底本作“王”，据紫来堂本改。
[2] 二：底本脱，据紫来堂本补。

按：此补血温血之药，出厥阴例药也。

**宣明白术汤** 治孕妇痢脓血。

白术 黄芩 当归各等分

上为末，每服三二钱，水煎，食前服。

## 【补剂】

**良方十全大补汤** 治一切妇人病痢四十日，诸药不愈，六脉沉弱。大凡痢脉，宜沉宜弱，但服此药而愈。方见补剂。

上姜枣煎成，加白蜜半匙，再煎数沸服。

**良方当归补血汤**❶ 治妊娠下痢，腹痛，小便涩。

糯米一合 当归炒 黄芪各二两

上细切，和匀，水服。

按：此二方不分经络。补血之剂，今人治痢而用此者盖鲜矣。殊不知血气虚脱之人，与夫胎前产后之证，此法不可无也，故特立条目以表章之。

## 【杂方】

**良方** 治疫毒痢。

败毒散多加人参、甘草、陈皮，姜枣煎服。

按：此方详见论中。

**严氏茜根丸** 治一切毒痢及蛊注利，血下如鸡肝，心烦腹痛。

茜根洗 川升麻 犀角 地榆 当归 黄连 枳壳 白芍

上等分为末，醋煮米糊为丸，如桐子大。每服七十丸，空心米饮下。

按：此方消化死血，解饮食毒之药。

**百一选方** 治噤口痢。

石莲去壳留心并肉，碾为细末。每二钱，陈皮饮调下。此是毒气上冲心肺，借此以通心气，便觉思食。

**澹寮方** 治噤口痢，毒气上冲心肺者。

败毒散四钱 陈仓米一百粒 姜三片，枣一枚煎。

又方 治脾胃虚弱，噤口痢。用山药一味，锉如小豆大，一半银器内炒熟，一半生用，同为末，米饮调下。

按：噤口痢，古人论之者少，故留此三方以备急。然石莲之通心气，败毒散散表邪，山药之补脾胃，果能开胃口而进食乎。

**导气汤** 治下痢脓血，里急后重，腹疼作渴，日夜无度。

黄连 黄芩 大黄 白芍 当归 木香 槟榔

上㕮咀，水煎。

此方即前芍药汤减❷桂、甘草二味，今人多如此用，故收入。

---

❶ 良方当归补血汤：本方名原本脱，据目录补。

❷ 减：原本作“加减”，据四库本及文义改。

# 卷之六

## 泄 泻 门

此门宜与滞下看。

### 泻痢生死脉法

《内经》云：脉细，皮寒，少气，泄痢前后，饮食不入，是谓五虚，死。其浆粥入胃，泄注止，则虚者活。

《脉经》云：泄注，脉缓时小结者生，浮大数者死。又洞泄，食不化，不得留，下脓血，脉微小连者生，紧急者死。

《脉诀》云：下痢微小即为生，脉大浮洪无瘥日。

### 仲景治痢大法

### 东垣治痢大法

此并见滞下门。

### 泻分寒热

《病机机要》云：脏腑泻痢，其证多种，大抵从风湿热论，是知寒少热多，寒则不能久也。故曰：暴泻非阳，久泻非阴。大便完谷下，有寒有热。热者，脉疾，身多动，音[1]声响亮，暴注下迫，此阳也。寒者，脉沉而细，身不动作，目睛不了了，饮食不下，鼻准气息者，姜附汤主之。若身重，四肢不举，术附汤主之。

按：此以泻之久暴分阴阳，正如伤寒之病，始为寒而终则传变而为热也。然亦必以脉证参订焉。

《原病式》曰：泻白为寒，青黄红赤黑，皆以为热也。大抵泻痢，小便清白不涩[2]为寒，赤涩[3]者为热。又完谷不化而色不变，吐利腥秽，澄澈清冷[4]，小便清白不涩，身凉不渴，脉迟细而微者，寒也。谷虽不化，而色变非白，小便赤涩者，热证也。凡谷消化，无问色及他证，便为热也。寒泻而谷消化者，未之有也。或火性急速，传化失常，谷虽不化而飧泄者，亦有之矣。仲景云：邪热不杀谷。然热得湿，则飧泄也。

### 论泻痢有湿有热有风有寒

《机要》云：有太阴经受湿，而为水泄虚滑，身重微满，不知谷味，久则防变而为脓血。脾经传肾，谓之贼邪，故难愈。若先利而后滑，谓之微邪，故易痊。此皆脾土受湿之所为也。

有厥阴经下痢不止，其脉沉而迟，手足厥逆，涕唾脓血，此难治，宜麻黄汤、小续命汤汗之。此有表邪缩于内，

---

[1] 音：原本作"者"，据《保命集·泻痢论》改。

[2] 涩：底本作"涩"，四库本作"治"。

[3] 涩：底本作"涩"，四库本作"色"。

[4] 吐利腥秽，澄澈清冷：此8字，四库本作"脾气虚弱，畏冷"。

当泻表邪而愈。

有暴下无声，身冷自汗，小便自利，大便不禁，气难布息，脉微呕吐，急以重药温之，浆水散是也。

## 论暴注属火

子和云：夫暴注，泻水不已，《内经》曰注下也。注下，水利也。暴速甚者，属火，宜用冰❶调桂苓甘露饮，五苓、益元散，或以长流水煎，放冷服；凉膈、通圣亦能治之。慎不可骤用罂粟壳、干姜、豆蔻之类，纵泻止，亦转生他疾。止可分阴阳、利水道而已。

按：以上论所辨寒热风湿火等证，所以明六淫之邪皆能为泻为注者，亦当各随所淫之邪，分而治之可也。

## 论胃气下降为飧泄

《机要》云：夫脾胃同湿土之化，主腐熟水谷。胃气和平，饮食入胃，精气则输于脾土，归于肺，行于百脉，而成荣卫。若饮食一伤，起居不时，损其胃气，则上升精华之气反下降，是为飧泄。久则太阴转少阴，而为肠澼。

## 论春伤于风夏必飧泄

《机要》云：春宜缓形，形缓动，则肝木乃荣。反静密，则是行秋令，金能制木，风内藏❷。夏至，则火盛而金去，独火木旺，而脾土损矣。轻则飧泄脉洪❸谷不化，重则下痢脓血稠黏。《良方》云：经云春伤于风，夏必飧泄。盖风喜伤肝，春时木旺不受邪，反移气克于脾土，脾既受克，不能运化，因成积滞。夏秋之间，再感暑湿风冷之气发动而成痢也。

## 论飧泄属风宜汗

子和云：飧泄不止，完谷不出，发汗可也，桂枝、麻黄汤主之。此证以风为根，盖风随汗出也。

按：飧泄证，《机要》谓胃气下流，及春行秋令。《良方》谓春木旺，移气克脾。二论虽殊，要之皆因风木传变，而脾土受邪尔。子和谓风随汗解，此论固是。然亦须随其传变而治，不可执此一法也。

## 泻分三因

《三因》严氏云：泄泻一证，经中所谓洞泄、飧泄、溏泄、溢泄、濡泄、米谷注下是也。所因有内、外、不内外差殊耳。经云：春伤于风，夏必飧泄。又云：湿胜则濡泄。寒甚则为泄。暑热盛之亦为泄。至于七情感动，脏气不平，亦致溏泄。其如饮食不节，过食生冷而成泄泻者，乃胃脾有伤也。但停滞泄泻一证，直须积滞已消，然后用以断下药。今人往往便固止之，多成痢疾者矣。治法先理中焦，次分利水谷，治中不效，然后断下。

按：此三因所分甚详，但外所淫者既六，而立方只有其二，内之七情为证，而又不详及于治法。

## 治泻痢用吐下汗三法

子和云：一僧脏腑不调，三年不效，

---

❶ 冰：四库本作“水”。
❷ 藏：底本作“脏”，据《病机机要》改。
❸ 洪：底本作“泄”，据《病机机要》改。

此洞泄也。以谋虑不决而成。肝主谋虑，甚则乘脾，脾湿不流，乃上涌痰半盆，又以舟车丸、浚川散下数行，仍使澡浴出汗。自[1]尔，日胜一日，常以胃风汤、白术散调养之。

按：子和为治，大率多用此三法。洞泄一证，纵其果有积滞郁结之甚，元气壮实者，亦不宜骤用此三法，况有积滞虽甚，而元气尤虚者哉？设使果当用此三法者，亦当如仲景察证以辨其汗吐下者，有可不可之殊。况仲景治痢，又有合下、合温之法焉，此得非孟浪乎？

## 丹溪论《局方》用热药涩药治痢之误

按：此见滞下门。

谨按：泄泻一证，古方率以为肠胃虚寒，与风冷乘之为论，故多行涩热之剂。彼泻痢者，岂无积滞？岂无热证乎？今观《病机机要》所论，有属寒、属风、属[2]湿、属火之证，此因于外而伤者也。又云：厥阴经动，并胃气下降为泻痢。《三因》所言七情感动，脏气不平，亦致溏泄，此则因于内而伤者也。外则当调六气，内则当平五脏。况又有饮食所伤，肠胃停滞所致者，治法各不同也。然更有因胃气下流而泄者，在法则当升举。因风而成飧泄者，则当解散。因痰积于上焦，以致大肠之不固而泄者，又当去上焦之痰，而不治其泻。因脾胃气虚而泄者，又当补中益气，使胃气升腾而泄自止。盖各求其本而治可也。

## 【治湿之剂】

**机要白术芍药汤** 治太阴脾经受湿，水泄注下，体重微满，困弱无力，不欲饮食。暴泄无数，水谷不化，宜此汤和之。身重暴下，是大势来，亦宜和之。

白术 芍药各一两 甘草五钱

上锉，每服一两，水煎。

**治湿泻茯苓汤** 又治食泻，湿热。

白术 茯苓各七钱半

上咀，每服一两，水煎，食前服。一方有芍药，三味等分，名白术散。

按：以上二方，和中除湿，足太阴、阳明经药也。白术之甘，入胃而除脾胃之湿。芍药之酸涩，除胃中之湿热，四肢困。茯苓利水道而除湿。此三味，泄痢须用之药也。

**苍术芍药汤** 治证如前。

苍术二两 芍药一两 黄芩半两

上锉，每服一两，加淡味桂半钱煎，服清。

按：此解散湿热，上中二焦之剂，太阴经药也。

**良方胃苓汤** 治夏秋之间，脾胃伤冷，水谷不分，泄泻不止。

五苓散 平胃散

上合和，姜、枣煎，空心服。

按：此乃表里除湿之剂，东垣所谓上下分消其湿是也。太阳、太阴经药也。出阳明饮痞例。

**仲景五苓散**

**宣明益元散**方并见湿剂。

按：以上二方，除湿利小便之剂，太阳经药也。

## 【治风之剂】

**机要防风芍药汤** 治泄痢，飧泄，

[1] 自：原本作“日”，据四库本改。

[2] 属：原本脱，据紫来堂本补。

身热，脉弦，腹痛而渴[1]，及头痛微汗。

防风　芍药　黄芩各一两

上㕮咀，每服半两，水煎，服清。

按：此治风辛凉之剂，太阴、太阳经药也。

**苍术防风汤**　治泄痢，脉弦，头微痛。

苍术一两　防风一两　一方苍术四两　麻黄一两　防风五钱　姜七片

煎。

按：此足太阴、阳明经药也。

**良方神术散**　治春伤于风，夏必飧泄。

苍术一斤　藁本　川芎各六两　羌活四两　粉草　细辛一两六钱

上粗末，每服三钱，姜三片，煎。要出汗，加葱白。

按：以上三方，治风胜湿辛温之剂，此则太阳经药也。

**局方胃风汤**　治大人小儿，风冷乘虚入客肠胃，水谷不化，泄泻注下。方见滞下门。

按：此方名曰治风，其实和血之药也。

## 【治热之剂】

**局方戊已丸**　治脾胃湿热，泄痢不止。方见滞下门。

按：泄泻，《局方》多以为寒，至刘、张始言有属热、属火之证，故诸方中治热泻之方甚少。然仲景治伤寒挟热下利，用葛根黄芩黄连汤，但人未之思耳。

## 【治暑之剂】

**局方来复丹**　治伏暑，泄泻如水。方见暑门。

《易简》云：硝石性寒，佐以陈皮，其性疏快。硫黄且能利人，若作暖药以止泻，误矣。盖由啖食生冷，或冒暑热之气，中脘闭结，挥霍变乱。此药通利三焦，分理阴阳，服之甚验。

按：此出厥阴硫黄例药也。

**香薷饮**　治伏暑吐泻。方见暑剂。

按：此治暑之表药也，肺脾经药也。出太阴厚朴例。

**宣明桂苓甘露饮**　治饮水不消，呕吐泄痢，或下利赤白。方见暑剂。

按：五苓散，益元散加寒水石。解利湿热，太阳经药也。

## 【治寒之剂】

**机要浆水散**　治暴泻如水，周身汗出，一身尽冷，脉微而弱，气少不能语；甚者加吐，此为急病。

半夏一两，汤洗　附子半两，炮　干姜一作干生姜　桂　甘草炙。各五钱　良姜二钱半

上为细末，每服三五钱，浆水二盏，煎至半盏，和滓温服。

**白术汤**

白术　芍药　甘草炙。各三钱　干姜半两，炮

上如前服。甚者去干姜，加附子三钱。谓辛能发散也。

**局方理中汤**　治脏腑停寒，泄泻不已。方见寒剂。

按：此出厥阴巳寒例药也。以上用姜、附之药，皆为暴泻气脱，如五虚等证急救之剂，所谓暴泻非阳者也。然有

---

[1] 渴：原本作“得”，据《素问·病机气宜保命集篇》改。

属火者，亦当求责。

## 【治风寒湿之剂】

**本事曲芎丸** 治中风，或中风湿，脏腑滑泄。

川芎 神曲 白术 附子炮。各等分。

上为细末，面糊丸桐子大。每服三五十丸，温米饮下。此药亦治飧泄。

按：此出太阴例药也。

## 【止涩之剂】

按：诸方论并见滞下门。

## 【去积之剂】

**本事温脾汤** 治痼冷在肠胃间，泄泻，腹痛，宜先取去，然后调治，不可畏虚以养病也。

厚朴 干姜 甘草 桂心 附子生。各二两 大黄生，四钱，碎切，汤一盏，渍半日，搦去滓，煎汤时和滓下

上细锉，水二升半，煎八合，后下大黄汁，再煎六合，去滓服。

按：泄痢腹痛，其证多种。有积滞者，固宜取去，岂但痼冷一端而已。须详证虚实寒热，随其所宜以调之。

## 【升发之剂】

**东垣升阳除湿汤** 自下而上者，引而竭之。

升麻 柴胡 防风 神曲 泽泻 猪苓各半两 苍术一两 陈皮 甘草炙 大麦蘖面各三钱

如胃寒肠鸣，加益智仁、半夏各半钱，姜、枣同煎，非肠鸣不得而用之。

上作一服，水煎，早饭后热服之。

**升阳除湿防风汤** 如大便闭塞，或里急后重，数至圊而不能便，或有白脓，或血，慎勿利之。利之，则必致重病，及郁结而不通也。以此汤举其阳，则阴气自降矣。

苍术泔浸，去皮干净，四两 防风二钱 白术 白茯苓 白芍药各一钱

上㕮咀，除苍术另作片子，水一碗半，煎至二盏，内诸药同煎，至一大盏，热服，食前。

按：饮食入胃，气上升输精心肺，然后下降。若脾胃有伤，不能上升，反下流肾肝，而成泄痢者，法宜填补中气，升之举之，不可疏下。此东垣发前人所未论也。

## 【调补脾胃之剂】

**钱氏白术散** 治小儿泄泻，胃热烦渴，不问阴阳，并宜服之。

人参 白茯苓 白术 木香 甘草 藿香各一两 干姜按中论即是葛根二两。

上为粗末，每五钱，水煎服。

按：此太阴经四君子例药也。治小儿阳明本虚，阴阳不和，吐泻亡津液，烦热口干。以参、术、甘草，甘温补胃和中。木香、藿香，辛温芳香，可以助脾。茯苓甘平，分阴阳，导水湿。葛根甘平，倍于众药，其气轻浮，鼓舞胃气，上行津液，又解风肌热，治脾胃虚弱泄泻之胜药也。

**易简白术汤** 治证同前。

前方藿香改黄芪是也。

**秘藏黄芪补胃汤** 治一日大便三、四次，溏而不多，有时泄，腹中鸣。

黄芪 当归身 柴胡 益智仁 陈

皮各三钱　甘草炙，二钱　升麻六分　红花少许

上㕮咀，作一服，水煎，食前服。

## 【补肾之剂】

**机要肉豆蔻丸**　治肾泄久不愈，脉沉细无力者，效。

破故纸炒　肉豆蔻面裹，煨。各等分

上为末，枣肉为丸，桐子大。饮汤下，空心。《本事方》破故纸四两，肉豆蔻二两，名二神丸。治脾肾虚弱。

**本事五味子散**　治肾泄。

五味子二两　吴茱萸半两，细粒绿色者

上二味，炒香熟为度，细末，每服二钱，陈米饮下。有一亲识，每五更初晓时，必溏泄一次，此名肾泄，服此而愈。

**局方金锁正元丹**　治肾虚泄泻，小便频数，虚冷之证。

五倍子二两　茯苓各八钱❶　龙骨煅　朱砂另研。各三两　紫巴戟去心，一斤　补骨脂酒浸，炒，十两　肉苁蓉洗，焙　胡芦巴焙。各一斤

上为末，入研药令匀，酒糊丸桐子大。每服三十丸，空心，温酒、盐汤任下。

❶ 钱：四库本作“两”。

# 卷之七

## 疟　门

### 《内经》叙疟

《内经》云：夏伤于暑，秋必痎疟。又云：先寒后热者，名曰寒疟。先热而后寒，名曰温疟。其但热而不寒者，名曰瘅疟。

按：《内经》论疟，谓阴阳相并之虚实，发为寒热，历叙四时及六经五脏与胃之疟，以及连日、间日、发之早❶晏，最为详尽，学者必通考全文，以熟玩之。

### 疟　脉

《要略》云：师曰：疟脉自弦。弦数者，多热。弦迟者，多寒。弦小紧者，下之差。弦迟者，可温之。弦紧者，可发汗、针灸也。浮大者，可吐之。弦数者，风发也，以饮食消息止之。

《脉经》云：疟脉自弦，微则为虚，代散则死。

### 疟备三因

陈无择云：夫疟备三因，外则感四气，内则动七情，饮食饥饱，房室劳逸，皆能致之。经所谓夏伤暑，秋痎疟者，此则因时而叙耳，不可专以此论。外所因证，有寒疟，有温疟，有瘅疟，并同《素问》。有湿疟者，寒热身重，骨节烦疼，胀满，自汗，善呕，因汗出复浴，湿舍皮肤，及冒雨湿。有牝疟者，寒多不热，但惨戚振栗，病以时作，此则多感阴湿，阳不能制阴也。五种疟疾，以外感风寒暑湿，与卫气相并而成。除瘅疟独热，温疟先热，牝疟无热外，诸疟皆先寒后热。内所因证，病者以蓄怒伤肝，气郁所致，名曰肝疟。以喜伤心，心气耗散所致，名曰心疟。以思伤脾，气郁涎结所致，名曰脾疟。以忧伤肺，肺气凝痰所致，名曰肺疟。以失志伤肾所致，名曰肾疟。所致之证，不❷同《素问》。此五种疟疾，以脏❸气不和，郁结痰饮所致。不内外因，有疫疟者，一岁之间，长幼相似。有鬼疟者，梦寐不祥，多生恐怖。有瘴疟者，乍热乍寒，乍有乍无，南方多病。有胃疟者，饮食饥饱，伤胃而成，世谓食疟。有劳疟者，经年不瘥，前后复发，微劳不任。亦有数年不瘥，结成癥癖在腹胁，名曰老疟，亦曰母疟。以上诸证，各有方治，宜推而用之。

按：无择有七情感动，郁气成疟之论，可谓发千古之未发。但所集随证施治之方，皆是温热脾胃之剂，止有四兽饮，云治五脏气虚，结聚涎饮。夫以各

---

❶ 早：四库本作“蚤”。

❷ 不：底本脱，据四库本补。

❸ 脏：底本作“感”，据《三因极一病证方论·疟病内所因证治》改。

脏君臣之药，补虚泻实之法，各各不同，岂可以一方通治七情之疟哉。岂欲学者自求之欤？嗟夫！医之为学，宋三百年，钱仲阳之下，一人而已。其集方者，尚如是，欲使人据证检[1]方，乌可得也。

## 论痰能致疟

严用和云《素问》谓疟生于风，又夏伤于暑，此四时之气也。或乘凉饮冷，当风卧湿，饥饱失时，致脾胃不和，痰积中脘，遂成此疾，所谓无痰不成疟。一日一发，易治。间日一发，难愈。三日一发者，尤其难愈。

按：此谓胃气不和，痰积中脘而成疟，则自内而生，病于外也。与《素问》风暑外伤虽异，然外既受伤，则内气必郁亦生痰，此自外而生，病于内也。疟而挟痰，诚有之矣，其引以无痰不成疟之一句，则失之偏也。其用药治法，亦且未详。

## 疟分三阳三阴浅深之异

《病机机要》云：经曰：夏伤于暑，秋必痎疟。伤之浅者，近而暴，伤之重者，远而为痎。痎者，久疟也。是知夏伤暑气，闭而不能发泄于外，邪气内行，至秋而为疟也。有中三阳者，有中三阴者，其证各殊，同伤寒也。在太阳经，谓之寒疟，治多汗之。在阳明经，谓之热疟，治多下之。在少阳经，谓之风疟，治多和之。此三阳受病，谓之暴疟。发在夏至后，处暑前，此乃伤之浅者，近而暴也。在阴经，则不分三经，总谓之湿疟，当从太阴经论之。发在处暑后，冬至前，此乃伤之重者，远而为痎。痎者，老也。居西方，宜毒药疗之。

按：此分风暑所伤，有阴阳浅深之异，发前人所未论也。详见后论中。

## 疟非脾寒及鬼食辨后添论断

子和云：《内经》既以夏伤于暑而为疟，何世医皆以脾寒治之，用姜、附、硫黄之类，甚者归之祟怪，良可笑耶。又或因夏月饮食生冷之类，指为食疟，此又非也。岂知《内经》之论则不然，皆夏伤于暑，遇秋风寒而后作也。邪热浅则连日，邪热深则间日，并入于里则寒；并入于表则热。若此论，则了不相干于脾也。治平之时，其民夷静，虽用砒石、辰砂有毒之药，以热治热，亦能取效。扰攘之时，其民劳苦，内火与外火俱动，以热攻热，转为吐血、泻血、疮疡、呕吐之疾。岂与夷静之人同治哉。余尝用张长沙汗吐下三法，愈疟病极多，大忌错作脾寒治之。

按：此云无脾寒及鬼疟，皆是得之于暑，又谓治平与扰攘之时，治疟不同，皆确论也。然食疟则世亦有之者，然观其用药，以白虎加人参汤、小柴胡、五苓、桂苓甘露之类，则调之也。甚者，脏用承气、大柴胡下之。更不愈，以常山散吐之，悉是寒药降火之剂，盖以疟从火之化也。又有谓治刍荛贫贱之人，与富贵膏粱不同之论，固是。然仍用温脾散、辰砂丹劫药，贫贱之人，岂与治平时人同欤？贫贱者，脾胃虚寒，其可用劫剂欤？此恐非出于子和之笔也。学者试思之。

或问：俗以疟为脾寒何也？曰：此亦有理。天地之间，惟吴、楚、闽、广人患此至多，为阳气之所盛处，其地卑

[1] 检：四库本作“捡”。

湿，长夏之时，人多患暍、疟、霍乱、泻痢，伤湿热也。本暑盛阳极，人伏阴在内，脾困体倦，腠理开发，或因纳凉于水阁木阴，及泉水澡浴，而微寒客于肌肉之间，经所谓遇夏气凄沧之水❶寒迫之是也。或劳役饥饱，内伤而即病作，故指肌肉属脾，发则多恶寒战栗，乃谓之脾寒尔。实由风寒湿暍之邪，郁于腠䐈，夏时毛窍疏通，而不为病。至秋气敛之际，表邪不能发越，故进退不已，往来寒热，病势如凌虐人之状，所以名疟，即四时之伤寒，故十二经皆能为病。古方治法，多兼于理内伤取效，脾胃和而精气疏通，阴阳和解，诸邪悉散，此实非脾病也。但病气随经升降，其发早暮，日次不等，《内经》具病例已详。季世以发表解肌，温经散寒等法，亦未尝执于燥脾劫剂也。又曰：既疟本夏伤于暑为病，世有不服药饵，或人以符咒厌之亦止，何也？曰：此夏时天地气交，百物生发，湿热熏蒸，禽虫吐毒之际，人因暑热汗出，神气虚耗，感得时间乖戾之气为病，故与厌之亦止，若移精变气之谓也。然古人称疟不得为脾寒者，正恐人专于温脾之说，不明造化之源，而失病机气宜之要故也。

## 痎疟

丹溪曰：《内经》谓夏伤于暑，至秋为痎疟。又曰：痎疟皆生于风。痎疟，老疟也，以其隔两日一作，缠绵未去。前贤或用峻剂，恐非❷禀受怯弱与居养所移者所宜。始悟常山、乌梅、砒丹❸劫剂，或误投之，轻病为重，重者危矣。夫三日一作者，阴经受病也。作于子午卯酉，少阴疟也。作于寅申巳亥，厥阴疟也。作于辰戌丑未日，太阴疟也。疟得于暑，当汗而解。或因取凉太过，汗郁成痰，其初感也，弱者即病。胃气强者，伏而不动，至于再感，复因内伤，其病乃作，宜其难差。夫感暑与风，皆外邪也，非汗多不解。来求治者，皆已经试劫剂，胃气重伤，似难速愈。必先与参、术等补剂加减以取汗，得汗而虚，又行补养。下体属阴，最难得汗，补药力得，汗出至足，方是佳兆。又有感病极深，邪气必自脏传出至腑，其发无时，若发于午之后，寅之前者，血受病也，为难愈，须渐渐趱早，方是佳兆。故治此病者，春夏易，秋冬难。大忌饱食，以汗之难易为优劣也。佥宪詹公，春得痎疟，累试劫药，绵延至冬，来求治。予知其久得汗，惟胃气未完，非补不可，一味白术末之粥丸，与二斤，尽药，大汗而安。如此者多，但略有加减，不必尽述。

按：《内经》以疟从风寒暑而得之，乃天之邪气所伤，当以汗解。仲景、河间，悉用发表之药，但以寒热多少，分经络而治，然亦有三阴三阳之异也。盖伤在阳者，迟而暴，伤在阴者，远而深。在气则发之早，在血则发之晏。浅则日作，深则间之。此虽分在阴在阳，是乃浅深之谓，皆当从汗而解也。《机要》谓在三阳经，其汗、下、和解，同伤寒治。外邪解而内未已者，以早晚分气血，而用大柴胡、大承气、桃仁承气下之。久疟，胸中郁郁欲吐，而不能吐，当以藜芦散、雄黄散吐之。此为暴病而气实者设也。我丹溪先生，论邪气深入阴分、

---

❶ 水：原本作“小”、据《素问·疟论篇》改。

❷ 非：底本作“其”，据《格致余论·痎疟论》改。

❸ 丹：底本作“母”，据《格致余论·痎疟论》改。

血分而成久疟者，必当用升发之药，自脏而出之于腑，然后自表作汗而解。若用下药，则邪气愈陷下而难出也。又，久疟之人，正气虚者，不可用劫药损其胃气。劫之数次不愈者，病若不变，必待春来气升，疟气随升发之气而出方已。遇此者，当以补之。一妇人久痢，一子亦痢死，哭甚。数日后，痢止疟作。医与四兽饮之类，凡两月，召予视之。一日五六作，汗如雨，无休歇，不能起卧，食少懒语，脉微数。予以痢后无阴，悲哀伤气，又进湿热之药，助起旺火，正气愈虚，汗既大出，无邪可治，阴虚阳散，将在旦夕，岂小剂之所能补。今用人参二两，白术二两，芍药一两，黄芪半两，甘草少许，作一服，浓煎一钟，日服四、五次。两日寒热止。又，二妇同病疟，一者面光泽，予以湿在气分，非汗不解，两发汗出而愈。一者面赤黑色，予以暑伤血分，用四物汤加辛苦寒之剂，二日，发唇疮而愈。临病处治，其可执一乎？前论又有食疟、痰疟、疫疟、瘴疟者，其方皆未备，学者又当随证而思其所以治之。

## 【解表之剂】

**仲景白虎加桂枝汤** 治温疟。

知母六两 甘草二两，炙 石膏一斤，碎 桂枝三两 粳米六合

上咀，以水一斗二升煮，米熟去滓，煎至三升❶。温服一升，日三服，汗出愈。

按：此太阳、阳明经药也。

**柴胡桂姜汤** 治寒多，微有热，或但寒不热，名曰牝疟。

柴胡八两 桂枝 黄芩各三两❷ 栝楼根四两 牡蛎 甘草炙 干姜各二两

上咀，水煎，服一升，日三。初烦，汗出愈。

按：此少阳、太阳经药也。

**机要桂枝羌活汤** 治疟，处暑以前发。头项痛，脉浮，恶风有汗。

桂枝 羌活 防风 甘草各半两

上为粗末，每服半两，水一盏半，煎至一盏，温服清，迎发而服之。如吐，加半夏曲。

**麻黄羌活汤** 治证如前，恶风无汗。

麻黄去节 羌活 防风 甘草各半两

上如前服，加法同。

按：以上二方，太阳经药也。

治疟病身热目痛，热多寒少，脉长。先以大柴胡下之，微利为度。后余热不尽者，当服白芷汤，以尽其邪。

白芷一两 知母一两七钱 石膏四两

上粗末，依前服。

按：此阳明经药也。

**桂枝芍药汤** 治疟寒热大作，不论先后，此太阳阳明合病也，谓之大争。寒热作，则必战。经曰：热胜而动也。

发热则必汗泄。经曰：汗出不愈，知内热也。阳盛阴虚之证，当内实外虚。不治，恐久而传阴经也。此汤主之。

桂三钱 黄芪半两 知母 石膏 芍药各一两

上粗末，每服五钱，加至一两，水煎。

按：此太阳、阳明经药也。以上诸方，并发风寒暑热之气，自外而入，中于三阳之经者也。

**桂枝黄芩汤** 如服前药转大者，知三阳合病也，宜此和之。

柴胡一两二钱 黄芩 人参 甘草各

---

❶ 升：原本作“分”，据四库本改。

❷ 三两：四库本作二两。

四钱半　半夏四钱　石膏　知母各五钱　桂枝二钱

上为粗末，依前服之。前服此药已，如外邪已罢，内邪未已，再服下药。从卯至午发者，宜大柴胡下之。从午至酉发者，知其邪气在内也，宜大承气下之。从酉至子发者，或至寅发者，知其邪气在血也，宜桃仁承气下之。微利后，更以小柴胡彻其邪气可也。

按：此太阳、阳明、少阳经药也。以上诸方，并系发风寒暑热之气自外而入，中于三阳之经者也。

**桂枝石膏汤**　治疟无他证，隔日发，先寒后热，寒少热多。

桂枝五钱　石膏一两半　知母一两半　黄芩一两

上为粗末，分三服，水煎服。

按：此太阳、阳明经药也。治隔日发，则邪气所舍深者也。

**麻黄黄芩汤**　治疟发如前证，而夜发者。

麻黄一两，去节　甘草炙，三钱　桃仁三十个，去皮尖　黄芩五钱　桂二钱

上为细末，依前服。桃仁味苦甘辛，肝者血之海，血骤则肝气燥，经所谓肝苦急，急食甘以缓之，故桃仁散血缓肝。谓邪气深远而入血，故夜发，乃阴经有邪。此汤发散血中风寒之剂。

按：此治风暑深入阴分而夜发，乃血受病，邪气所舍尤深者也。麻黄、桂枝、桃仁等，乃太阳经血药也，非三阴经药也。

## 【温热燥脾之剂】

**宝鉴交解饮子**　治痰疟，辟瘴气。

肉豆蔻　草豆蔻各二个，面裹，煨熟，一个生用　厚朴二寸，半生，半姜汁制　大甘草二寸，生炒各半　生姜二块，一生，一湿纸煨熟

上等分，银石器内水煎。发日空心服，未愈，再服必效。

**局方常山饮**　治疟疾，发散不愈，渐成劳瘵。

知母　川常山　草果各二斤　良姜二十两　甘草炙，一斤　乌梅去核，一斤

上咀，姜五片，枣一枚，水煎，温服。

**易简七宝饮**　治一切疟疾，或先寒后热，或先热后寒，不问鬼疟、食疟。

常山　厚朴　青皮　陈皮　甘草　槟榔　草果仁等分

上咀，每服半两。于未发隔夜，用水一碗，酒一盏，煎至一大盏，滤出，露一宿。再将滓如前煎，另放，亦露一宿，来日当发之早，烫温，面东先服头药，少歇，再服药柤，大有神效。

**人参养胃汤**　治外感风寒，内伤生冷，四时温疫，或饮食伤脾，发为痎疟。

方见局方。

平胃散加人参、茯苓、半夏、草果、藿香、生姜、乌梅煎。

按：此平胃散加减法也，出太阴厚朴例。以上诸方，悉是温脾燥烈之药，盖认此疾为脾寒故也。然人用之，亦或有效，遂指为治疟之良方。殊不知偶值病者阴阳相并，脾气郁结，暂得温散，则气易行，浊液凝痰，中脘闭塞，因得燥热，亦以暂开，所以气通而疾止。《内经》所谓勇者气行则已是也。此古人为病气浅而质厚者设也。若中气虚弱之人，内有郁火之证，复用燥热，愈劫愈虚，咎将谁执？

**严氏清脾汤**　治瘅疟，脉来弦数，但热不寒，或热多寒少，口苦咽干，大小赤涩。

青皮　厚朴　白术　草果　柴胡　茯苓　半夏　黄芩　甘草炙。等分

上咀，姜五片煎。

按：此小柴胡汤加减也。治口苦咽干，大小赤涩，则是内热之证。用柴胡、黄芩，所以泻少阳之热，乃前方温脾之一变也。方名清脾，其义可知。然后以草果等药，寒热兼用，则是未能免俗也。

**三因四兽饮**　治五脏气虚，七情兼并，结聚涎饮，与卫气相转[1]，发为疟疾，兼治瘴疟。

半夏　茯苓　人参　草果　陈皮　甘草　乌梅肉　白术各等分

上咀，同枣、姜等分，以盐少许，淹食顷，厚皮纸裹，煨令香熟，焙干，每服半两，水煎，未发前，并进三服。

按：此四君子加减也，出太阴药例。

**七枣汤**　治五脏气虚，阴阳相胜，乍为痎疟，不同寒热先后并治。

附子一枚，炮，以盐水浸，再炮，如此七次，出皮脐

上锉，水一腕，姜七片，枣七个，煎至八分，当发日，空心，温服。

按：陈无择谓七情感动，郁气成疟，故此二方，以治五脏气虚，结聚涎饮等证。未审孰为补虚，孰为散结郁，孰为导痰，学者宜自详之。

## 【消疟之剂】

**仲景鳖甲煎丸**　治疟不差，结为癥瘕，名曰疟母。方见《金匮》。

**严氏鳖甲饮子**　治疟久不愈，腹中结块，名曰疟母。

鳖甲醋炙　白术　黄芪　草果　槟榔　川芎　橘红　白芍　甘草炙　厚朴等分

上咀，生姜七片，枣一枚，乌梅少许煎。

按：痎疟多成癖于左胁之下，名曰疟母，乃肝之积也。疟属少阳病。少阳，东方之气，故同归于肝。又况久疟病在血分，血亦属肝所主也。当以鳖甲君佐使之药，随证虚实用之，不必泥此也。

## 【消食之剂】

**三因红丸子**　专治食疟。

蓬术　三棱各二两，醋煮一伏时　胡椒一两　青皮三两，炒　阿魏一分，醋化

上为末，别研苍术末，用阿魏醋，米糊为丸，桐子大，炒土朱为衣。每服五十至百丸。

按：此出厥阴南星半夏例，消积滞通郁气之温药也。食疟既因饮食而得，亦当随其所伤而治之。

## 【吐疟之剂】

**子和常山散**　吐疟。

常山一两[2]，水煮，晒干

上水煎，空心服。

**机要藜芦散**

**雄黄散**方并见吐剂。

按：疟因外感，病属上焦，又胸膈多结聚痰涎，故用吐法以取效。然常山、砒霜之类，发吐取涎，纵使获安，脾胃不能不损，能用无毒之药以取效者为佳。

## 【截疟诸丹】

**宝鉴温脾散**　治疟疾，寒热发歇，多时不差。

---

[1] 转：四库本作“搏”。

[2] 一两：四库本作“二两”。

紫河车　绿豆各一两　甘草半两　生砒一两半，另研，子和作钱半

上为末，与砒一处研匀，每服半钱，新汲水少许调下。须于发日隔夜夜深服药。忌荤酒、瓜果生冷、鱼腥肉物三日。孕妇勿服。但至心合，此药与人并不吐。此虽有砒一味，河车、甘草、绿豆三味，性凉解得，新水亦解得。

**一剪金**　治疟疾，乃是圣药也。

信豆　硫黄各等分

上作一处，乳钵内杵为末，用绯绢子，捻药一捻在绢上，裹如豆大，细丝牢缠定讫，剪下，每服一丸。星宿全，用新汲水送下，空心服，毋令人知，或先一日夜服之。

**辰砂丹**　治疟。

朱砂一两，五钱入药中，留五钱为衣　信　雄黄各五钱，另研

上为末，入白面六钱研匀，滴水丸如绿豆大，朱砂为衣。星宿全时，用无根水吞下。

**宣明辟邪丹**　治岚瘴，鬼疟，食疟。

绿豆　雄黑豆各四十九个　信砒半钱，另研　朱砂二粒　黄丹一钱，为衣

上为末，同入乳钵内，滴水为丸，分作三十粒，每服一粒，用东南桃心取七枝，研汁，将井花水，于发日早辰，日欲出未出，向日吞之。醋汤亦得。

**三因红散子**

黄丹炒色变

上入建茶合和二钱匕，白汤调下，或温酒调下。一方用蒜，不以多少，杵黄丹，丸鸡头大。每服一丸，临晨，面东，新水下。

按：疟丹多用砒霜大毒之药，本草主诸疟，风痰在胸膈，可作吐药，盖以其性之至燥，大能燥痰也。黄丹，本草能主惊痫癫疾，除热下气，亦是胜痰去积之药。大抵疟丹虽有燥痰之功，大伤胃气，脾胃虚者，切宜戒之。

谨按：治疟之方，风湿[1]外伤者，解表之药，《机要》详矣。痎疟之治，宜从丹溪所论。陈无择论湿疟，有术附汤，此不详载。又《机要》有中三阴经之论，而治法用药，虽有痎疟入血之一方，然亦失于详悉。严氏谓疟生于痰，《三因》疫疟、食疟、瘴疟、七情感动等疟，而诸方未有可取，况亦多所缺略。窃观其意，盖以脾湿燥热之方，可以兼治诸疟，故不详述，此缺略之所由也。学者知其名，识其义，苟能思之，则可得而施治矣。又何必待其详也哉。

[1] 风湿：四库本作“风暑”。

# 卷之八

## 咳 嗽 门

### 诸经叙咳

《内经》曰：五脏六腑，皆令人咳，非独肺也。皮毛者，肺之合也。皮毛先受邪气，邪气以从其合也。五脏之咳久，乃移于六腑。本文脏腑咳状，见后汤液方下。

按：咳论五脏六腑，《千金方》又引心主咳，然则十二经皆有咳证也。

《千金方》曰：论云：有风咳，有寒咳，有肝咳，有心咳，有脾咳，有肺咳，有肾咳，有胆咳，有厥阴咳，有肢咳。十咳之异，欲语，因咳言不得竟，谓之风咳。饮冷食寒，因之而咳，谓之寒咳。心下坚满，咳则肢痛，其脉反迟，谓之肢咳。咳则引胁下痛，谓之肝咳。咳而唾血，引手少阴，谓之心咳。咳而涎出，续续不止，引少腹，谓之脾咳。咳引颈项而唾涎沫，谓之肺咳。咳则耳无所闻，引腰并脐中，谓之肾咳。咳而引头痛，口苦，谓之胆咳。咳而引舌本，谓之厥阴咳。风咳者，不下之。寒咳、肢咳、肝咳，刺足太冲。心咳，刺手神门。脾咳，刺足太白。肺咳，刺手太泉[1]。肾咳，刺足太溪。胆咳，刺足阳陵泉。厥阴咳，刺手太陵。

按：此论五脏洎风、寒、肢、胆、厥阴经为十咳，其引现证，与经论脏腑咳证皆稍异。详肢咳，即气与支饮证也。经有三焦咳而无心主，此有心主而无三焦，然已发其秘矣。惜乎胃、大小肠、膀胱咳，及针治皆略之不议。

### 脉 法

《脉经》曰：关上脉微为咳。肺脉微急，为咳而唾血。咳而脉弦涩，为少血。脉紧者，肺寒，双弦者寒，浮紧者虚寒。脉浮而缓伤风。脉细伤湿，数则为热，沉数者为实热。脉弦为水，偏弦为饮。脉沉为留饮，洪滑多痰。咳，脉浮直者生，浮软者生。

### 咳证死脉

咳而脉紧者，小沉伏匿者；咳而羸瘦，脉形坚大者；咳而脱形，发热，脉小坚急者；肌瘦，下脱形，热不去，咳而呕，腹胀且泄，其脉弦急者，皆死不治。

### 论咳与嗽本一证

子和曰：《素问·阴阳应象大[2]论篇》云：秋伤于湿，冬生咳嗽。《素问·五脏生成篇》云：咳嗽上气。《素问·诊要经终篇》云：春刺秋分，环为咳嗽。《素问·示从容篇》云：咳嗽烦

[1] 太泉：即“太渊”。

[2] 大：底本脱，据《内经》补。

冤者，肾气之逆也。此四篇中，连言咳嗽，其余篇中，止言咳而不言嗽。如生气通天论云：秋伤于湿，上逆而咳，与《素问·阴阳应[1]象大论》文义相同，而无嗽字，乃知咳即嗽明矣。

谨按：咳与嗽，本两字义，《内经》已作一证连言之。愚详大抵咳者，气动也，阳也。嗽者，兼血也，阴也。况是证其本虽殊，其标则一，故世俗不以为疑。惟洁古发《内经》微旨，其义见下。

《病机机要》云：咳谓无痰而有声，肺气伤而不清也。嗽谓无声而有痰，脾湿动而为痰也。咳嗽谓有声有痰也。因伤肺气动于湿，因咳而有嗽也。夏月，嗽而发热者，谓之热痰嗽，小柴胡四两加石膏一两、知母半两用之。冬月，嗽而发寒热，谓之寒嗽，小青龙加杏仁服之。蜜煎生姜汤、蜜煎橘皮汤、烧生姜、胡桃，皆治无痰而嗽者。此乃大例，更当随时随证加减之。痰而能食者，大承气微下之。痰而不能食者，厚朴汤主之。

## 论嗽分六气毋拘于寒

子和曰：《素问》言皮毛者，肺之合也。邪因而客之，则为肺咳。后人见是，断嗽为寒，更不参较他篇，岂知六气皆能为嗽。然可以辨其六者之状：风乘肺者，日夜无度，汗出头痛，痰涎不利。热乘肺者，急喘而嗽，面赤潮热，手足寒。乳子亦多有之。火[2]乘肺者，咳喘上壅，涕唾出血，甚者七窍血溢。燥乘肺者，气壅不利，百节内痛，头面汗出，寒热往来，皮肤干燥，细疮燥痒，大便秘涩，涕唾稠黏。寒乘肺者，或因形寒饮冷，冬月坐卧湿地，或冒[3]冷风寒，秋冬水中感之，嗽急而喘，此非六气之云乎？

按：此只述六气为病，故其论中集司天胜复为咳之略，但无湿乘肺式，方治则又有之。式，盖脱简尔。然丹溪先生论咳，有因劳、因痰、因肺胀、因食积作痰，发热致嗽，或嗽而声嘶者，此因血虚受热所致，皆内因病本之不同。如伤寒小青龙汤治例，为水饮与表寒相合而咳。真武汤所主，为水饮与里寒相合而咳。伤寒中风，往来寒热，胸满心烦，喜呕而咳，加减小柴胡主之，为阳邪传肺。加味四逆散，主阴邪传里而咳者，此皆外因传变之例，岂可枚举。但咳证之标一，人故不历求其本也。观子和之论，然亦启其微尔。

## 论咳分三因

陈无择云：伤风咳者，憎寒壮热，自汗恶风，口干烦躁。伤寒咳者，憎寒发热，无汗恶寒，烦躁不渴。伤暑咳者，烦热引饮，口燥，或吐涎沫，声嘶咯血。伤湿咳者，骨节烦疼，四肢重著，洒淅，此属外因。五脏咳而不已，则六腑受之者，此属内因。如咳而发作寒热，引腰背痛，或喘满，此因房劳伤肾。或中满腹胀，抢心痛，不欲食，此因饥饱伤脾。或咳而左胁偏疼，引小腹并膝腕疼，此因疲极伤肝。或吐白涎，口燥声嘶，此因呼叫伤肺。或咳而烦热，自汗咽干，咯血，此因劳神伤心，并属不内外因。假如尺脉浮涩而数，则知伤肾。右关脉濡，则知饮食伤脾。左关脉弦短，则知疲极伤肝。但不应人迎气口者，即是不内外因也。

---

[1] 应：原本脱，据《事亲》卷三补。
[2] 火：原本作“寒”，据四库本改。
[3] 冒：原本作“胃”，据《事亲》卷三改。

严氏云：咳嗽始关于肺，终则聚于胃，使人多涕唾，而面浮肿气逆也。治法当审脉证三因，若外因邪气，止当发散，又须原其虚实冷热。若内因七情，则随其部经在与气口脉相应，浮紧为虚寒，洪滑为多痰。当以顺气为先，下痰次之。有停饮而咳，又须消化之，切不可用乌梅、粟壳酸涩之药。其寒邪未除，亦不可便用补药。尤忌忧思过度，房室劳伤，遂成瘵疾矣。

按：此论咳，证备三因，可谓详悉。但外因现证，与前子和论六气异者，此盖言邪气外感，非乘客于肺之比也。惜乎诸因方治未备，所论脉证治法，极阐其微，至禁不可便用涩补，甚得大法之要。大抵此证，其原实多，故不可便用涩之、补之也。然不能忌忧思、戒房室而性躁，及脱营之人，皆所难疗。

## 论湿痰主嗽

洁古曰：嗽者，秋伤于湿，积于脾。经曰：秋伤于湿，冬必咳嗽。大抵素秋之气，宜清而肃，反动之，则气必上冲，而为咳嗽。甚则动于湿而为痰也。是知脾无留湿，虽伤肺气，不为痰也。有痰者，寒少热多，各随五脏而治之。假令湿在肝经，谓之风痰。湿在心经，谓之热痰。湿在脾经，谓之湿痰。湿在肺经，谓之气痰。湿在肾经，谓之寒痰，宜随证而治之。咳而无痰者，以辛甘润其肺。咳而嗽者，治痰为先，故以南星半夏胜其痰，而咳嗽自愈。枳壳、陈皮利其气，而痰自下。

按：此论咳，因湿在于经，致痰为咳，五脏亦皆有之，可谓发《内经》之秘矣。然至气郁，津液不降，或停水饮所致，或肾气虚弱，火炎水涸，津液涌而为痰涎于上，此气饮及真脏为病，非诸经之留湿致病也。

故易老云：半夏止能泄痰之标，而不能治痰之本是矣。详以上所言，枳壳等利气下痰，恐非易老语也。

## 论痰饮致[1]咳

详见痰饮门。

## 论嗽发早晏病本不同

丹溪曰：上半日嗽者，属胃中有火。午后嗽者，属阴虚。五更嗽多者，此胃中有食积，至此时滞，肺气不利。诸邪或痰皆然。春是春升之气或外感，夏是火炎上最重，秋是湿热伤肺，冬是风寒外来也。

## 论干咳嗽治法

《原病式》曰：人瘦者，腠理疏通而多汗泄，血液衰少而为燥热，故多为劳嗽之疾也。

丹溪曰：咳而无痰者，此系火郁之证，乃痰郁火。邪在中用苦梗以开之，下用补阴降火。不已，则成痨。此证不得志者有之。

谨按：咳无痰者，本肺气伤而不清，咳久则痰郁于中，不能上出，故当用药以开提之。实者，宣法亦可施也。凡嗽久亦有痰中兼血者，或带血丝者，燥热血少者。皆当取其化源，故曰滋阴降火。燥热劳嗽，是宜合而论治。

[1] 致：底本作“治”，据文义改。

## 论咳为肺痿

《金匮方论》曰：热在上焦者，因咳为肺痿。得之或从汗出，或从呕吐，或从消渴，小便利数，或从便难，又被快药下利，重亡津液，故寸口脉数，其人咳，口中反有浊唾涎沫者，为肺痿之病。若口中辟辟燥，咳即胸中隐隐痛，脉反滑数，此为肺痈。咳唾脓血，脉数虚者为肺痿，数实者为肺痈。

按：此言肺痿属热，如咳久肺瘪，声哑声嘶，咯血，此属阴虚火热，甚是也。本论治肺痿，吐涎沫而不咳者，其人不渴，必遗尿，小便数，以上虚不能制下故也。此为肺中冷，必眩，多涎唾，用炙甘草、干姜，此属寒也。肺痿，涎唾多，心中温温液[1]液者，用炙甘草汤。此补虚劳也，亦与补阴虚火热不同，是皆宜分治，故肺痿又有寒热之异也。

## 【治风之剂】

**局方消风百解散**　治咳嗽，声重，身热，头疼。

按：此手太阴、阳明药也。

**金沸草散**　治咳，因感风寒，头痛，声重。方并见伤风门。

按：此手、足太阴药也。

**败毒散**　治痰嗽，身热，鼻塞。

柴胡　前胡　羌活　独活　桔梗　枳壳　茯苓　甘草　人参　川芎各等分

上㕮咀，水煎，每一两，或半两。

按：此足太阳、少阳，手太阴药也。

## 【表里气血之剂】

**子和搜风丸**方见中风门。

按：此手足太阴、阳明、足太阳药也。

按：以上诸方，并出太阳解表例。但此丸，下湿热痰之剂也，实亦汗下之异。

## 【治寒之剂】

**小青龙汤**　治感风寒，表不解而咳，心下有水气，或喘。方见痰饮门。

《金匮》方治咳而脉浮，去芍，加厚朴、杏仁、石膏、小麦。

**简易九宝汤**　治咳而身热，发喘，恶寒。

麻黄　薄荷　陈皮　桂心　紫苏　杏仁　甘草　桑白皮　大腹皮各等分

上㕮咀，入葱、姜煎。

按：此手太阴、足太阳药也。

## 【散风寒下气之剂】

**人参杏子汤**　止嗽，散风寒，逐痰饮。

人参　半夏　茯苓　白芍　桂枝　干姜　细辛　甘草各一钱　五味子半钱　杏仁一钱[2]

上㕮咀，入姜煎。

按：此手足太阴，足太阳、少阴药也。

**半夏温肺汤**　止嗽喘，治虚寒。方见痰饮门。

**局方华盖散**　治感寒而嗽，胸满，声重。

苏子　陈皮　赤茯苓　桑白皮　麻

---

[1] 温液：原本作“液温”，二字互倒，据《要略》改。

[2] 杏仁一钱：底本脱，据四库本补。

黄各一两　甘草半两❶

上㕮咀，入姜煎。

按：此手太阴之本药也。

## 【气分之剂】

**金匮射干麻黄汤**　治咳而上气，喉中水鸡声。

射干　细辛　紫菀　款冬花各一钱半　麻黄　生姜各二钱　半夏二钱半　五味子一钱　大枣二个

上㕮咀，水煎，作一服。

按：此足太阳例药也。

按：以上诸方，并足太阳解表例，兼逐饮、降痰、下气之法不同，况寒证亦有轻重，用者自宜取择。

## 【治暑之剂】

**人参白虎汤**　治咳而身热，脉虚，发渴。

**东垣清暑益气汤**　治中暑，身热，自汗，咳而脉虚。

**局方黄连香薷饮**　治暑热乘肺，咳而脉洪。方并见暑门。

按：暑咳亦自病本不一，姑录此三方，可见治例轻重亦殊，如消暑丸，亦其法也。方见暑门。

## 【治湿之剂】

**五苓散**　治咳而烦，脉紧而细。

按：此足太阳药，解表之剂也。

**十枣汤**　治咳而脉弦，有水气者。方并见痰饮门。

按：此足少阴例下剂也。

**白术汤**　治咳而脉细。

白术　白茯苓　半夏各等分。

上㕮咀，每服一两，姜煎，或为末，每半两，煎取清汁，调神曲末二钱，顿服之。一方加黄芩等分。

按：此足阳明、太阴药也。

**白术木香散**　治喘嗽，肿满，欲变水气者。

白术　猪苓　甘草　泽泻　茯苓各半两　木香　槟榔各三钱　陈皮二两　桂枝一钱❷　滑石三两

上为末，每服五钱，入姜煎。

按：此足太阳、手太阴药也。

以上三方，并太阳例，但加半夏为治痰，加姜、桂兼散寒温胃，加木香、槟榔为兼下气尔。

**机要款气丸**　治咳久，痰喘，肺气浮肿。

青皮　陈皮　槟榔　木香　杏仁炒　郁李仁　白茯苓　泽泻　当归各一两　马兜铃　苦葶苈各三两　人参　防己各五钱　牵牛头末，一两半

上为末，姜汁糊丸桐子大。每二十丸❸至五六十丸，煎水下。

按：此手足太阴，气血之药也。

## 【治燥之剂】

**千金五味子汤**　治咳嗽不已，皮肤干燥，唾中有血，胸胁疼痛。

五味子　桔梗　紫菀　甘草　续断各一钱　竹茹三钱　赤小豆一撮　生地黄　桑白皮各半两

上㕮咀，作二服，水煎。

按：此手、足太阴药也。

---

❶ 半两：四库本作“十两”。

❷ 一钱：四库本作“二钱”。

❸ 二十丸：四库本作“三十丸”。

## 【气血之剂】

**子和神功丸**

大黄煨　诃子　麻子仁另研　人参各一两

上为末，入麻仁研匀，炼蜜，丸桐子大。每三二十丸，温水下。

按：此手足太阴、阳明药也。丹溪曰：诃子治肺气因火伤极，遂郁遏胀满，取其味酸苦，有收敛降火之功。若佐以海粉、香附，瓜蒌、青黛、半夏曲治嗽，非止涩之药也。

## 【治火之剂】

**黄连解毒汤**　治咳而脉洪，喘急。

**栀子仁汤**　治热躁而咳。

**麦门冬汤**　治火热乘肺，咳唾有血。方并见火门。

## 【治热之剂】

**仲景加减小柴胡汤**　治咳而寒热往来。

柴胡　半夏　黄芩各一钱五分　甘草五分　干姜一钱　五味子九粒

上㕮咀，水煎服。

**地骨皮散**

知母　柴胡各一钱五分　甘草五分　人参　地骨皮　茯苓　半夏各一钱

上㕮咀，入姜煎服。

按：此二方，足少阳例药也。

**海藏紫菀散**　治咳中有血，虚劳肺痿。

人参　紫菀　知母　贝母各一钱五分　桔梗一钱　甘草五分　五味子九粒　茯苓一钱　阿胶蛤粉炒成珠，一钱

上㕮咀，水煎。

**人参蛤蚧散**　治三二年肺气上喘，咳嗽脓血，满面生疮。

蛤蚧一对，全者，河水浸五日，每换水洗，酥炙黄　杏仁去皮尖　甘草各五两　人参　茯苓　贝母　知母　桑白皮各二两

上为末，磁器内盛，每日热茶清，点服。

按：以上二方，手太阴之的药也。或曰：咳之病本不同，何用药往往必本于肺？然咳者，因声名病也，故多本于肺。经云肺象金坚劲，扣之有声，邪击于肺，故为咳也。且肺为脏脏之华盖，主于气，生皮毛，朝百脉，布化精气者也。或一脏一脉不利，或九气所动，或天之六气所感，或水谷寒热，内因所动，则肺亦病矣。故咳证虽曰病本不同，是以治例往往相类。但病有轻重所兼之殊，方亦奇偶温凉之异尔。

**宣明知母茯苓汤**　治咳嗽不已，往来寒热，自汗，肺痿。

甘草　茯苓各一两　知母　五味子　人参　薄荷　半夏　柴胡　白术　款冬花　桔梗　麦门冬　黄芩各半两　川芎二钱　阿胶三钱

上㕮咀，每一两，入姜煎。

按：此足少阳例药也。

## 【手足太阴之剂】

**东垣加减泻白散**　治阴气在下，阳气在上，咳嗽，呕吐，喘急。

桑白皮一两　地骨皮七钱　甘草　陈皮　青皮　五味子　人参各五钱　白茯苓三钱

上㕮咀，每服半两，水煎，入粳米二十粒。

**宝鉴加减泻白散**　治咳而口干，烦热，胸膈不利，气喘促。

桑白皮一两　地骨皮　知母　陈皮

桔梗各五钱　青皮　细黄芩　甘草炙。各三钱。

上㕮咀，每服五钱，水煎，食后温服。

按：此一方，手太阴气分药也。《宝鉴》曰：华佗云：盛则为喘，减则为枯。《活人》云：发喘者，气有余也。凡看文字，须要会得本意。盛而为喘者，非肺气盛也，喘为气有余者，亦非肺气有余也。气盛当认作气衰，有余当认作不足。肺气果盛为有余，当清肃下行而不喘，以其火入于肺，衰与不足而为喘焉。故言盛者，非言肺气盛也，言肺中之火盛也。言有余者，非言肺气有余也，言肺中之火有余也。故泻肺以苦寒之剂，非泻肺也，泻肺中之火，实补肺也。用者不可不知。然以上一方，略有加减不同，故两存之。

**局方款冬花散**　止嗽，祛痰，散风热。

知母　桑白皮　款冬花　麻黄　阿胶　贝母　杏仁　甘草　半夏各等分❶

上㕮咀，入姜煎。

按：此手太阴之药，出足太阳麻黄例，兼发表也。然治风与寒，皆宜解表，但亦有可下者，如伤风有下证同，况咳证多兼痰饮，宜后滚痰、小胃选用。

**金匮泽漆汤**　治咳而脉沉。

小柴胡内减柴胡，加紫参、白前各五钱　桂枝三钱　泽漆三合，另煮

上九味㕮咀，内泽漆汁中，煮取，温服。

按：此出太阳解肌例，然未至为肺痿药也。

## 【理气之剂】

**三因参苏饮**　治咳嗽，发热。

**局方四七汤**　治咳而痰涎在喉嗌间不下。

**二陈汤**　治咳而胸膈不利。

**苏子降气汤**　治痰嗽，喘促，气不升降。方并见痰饮门。

**东垣加减三奇汤**　治咳嗽，上气喘促，胸膈不利。

桔梗　陈皮　甘草　青皮　人参　紫苏　桑白皮各五钱　半夏七钱　杏仁三钱　五味子四钱

上㕮咀，每六七钱，入姜煎。

**济生橘苏饮**

前方减桔梗、青皮、人参，加贝母、白术。

**宝鉴人参款花膏**　治肺胃虚寒，久嗽不已，咽膈满闷，咳嗽痰涎，劳嗽。

款冬花　人参　五味子各八钱　紫菀　桑白皮各一两　杏仁八钱　木香　槟榔　苏叶　半夏汤泡数次。各五钱

上熬成膏，入炼蜜，丸如鸡头大，每一丸，食后细嚼，淡姜汤下。

按：以上三方，理气导痰之剂也，皆本手太阴例。比之前四方，此则兼有滋补之意，又当随脏气而用之可也。

## 【收敛之剂】

**局方人参清肺汤**　治喘嗽，胸满，烦热，声喑，自汗。

地骨皮　知母　杏仁　人参　甘草　阿胶　桑白皮　乌梅　粟壳各等分

上㕮咀，水煎。

按：此以甘寒降火，兼酸收辛金之散，凉而涩之也。

**人参定喘汤**　治咳而上喘

人参　麻黄　半夏　阿胶　甘草

---

❶ 本方药量原本无，据紫来堂本补。

桑白皮　五味子各一两半　粟壳二两

上㕮咀，入姜煎，每半两或一两。

按：此以辛散之，甘缓之，酸收之，本于寒邪者可用。

**宣明宁神散**　治咳嗽多年不已，常自汗，服药不效者。

粟壳一两，醋炒　乌梅半两

上为末，每二三钱，沸汤调下。

按：此劫剂也，非虚脱者勿用。故止涩之药，似难例使。

## 【滋阴之剂】

**金匮肾气丸**　治肾阴虚弱，津液不降，败浊为痰，致咳逆者。方见补虚门。

按：此论见痰饮门。

**良方补肺汤**　治劳嗽。

桑白皮　熟地黄各二两　人参　紫菀　黄芪　川五味子各一两

上为末，每二钱，水煎，入蜜少许服。

按：此二方，少阴例药也。然劳嗽诸方，如前治热之剂，皆可选用。但因劳而嗽，则非嗽为本也。《良方》劫劳散例是矣，故补剂不复具例。

## 【治邪注之剂】

**深师四满丸**　治五嗽：一上气嗽，二饮嗽，三鳔嗽，四冷嗽，五邪嗽。

干姜　桂心　踯躅花　川芎　紫菀　芫花　根皮各二分　蜈蚣一条，去头足，炙　细辛　甘草炙　徐长卿　人参　半夏各一分

上为末，炼蜜，丸如大豆许，每五丸，米饮下，日三。未效，加至七八丸，忌羊肉汤、葱、生菜。

按：此太阳例药。邪谓邪恶、鬼注之疾，故立是方。如《千金方》谓梦与鬼交及饮食者，用通气丸，全以蜈蚣是也，盖曾有如是而治愈者矣。姑存之以备其旨。但今人罕能识，矧治疗乎？且云通疗五嗽，恐未必然也。如鳔嗽，以臭而名之，病体岂无热与湿热乎？

## 【治痰诸方】

**青州白丸子**

**水煮金花丸**　治嗽而脉弦，面青，四肢满，便溺秘，多怒。

按：此治风痰之剂也。

**王隐君滚痰丸**

**机要小黄丸**　治咳嗽而脉洪，面赤，烦热，心痛，口干。

按：此治热痰之剂也。

**局方温中丸**

**机要姜桂丸**　治嗽而脉沉，面色黧黑，小便急痛，足寒而逆。

按：此治寒痰之剂也。以上方并见痰饮门。

**白术丸**　治嗽而脉缓，面黄，肢体沉重，嗜卧不收，腹胀，食不消。

南星　半夏各制，一两　白术一两半

为细末，汤浸，蒸饼为丸桐子大，每五六十丸，姜汤下。

按：此治湿痰之剂也。

**玉粉丸**　治咳而脉涩，面白，气上喘促，洒淅寒热，悲愁不乐。

南星　半夏各制，一两　陈皮一两

上末，浸，蒸饼，丸桐子大。每三四十丸，人参、姜汤下。

按：此治气痰之剂也。

**瑞竹堂化痰丸**　顺气快脾，化痰消食。

半夏　南星去皮　白矾　皂角切　生姜各一斤

上用水煮，至南星无白点为度，去皂荚不用，姜切，同晒干。

陈皮　青皮去穰　紫苏子炒　萝卜子炒，别研　杏仁去皮尖，炒，研　葛根　神曲炒　麦蘖炒　唐球子　香附子各一两，合前四味，一处碾为末

上浸，蒸饼为丸如桐子大。每服五七十丸，临卧食后，茶酒任下。

按：此治食痰之剂也。

**丹溪小胃丹**　治膈上热痰，湿痰，肩膊疼痛。

甘遂水湿面裹，再浸半日　大戟长流水煮一时，再水洗　芫花醋拌匀，过一宿，瓦上微炒焦，各半两　黄柏二两❶，炒　大黄纸裹，湿灰内煨，再切，酒浸，炒，一两半

上为末，粥丸麻子大，每二三十丸，津唾下。

按：此治湿热之剂也。

**千缗汤**

大半夏七个，泡，切　皂荚去皮，一寸　甘草炙，一寸

上㕮咀，入姜三大片，煎服。

按：此治风湿之剂也。

**导痰汤**

半夏四两　南星　枳实　赤茯苓　陈皮各一两　甘草半两

上㕮咀，每服一两，入姜煎。

按：此理气导痰之剂也。然诸饮致咳，导痰治积诸方，详见痰饮门，兹不备录。

## 【腑脏汤液诸方】

**小柴胡汤**　治肝脏发咳，两胁下痛，甚则不可以转，转则两胁❷下满。方见热门。

**黄芩加半夏生姜汤**　治胆腑发咳，呕苦水若胆汁。

黄芩　生姜各三钱　甘草炙　芍药各二钱❸　大枣二个　半夏半合

上㕮咀，水煎。

**桔梗汤**　治心脏发咳，咳而喉中如梗状，甚则咽肿喉痹。

苦梗三钱　甘草六钱

上㕮咀，水煎。

**芍药甘草汤**　治小肠腑发咳，咳而失气。

芍药　甘草炙，各四钱

上㕮咀，水煎。

**升麻汤**　治脾脏发咳，咳而右胁下痛，痛引肩背，甚则不可以动。

升麻　白芍　甘草各二钱　葛根三钱

上㕮咀，水煎。

**乌梅丸**　治胃腑发咳，咳而呕，呕甚则长虫出。

乌梅三十个　细辛　附子　桂枝　人参　黄柏各六钱　干姜一两　黄连一两半　当归　蜀椒各四钱

上酒浸乌梅一宿，去核蒸之，与米饭捣如泥，和诸药末相得，加蜜，丸桐子大。每三十丸，白汤下。

**麻黄汤**　治肺脏发咳，咳而喘息有声，甚则唾血。

麻黄三钱　桂枝二钱　甘草一钱　杏仁二十个

上㕮咀，水煎。

**赤石脂禹余粮汤**　治大肠腑发咳，咳而遗矢❹。

赤石脂　禹余粮各二两，并打碎

上水煎服。

**麻黄附子细辛汤**　治肾脏发咳，咳则腰背相引而痛，甚则咳涎。

---

❶ 二两：四库本作“三两”。

❷ 胁：原本作“脚”，据四库本改。

❸ 二钱：四库本作“一钱”。

❹ 遗矢：四库本作“遗屎”。

麻黄　细辛各二钱　附子一钱

上㕮咀，水煎。

**茯苓甘草汤**　治膀胱腑发咳，咳而遗溺。

茯苓二钱　桂枝二钱半　生姜五大片　甘草炙，一钱

上㕮咀，水煎。

**异功散**　治久咳不已，三焦受之，其状咳而腹满，不欲饮食，此皆聚于胃，关于肺，使人多涕唾，而面浮肿气逆也。

人参　茯苓　白术　甘草　陈皮等分

上㕮咀，或为末。每服二三钱，入姜、枣煎服。

谨按：以上诸方，并伤寒例药也，故存之以备其旨。然咳证以《三因》论之，则一脏一腑病机，亦非止于寒也。

## 【熏法】

治久嗽，风入肺者，用鹅管石、雄黄、郁金、款冬花碾末，和艾中，以生姜一片留舌上灸之。以烟入喉中为度。如作筒子卷药，烧烟吸之，亦妙。

## 【灸法】

《千金方》云：咳者，灸两乳下黑白际，各数十壮，即差。又以蒲当乳头，周匝围身，令前后正中，当脊骨灸十壮。上气咳嗽，短气气满，食不下，灸肺募五十壮。上气咳逆，短气，风劳百病，灸肩井二百壮。上气咳逆，短气，胸满，多唾，唾恶冷痰，灸肺俞五十壮。

# 卷之九

## 热　门发热附

### 《内经》叙热为诸证

诸病喘呕吐酸，暴注下迫，转筋，小便浑浊，腹胀大，鼓之有声如鼓，痈疽疡疹，瘤气结核，吐下霍乱，瞀郁肿胀，鼻塞鼽衄，血溢血泄，淋閟，身热恶寒，战栗惊惑，悲笑谵妄，衄衊血污，皆属于热。

按：此病机皆《内经》气交变论、五常政论、至真要论等文。河间刘守真撮而为六气为病，今但以身热、发热分例。如已下经言有诸病本之不同，故兹病机不复参附，一一见各类云，余证仿此。

### 叙阴阳虚盛为热

经曰：夫热病者，皆伤寒之类也。阳胜则热。阴虚则内热，阳盛则外热。内外皆热，则喘而渴，故欲冷饮也。阳盛则身热，腠理闭，喘粗为之俯仰，汗不出而热，齿干以烦冤，腹满死，能冬不能夏。有四肢热，逢风寒如炙于火者，是人阴气虚，阳气盛也。人身非常热也，为之热而烦满者，阴气少而阳气盛，故热而烦满也。三阳之病发寒热。病热而有所痛者，是三阳之动也。

### 脉　法

《内经》曰：大热病，气热脉满，是谓重实。尺寸脉俱虚，是谓重虚。粗大者，阴不足，阳有余，为热中也。王注云：粗大谓脉洪大也。脉洪为热，脉缓而滑，脉尺粗常热者，皆热中也。阳气有余，为身热无汗，脉反涩者为太过，血少阴虚也。

谨按：经曰：脉至而从[1]，按之不鼓，诸阳皆然。王注云：病热而脉数，按之不鼓动，乃寒盛格阳而致之，非热也。形证是寒，按之而脉气鼓击于指下盛者，此为热盛拒阴而生病，非寒也。又曰：推而内之，外而不内，身有热也。《伤寒论》曰：寸口脉微为阳不足，阴气上入阳中，则洒淅恶寒。尺脉弱为阴不足，阳气下陷入阴中，则发热也。与《难经》言覆溢相乘，及六难浮损沉实义，皆诊法之至要，于热[2]证大宜谙识。

《难经》曰：热病之脉，阴阳俱浮，浮之而滑，沉之散涩。

《脉经》曰：弦数多热。数为热极，数脉为虚为热。数洪热烦。脉来如悬钩而浮，为热。滑数，心下结，热盛。紧而数，寒热俱发。沉细滑疾者，热。脉盛滑紧者，病在外热。脉沉而紧，上焦有热，下寒。脉浮紧且滑直者，外热内冷，内不通。寸口脉浮大而疾者，名曰

---

[1] 从：通“纵”，弛缓也。

[2] 热：原本作“脉”，据四库本改。

阳中之阳，病苦烦满，身热，头痛，腹中热。寸口脉实，热在脾肺；数为吐，为热在胃口。关脉滑数，胃中有客热；缓而滑，为热中；牢脉为脾胃盛热。尺脉实，为身热，心痛；数为脐下热痛；浮为下热风。凡脉洪大，伤寒热病也。

谨按：经曰：脉浮紧发热，为伤寒卒病。脉浮而大者，风。脉浮数无热者为风。脉浮如数而有热者，气也。皆与热证脉相类。

《脉经》曰：热病脉小或细，喘逆，不得大小便，腹大而胀，汗出而厥逆，泄注，脉大小不调，皆难治。热病已得汗，而脉尚躁盛，此阴脉之极也，死。热病不得汗，而脉躁盛者，此阳脉之极也，死。脉浮而涩，涩而身有热者，死。

## 论热在气在血之分

东垣曰：昼则发热，夜则安静，是阳气自旺于阳分也。昼则安静，夜则发热烦躁，是阳气下陷入阴中也，名曰热入血室。昼则发热，烦躁，夜则发热，烦躁，是重阳无阴也，当亟泻其阳，峻补其阴。

## 论五脏有邪身热各异

以手扪摸有三法：以轻手扪之则热，重按之则不热，是热在皮毛血脉也。重按之至筋骨之分则热，蒸手极甚，轻手则不热，是邪在筋骨之间也。轻手扪之不热，重力以按之不热，不轻不重按之而热，是在筋骨之上，皮毛血脉之下，乃热在肌肉也。

肺热者，轻手乃得，微按全无，日西热甚，乃皮毛之热。其证必见喘咳，寒热。轻者泻白散，重者凉膈散、地骨皮[1]散。

心热者，微按至皮肤之下，肌肉之上，轻手乃得，微按至皮毛之下则热，少加力按之则全不热，是热在血脉也。其证烦心，心痛，掌中热而哕。以黄连泻心汤、导赤散、朱砂安神丸。

脾热者，轻手扪之不热，重按至筋骨又不热，不轻不重，在轻手重手其间，热在肌肉，遇夜尤甚。其证必怠惰嗜卧，四肢不收，无气以动。泻黄散。

肝热者，重按之肌肉之下，至骨之上，乃肝之热，寅卯间尤甚。其脉弦，四肢满闷，便难，转筋，多怒多惊，四肢困热，筋痿不能起于床。泻青丸，柴胡饮子。

肾热者，轻手重手俱不热，如重手按至骨分，其热蒸手如火。其人骨苏苏如虫蚀，其骨困热不任，亦不能起于床。滋肾丸主之。

按：此手太阴、少阴，足太阴、厥阴、少阴本病，为皮毛、肌肉、骨分热也。然面热者，足阳明。口中热如胶，足少阴。口热舌干，足少阴。耳前[2]热若寒，手太阳。掌中热，手厥阴、少阴、太阴。足下热而痛，足少阴。足外热，足少阳。身热，肤痛，手少阴。身前热，足阳明。洒淅寒热，手太阴。肩上热，肩似拔，手太阳。中热而喘，足少阴。肩背热，及足小指外廉，胫踝后皆热，足太阳。一身尽热，狂而妄闻、妄见、妄言，足阳明。热而筋纵缓不收，阴痿，足阳明、厥阴，手少阴。与前热在气血之分，皆诸经现证，腑脏阴阳，是动所生之本病也。

---

[1] 皮：原本脱，据紫来堂本补。
[2] 耳前：四库本作“耳肌”。

## 论表里热

《病机机要》云：有表而热者，谓之表热。无表而热者，谓之里热。有暴热而为热者，乃久不宣通而致也。有服温药而为热者，有恶寒战栗热者。治法：小热之气，凉以和之。大热之气，寒以取之。甚热之气，以汗发之。发之不尽，则逆制之。制之不尽，求其属以衰之。苦者治脏，脏属阴而居内。辛者治腑，腑属阳而在外。故内者下之，外者发之，又宜养血益阴，其热自愈。

按：此但总言表里之意，而未分所受标本之源。然合前后诸论观之，则其病机著矣。

## 论杂病阴阳虚实寒热与伤寒不同

《内经》曰：阴虚生内热者，因有所劳倦，形气衰少，谷气不[1]盛，上焦不行，下脘不通，胃气热，热气熏胸中，故内热。阳盛则外热者，因上焦不通利，则皮肤致密，腠理闭塞，玄府不通，卫气不得泄，故外热。阳虚则外寒，阴盛则内寒。见寒门。

谨按：赵嗣真曰：《素问》论阴阳虚实四证者，杂病也。《难经·六难》之文，论脉也。《外台》所述之文，论伤寒表里也。但仲景所主阴阳虚盛之意，理实奥焉。经云邪气盛则实，精气夺则虚。因正气先虚，以致邪气客之，而为盛实，于是，有阳虚阴盛，阴虚阳盛二证之别。如《活人书》却将《素问》所论杂病阴阳虚盛四证，合而引证仲景伤寒二证之法，又改阳盛外热作内热，阴盛内寒作外寒。所论初未尝合，因拓仲景所主阴阳虚盛之理，而详说之。盖盛者，指邪气而言，虚者，指正气而言，阴阳虚盛，邪正消长之机。且正气在人，阳主表而阴主里。邪气中人，表为阴而里为阳。若夫表之真阳先虚，故阴邪乘阳而盛实，表受邪者，阳虚也。脉浮紧者，阴邪盛于外也，是谓阳虚阴盛。所以，桂枝、麻黄辛甘之温剂，汗之则阴邪消，温之则真阳长，使邪去正安，故愈。又若里之真气先虚，故阳邪入阴而盛实，里受邪者，阴虚也。脉沉实者，阳邪盛于里也，是谓阴虚阳盛。所以，用承气酸苦之寒剂，下之则阳邪消，寒之则真阴长，邪去正安，故愈。如其不然，阳盛而用桂枝，下咽即毙。阴盛而用承气，入胃以亡。是皆盛盛虚虚，而致邪失正也。以是知仲景所主阳虚阴盛、阴虚阳盛二证之意深。盖指一为表证，一为里证之邪正消长而言，非兼言表和里病、里和表病之阴阳虚盛也。况和者，无病处也，虚者，受病处也。

斯论可谓得仲景之心法。然阴虚生内热，详东垣、丹溪之说，又有阴虚外热之证。阳盛外热，考之河间，往往有阳胜内热之例。是皆原其病机也。然经言者，内因证也，本病也。河间、东垣、丹溪言者，极变之证也，标病也。所谓亢则害承乃制之例。又按：仲景论阴阳相搏名曰动，阳动为阳虚，虚则汗出。阴动为阴虚，虚则发热。如不汗出发热，而反形冷恶寒者，三焦伤也。或病因医所误汗下之，致恶寒发热者，一为阴阳不和，一为阴阳陷下。致病若此，诸例岂止阴阳虚实而已。但所因不同，极变之异尔。

---

[1] 不：原本作“上”，据《素问·调经论篇》改。

## 论杂证发热恶寒与伤寒不同

许学士曰：仲景云：假令寸口脉微，名曰阳不足，阴气上入阳中，则洒淅恶寒也。尺脉弱，名曰阴不足，阳气下陷入阴中，则发热也。此谓元受病而然也。又云：阳微则恶寒，阴弱则发热。此医发其汗，使阳气微，又大下之，令阴气弱。此谓医所病而然也。大抵阴不足，阳往从之，故阳内陷则发热。阳不足，阴往乘之，故阴上入阳中则恶寒。阴阳不归其分，故寒热交争，是以发热而恶寒也。

《原病式》曰：身热恶寒，热在表也。邪热在表而浅，邪畏其正，故病热而反恶寒也。或言恶寒为寒在表，或言身热恶寒，为热在皮肤，寒在骨髓者，皆误也。仲景法曰：无阳病寒，不可发汗。又言身热恶寒，麻黄汤汗之，汗泄热去，身凉即愈。然则岂有寒者欤？大法烦躁多渴，欲寒恶热，为病热也。亦有亢则害，承乃制之，则病热甚，而反觉其冷者也。虽觉其冷，而病为热，实非寒也。其病热郁甚，而反恶寒，得寒转甚，而得暖少愈者，谓暖则腠理疏通，而阳气得散，怫热稍退[1]，故少愈也。其寒则腠理固密，阳气怫郁，而热转甚，故病加尔。上下中外，周身皆然。俗因之妄谓寒病，误以热药投之，为害多矣。

又曰：阴胜则寒，阳胜则热者，谓里气与邪热并之于表，则为阳胜而发热也。表气与邪热并之于里，则为阴胜而寒栗也。由表气虚而里热，亢则害，承乃制，故反战栗也。大抵本热非寒病也。或伤寒病寒热往来者，邪热在表而浅，邪恶其正，故恶寒也。邪热在里而深，邪甚无畏，物畏其极，故不恶寒，而反恶热也。表里进退不已，故为寒热往来也。此气不并于表里，故异于疟，而寒热微也。

按：此数论，并言杂病阴阳相乘，及火热盛反兼水化为病，亢则害，承乃制之例。但河间所引伤寒身热寒热，与仲景及《明理论》义不相合。详赵氏曰：《明理论》云：往来寒热者，邪正分争也。邪气之入也，正气不与之争，则但热而无寒。若邪正分争，于是寒热作矣。盖以寒邪为阴，热邪为阳，里分为阴，表分为阳。邪之客于表也，为寒邪与阳争，则为寒矣。邪之入于里也，为热邪与阴争，则为热矣。若邪在半表半里之间，外与阳争而为寒，内与阴争而为热，表里之不拘，内外之无定，由是寒热且往且来，日有至于三五，甚者则十数发也。若以阴阳相胜，阳不足则先寒后热。阴不足则先热后寒，此特论杂病阴阳二气，自相乘胜然也，非可以语伤寒。斯论为甚精切，深合仲景之意，盖不惟释疑于《活人书》而已，可与前篇兼看。

又按：河间言恶寒，为寒在表，或身热恶寒，为热在皮肤，寒在骨髓者，皆误也。而《活人书》亦以此为表里言之。故赵氏曰：详仲景论，止分皮肤、骨髓，而不曰表里者，盖以皮脉肉筋骨五者，《素问》以为五脏之合，主于外，而充于身者也。惟曰脏曰腑，方可言里。可见皮肤即骨髓之上，外部浮浅之分。骨髓即皮肤之下，外部深沉之分。与经络属表，脏腑属里之例不同。况仲景出此证于太阳篇首，其为表证明矣。是知虚弱素寒之人，感邪发热，热邪浮浅，不胜沉寒，故外怯而欲得近衣，此所谓

[1] 稍退：四库本作“少退”。

热在皮肤，寒在骨髓，药用辛温。至于壮盛素热之人，或酒客辈，感邪之初，寒未变热，阴邪闭于伏热，阴凝于外，热郁于内，故内烦而不欲近衣，此所谓寒在皮肤，热在骨髓，药用辛凉必矣。一发之余，表解正和，此仲景不言之妙。若以皮肤为表，骨髓为里，则麻黄汤证，骨节疼痛，其可名为有表复有里之证耶？然仲景伤寒一书，人但知为方家之祖，而未解作秦汉文字观，故于大经大法之意，反有疑似。而彼世赖其余泽者，往往类辑伤寒方论，其间失其本义及穿凿者，亦有之。矧以杂病为论，但引其例乎。兹赵氏《释疑》，可谓得其旨趣。且《灵枢》有论皮寒热，肌寒热，骨寒热等例。如此，则仲景所论，分邪在皮肤骨髓之殊，虽欲以尽证例之变，盖自有所本云。

## 恶寒非寒恶热非热论

丹溪曰：经云恶寒战栗者，皆属于热。又云禁栗如丧神守，皆属于火。恶寒者，虽当炎月，若遇风霜，重绵在身，自觉凛凛战栗，禁栗动摇之貌，如丧神守，恶寒之甚。《原病式》曰：病热甚，而反觉其寒，此为病热，实非寒也。或曰：往往见有得热药而少愈者，何也？予曰：病热之人，其气炎上，郁为痰饮，抑遏清道，阴气不升，病热尤甚，积痰得热，亦为暂退，热势助邪，其病益深。或曰：寒势如此，谁敢以寒凉与之，非杀而何？予曰：古人遇战栗之证，有以大承气汤，下燥粪而愈者，恶寒战栗，明是热证，但有虚实之分耳。经曰阴虚则发热。夫阳在外，为阴之卫。阴在内，为阳之守。精神外驰，嗜欲无节，阴气耗散，阳无所附，遂致浮散于肌表之间，而恶热也。实非有热，当作阴虚治之，而用补养之法可也。或曰：恶寒非寒宜用寒药，恶热非热，宜用补药，甚骇耳目，明示我治之之法可乎？予曰：进士周本道，年逾三十，得恶寒病，服附子百数而病甚。求予治，诊其脉，弦而似缓。予以江茶入姜汁、香油些小，吐痰一升许，病减大半。又与防风通圣散去硝、黄，加地黄、当归，百余帖而安，周甚喜。予曰：未也，燥热已多，血伤亦深，须食淡以养胃，内观以养神，则水可生，火可降也。不从吾言，附毒必发。彼勇于仕进，一切务外，不守戒忌。予曰：若多与补血凉药，亦可稍安。内外不静，肾水不生，附毒必发。病安之后，官于婺城，巡夜冒寒，非附子不可以疗，而性怕生姜，只得以猪腰作片，煮附子与三帖而安。予曰：可急归，知其附毒易发。彼以为迂，半年后，果发背而死。又司丞叔，平生脚自踝以下常觉热，冬不可加绵于上，常自言曰：我资禀壮，不怕冷。予曰：此足三阴之虚，宜早断欲事，以补养阴血，庶乎可免。笑而不答。年才五十，患痿半年而死。观此二人治法，或可知矣。或曰：伤寒病恶寒恶热者，亦若是耶？予曰：若病伤寒者，自外入内，先贤言之详矣，余奚庸赘。

谨按：东垣曰：发热恶寒，大渴不止，烦躁肌热，不欲近衣，其脉洪大，按之无力者，或无目痛鼻干者，非白虎汤证也。此血虚发躁，当以当归补血汤主之。又有火郁而热者，如不能食而热，自汗气短者，虚也。以甘寒之剂，泻热补气。非如能食而热，口干舌燥，大便难者，以辛苦大寒之剂下之，泻热补水之比。当细分之，不可概论，与以上皆宜参考。如言烦躁虚烦，亦与实烦不同。

如伤寒烦者，为真阳内郁，阴中伏阳之证，与阴虚躁热，病本亦异。

## 虚中有热宜灸论

《卫生宝鉴》云：奥屯周卿之子，年二十三，病发热，肌热消瘦，四肢困倦，嗜卧盗汗，大便溏多，不思饮食，肠鸣，舌不知味，懒于言语，时来时去近半载。其脉浮数，按之无力，正应《脉诀》云：脏中积冷荣中热，欲得生[1]精要补虚。先灸中脘，引清气上行，肥腠理。又灸气海穴，乃生发元气，滋荣百脉。灸三里，助胃气，撤上热，使下于阴分。以甘寒之剂泻热火，佐以甘温，养其中气。又食粳米、羊肉之类，固其胃气。以慎言语，节饮食，至数月，病减得平复。

按：此证治，乃阳虚而胃气不足，阴阳不升降致发热者，宜灸之以助阳。药以甘寒，泻血中之火热[2]，又非止阴虚之例也。

## 论骨蒸劳热用吐下法

子和曰：皮肤枯干，痰涎稠黏，四肢疼痛，面赤唇干，烦躁，睡卧不宁，或时喘咳，饮食少味，困弱无力，虚汗黄瘦等证，先以茶调散轻涌讫，次以导水禹功，轻泻三两行，后服柴胡饮子、桂苓甘露饮、搜风丸、白术调中汤、人参散之类，量虚实用之。如咯血吐血便血，此亡血也。并不宜吐，吐则神昏。不可峻服热药，大忌炙煿、酒面。宜食蔬菜，冰水冷物亦慎不可禁[3]。过忌，则胃口闭，形瘦脉大，乃死候也。诸劳仿此。

谨按：一切病候，必凭脉验证施治，则自切当也。详以上劳热，未必不兼阴阳两虚，湿热自甚，或阴虚，或劳伤形气，或脾胃虚损为热之证。吐去痰涎，及开提郁陷之气，次以调养之法治之犹可。若便利与禹功导水重峻之剂，吾恐实实虚虚，不善用而药之太过，多致杀人。且如积热畜热，有余之证，非汗吐下法则不能已者，不善用而药之不及，亦致误人矣。当必凭脉验证施治，庶不致药有太过不及之失。

## 论虚热发汗之误

东垣曰：仲景论内外不足，发热自汗之证，大禁发汗。若饮食劳倦，杂病发热，自汗表虚之证，认作有余，便用麻黄发之，汗大出，则表益虚也。

谨按：仲景论伤寒，分例不可发汗者，三十余条。至一证有二禁者，若寒热有血弱气虚者也。况杂病乎？然误则致逆，为祸至速，所谓一逆尚引日，再逆促命期矣。

## 论阴盛格阳身热治例

东垣云：冯内翰之侄栎同病伤寒，目赤而烦渴，脉息七八至，按之不鼓击。经曰：脉至而从，按之不鼓，诸阳皆然。此阴盛格阳于外，非热也。与姜附之剂，汗出而愈。详见《试效方》。

按：此与王海藏治狂言发斑，身热，脉沉细阴证例同。东垣又有治脚膝痿弱，下尻臀皆冷，阴汗臊臭，精滑不固，脉沉数有力，为火郁于内，逼阴向外，为

[1] 生：原本脱，据紫来堂本补。
[2] 火热：四库本作“大热”。
[3] 禁：原本脱，据《事亲》卷四补。

阳盛拒阴，用苦寒药下之者。此水火徵兆之微，脉证治例之妙。王太仆曰：纪于水火，余气可知，因并录之以观。

## 论诸发热病本不同

《此事难知》曰：一身尽热，先太阳也。从外而之内者，先无形也，为外伤。

谨按：仲景论伤寒证例，三阴具有发热，但微甚不同。赵氏曰：论中三阳皆有发热。如少阴二证外，又有吐利，手足不逆冷，反恶热者，不死。少阴病，一身手足尽热，以热在膀胱，必便血。少阴病，四逆散中用柴胡，亦有治发热意。又厥阴病，先厥后发热而利者，必自止。下利脉数，有微热汗出，今欲愈。面赤，身微热，为郁冒。呕而发热，小柴胡与。夫太阴病中风，四肢烦疼，是三阴皆有发热明矣。但寒伤阴经发热，则为逆。详见寒门。

手足不和，两胁俱热如火，先少阳也。从内而之外者，先有形也，为内伤。

《内经》曰：人数醉，若饱以入房，气聚于脾中不得散，酒气与谷气相薄[1]，热盛于中，故热遍于身，内热而溺赤也。饮食不节，起居不时者，阴受之。入六腑，则身热不得卧，上为喘呼。

《活人书》曰：伤食令人头痛，脉数，发热，但左手人迎脉平和，身不疼痛是也。

《难知》曰：脉人迎气口俱紧盛，或举按皆实大，发热而恶寒，腹不和而口液，此内外俱伤也。

按：以上辨内伤外感。详见内伤门。

《内经》曰：身热，脉弦数，战栗而不恶寒者，瘅疟也。

《要略》曰：发热身疼，而身如熏黄者，湿也。一身尽疼，发热，日晡所剧者，此名风湿。汗出而身热者，风也。

《活人书》云：中脘有痰，令人增寒[2]发热，恶风自汗，寸口脉浮，胸痞满，有类伤寒，但头不痛，项不强为异。

孙尚云：虚烦与伤寒相似，身热，脉不浮紧，不恶寒，但热而烦，或不烦，头不痛。脚气为病，大便坚，脚膝肿痛，两胫或有肿满，或枯细者，方其发时，亦有发热增寒，呕恶，似伤寒证也。

《难经》曰：发热恶寒，脉来浮数者，温病也。身热头疼，自汗多眠，阳脉浮滑，阴脉濡弱者，风温也。

《伤寒论》曰：脉虚身热，得之伤暑。

东垣云：四肢发热者，或口干舌干咽干，盖心生火，小肠主热[3]，火热来乘土位，乃湿热相合，故烦躁闷乱也。四肢者，脾土也，火乘之，故四肢发热也。或身体沉重，走注疼痛，盖湿热相搏，而风热郁而不得伸也。

谨按：诸病表热有相类，则脉气病本之不同也，因类以上诸例。是故仲景论伤寒卒病发热而恶寒者，发于阳也。其脉沉紧而涩，为风寒客于荣卫之中也。分六经传变，脉证至二百余例。有因坏误所致，及温疟、风温、温疫等证，皆冬伤于寒，发为诸脉证之变，此《伤寒论》之所以作也。河间刘守真论热病，因阳气怫郁而为热，或郁结转甚而恶寒，所谓亢则害，承乃制，阳极反似阴，与伤寒皆相类，此《原病式》之所以作也。东垣李明之论内伤脾胃之证，始得之多气高而喘，身热而烦，其脉洪大而

[1] 相薄：意同“相搏”。
[2] 增寒：意同“憎寒”。
[3] 主热：四库本作“生热”。

头痛，或渴不止，其皮肤不任风寒，而生寒热，与外感伤寒多相似，此《脾胃论》之所以作也。斯三君子之论，本推明《内经》病机之旨，条热证标本之不同，勿视此以为彼也。然学者不审其义，而各为专门。是以，丹溪朱先生曰：学先仲景书者，以伤寒为主，恐误内伤作外感。先东垣书者，以胃气为主，恐误外感为内伤。先河间书者，以热为主，恐误以寒为热。不若先主于《内经》，则自然活泼泼地。盖《内经》之义，则精而博者也。然则，微三君子之论，又何由知经义之积隐乎？但不审其义，而各为专门者，视此以为彼，误人多矣。吁！丹溪之旨，微哉！窃观仲景之法，必凭脉验证施治，变化无穷，深合《内经》之旨。如寒邪在表，以辛温之药汗之。在里，以辛热之药温之。传变在半表里者，以甘寒之药和解之。传变入里者，以苦寒之药下之。凉剂亦未尝委而不用也。大抵固凭脉验证，以自通变，不可执论专方如此。矧人身之病，有水火徵兆之微，若王太仆曰：热来复去，昼见夜伏，夜发昼见，时节而动，是无火也。是例固河间论亢则害，承乃制病式，亦庶几矣。丹溪更有论阴阳为恶寒非寒，恶热非热者，因人身之病，水火徵兆，幽显莫测。先哲推论，亦且至矣。然仲景论伤寒脉法，亦未尝不引杂病。河间论热证脉法，而且未详。学者能本仲景，参叔和脉法，自辨内伤外感之分殊。如王海藏曰：仲景言弦涩为阴，叔和言弦涩为阳，虽有阴阳之别，则不离诸数为热，诸迟为寒。仲景、叔和，言本两途，非相违背，合而论之皆是也。仲景所言伤寒自外，从气而入，以弦脉为阴，邪从外入，先太阳也。叔和所言杂病自内，从血而出，以弦脉为阳，病自内生，先少阳也。如此则形证有相类，脉气病本之不同，学者审是，则自然通变，不致视此以为彼，拘于执论专方而已也。

## 【发表之剂】

**易简参苏饮**　治感冒，发热头痛，或因痰饮凝积为热，状似伤寒者。

前胡　人参　紫苏　干葛　半夏　茯苓各三分　枳壳　陈皮　甘草　桔梗　木香各半钱

上㕮咀，生姜五片，水煎服。

**人参败毒散**方见咳门。

按：此二方，足少阳柴胡例药。参苏饮解见痰饮门。

**局方柴胡升麻汤**　治发热头痛，恶风体疼，鼻塞咽干，痰盛。方见伤风门。

按：此足少阳、阳明，手太阴药也。

**葛根解肌汤**　治发热恶寒，头痛项强，伤寒，温病。

葛根四钱　桂一钱　黄芩　甘草　白芍各二钱　麻黄三钱

上㕮咀，入姜、枣煎。

按：此足太阳、阳明、太阴药也。

**知母葛根汤**　治身热头痛，风温、温毒证。

知母一钱半　葛根四钱　石膏三钱　甘草　木香　升麻　黄芩　南星　人参　防风　杏仁　川芎　羌活各一钱　萎蕤二钱半　麻黄二钱

上㕮咀，作二服，入姜煎。

按：此足太阳、阳明，手太阴药也。以上三方，并足太阳例。

**河间六神通解散**　治发热头痛，发渴身疼，脉洪无汗。

麻黄二钱　甘草三钱　石膏　滑石　黄芩各四钱　苍术八钱

上㕮咀，入姜、葱煎。

按：此足三阳、手足太阴药也。出太阳例。

**易老九味羌活汤** 治发热恶寒，无汗或自汗，头痛项强，或伤风见寒脉，伤寒见风脉，并宜服之。

羌活 防风 苍术各一钱半 川芎 白芷 生地黄 黄芩 甘草各一钱 细辛一钱

上㕮咀，水煎。

按：此足太阳、阳明、三阴药也。

易老云：经曰有汗不得服麻黄，无汗不得服桂技。若差失，则其变不可胜言，故立此法，使不犯三阳禁忌。为解利神方，非独治杂病药也。

谨按：仲景论伤寒发表药，分六经，及解肌、可刺诸法，盖恐药致误变逆，慎之至也。今集以上诸方，皆伤寒表药之变法，宜详审脉证，而择用之。然易老九味，河间通解，意虽不同，务在药证相对，名实相符，方可行之。否则，犯禁致逆，及失其立法之意也。是以许文正公曰：近世论医，有主河间刘氏者，有主易老张氏者。张氏用药，依准四时阴阳升降而增损之，正《内经》四气调神之意，医而不知此，妄行也。刘氏用药，务在推陈致新，不使少有怫郁，正造化新新不停之义，医而不知此，无术也。然而，主张氏者，或未尽张氏之妙，则瞑眩之剂，终莫敢投，至失几后时，而不救者多矣。主刘氏者，或未悉刘氏之蕴，则劫效目前，阴损正气，遗祸于后日者多矣。能用二家之长，而无二家之弊，则治庶几乎。于此二方制法可见，大抵学者当于经论中求之，知其所主，不可偏执于一家而已。

## 【攻里之剂】

**宣明三乙承气汤** 治脏腑积热，痞满、燥实，坚胀。

甘草 枳实 厚朴 大黄 芒硝各等分[1]

上㕮咀，入姜煎。

按：此足阳明例药也。《发明》曰：汉张仲景作《伤寒论》，为邪自外入，传于胃者，谓之入腑，腑之为言聚也。胃为水谷之海，荣卫之源，水谷会聚，变化而为荣卫。邪气入胃，则胃中之气莞滞，糟粕秘结而为实。实则泻之，人所共知，如缓急轻重之剂，则临时消息焉。不恶寒，反恶热，发渴谵语，腹满而喘，手足濈然汗出者，急下之，宜大承气汤。如邪气未深，恐有燥屎，少服小承气汤试之。腹中转失气者，有燥屎也，乃可攻之。不转失气者，初硬后溏，尚未可攻。攻之，则腹满不能食。若腹满不通，与小承气汤，微和胃气，勿令大泄。如发汗后不恶寒，但热者，胃实也。当和胃气，调胃承气汤主之。成无己云：大热结实者，与大承气汤。小热微结者，与小承气汤。以热不太甚，故于大承气汤中去芒硝，又以结不至坚，故减厚朴、枳实也。如不至大坚满，邪热甚，而须攻下者，亦未可投大承气汤。必以轻缓之剂攻之，于大承气汤减厚朴、枳实，加甘草，乃轻缓之剂，以调胃也。设若大承气证[2]，反用调胃治之，则邪气不服。小承气证，反用大承气下之，则过伤正气，而腹满不能食，故有勿大泄之戒。此仲景所以分治之，未尝越圣人制度。后之学者，以此三药，合而为一。

[1] 各等分：底本无，据紫来堂本补。
[2] 证：原本脱，据紫来堂本补。

且云：通治三药之证，及无问伤寒、杂证，内外一切所伤。若依此说，与仲景之方，甚相违背，及失轩岐缓急之旨。由是红紫眩乱，迷惑世人，一唱百合，使病者暗受其弊，将何诉哉？倘有仁心审是者当于《内经》、仲景方中求之，贵使药证相对，以圣贤之心为心，则方之真伪，自可得而知矣。

**当归承气汤**　治燥热里热，火郁为病，或皮肤枯燥，或咽干鼻干，成便溺结闷，通宜用此。

当归　大黄各四钱　甘草　芒硝各二钱[1]

上㕮咀，入姜煎。

按：此足太阴、厥阴、阳明药也。凡血证下药，详见仲景抵当诸汤例，兹不备录。但此与前方，可见有气血之分。

## 【发表攻里之剂】

**宜明双解散**　治一切风热，积热。

益元散　防风通圣散各一两

上每三五钱，入葱白、盐、豉五十粒，姜三片，煎服。

按：此足太阳、阳明，少阴、厥阴，手足太阴药也。治风热、郁热甚捷。但本论云：治风寒暑湿，饥饱劳役，内外诸邪所伤，无问杂病，便可通解。然斯意混同主治，而寒湿何以得散？内伤不足之证，何以抵受邪？实实虚虚，不无致逆。故潘思敬云：是仲景调胃承气汤，后人一变加连翘、栀子、薄荷、黄芩，谓之凉膈。至河间又一变，于凉膈中加防风、川芎、当归、芍药、麻黄、石膏、桔梗、滑石、荆芥、白术，谓之防风通圣。古之复方也，今复之又复，制法盖可知矣，而学者识之。

**大柴胡汤**　治伤寒、杂证，发热，脉沉实弦数，热日数多，或有表复有里，脉洪，头痛而谵妄，或湿热自利，表里证已急，宜此下之。

柴胡四钱　黄芩　芍药各一钱半　半夏一钱二分　枳实二钱　大黄二钱半

上㕮咀，入姜、枣煎。

按：此足少阳、阳明、太阴、厥阴药也。出太阳例。

## 【清气之剂】

**局方人参白虎汤**　治气热、心烦，发渴。

石膏四钱　知母一钱半　甘草一钱　人参半钱

上㕮咀，入粳米一合煎。

按：此足阳明、少阴，手太阴药也。

**清心莲子饮**　治发热口干，小便白浊，夜则安静，昼则发热。

黄芩　麦门冬　地骨皮　车前子　甘草各三钱半　莲肉　茯苓　黄芪　柴胡　人参各二钱半

上㕮咀，水煎。

按：此足少阳、少阴，手、足太阴药也。

**宜明柴胡饮子**　解一切肌热、蒸热、积热，或汗后余热，脉洪实弦数。

黄芩　甘草　大黄　芍药　柴胡　人参　当归各二钱半

上㕮咀，入姜煎。

按：此足少阳例，又表里血药也。《宝鉴》附于气分热例下，今姑从之，学者宜取择焉。

《机要》云：若肤如火燎而热，以手取之不甚热，为肺热，目睛赤，烦躁

[1] 二钱：四库本作“三钱”。

或引饮，黄芩一味主之，昼则行阳二十五度，此言气分热也。

## 【凉血之剂】

**清凉饮子** 治大人小儿血脉壅实，脏腑生热，面赤烦渴，睡卧不宁。

大黄 芍药 当归 甘草各等分

上㕮咀，水煎。

按：此足太阴、厥阴之的药也。

**元戎四物二连汤** 治血虚，虚劳发热，五心烦热，昼则明了，夜则发热。

当归 生地黄 白芍 川芎 黄连 胡黄连各一钱❶

上㕮咀，水煎服。

按：此足太阴、厥阴，手少阴经药也。

《机要》云：若夜发热，主行阴，夜则行阴二十五度。若胁肋热，或一身尽热，或日晡肌热者，皆血病也，宜以上方，及桃仁承气，选而用之。

## 【清气凉血之剂】

**局方洗心散** 治风壅壮热，头目昏痛，热气上冲，口苦唇焦，咽喉肿痛，心神烦躁，多渴，五心烦热，小便赤涩，大便秘滞。

大黄煨 甘草 当归 芍药 麻黄 荆芥穗各六钱 白术五钱

上为末，每服二三钱，生姜、薄荷汤煎服。

按：此足太阳、阳明、厥阴，手、足太阴经药也。今人多用之，故收入。然以白术合大黄入心，故名洗心，而从以麻黄、荆芥，亦是表里药。

**甘露饮** 治男子、妇人、小儿烦热，胃中客热，口臭齿龈，烦渴咽疮等证。

熟地黄 生地黄 枇杷叶 山茵陈 天门冬 麦门冬 枳壳 黄芩 石斛 甘草各等分

上为末，每服二钱，水煎服。

按：此足阳明，手太阴、少阴经药也。

**龙脑鸡苏丸** 除烦热、郁热、肺热咳嗽，鼻衄吐血，血崩下血，热淋，消渴，惊悸，解酒毒，胃热，口臭口苦，开心明目。

薄荷叶一两六钱 生地黄六钱 麦门冬四钱 蒲黄炒 阿胶炒，各二钱 黄芪一钱 人参 木通各二钱 银州柴胡二钱，同木通浸二日，取汁入膏 甘草一钱半

上为末，用蜜三两二钱，炼过后，下地黄末、木通、柴胡汁熬成膏，丸桐子大。每二十丸，嚼破汤下。

按：此三焦药也。

## 【安神清镇诸方】

**局方至宝丹**方见中风门。

按：此气血之药，通关透骨之剂也。

**东垣朱砂安神丸** 治心神烦乱，怔忡，兀兀欲吐，气乱而热，似懊侬状。

黄连一钱半 生地黄 当归身 甘草炙，各五钱 朱砂一钱，别研

上为末，蒸饼，丸黍米大。每十丸，或十五、二十丸，唾津下。

按：此二方血分药也。

**牛黄膏** 治热入血室，发狂，不认人者。

牛黄二钱半 朱砂 郁金各三钱 脑子 甘草各一钱 牡丹皮二钱

上为细末，炼蜜，丸皂子大，新水化下。

---

❶ 各一钱：原本无，据紫来堂本补。

**钱氏安神丸** 治热渴，心闷，脉实，颊赤，口燥。

麦门冬 马牙硝 白茯苓 山药 寒水石各半两 朱砂一两 甘草半两 龙脑一字

上为末，炼蜜，丸鸡头大。每服半丸或一丸，砂糖水化下。

按：此气分药也。

## 【泻诸经实热方】

**局方凉膈散** 治上焦积热，烦躁多渴，面赤面热，头昏咽燥，喉咽肿痛，口疮，便溺赤涩，狂言谵妄，睡卧不安，并宜服之。

大黄 朴硝 甘草各二两 连翘四两 栀子仁 黄芩 薄荷叶各一两

上为末，每服二钱，竹叶蜜些小，煎服。

按：此手太阴、少阴，足太阴、阳明药也。轻者宜用桔梗汤，毋犯下二焦也，余仿此。桔梗汤见喉痹门。

**调胃承气汤** 治中焦实热，胃热实而不满。

大黄一两 甘草二钱半 芒硝四钱半

上㕮咀，水煎。

按：此足阳明经药也。轻者宜用前胡散。

**八正散** 治下焦积热，二便闭涩，多渴咽干，口舌生疮，肿痛，淋血。

大黄 瞿麦 木通 滑石 扁竹 车前子 山栀 甘草各等分

上为末，每服二钱，水煎，入灯心。

按：此足太阳、阳明经药也。轻者宜用导赤散。

**钱氏泻青丸** 治肝经郁热。

当归 龙胆草 川芎 山栀 大黄湿纸裹，煨 羌活 防风去芦，各等分❶

上为末，蜜丸鸡头大。每一二丸。

**泻心汤** 治心热。

黄连一两

上为末，水调二三分，量病人大小与之。

**泻黄散** 治脾热，口臭，咽干。

藿香叶七钱 山栀一两 石膏半两 甘草三两 防风四两

上为末，同蜜酒拌，微炒香，每服一钱。

**泻白散** 治肺热。

桑白皮 地骨皮各一两 甘草半两

上为末，每服二三钱。

**东垣滋肾丸** 治肾热。

黄柏三钱 知母二钱 桂一分半

上为末，熟水丸桐子大。每七八十丸至百丸，食前，百沸汤下。

按：此五脏药例也。

**半夏汤** 治胆腑实热，精神不守，热泄病。

半夏 宿姜各三钱 黄芩 远志 茯苓各二钱 生地黄三两 秫米数合 酸枣仁一合

上㕮咀，长流水煎。

**导赤散** 治小肠实热，小便赤涩而渴。

生地黄 木通 甘草各等分

上末，入竹叶同煎。

**前胡散** 治胃气实热，唇口干裂，中心热躁，大便秘结，非时烦渴，睡中口内生涎。

大黄半两 桔梗 枳壳 前胡 杏仁各一钱 葛根二钱

上为末，每二钱，入姜煎。

**泻白散** 治大肠实热，腹胀不通，侠脐痛，食不化，喘不能久立，口生疮。

---

❶ 本方药量原本无，据紫来堂本补。

橘皮　淡竹茹　黄芩　栀子仁　柏皮炙，各半两　茯苓　芒硝各一两　生地黄五两

上锉，每四钱，入姜、枣煎，空心服。

**赤茯苓汤**　治膀胱实热，腹胀，小便不通，口苦舌干，咽肿不利。

赤茯苓　猪苓　葵子　枳实　瞿麦　木通　黄芩　车前子　滑石　甘草各等分

上㕮咀，入姜煎，食前服。

按：以上诸方，出五脏治要例。

## 【治虚热升阳之剂】

**小柴胡汤**　治潮热身热，默默不欲饮食，或呕或渴，或利或咳。

人参　半夏　生甘草　黄芩各二两　柴胡四钱　生姜五片　枣二枚

上㕮咀，水煎。

按：此足少阳药也。出太阳例。主虚劳烦热，能引清气上行阳道，在经主气，在脏主血，故更能入血室也。

**东垣升阳益胃汤**　治肺之脾胃虚，怠惰嗜卧，四肢不收，身体沉重，口干，食无味，大便不调，小便频数，食少、食不消，洒淅恶寒，而或微热。方见内伤门。

按：此手太阴、足阳明、太阴之药。欲升浮中焦下陷之气，故加太阳诸经药也。

**补中益气汤**　治形神劳役，或饮食失节，劳倦虚损，身热而烦，脉洪大而虚，头痛，或恶寒而渴，自汗无力，气高而喘。

黄芪一钱半　人参　甘草炙，各一钱　白术　当归身　柴胡　升麻　陈皮各半钱

上㕮咀，水煎。

按：此手足太阴、少阳经药，表里气血之剂也。加减见内伤门。

谨按：《发明》曰：经云：治热以寒，温而行之；治寒以热，凉而行之；治温以清，冷而行之；治清以温，热而行之。夫治热以寒，温而行之者，有三皆同。大热在身，止用黄芪、人参、甘草，此三味者，皆甘温，虽表里皆热，燥发于内，扪之肌热于外，能和之，汗自出而解矣。此温能除大热之至理，一❶也。热极生风，乃左迁入地，补母以虚其子，使天道右迁顺行，诸病得天令行而必愈，二也。况大热在上，其大寒必伏于内，温能退寒，以助地气。地气者，在人乃胃之生气，使真气旺，三也。此与热因寒用，寒因热用，必伏其所主，而先其所因，治法理同而证不同，学者最宜深玩。

## 【治虚热滋阴之剂】

**杨氏秦艽扶羸汤**　治肺痿，骨蒸成劳，或嗽，或寒，或热，声嗄不出，体虚自汗，四肢怠惰。

柴胡二钱　人参　鳖甲炙　秦艽　当归　地骨皮各一钱半　半夏　紫菀　甘草各一钱

上㕮咀，水煎。

按：此足少阳例药，又气血之剂也。

**局方当归补血汤**　治肌热躁热，目赤面红，烦渴引饮，昼夜不息，其脉洪大而虚，重按全无，此脉虚血虚也。若误服白虎汤，必死。宜此主之。

黄芪五钱　当归二钱❷

上㕮咀，水煎。

按：此足三阴经药也。

---

❶ 一：原本脱，据紫来堂本补。

❷ 本方药量原本无，据紫来堂本补。

**十味人参散** 治虚热、潮热，身体倦怠。

柴胡 甘草 人参 茯苓 半夏 白术 黄芩 当归 白芍 葛根等分

上㕮咀，入姜煎。

按：此足少阳、阳明，太阴经药也。

**瑞竹堂柴胡梅连散** 治骨蒸劳热，久而不痊，三服除根，其效如神。及五劳七伤、虚弱皆治。

胡黄连 柴胡 前胡 乌梅各三钱

上㕮咀，每二钱，童便一盏，猪胆一枚，猪脊髓一条，韭根白半钱，同煎至七分，去柤，温服，不拘时。

按：此足少阳、厥阴，手少阴、太阴经药也，出少阳例，亦是劫剂。

**元戎五蒸汤** 治骨蒸劳热，自汗。

甘草 人参 知母 黄芩各二钱 茯苓 熟地黄 葛根各三钱 石膏半两 竹叶二十片

上㕮咀，作一服，入粳米一合煎。加减见本论。

按：此足阳明、手太阴、手足少阴经药也。以上并气血之剂。

## 【升阳滋阴之剂】

**局方十全大补汤** 治诸虚不足，五劳七伤，不进饮食，久病虚损，时发潮热者。

白茯苓 人参 当归 白术 黄芪 川芎 肉桂 白芍炒 熟地黄 甘草各等分

上㕮咀，每服一两，入姜、枣，水煎。

按：此手足三阴，气血药也。

**人参养荣汤** 治久病虚损，口干食少，咳而下利，心惊悸，热而自汗。

前方减芎，加陈皮、五味、远志。上㕮咀，入姜、枣煎。

按：此手足太阴药，气血之剂也。

**黄芪鳖甲散** 治男女虚热，身瘦，五心烦热，四肢怠惰，咳嗽咽干，自汗食少。

人参 肉桂 桔梗各一钱半 生地黄 半夏 紫菀 知母 白芍 黄芪 甘草 桑白皮各二钱半 天门冬 鳖甲各五钱 秦艽 茯苓 地骨皮 柴胡各三钱

上㕮咀，入姜煎，每服一两。《卫生宝鉴》减桂、芍、地骨皮，名人参黄芪散。

按：此手太阴例药，气血之剂。然气乱于胸中，为清浊相干者，须加气药以理之，又不必拘此。如气液衰，阴血竭，古方有兼用乌梅、蛤蚧、猪肾、脊髓、人屎等物，皆其法也。

## 【治风热之剂】

**川芎石膏汤**方见中风门。

**仙术芎散** 治风热燥热。

防风通圣中加菊花、藿香、砂仁，减麻黄、芒硝。

上为末，每服一二钱。

按：此足太阳、阳明，三阴经药也。

## 【寒热之剂】

**柴胡姜桂汤** 治寒热自汗。

柴胡四钱 桂枝 黄芩 干姜 甘草 牡蛎各一钱半 栝楼根二钱

上㕮咀，水煎

按：此少阳例药也。

**桂枝麻黄各半汤** 治发热恶寒，便清不渴，脉浮紧而涩。方见伤寒例。

**阳旦汤** 治身热恶寒，头痛，脉洪盛，自汗。

桂枝汤加黄芩一两。

按：此并太阳例药。

## 【暑热之剂】

**局方黄连香薷饮**

按：此手太阴、少阴药也。

**东垣清暑益气汤**方并见暑门。

按：此手足太阴、少阴，足阳明药也。

## 【湿热之剂】

**五苓散**方见湿门。

**东垣清燥汤**方见痿门。

按：此手足太阴，气血之剂也，出太阳例。

## 【火热之剂】

**黄连解毒汤**

按：此手足太阳、阳明、少阴，手太阴药也。

**当归龙胆丸**方并见火门。

按：此足阳明、厥阴，手足太阴、少阴药也。

## 【风湿热之剂】

**东垣羌活汤**　治身重，或眩运麻木，小便涩，大便不调，下焦痿软，不能行止。

羌活　防风　柴胡各一钱　藁本　独活　茯苓　泽泻　猪苓　黄芪　甘草炙　陈皮　黄柏　黄连　苍术　升麻　川芎各半钱

上㕮咀，水煎。

按：此疏风胜湿升阳之剂也。出太阳茯苓泽泻例。

## 【治食热之剂】

**千金紫丸**　治饮食伤，先寒后热。见本方。

**拔萃妙香丸**方见风痫门。

**丹溪越鞠丸**　治食郁。

苍术　神曲　香附　山楂　醋炒针砂　抚芎各等分

上为末，糊丸。后加减法为六郁例，并附于下。

气郁：香附　苍术　抚芎

血郁见血门。

湿郁见湿门。

痰郁：海石　香附　瓜蒌仁　南星

热郁：香附　抚芎　山栀子[1]　青黛　苍术

按：食伤发热诸例，宜于内伤门选用。

---

[1] 山栀子：原本脱，据四库本补。

# 卷之十

## 火门

### 《内经》叙火为诸证

诸热瞀瘛，暴瘖冒昧，躁扰狂越，骂詈惊骇，胕肿疼酸，气逆冲上，禁栗如丧神守，嚏呕，疮疡，喉痹，耳鸣及聋，呕涌，溢食不下，目昧❶不明，暴注，瞤瘛，暴病暴死，皆属于火。

### 论相火动为诸证

丹溪曰：太极动而生阳，静而生阴，阳动而变，阴静而合，而生水火木金土，各一其性。惟火有二，曰君火，人火也；曰相火，天火也。火内阴而外阳，主乎动者也，故凡动皆属火。以名而言，形质相生，配于五行，故谓之君。以位而言，生于虚无，守位禀命，因动而见，故谓之相。天主生物，故恒于动，人有此生，亦恒于动。其所以恒于动者，皆相火助之为也。见于天者，出于龙雷，则木之气，出于海，则水之气也。具于人者，寄于肝肾二部，肝属木而肾属水也。胆者肝之腑，膀胱者肾之腑，心胞络者肾之配。三焦以焦言，而下焦司肝肾之分，皆阴而下者也。天非此火，不能生物，人非此火，不能有生。天之火，虽出于木水，而皆本乎地。故雷非伏、龙非蛰、海非附地，则不能鸣、不能飞、不能波也。鸣也、飞也、波也，动而为火者也。肾肝之阴，悉具❷相火，人而同乎天也。或曰：相火天人所同，何东垣以❸为元气之贼？又曰：火与元气，不相两立，一胜则一负。然则如之何，则可使之无胜负乎？曰：周子曰：神发知矣，五性感动而万事出。有知之后，五者之性，为物所感，不能不动。谓之动者，即《内经》五火也。相火易起，五性厥阳之火相煽，则妄动矣。火起于妄，变化莫测，无时不有，煎熬真阴，阴虚则病，阴绝则死。君火之气，经以暑与热言之；相火之气，经以火言之。盖表其暴悍酷烈，有甚于君火者也，故曰相火元气之贼。周子又曰：圣人定之以中正仁义而主静。朱子亦曰：必使道心，常为一身之主，而人心每听命焉。此善处乎火者，人心听命于道心，而义能主之以静，彼五火将寂然不作。而相火者，惟有裨补造化，而为生生不息之运用尔，何贼之有？或曰：《内经》相火，注言少阴少阳矣，未曾言及厥阴太阳，而吾子言之，何也？曰：足太阳少阴，东垣尝言之矣，治以炒柏，取其味辛，能泻水中之火是也。戴人亦言，胆与三焦，寻火治肝和胞络都无异。此历指龙雷之火也。予亦备述天人之火，皆生于动，如上文所云者，实推广二公之意。或曰：

---

❶ 昧：四库本作“眯”。

❷ 具：原本作“其”，据《格致余论·相火论》改。

❸ 以：原本脱，据《格致余论·相火论》补。

《内经》言火者不一，往往于六气中见之，言脏腑者，未之见也。二公岂他有所据耶？子能为我言之乎？经曰：百病皆生于风寒暑湿燥火之动而为变者。岐伯历举病机一十九条，而属火者五，此非相火为病之出于脏腑者乎？考之《内经》，少阳病为瘈疭，太阳病时眩仆，少阴病瞀、暴喑，郁冒不知人，非诸热瞀瘈之属火者乎？少阳病恶寒鼓栗，胆病振寒，少阴病洒淅恶寒振栗，厥阴病洒淅振寒，非诸振鼓栗，如丧神守之属火者乎？少阳病❶呕逆，厥气上行，膀胱病冲头痛，太阳病厥气上冲胸，少腹控睾，引腰脊，上冲心，少阴病气上冲胸，呕逆，非诸逆冲上之属火者乎？少阳病谵妄，太阳病谵妄，膀胱病狂癫疾，非诸躁狂越之属火者乎？少阳病胕肿善惊，少阴病瞀热以酸，胕肿不能久立，非诸病胕肿，痛酸，惊骇之属火者乎？又《原病式》曰：诸风掉眩，属于肝火之动也。诸气膹郁病痿，属于肺❷火之升也。诸湿肿满，属于脾火之胜也。诸痛痒疮疡，属于心火之用也。是皆火之为病，出于脏腑者然也。注文未之发尔，以陈无择之通达，且以暖识，论君火日用之火，言相火而又不曾深及，宜乎后人之不无聋瞽也，悲夫！

## 论火岂君相五志俱有

《原病式》曰：五脏之志过度，则劳伤本脏，凡五志所伤，皆热也。所谓阳动阴静，故形神劳，则躁不宁，静则清平也。是故上善若水，下愚若火。如卒暴僵仆，多因五志七情过度而卒病也。故喜为心火之志，病笑者，火之甚也。五志过极，皆为火也。

谨按：或曰火之为病，其害甚大，其变甚速，其势甚彰，其死甚暴，何者？盖能燔灼焚焰，飞走狂越，消烁于物，莫能御之，游行乎三焦，虚实之两途。曰君火也，犹人火也；曰相火也，犹龙火也。火性不妄动，能不违于道，常以禀位听命，运行造化生存之机矣。夫人在气交之中，多动少静，欲不妄动，其可得乎？故凡动者皆属火化，火一妄行，元气受伤，势不两立，偏胜则病，移害❸他经，事非细故。动之极也，病则死矣。经所谓水不胜二火之火，出于天造。君相之外，又有厥阳脏腑之火，根于五志之内，六欲七情激之，其火随起。盖大怒则火起于肝，醉饱则火起于胃，房劳则火起于肾，悲哀动中，则火起于肺，心为君主，自焚则死矣。丹溪又启火出五脏主病曰：诸风掉眩，属肝火动之类，经所谓水不胜五火之火，出自人为。又考《内经》病机一十九条内，举属火者五，诸热瞀瘛，皆属于火之类，而河间又广其说，火之致病者甚多，深契《内经》之意。曰：诸病喘呕吐酸，云云见热门。此皆少阴君火之热，乃真心小肠之气所为也。若瞀瘛，暴瘖，冒昧，云云见前。此皆少阳相火之热，乃心包络、三焦之气所为也。是皆火之变见为诸病也。为脉虚则浮大，实则洪数。药之所主，各因其属。君火者，心火也，可以湿伏，可以水灭，可以直折，惟黄连之属，可以制之。相火者，龙火也，不可以水湿折之，从其性而伏之，惟黄柏之属，可以降之。噫，泻火之法，岂止如此，虚实多端，不可不察。以脏气司之，如黄连泻心火，黄芩泻肺火，芍药泻脾火，

---

❶ 病：原本脱，据《格致余论·相火论》补。
❷ 肺：原本作“肝”，据《格致余论·相火论》改。
❸ 害：原本脱，据紫来堂本、四库本补。

柴胡泻肝火，知母泻肾火，此皆苦寒之味，能泻有余之火耳。若饮食劳倦内伤，元气火不两立，为阳虚之病，以甘温之剂除之，如黄芪、人参、甘草之属。若阴微阳强，相火炽盛，以乘阴位，日渐煎熬，为血虚之病，以甘寒之剂降之，如当归、地黄之属。若心火亢极，郁热内实，为阳强之病，以咸冷之剂折之，如大黄、朴硝之属。若肾水受伤，其阴失守，无根之火，为阴虚之病，以壮水之剂制之，如生地黄、玄参之属。若右肾命门火衰，为阳脱之病，以温热之剂济之，如附子、干姜之属。若胃虚过食冷物，抑遏阳气于脾土，为火郁之病，以升散之剂发之，如升麻、葛根之属。不明诸此之类，而求火之为病，施治何所依据。故于诸经集略其说，备处方之用，庶免实实虚虚之祸也。

又按：火热之极者，经曰壮火散气，壮火之气衰，故有阳极似阴之证。河间治身冷，惟心胸微暖，昏冒不知人事，不能言，脉微而欲绝者，用凉膈散，养阴以退阳，此因病阳厥而尚不下所致。身冷脉微，而似阴证，亢则害，承乃制，极变病例也。然人火、龙火，治法与论，惟太仆、河间、丹溪之意已详，其未悉之旨，今辑于下。

王安道曰：予读《内经》六微旨论，至于亢则害，承乃制，喟然叹曰：至矣哉，其造化之枢纽乎！王太仆发之于前，刘河间阐之于后，圣人之蕴，殆靡遗矣。然学者尚不能释然，得不犹有未悉之旨也欤？谨按：《经》帝曰：愿闻地理之应六节气位，何如？岐伯曰：云云。尝观夫阴阳五行之在天地间也，高者抑之，下者举之，强者折之，弱者济之，盖莫或使然，而自不能不然也。不如是，则高者愈高，下者愈下，强者愈强，弱者愈弱，而乖乱之弊，日已极矣，天地岂能位乎？虽然，高也下也，强与弱也，亦莫或使然，而自不能不然也。故易也者，造化之不可常也，惟其不可常，故神化莫能以测。莫测故不息也，可常则息矣。亢则害，承乃制者，其莫或使然，而自不能不然者欤？夫太仆、河间已发挥者，兹不赘及，其未悉[1]之旨，请推而陈之。夫自显明之右，止君火治之十五句，言六节所治之位也。自相火之行下，止阴精承之十二句，言地理之应乎岁气也。亢则害，承乃制二句，言抑其过也。制生则化，止生化大病四句，言有制之常与无制之变也。承，犹随也。然不曰随，而曰承者，以下言之，则有上奉之象，故曰承。虽谓之承，而有防之之义存焉。亢者，过极也。害者，害物也。制者，克胜之也。然所承也，其不亢则随之而已，故虽承而不见。既亢，则克胜以平之，承斯见矣。然而，迎之不知其所来，迹之不知其所止，固若有不可必者，然可必者，常存乎杳冥恍惚之中，而莫之或欺之。

河间曰：已亢过极，则反似胜己之化。似也者，其可以形质求哉。故后篇厥阴所至为风生，终为肃，少阴所至为热生，终为寒之类，其为风生，为热生者，亢也。其为肃，为寒者，制也。又水发而为雹雪，土发而飘骤之类，其水发、土发者，亢也。其雹雪、飘骤者，制也。若然者，盖造化之常，不能以无亢，亦不能以无制焉耳。夫前后二篇所主，虽有岁气、运气之殊，然亢则害，承乃制之道，盖无往而不然也。惟其无往而不然，故求之于人，则五脏更相平也。一脏不平，所不胜平之，五脏更相

[1] 悉：原本作“息”，据紫来堂本改。

平，非不亢而防之乎？一脏不平，所不胜平之，非既亢而克胜之乎？姑以心火而言，其不亢，则肾水虽心火之所畏，亦不过防之而已。一或有亢，即起而克胜之矣，余脏皆然。制生则化，当作制则生化。盖传写之误，而释之读之者不觉，求之不通，遂并遗四句而弗取。殊不知上二句止言亢而害，害而制耳，此四句乃害与制之外之余意也。苟或遗之，则无以见经旨之周悉矣。制则生化，正与下文害则败乱相对，辞理俱顺，不劳曲说而自通。制则生化者，言有所制❶，则六气不至与亢而为平，平则万物生生，而变化无穷矣。化为生之盛，故生先于化也。外列盛衰者，言六气分布主治，迭为盛衰，昭然可见，故曰外列。害则败乱，生化大病者，言既亢为害，而无所制，则败坏乖乱之政行矣。败坏乖乱之政，则其变极矣，其灾甚矣。万物其有不病者乎？生化，指所生所化者言，谓万物也。以变极而灾甚，故曰大病。上生化，以造化之用言；下生化，以万物言。以人论之，制则生化，犹元气周流，滋营一身，凡五脏六腑，四肢百骸九窍，皆藉焉以为动静，云为之主。生化大病，犹邪气恣横，正气耗散，凡五脏六腑，四肢百骸，九窍，举不能遂其运用之常也。或以害为自害，或以承为承袭，或以生为自无而有，化为自有而无，或以二生化之一意，或以大病为喻造化之机息，此数者皆非也。且夫人之气也，固亦有亢而自制者，苟亢而不能自制，则汤液、针石、导引之法，以为之助。若天地之气，其亢而自制者，固复于平，亢而不制者，其孰助哉？虽然，造化之道，苟变至于极，则亦终必自反，而复其常矣。学者能本之太仆、河间，而参以此论，则造化枢纽之详，亦庶矣乎。

## 气属阳动作火论

详见气门。

## 论阴虚火动

详见热门。

## 论积温蓄热成火宜汗吐下法

子和曰：李屏山素饮酒，一日得病，医用酒蒸丸热药❷后，目观天地，但见红色，遂成龙火，卒不能救。棠溪李济之常病目，及居省椽，每服补肝散，以致睛胀，但见窗槛横排，几至丧明。令涌泄五七次，继服凉剂，方始如故，丹霞朱僧氏，代章宗出家，既病三阳畜热，常居静室，不敢见明，明者头疼如锥，每置冰于顶上，不能解其热，历诸医莫能辨其病。后治之，七日而愈。其法用汗吐下三法而已，后用凉物清镇之，平复如故。

谨按：以上病例，非汗吐下法则不能已。人惟阴平阳秘，神气以宁。盖昧者徇情纵欲，因致积热之证，非一朝一夕故也，治当如此。其为治不能究其源委，岂得不遂致误人者哉！今以积热沉寒论，附录于下：

王安道曰：人之所籍以生者，气也。气者何？阴阳是也。夫阴与阳，可以和而平，可以乖而否，善摄与否，吉凶于是乎定。夫惟摄之不能以皆善也，故偏寒偏热之病，始莫逃于乖否之余矣。虽

---

❶ 制：底本作“致”，据紫来堂本改。
❷ 药：底本脱，据《儒门事亲》补。

然，寒也热也，苟未至于甚，粗工为之而不难。设积而寒沉，良工犹弗能以为计，况其下乎？奈之何俗尚颛蒙，恪持方药，愈投愈盛，迷之不反。岂知端本澄源，中含至理，执其枢要，众妙俱呈。且以积热言之，始而凉和，次而寒取，寒取不愈，则因热而从之，从之不愈，则技穷矣。由是苦寒频岁而弗停，又以沉寒言之，始而温和，次而热取，热取不愈，则因寒而从之，从之不愈，则技穷矣，由是辛热比年而弗止。叹夫苦寒益深，而积热弥炽，辛热太过，而沉寒愈滋，苟非大圣慈仁，明垂枢要，生也孰从而全之？经曰：诸寒之而热者取之阴，热之而寒者取之阳，所谓求其属也。属也者，其枢要之所存乎斯旨也。王太仆知之，故曰益火之原，以消阴翳，壮水之主，以制阳光。又曰：取心者不必剂以热，取肾者不必剂以寒，但益心之阳，寒亦通行，强肾之阴，热之犹可。吁！混乎千言万语之间，殆犹和璧之在璞也。夫寒之而热者，从知以寒治热，而不知热之不衰者，由乎真水之不足也。热之而寒者，从知以热治寒，而不知寒之不衰者，由乎真火之不足也。不知真水火不足，泛以寒热药治之，非惟脏腑习熟药反见化于其病，而有者弗去，无者复至矣。故取之阴，所以益肾水之不足，而使其制夫心火之有余。取之阳，所以益心火之不足，而使其胜夫肾水之有余也。其，指水火也；属，犹主也，谓心肾也。求其属者，言水火不足，而求之于心肾也。火之原者，阳气之根，即心是也。水之主者，阴气之根，即肾是也。非谓火为心而原为肝，水为肾而主为肺也。寒亦益心，热亦强肾，此太仆达至理于规矩准绳之外，而非迂生曲士之可以跂及矣。

## 【吐剂】

**仲景瓜蒂散**

**子和三圣散**

**元戎胜金丸**方并见痰饮门。

按：贾元良曰：宣剂者，涌吐是也。以君召臣曰宣，言以上召下之意也。俚人以泻为宣，非也。古曰：春宣五脏之积滞。仲景大法，春则人病在头，故宜吐之。南地人服屠苏，自下而上是也，下攻者，非也。然一切风热积热，或火炽者，其证寸口脉滑而有力，胸中实满，烦惋，气上而不化，面赤痰盛，骂詈惊骇等证，并宜吐之。但以上诸方，恐非所宜，义见痰饮门。

## 【升散之剂】

**东垣泻阴火升阳汤**　治肌热烦热，面赤食少，喘咳痰盛，脉右关缓弱，或弦，或浮数。

羌活　甘草炙　黄芪　苍术各一两　升麻八钱　柴胡一两半　人参　黄芩各七钱　黄连半两，酒炒　石膏半两，秋深勿用

上㕮咀，每服一两，或半两，水煎

按：此发脾胃火邪之剂，又心胆肝肺膀胱药也。泻阴火，升发阳气，荣养气血者。

**升阳散火汤**　治男子妇人四肢发热，肌热，筋痹热，骨髓中热，发困，热如火[1]燎，扪之烙手。此病多因血虚而得之，或胃虚过食冷物，抑遏阳气于脾土，火郁则发之。

升麻　葛根　独活　羌活各半两　防风二钱半　柴胡八钱　甘草炙，三钱　人参　白芍各半两　甘草生，二钱

---

[1] 火：原本脱，据紫来堂本补。

上㕮咀，每服半两或一两，水煎，稍热服。

按：此胃胆脾肺膀胱经药也。

**千金麦门冬汤** 治诸病后火热乘肺，咳唾有血，胸胁胀满，上气，羸瘦，五心烦热，渴而烦闷。

麦门冬 桑白皮 生地黄各一两 半夏 紫菀 桔梗 淡竹茹 麻黄各七钱半 五味子 甘草各半两

上㕮咀，每服五钱或一两，入姜煎。

按：此心肺药也。然麻黄恐非病后所宜。

**拔萃方地骨皮散** 治浑身壮热，脉长而滑，阳毒火炽发渴。

地骨皮 茯苓各半两 柴胡 黄芩 生地黄 知母各一两 石膏二两 羌活 麻黄各七钱半，有汗并去之

上㕮咀，每服一两，入姜煎。

按：此肝心脾肺肾药，又表里气血之剂也。云岐子曰：在五脏之标本者，皆可用。

**栀子仁汤** 治发热，潮热，发狂，烦躁，面赤，咽痛。

栀子仁 赤芍 大青 知母各一钱 升麻 黄芩 石膏各二钱 杏仁二钱 柴胡二钱半 甘草二钱 豉百粒

上㕮咀，水煎。

按：此脾肺肝胆胃经药也。

**阳毒升麻汤** 治伤寒、杂病汗吐下后变成阳毒，发狂谵妄，喉痛下利。

升麻五钱 犀角 射干 黄芩 人参 甘草各二钱半

上㕮咀，水煎。

按：此升散肺胃火热药也。

**葛根橘皮汤** 治诸热证，温毒成斑，或咳，或心闷，或呕。

葛根三钱 橘皮 杏仁 知母 黄芩 麻黄 甘草各二钱

上㕮咀，入姜煎

按：此肺胃膀胱经药也。

谨按：古方治火升散之剂，其例少得，姑采以上诸方，以备其旨。

## 【折制之剂】

**局方凉膈散**

按：此泻脾、胃、肺、心、主胆、三焦、大肠火热药也。

**调胃承气汤**

按：此泻胃火之药也。

**当归承气汤**方并见热门。

按：此泻脾胃肝火之药也。

**麦门冬散** 治丈夫妇人蕴积邪热，心胸烦闷，咽干口燥，睡卧不安，或大小便不利，口舌生疮。

芒硝一两 麦门冬三钱 小草 黄连 升麻 犀角屑 甘草炙 黄芩 枳壳 大青各半两

上为末，每三钱，水煎

按：此泻心肺肝胃火热之剂。与以上诸方，皆咸寒之药。经云：火淫于内，治以咸寒，而为正治。然亦有气血上下之分也，用者自宜取择。

**黄连解毒汤** 治一切火热毒，狂躁烦心，口燥咽干，热势之甚者，及吐下后热不解而脉洪，喘急郑声，目赤睛疼，燥渴。

黄连 黄柏 黄芩 大栀子各等分

上㕮咀，水煎。

按：此太仓公火剂汤也。泻心肺肾膀胱、大小肠、胃火之药。

**真珠散** 治男女五脏积热，毒气上攻，心胸烦闷，口干舌燥，精神恍惚，闷乱，坐卧不安。

琥珀 真珠粉 天花粉 铁粉 朱砂 生甘草 寒水石煅 牙硝 大黄各

等分

上为细末，每一钱，竹叶汤调下。

按：此泻心肾胃火之剂，镇坠药也。

**宣明大金花丸** 治中外诸热、寝汗，咬牙睡语，惊悸，溺血淋闭，咳血衄血，瘦弱头痛，并骨蒸肺痿劳嗽。去大黄加栀子，名栀子金花丸。

黄连 黄柏 黄芩 大黄各等分

上为末，滴水丸小豆大，每二三十丸，新水下。

按：此解毒汤之变法也，出阳明例。但云治瘦弱、头痛已下诸证，犹宜详审用之。

**当归龙胆丸** 治肾水阴虚，风热蕴积，时发惊悸，筋惕搐搦，神志不宁，荣卫壅滞，头目昏眩，肌肉瞤瘛，胸膈咽嗌不利，肠胃燥涩，躁扰狂越，骂詈惊骇，火热等证。

当归 草龙胆 大栀子 黄连 黄柏 黄芩各一两 大黄 芦荟 青黛各半两 木香一钱 麝半钱

上为末，炼蜜，丸如小豆大。姜汤下三二十丸。

按：此泻心肝脾肺肾胃火之药也。

**神芎丸** 治一切热证，常服保养，除痰饮，消酒食，清头目，利咽膈，能令遍身结滞宣通，气利而愈，神强体健，耐伤省病。

大黄 黄芩各二两 牵牛 滑石各四两 黄连 薄荷 川芎各半两

上为末，水丸如小豆大，温水下十丸至十五、二十丸。

按：此泻肝心脾胃肺膀胱火热之剂，又气血药也。下湿热，导滞甚捷。但云常服神强，体健省病，与前方云治肾水阴虚、虚损者，恐未必然。

## 【升散折制之剂】

**宣明防风通圣散**

**川芎石膏汤**方并见中风门。

**局方红雪通中散** 治烦热躁热，毒热喉闭，狂躁胃烂，发斑酒毒。

麝香半两 朱砂一两 川朴硝十斤 羚羊角屑 黄芩 升麻各三两 赤芍 竹叶 枳壳 人参 木香 槟榔 甘草各二两 葛根 大青 蓝叶 栀子 桑白皮 木通各一两半 苏木六两

上件药制合，见《局方》。

按：此表里气血之药也。

**紫雪** 治内外烦热不解，口中生疮，狂易叫走。解诸热毒，药毒，邪热，小儿惊痫百病。

黄金百两 寒水石 磁石 石膏 滑石各三斤，打碎

以上用水一石，煮至四斗，去渣，入下项：

甘草炙，八两 羚羊角屑 犀角屑 青木香 沉香各五两 丁香一两 升麻 玄参并锉细，各一斤

以上再煮至一斗五升，入下项：

硝石四升，芒硝亦得，每升得七两七钱半 朴硝十斤，提净者

以上入前药汁中，微火煎，柳枝不住手搅，候有七升，投放木盆中，半日欲凝，入下项药，搅令匀。

朱砂研，三两 麝香当门子一两二钱半

上药成霜雪紫色，每服一钱，或二钱，冷水调下，大人小儿，临时以意加减，并食后服。

按：此心脾肺肾胃经药也。

**千金黑奴丸** 治火热阳毒，发狂发斑，烦躁大渴倍常。

黄芩 釜底煤 芒硝 灶突墨 梁上尘 小麦奴 麻黄 大黄各一两

上为末，炼蜜，丸如弹大，新汲水化服。不定，再服半丸，饮水尽足，当发寒，寒已，汗出乃差，未汗，再服半丸。不大渴者，不可与。

按：此出阳明药例。取诸火化者，为从治之意，又表里之剂也。

## 【滋阴壮水之剂】

**拔萃六味地黄丸** 治肾气虚，久新憔悴，寝汗发热，五脏齐损，瘦弱虚烦，骨蒸下血。

**丹溪大补丸** 降阴火，补肾水。

**补阴丸** 降阴火，治烦渴骨热，补肾水，真阴不足。并见补虚门。

按：此三方足少阴药。下二方入阴中至阴之剂。经云：壮水之主，以制阳光。所谓求其属也。

**局方玄参汤** 治肾脏实热，心胸烦满，耳听无声，腰背俯仰强痛，口干溺赤。

生地黄 玄参 五加皮 黄芩 赤茯苓 通草 石菖蒲 甘草炙 羚羊角屑 麦门冬各等分

上㕮咀，水煎

按：此滋肾通心，气血之药也。

## 【从治之剂】

**丹溪左金丸** 泻肝火，行湿，为热甚反佐，开痞结，治肝邪。

黄连六两 吴茱萸一两

上为末，粥糊丸。

**局方温胆汤** 治胆虚痰热，惊悸不眠。

半夏 竹茹 枳实各二两 陈皮 生姜各❶四两 甘草二两

上㕮咀，水煎，每服一两。

**治要茯苓散** 治心实热，口干烦渴，眠卧不安。

茯神 麦门冬各一两半 通草 升麻各一两二钱半 紫菀 桂心各七钱半 知母一两 赤石脂一两七钱半 大枣十二枚 淡竹茹半两

上㕮咀，每服一两，井花水煎。

**茱萸散** 治小肠虚热，或酒后频吃冷水等物，其病脐下结块，连外肾俱肿者。

吴茱萸二钱半 川芎半两 木通四钱 半夏一钱

上㕮咀，每三四钱，入葱煎服。

**泻热汤** 治脾脏热，面黄目赤，季胁痛满。

半夏 母姜各八两 枳实 栀子 茯苓 芒硝各三两 细辛五两 白术 杏仁各四两 生地黄 淡竹叶各一升

上㕮咀，每服一两，或半两，水煎，后下硝，温服。

**桂苓甘露饮** 治胃受湿热，头疼身热，烦渴，吐泻，口干。方见热门。

**橘皮汤** 治肺热，气咳息喘奔。

橘皮 麻黄各三两 紫苏 柴胡各二两 宿姜 杏仁各四两 石膏八两

上㕮咀，每服一两，水煎。

**生姜泄肠汤** 治大肠实热，腹胀不通，口舌生疮。

生姜 橘皮 竹茹 黄芩 栀子仁 白术各三两 桂心一两 茯苓 芒硝各二两 生地黄十两

上㕮咀，入大枣煎，每服一两。

**金匮肾气丸** 治肾经虚热。方见补虚门。

**五苓散** 治发热而渴，小便不利，烦躁头痛。方见泄泻门。

---

❶ 各：原本脱，据紫来堂本补。

按：《内经》注曰：若调寒热之逆，冷热必行，则热物冷服，下咽之后，冷体既消，热性便发，由是病气随愈矣。以上诸方，皆从其气，以去拒格之热。可临证选用，求其意例也。

# 卷之十一

## 暑　门

### 诸经叙暑热脉证

《内经》曰：夏至日后，病热为暑。暑当与汗皆出，勿止。因于暑汗，烦则喘渴，静则多言，体若燔炭，汗出而散。脉虚身热，得之伤暑。

《难经》曰：伤暑得之为正邪，火自病也。当恶臭，其病身热而烦，心痛，其脉浮大而散。

《伤寒论》曰：太阳中热者，暍是也。其人汗出恶寒，身热而渴也。太阳中暍者，身热疼重而脉微弱，此亦夏月伤冷水，水行皮中所致也。太阳中暍者，发热恶寒，身重而疼痛，且脉弦细芤迟，小便已，洒洒然毛耸，手足逆冷，小有劳，身即热，口开，前板齿燥。若发汗则恶寒甚，加温针则发热甚，数下之则淋甚。

谨按：许学士云：伤暑，其脉弦细芤迟，何也？《内经》曰寒伤形，热伤气。盖伤气而不伤形，则气消而脉虚弱。所谓弦细芤迟，皆虚脉也。仲景以弦为阴，而朱肱亦曰：中暑脉细弱，则皆虚脉也，可知矣。

### 论中暑中热受病不同

洁古曰：静而得之为中暑，动而得之为中热。中暑者阴证，中热者阳证。

东垣曰：暑热之时，无病之人或避暑热，纳凉于深堂大厦得之者，名曰中暑。其病必头痛恶寒，身形拘急，肢节疼痛而烦心，肌肤火热，无汗，为房室之阴寒所遏，使周身阳气不得伸越，多以大顺散热药主之是也。若行人或农夫，于日中劳役得之者，名曰中热。其病必苦头痛，发躁热，恶热，扪之肌肤大热，必大渴引饮，汗大泄，无气以动，乃为天热，外伤肺气，苍术白虎汤凉剂主之。

按：此论中暑，即仲景所谓暍是也。此只作暑热分之，可见有阴阳二证，受病不同。然夏月受病，有阴寒所遏，使周身阳气不得伸越，以大顺散主之者，为中暑。盖当暑月名之，犹冬月发热为伤寒也。但中热治例，虽云用苍术白虎汤，而又处清暑益气之法。况大顺散一方，是仲景太阳例药，然东垣施用，谅不如此，必有若益气汤证例，发挥晔晔者，惜乎无传，故使后人不能无疑也。详后所论，矧中暑证，亦有于劳役动而得者，中热证，亦有于避暑静而得之。大抵因人元气虚实不同，故所受亦异，为治岂得而无变法哉？

### 论伤暑五脏为证不同

陈无择曰：暑热喜归心，心中之，使人噎闷，昏不知人。入肝则眩晕、顽痹，入脾则昏睡不觉，入肺则喘满痿躄，入肾则消渴。凡中暍死，治之切不得用冷，惟宜温养，得冷则死。道途中无汤，即以热土熨脐中，仍使更溺，概可见矣。凡觉中暑，急嚼生姜一大块，水送下，如已迷闷，嚼大蒜一大瓣，水送下，如不能嚼，水研灌之立醒。

谨按：暑暍之证，变异不等，亦岂止归五脏也。冷热当凭脉证用之。盖人之形气有虚实，所感有轻重。轻则后时而发，至秋成疟痢是也。重则即时发者，如以上之证。至有轻变重，重变轻，亦自感有浅深，传有兼并尔。况人之形志苦乐不一，岂得无变异乎，大抵四时之证皆然。

## 论暑热伤气为痿厥诸证

东垣曰：夫脾胃虚弱，必上焦之气不足，遇夏天热胜，损伤元气，怠惰嗜卧，四肢不收，精神不足，两脚痿软，遇早晚寒厥，日高之后，阳气将旺，复热如火，乃阴阳气血俱不足也。或四肢困倦，精神短少，懒于动作，胸满气促，肢节沉疼。或气高而喘，身热而烦，心下膨痞，小便黄而少，大便溏而频。或利出黄糜，或如泔色，或渴，或不渴，不思饮食，自汗体重。或汗少者，血先病而气不病也，其脉中得洪缓。若湿气相搏，必加之以迟迟。病虽互换少差，其天暑湿令则一也，宜以清燥之剂治之。或有所远行劳倦，逢大热而渴，渴则阳气内伐，内伐则热舍于肾。肾者，水脏也，今水不能胜火，则骨枯髓虚，足不任身，发为骨痿者，生于火热也。此湿热成痿，令人骨乏无力。或热厥而阴虚，或寒厥而气虚。厥者四肢如在火中为热厥，四肢寒冷者为寒厥。寒厥则腹中有寒，热厥则腹中有热，为脾主四肢故也。

按：此论暑热证候，即同冬月伤寒传变为证之不一也。彼为寒邪伤形，此则暑热伤气。若真气元气虚甚，受病忽有于一时不救者，与伤寒阴毒，顷刻害人实同。故东垣启是病例，大开后人之盲瞶矣。学者当审究其机，宜与痿门兼看。

## 论暑为痢疟

详见疟门、滞下门。

## 论暑为吐泻霍乱

详见吐泻霍乱门。

## 论中暑宜补真气

东垣曰：夫脾胃虚弱，遇六七月间，河涨霖雨，诸物皆润，人汗沾衣，身重短气，甚则四肢痿软，行步不正，脚欹眼黑，此肾水与膀胱俱竭之状也。当急救之，滋肺气，以补水之上源。又使庚大肠不受邪热，不令汗大泄也。汗泄甚，则亡[1]津液，七神无所依，津液相成，神乃自生。津者庚大肠所主，三伏之义，庚金受囚，木无可制，故风湿相搏，骨节烦疼，一身尽痛，亢则害，承乃制是也。五月常服五味子，是泻丙火，补庚大肠，益五脏之元气。壬膀胱之寒已绝于巳，癸肾水已绝于午。今更逢湿旺，助热为邪，西方、北方之寒清绝矣。圣人立法，夏月宜补者，补大元真气，非补热火也。令人夏食寒是也。为热伤元气，以人参、麦门冬、五味子生脉。脉者，元气也。

谨按：王太仆曰：苍天布气，尚不

[1] 亡：底本作“止”，据紫来堂本改。

越于五行，人在气中，岂不应乎天道。然为医者，不审阴阳消长，升降浮沉之理，将何所据焉？丹溪先生有夏月伏阴在内论，深明东垣未悉之旨，因附于左宜参考焉。

丹溪曰：天地以一元之气，化生万物，根于中者曰神机，根于外者曰气立。万物天地，同此一气，人灵于物，形肖天地，参而为三者，以其得气之正而通之。故天地之气升，人之气亦升，天地之气浮，人之气亦浮。降亦降，沉亦沉，人与天地同一橐龠也。子月一阳生，寅月三阳生，此气之升也。巳月六阳生，阳尽出地之上矣，此气之浮也。人之腹属地，气于此时浮于肌表，散于皮毛，腹中之阳虚矣。经曰：夏月经满，气溢入孙络，受血，皮肤充实。长夏经络皆盛，内溢肌中。又曰：夏气在孙络，长夏气在肌肉。所以表实者，里必虚。世言夏月伏阴在内，此阴字有虚之义，若作阴冷看，其误甚矣。或曰：以手扪腹，明知其冷，而何前人治暑病，有用玉龙丹、大顺散、桂苓丸，单煮良姜与缩脾饮用草果等，皆行温热之剂，何吾子不思之甚也？予曰：经言春夏养阳，王太仆谓春食凉，夏食寒，所以养阳也，其意可见矣。若夫凉台水馆，大扇风车，阴木寒泉、水果冰雪，寒凉之伤，自内及外，不用温热，病何由安？详玩其意，实非为内伏阴冷而用之也。前哲又谓升降浮沉则顺之，寒热温凉则逆之。若谓夏月火令之时，妄投温热，宁免实实虚虚之患乎？或曰：巳月纯阳，于理或通，五月一阴，六月二阴，阴气既动，岂无阴冷？曰：此阴之初动于地下也。四阳浮于地上。燔灼焚炎，流金烁石，何冷之有？孙真人生脉散，令人夏月服之，非虚而何？

## 论暑火证治大法

贾元良曰：暑者，相火行令也，夏月人感之，自口齿而入，伤心胞络之经，其脉虚，外证头疼口干，面垢自汗，倦怠少气，或背寒，恶热。气甚者迷闷不省而为霍乱，吐利痰滞，呕逆腹痛，泻痢下血，发黄生斑，皆是其证。甚者水热制金，不能平木，搐搦，不省人事，其脉虚浮。一曰：浮者风也，虚者暑也。俗名暑风证者，皆是相火甚而行令也。先以温水化苏合香丸，次进黄连香薷饮加羌活，只用双解加香薷尤良。大抵治暑之法，清心利小便甚好。若自汗甚者，不可利小便，宜白虎汤清解之，次分表里治之。如在表头疼恶寒，双解散加香薷，及二香散、十味香薷散之类解之。如在半表半里，泄泻烦渴，饮水吐逆，五苓散治之。热甚烦渴者，益元散清之。若表解里热甚，宜半夏解毒汤下神芎丸、酒蒸黄连丸等。或人平生素弱及老人冒暑，脉微下痢，渴而喜温，或厥冷不省人事，宜竹叶石膏汤加熟附半个冷饮，次以来复丹、五苓散治之。凡夏月暑证，不可服诸热燥剂，致斑毒发黄，小水不通，闷乱而死矣。

按：此言治暑之法，可谓详备。然云暑风相火为病，而先用苏合香丸，至用双解，皆当审谛脉证施治，不可少有差失。详苏合香但可用于阴寒所遏，或内伤生冷太过，及气中或中恶者，此等又不可谓之暑风相火之证矣。盖暑证有阴阳二者不同，治法寒热霄壤之隔，学者慎之。

## 【清暑之剂】

**局方香薷饮**　治一切暑热，腹痛，

霍乱吐利，烦心等证。

香薷一斤　厚朴制　白扁豆各半斤

上㕮咀，每服三四钱，水煎。

按：此手、足太阴药也。世俗用于暑月中煎饮，然气虚者不可过多。盖厚朴乃泄气下气药也。虽《活人书》用后方，亦只是治暑火清心而已，故例不可不分。

**黄连香薷饮**

香薷一斤　厚朴制，半斤　黄连四两

上㕮咀，每二三钱，水煎。

按：此手太阴、少阴药也。

## 【益气之剂】

**局方人参白虎汤**　治暑热发渴脉虚。

人参一钱半　知母二钱　石膏半两　甘草一钱

上㕮咀，入梗米一合，水煎。

按：此手太阴，足阳明药也，出太阳例。

**竹叶石膏汤**

石膏一两　半夏二钱半　甘草　人参各二钱　麦门冬半两　竹叶二十片❶

上㕮咀，入生姜煎。

按：此足阳明，手足太阴经药也。

**东垣人参益气汤**　治暑热伤气，四肢困倦，嗜卧，两手指麻木。

黄芪八钱　甘草七钱，内炙二钱　人参半两　升麻二钱　白芍三钱　五味子百四十个　柴胡二钱半

上㕮咀，分作四服。

按：此手足太阴，足阳明、少阳经药也。

## 【清暑益气之剂】

**宣明益元散**方见泄泻门。

按：此足太阳、足三阴经药也。

**选方十味香薷散**　治伏暑，身体倦怠，神昏头重，吐利。

香薷一两　人参　陈皮　白术　茯苓　黄芪　木瓜　厚朴　扁豆　甘草各半两

上㕮咀，水煎，每服一两。

按：此手足太阴经药也。

**东垣清暑益气汤**　治长夏湿热蒸人，人感之四肢困倦，精神少，懒于动作，胸满气促，肢节疼，或气高而喘，身热而烦，心下膨闭，小便黄而数，大便溏而频，或痢或渴，不思饮食，自汗体重。

黄芪　升麻　苍术各一钱　人参　白术　神曲　陈皮各半钱　甘草炙　黄柏　麦门冬　当归各三分　葛根二分　五味子九个　泽泻半钱　青皮二分

上㕮咀，水煎。

按：此手足太阴、少阴，足阳明经药也。仲景太阳中暍证例，禁汗、下、温针，无治法，宜是汤主之，所谓发千古之秘也。

## 【温散之剂】

**五苓散**　治暑湿为病，发热头疼，烦躁而渴。方见泄泻门

**桂苓丸**　治冒暑烦渴，饮水过多，心腹胀满，小便赤少。

肉桂去皮　茯苓各一两

上为末，蜜丸，每两作十丸，每细嚼一丸，白汤下。

按：以上足太阳例药也。

**缩脾饮**　解伏热，除烦渴，消暑毒，止吐泻霍乱。

砂仁　草果　乌梅肉　甘草炙。各四

---

❶ 二十片：原本无，据紫来堂本补。

两　扁豆炒　干葛各二两

上㕮咀，每服四钱，水煎，冷服。

按：此手足太阴、少阴，足阳明经药也。

**消暑十全饮**

香薷　扁豆　厚朴　甘草　紫苏　白术　茯苓　藿香　木瓜　檀香

上㕮咀，水煎。

按：此手足太阴之剂，气药也。然以上二方，今世俗多用，姑存之，以备取择。

**消毒丸**　治伤暑，发热头疼。

半夏　甘草　茯苓各半斤

上为末，生姜汁作薄糊丸，如梧桐子大。每五十丸，水下。

《易简方》以好醋煮半夏，姜汁作糊丸。

按：此足三阳、少阴，手太阴经药也。

**大顺散**　治冒暑伏热，引饮过多，脾胃受湿，水谷不分，清浊相干，阴阳气逆，霍乱呕吐，脏腑不调。

甘草　干姜　杏仁去皮尖　桂去皮。各等分

上先将甘草用白砂炒，次入姜，却下杏仁炒，过筛，去砂净，合桂为末，每服二三钱，汤点服。

按：此太阳例药。

**冷香饮子**　治伤暑暍，霍乱腹病，烦躁，脉沉微或伏。方见霍乱门。

**来复丹**　治伏暑泄泻，身热脉弱。

硝石一两，同硫黄火上微炒，用柳条搅结砂子，不可火大　太阴玄精石研　舶上硫黄各一两　五灵脂去砂石　青皮　陈皮各二两

上为末，和匀，好醋糊为丸，豌豆大。每服三十丸，空心，水饮下。

按：此出厥阴例药也。通利三焦，分理阴阳，温胃开结，治挥霍变乱，神志昏愦，元气下陷者甚捷。然病因暑火湿热者勿用。

## 【治湿热之剂】

**子和桂苓甘露饮**　治伏暑发渴，脉虚。

桂　人参　藿香各半两　茯苓　白术　甘草　葛根　泽泻　石膏　寒水石各一两　滑石二两　木香一钱

上为末，每服三钱，白汤调下。

**宣明桂苓甘露饮**

茯苓　泽泻各一两　石膏　寒水石各二两　滑石四两　白术　桂　猪苓各半两

上为末，每服二三钱，温汤调下。

**局方辰砂五苓散**　治伏暑烦渴，头疼身重，泄泻。本方加辰砂。

上为末，每二三钱，或水或汤调下。

按：此三方并太阳经药。然有温散、淡渗、解表不同也。

## 【治火之剂】

**黄连解毒汤**　治暑热证，脉洪实而渴。

**大金花丸**　治一切火热暑证。

**神芎丸**　治一切湿热内甚，火暑之实者。方并见火门。

# 卷之十二

## 湿　门

### 《内经》叙湿为诸证

经曰：诸湿肿满，皆属脾土。湿胜则濡泻。地之湿气，感则害人皮肉筋脉。

《原病式》曰：诸痉强直，积饮，痞隔中满，霍乱吐下，体重，胕肿，肉如泥，按之不起，皆属于湿。

### 脉　法

《脉经》曰：脉沉而缓，沉而细，微缓者，皆中湿。脉浮风湿。脉大，或浮虚而涩者，皆寒湿。脉来滑疾。身热烦喘，胸满口燥，发黄者，湿热。脉洪而缓，阴阳两虚，湿热自甚。脉洪而动，湿热为痛也。

### 论湿为痿为痹为痛为肿所挟寒热不同

《内经》曰：因于湿，首如裹，湿热不攘，大筋软短，小筋弛长，软短为拘，弛长为痿。因于气，为肿，四维相代，阳气乃竭。

按：丹溪曰：湿者，土之浊气。首为诸阳之会，其位高，其气清，其体虚，故聪明系焉。浊气熏蒸，清道不通，沉重不利，似乎有物蒙之。失而不治，湿郁为热，热留不去。大筋软短者，热伤血不能养筋，故为拘挛。小筋弛长，湿伤筋不能束骨，故为痿弱。因于湿，首如裹，各三字为句，湿热不攘以下，各四字为句，文整而意明。第四章因于气为肿，下文不叙，恐有脱简。然王注曰：素常气疾，湿热加之，气湿热争，故为肿也。邪气渐盛，正气渐微，阳气衰少，致邪代正，气不宣通，故四维发肿。诸阳受气于四肢也。但令人见膝间关节肿疼，全以为风治者，多误矣。

风寒湿三气杂至，合而为痹也，湿气胜者，为著痹也。其多汗而濡者，阳气少，阴气盛也。伤于寒湿，肌肤尽痛，名曰肌痹。

谨按：湿证挟寒，内甚则腹痛下利，外甚则四肢沉重，疼痛，或肌肉濡溃，痹而不仁也。挟风，多外甚而身重痛，汗出。挟热，内甚则泻痢，外甚则或痛，或热，或肿，发黄。如此等证，虽内伤外感不同，况有错杂之邪合至，当论其先后多少，分治可也。

寒湿之中人也，皮肤不收，肌肉坚紧，荣血泣，卫气去，故曰虚。虚者聂辟，气不足，按之则气足以温之。故快然而不痛。

按：东垣曰：此清虚之地气伤人也，必从足始，故地之湿气，感则害人皮肉筋脉。夫百病之变，皆生于风雨寒暑，及饮食居处，阴阳喜怒。《针经》解云：若身形不虚，外邪不能伤也。

《要略》曰：太阳病，关节疼痛而

烦，脉沉而细者，此名中湿，亦曰湿痹。其候小便不利，大便反快，但当利其小便。一身尽痛，发热，日晡所剧者，此名风湿。此病伤于汗出当风，或久伤冷所致。风湿，脉浮身重，汗出恶风。风湿相搏，身体疼烦，不能转侧，不呕不渴，脉浮虚而涩。风湿相搏，骨节疼烦，掣痛不得屈伸，近之则痛剧，汗出短气，小便不利，恶风不欲去衣，或身微肿也。

按：以上论风湿、寒湿之异。

湿家之为病，一身尽疼，发热，身色如熏黄也。湿家病，身疼发热，面黄而喘，头痛鼻塞而烦，其脉大，自能饮食，腹中和无病，病在头。中寒湿，故鼻塞，内药鼻中则愈。

按：以上前一病，本湿热证例，而论不言热，无治法，当分出之。湿家者，惟东南方湿热证多。丹溪曰：湿热相火为病，十居八九，东垣有湿热证例，详见热门。

## 论中湿为脾虚所致

陈无择曰：脾虚多中湿，故曰湿流关节，中之多使人䐜胀。四肢关节，疼痛而烦，久则浮肿喘满，昏不知人。挟风则眩晕呕哕。兼寒则挛拳掣痛。治之不得猛发汗及灼艾。泄泻，惟利小便为佳也。

谨按：脾虚中湿，内因多中满痞膈，泻痢，外感多为痿痹，胕肿，疼痛等证，盖脾主肌肉尔。况有挟风寒暑热不一。详前人以挟风与湿在表者，宜解肌。兼寒在半表里者，宜温散，宜渗泄。惟湿热在里，宜下。里虚者，宜分消，实脾土为上。外感非脾虚，宜汗之、灸之，要在适中病情也。

## 论湿生痰饮

详见痰饮门。

## 论湿为泻痢咳疟等证

详见泄泻滞下等门。

## 论湿病似中风

详见中风门。

## 论湿为脚气

详见脚气门。

## 治湿大法

贾真孙曰：湿为土气，火热能生湿土，故夏热则万物湿润，秋凉则万物干燥。湿病本不自生，因热而怫郁，不能宣行水道，故停滞而生湿也。况脾土脆弱之人，易为感冒，岂必水不流而后为湿哉？人只知风寒之威严，不知暑湿之炎暄，感人于冥冥之中也。《病式》云：诸痉强直，积饮等证，皆属于湿。或胕肿体寒而有水气，里必小便赤少不通，或渴，是蓄热入里极深，非病寒也。大抵治法宜理脾清热，利小便为上，故治湿不利小便，非其治也。宜桂苓甘露，木香、葶苈、木通治之。守真师曰：葶苈木香散下神芎丸，此药下水湿，消肿胀，利小便，理脾胃，无出乎此也。腹胀、脚肿甚者，舟车丸下之。湿热内深发黄，茵陈汤下之，或佐以防己黄芪。一身尽肿痛，或无汗，是湿流关节，邪气在表，宜五苓散加官桂、苍术，微汗之，不可大汗。若自汗出多，热燥津液，内水不利，切勿利之，重损津液也。宜防风白术甘草汤主之。其湿证有二，湿热证多，湿寒证少，当以脉证明辨之。如脉滑数，小便赤涩，引饮，为湿热证。若小便清白，大便泻痢，身疼自汗，为寒湿证。治之宜五苓散加生附、苍术、木瓜主之。

## 【解表之剂】

**金匮防己黄芪汤** 治风湿，脉浮身重，汗出恶风，或痛。

防己一两 甘草炙，半两 白术七钱半 黄芪一两一钱

上㕮咀，每服一两，入姜、枣煎。喘者加麻黄。胃气不和加芍药。气上冲加桂枝。下有寒加细辛。

按：湿胜身重，阳微中风，则汗出恶风，故用黄芪、炙草实表，防己、白术胜湿也。足三阴例药。

**桂枝附子汤** 治风湿相搏，身体疼烦，不能自转❶侧，不呕不渴，脉浮虚而涩者，此汤主之。

桂枝八钱 生姜六钱 附子二钱 甘草炙，四钱

上㕮咀，入大枣作二次煎。若小便自利者，去桂加白术汤主之。服后，其人如冒状，勿怪。

**甘草附子汤** 治风湿相搏，骨节疼烦，掣痛不得屈伸，近之则痛剧，汗出短气，小便不利，恶风不欲去衣，或身微肿痛者。

甘草炙，四钱 附子三钱 白术四钱 桂枝八钱

上㕮咀，水煎。《金匮》减桂枝，加生姜、大枣，名白术附子汤。

按：此二❷方，足太阳例药，解肌之剂也。

**麻黄加术汤** 治湿胜，身烦疼。

麻黄六钱 桂枝四钱 甘草炙，二钱 杏仁二十五个 白术八钱

上㕮咀，水煎。取微汗。《金匮》减桂、术，加薏苡仁，名麻黄杏仁薏苡甘草汤，治湿胜身疼，日晡所剧者。

按：此太阳发表例药。以上诸方，治风寒湿之剂。

**元戎加味五苓散** 治湿胜身痛，小便不利，体重发渴。本方加羌活。

按：此太阳解表渗利❸之剂，治风湿、寒湿药也。

**局方五积散** 治外感风寒，冒寒湿，身体重痛。见本方。

按：海藏云：麻黄、桂、芍、甘草，即麻黄桂枝各半汤也。苍术、甘草、陈皮、厚朴，即平胃散也。枳壳、桔梗、陈皮、茯苓、半夏，即桔梗半夏等汤也。又川芎、当归治血，兼干姜、厚朴散气，此数药相合，为解表温中泄湿之剂，去痰消痞调经之方。虽为内寒外感表里之分之所制，实非仲景表里麻黄桂枝姜附之的方也。至于积冷呕泄，时疫，项背拘急加葱白、豆豉，厥逆加吴茱萸，寒热咳逆加枣，妇人难产加醋，始知用之非一途也，惟知活法者其择之。

**东垣羌活汤** 治湿热自甚，身重，或眩晕麻木，小便涩赤，下焦痿弱无力，行步不正。方见热门。

按：此胜湿升阳之剂也，出太阳茯苓泽泻例。

## 【温散之剂】

**真武汤** 治寒内❹甚，腹痛下痢，四

---

❶ 转：底本脱，据紫来堂本补。
❷ 二：底本作“一”，据紫来堂本改。
❸ 渗利：底本作“泻痢”，据四库本改。
❹ 内：底本作“少”，据四库本改。

肢沉重。

**附子汤**方并见寒门。

按：此少阴例药也。

**局方渗湿汤** 治寒湿所伤，身重，腰冷如坐水中，小便或涩，大便溏泄，皆坐卧湿地，或阴雨所袭之也。

苍术 白术 甘草各一两 干姜 茯苓各二两 陈皮 丁香各二两半

上㕮咀，每四钱，入枣煎

按：此足阳明、太阴药也，温中胜湿之剂。

## 【治热散郁之剂】

**茵陈五苓散** 治湿热胜，发热，黄疸。

茵陈蒿十分 五苓散五分

上二物合匀，水煎服。

**宣明桂苓甘露饮** 治湿热内甚，烦渴泻痢，小便涩，大便急痛，霍乱吐下，头痛口干。方见暑门。

**大橘皮汤** 治湿热内甚，心腹胀满，小便不利，大便滑泄。

橘皮一两半 木香一钱 滑石六两 槟榔三钱 茯苓一两 猪苓 泽泻 白术 桂枝各半两 甘草二钱

上㕮咀，每服六七钱，入姜煎。

**葶苈木香散** 治湿热，内外余热，水肿腹胀，小便赤涩，大便泄。

葶苈 茯苓 猪苓 白术各一两 木香半钱 泽泻 木通 甘草各半两 桂枝半两 滑石三两

上为末，每三钱，白汤调下。

按：以上诸方，出太阳例药也。河间曰：若小便不得通利，而反转泻者，乃湿热痞闷极深，而攻之不开，是能反为注泄。此正气已衰而多难救，慎不可与此也。然当滋其化源。

**东垣清燥汤** 治表里有湿热，痿厥瘫痪，不能行走，或足踝、膝上皆肿痛，口干泻痢。方见痿门。

按：阴阳两虚，湿热甚者，不可缺此。

**当归拈痛汤**方见疮疡门。

按：此治湿热盛实之剂。

## 【宣剂】

**瓜蒂散** 治中寒湿，头痛面黄，鼻塞，烦而脉大。

瓜蒂一味为末

上以些小，于鼻内吹之，其水自下。

按：湿盛致痰液留膈上，肩背重痛麻痹者，宜此吐之。出足太阳例药也。

## 【攻下之剂】

**宣明三花神佑丸** 治一切水湿肿病，大腹实胀，喘满。方见痰饮门。

**舟车丸**

大黄二两 甘遂 大戟 芫花 青皮 陈皮各一两 牵牛头末，四两 木香半两

上为末，水丸，如梧桐子大，每六七十丸，白汤下。随证临时加减。

**浚川散**

大黄煨，二两 郁李仁二两 芒硝半两 甘遂一两，制 牵牛头末，四两

上为末，姜汤调下半钱，空心，临卧随证加减服。

**导水丸** 治湿热内郁，胸膈痞闷，衄衃，口舌生疮，咽喉不利，牙疳齿蚀，口臭，或遍身生湿疮干疥，睡语咬牙，惊惕怔忡，大小便滞涩，风热、酒毒蕴热等证。

大黄 黄芩各二两 牵牛头末 滑石

各四两

上为末，水丸，如梧子大。每四五十丸，煎水下。随证临时加减。

按：以上诸方，出阳明例药也，又气血之剂。湿热甚者，非此不能除。但中病者即止，虚弱者慎之。故守真亦云：正气已衰者，不可与葶苈木香散，况以上药乎。

**禹功散**方见疝气门。

**除湿丹** 治诸湿客搏，腰膝重痛，足胫浮肿，筋脉紧急，津液凝涩，便溺不利。

槟榔 甘遂 威灵仙 赤芍 泽泻 葶苈各二两 乳香 没药各一两 牵牛半两 大戟炒，三两 陈皮四两

上为末，糊丸桐子大。每五十丸至七十丸，温水下。

按：此出太阳例药。诸湿郁滞于表里，重痛沉著，非此不除。

**东垣海金砂散** 治脾湿太过，通身肿满，喘不得卧，及腹胀如鼓。

牵牛一两半，微炒 甘遂半两 白术一两 海金砂三钱

上为末，每二钱煎，倒流水调下，得利，止后服。

**圣灵丹** 治脾肺有湿，喘满肿盛，小便赤涩。

苦葶苈四两，炒 茯苓寒食面包，煨 木香 槟榔 汉防己 木通 人参各二钱半

上为末，枣肉丸梧子大。每三十丸，桑白皮汤下。

**续随子丸** 治肺经有湿，通身虚肿，满闷不快，或咳或喘。

人参 汉防己 赤茯苓如上煨 槟榔 木香各半两 葶苈四两，炒 续随子一两 海金沙半两

上为末，枣肉丸梧子大。每三十丸，桑白皮汤下。

按：此三方，并太阳例药。当较其轻重，选使可也。

## 【升散渗利之剂】

**机要白术芍药汤**

**白术汤**

**茯苓汤**

**东垣升阳除湿汤**

**升阳除湿防风汤**方并见泄泻门。

**导滞通经汤** 治脾湿有余，气不宣通，面目手足肿，注闷而痛。

五苓散内减猪苓、桂，加木香、陈皮。

上㕮咀，每服五钱，水煎。

**局方五苓散**

白术 猪苓 茯苓各两半 桂一两 泽泻二两半

上为末，每服三二钱，热汤调下。

按：以上诸方，并太阳例药，宜随证选用。

**平胃散**

苍术八两 陈皮五两 甘草炒，三两 厚朴五两

上为末，每三钱，姜、枣煎，或盐汤点服。

**对金饮子** 治脾胃受湿，腹胀，米谷不化，饮食不进，身体沉重，肢节酸疼，皮肤微肿。

平胃散一两 桑白皮炒，一两

上为末，每三二钱，入姜煎服。

按：此二方足太阴、阳明、手太阴药也。

**丹溪越鞠丸** 治湿郁。

苍术 抚芎 白芷

# 卷之十三

## 燥　门结燥附

### 《内经》论燥为诸证

诸涩枯涸，干劲皴揭，皆属于燥。

按：此河间论治已详。然当分大便闷结，或消渴之类为里证。皮肤燥涩，干疥爪枯之类为表证。而于阳结阴结、气盛血少、痰郁风热，可得而悉。

### 燥本风热论

《原病式》曰：经曰：风热火同阳也，寒燥湿同阴也。又燥湿小异也。然燥金虽属秋阴，而异于寒湿，故反同其风热也。故火热胜，金衰而风生，则风能胜湿，热能耗液而反寒，阳实阴虚，则风热胜于水湿而为燥也。凡人风病，多因热甚，而风燥者，为其兼化，以热为其主也。然阳实阴虚而风热太甚，以胜水湿，因而成燥。肝主于筋而风气自甚，又燥热加之，液还聚于胸膈，则筋太燥也。燥金主于收敛，劲切紧涩，故为病筋脉劲强紧急而口噤也。或病燥热太甚，而脾胃干涸成消渴者。或风热燥甚，怫郁在表，而里气平者，善伸数欠，筋脉拘急，或时恶寒，或筋惕而搐，脉浮数而弦也。风热燥并郁甚于里，故烦满而或痖结也。及风痫之发作者，由热甚而风燥为其兼化，涎溢胸膈，燥烁而瘛疭，昏冒僵仆也。凡此诸证，皆由热甚而生风燥。各有异者，由风热燥各微甚不等故也。所谓中风或筋缓者，因其风热胜湿而为燥，乃燥之甚也。然筋缓不收而痿痹，故诸膹郁病痿，皆属金肺，乃燥之化也。如秋深燥甚，则草木痿落而不收，病之象也。是以手得血而能握，足得血而能步。夫燥之为病，血液衰少也，而又气血不能通畅，故病然也。

### 论燥热胜阴

见消渴门。

### 论结燥病本不同

东垣曰：金匮真言论云：北方黑色，入通于肾，开窍于二阴，藏精于肾。又云：肾主大便，大便难，取足少阴。夫肾主五液，津液润，则大便如常。若饥饱劳逸，损伤胃气，及食辛热味厚之物，而助火邪，伏于血中，耗散真阴，津液亏少，故大便结燥。然结燥之病不一，有热燥，有风燥，有阳结，有阴结。又有年老气虚，津液不足而结者。治法云：肾恶燥，急食辛以润之，结者散之。如少阴不得大便，以辛润之。太阴不得大便，以苦泻之。阳结者散之，阴结者热之。仲景云：小便利，大便硬，不可攻下，以脾约丸润之。食伤太阴，腹满，食不化，腹响，然不能大便者，以苦药泻之。大抵津液耗少而燥者，以辛润之。

有物而结者，当下之。若不究其源，一概用巴豆、牵牛之类下之，损其津液，燥结愈甚，有复下复结，极则以至引导于下，而不能通者，遂成不救之证，可不慎哉！

按：此只是论结燥，言里证也。河间所论，则兼表里而言之矣。犹宜以燥热胜阴、相火论诸篇兼看。

## 【治风之剂】

**机要大秦艽汤** 治血弱阴虚，不能养筋，筋燥而手足不能运动，指爪干燥，属风热甚者。方见中风门。

按：此散风热，养血之剂，太阳例药也。

**麻仁丸**

郁李仁 麻子仁各六两，另研 大黄二两半，以一半炒 山药 防风 枳壳炒。各七钱半 槟榔半两 羌活 木香各五钱半

上为细末，炼蜜，丸梧子大。每三二十丸，温水下。

按：此手、足阳明，足太阳经药，表里之剂，气分药也。

**东垣润肠丸** 治脾胃中伏火，大便秘涩，或干燥秘塞不通，全不思食，乃风结血❶秘，皆令闭塞也。以润燥和血疏风，自然通矣。

麻子仁 桃仁各一两，去皮尖，另研 羌活 当归尾 大黄煨。各半两 皂角仁 秦艽各五钱

上除另研外，为细末，五上火，炼蜜，丸如桐子大。每三五十丸，食前，白汤下。又有润燥丸一方，于本方加郁李仁、防风是也。

按：此足太阴，手、足阳明，表里药也。

## 【治热之剂】

**宣明当归龙胆丸**方见火门。

**清凉饮子**方见热门。

## 【和血润下之剂】

**东垣导滞通幽汤** 治大便难，幽门不通，上冲，吸门不开，噎塞不便，燥闭，气不得下，治在幽门，以辛润之。

当归 升麻 桃仁各一钱，另研 生地黄 熟地黄各半钱 红花 炙甘草各三分

上件作一服，水煎，调槟榔细末半钱服。加大黄，名当归润燥汤。

**元戎四物汤** 治脏结秘涩者。

当归 熟地黄 川芎 白芍 大黄煨 桃仁各等分

上㕮咀，水煎，或为丸服，亦可。

按：此手、足厥阴经药也。

**子和脾约丸**

麻仁一两二钱半 枳实炒 厚朴 芍药各二两 大黄蒸，四两 杏仁去皮尖，炒，一两二钱

上为末，炼蜜，丸梧子大。每三二十丸，温水下。

**润体丸**

郁李仁 大黄 桂心 黑牵牛 当归 黄柏各半两 轻粉少许

上为末，水丸，如梧子大。每三四十丸，温水下。

按：以上二方，一气分药，一血分药也，二方故所主不同。然气血不能宣通者，非此莫能疗，而气虚津液不足者慎之。

**神功丸**方见咳门。

---

❶ 血：原本脱，据《秘藏》卷下补。

按：此手、足太阴药也，气分之剂。

## 【滋阴之剂】

**拔萃六味地黄丸**　治下焦燥热，小便涩而数。

**丹溪大补丸**　治阴虚燥热。方见火门。

# 卷之十四

## 寒　门

### 《内经》叙寒气为痛为积为呕为泄

举痛论云：寒气入经而稽泣，经脉不行，客于脉外则血少，客于脉中则气不通，故卒然而痛。重中于寒，则痛久矣。寒气客于小肠募原之间，络血之中，血泣不得注于大经，血气稽留不得行，故宿昔而成积。寒气客于肠胃，厥逆上出，故痛而呕也。寒气客于小肠，小肠不得成聚，故腹痛后泄矣。

谨按：篇中具寒气客于诸脉及相引腹股等为痛甚详，宜玩本文。为积，又详见积聚门。

### 论寒为癥瘕坚痞厥逆诸证

《原病式》曰：诸病上下所出水液，澄彻清冷，下痢清白，吐痢腥秽，食已不饥，坚痞腹满急痛，癥瘕癞疝，屈伸不便，厥逆禁固，皆属于寒。

### 论寒为滞下泄泻咳嗽诸证

详见滞下等门。

按：以上诸论，病机多属内中于寒，口食生冷所致，皆非外感证也。因兹所类，但以伤寒外感分例，然以上病机亦有标本不同，故不复参附，详见各门。

### 脉　法

《难经》曰：伤寒之脉，阴阳俱盛而紧涩。

《伤寒论》曰：脉阴阳俱紧者，名曰伤寒。寸口脉浮而紧，浮则为风，紧则为寒。浮涩而紧为伤寒。

谨按：伤寒脉及六经传变，本论已详，兹不备录。惟许学士《百证歌》第一篇，甚得旨要。但其中二句讹舛，如脉浮而缓，风伤荣；浮紧兼涩，寒伤卫。正与仲景脉理差别，此非许学士之不精，盖亦后人传写之误也。

许学士云：仲景言脉大、浮、数、动、滑，此名阳也。沉、涩、弱、弦、微，此名阴也。《脉诀》以动脉为阴，弦为阳，何也？大抵此兼众脉而合言之也。惟伤寒如此，杂病各见一脉。仲景之意，若曰浮大者，阳也，兼之以动、滑、数之类，安得不为阳。沉细者，阴也，兼之以涩、弦、数之类，安得不为阴。故仲景论动脉则曰：阳动则汗出，阴动则发热。数脉见于关上，上下无头尾，如豆大，厥厥动摇。名曰动也。又结胸证云：脉浮而动，浮则为风，动则为痛，故兼数与浮而言。动脉则阳脉阳病也宜矣。仲景论弦者，状如弓弦，按之不移，弦则为减。又曰：支饮急弦。又少阴证云：手足寒，脉弦迟。故此兼迟而言弦，则为阴证脉也宜矣。故仲景伤寒脉，不可与杂病脉同日而语也。今阳证往往浮大而厥，厥厥动摇，其沉细而弦者，必阴证也。何疑之有哉。故知伤寒当以仲景脉法为本。

《脉经》曰：迟紧为寒。寒则紧弦。涩迟沉细为寒。脉小实而紧者，病在内冷。脉沉而细，下焦有寒。脉累累而贯珠不前至，有风寒在大肠。脉细小紧急，病速进在中，寒为疝瘕。寸口脉迟，上焦有寒。脉紧，寒之实也。关脉迟，胃中寒。尺脉迟涩，寒在下焦。弦小者，寒癖。迟而缓，微而紧，皆有寒也。

## 论伤寒中寒受病不同

丹溪曰：仲景论伤寒矣，而未及乎中寒。先哲治胃大寒而昏，用附子理中而安，其议药则得之矣。曰伤，曰中，未闻有议其异同之者。因思伤寒有即病，有不即病，必大发热，邪循经而入，以渐而深。中寒则仓卒感受，其病即发而暴。伤寒之人，因其旧有郁热，风寒外来，肌腠自密，郁发为热。其初也，用麻黄、桂枝辈发表而安，以病体不甚虚也。中寒之人，乘其肤腠疏豁，一身受邪，难分经络，无热可发，温补自解，此胃气之大虚也。伤寒热虽甚不死，中寒若不急治，去生甚远，其虚实，盖可见矣。

谨按：仲景论伤寒，至三阴病例可汗，外感也。韩祇和例温中，即中寒也。张洁古三阴可下，王海藏例可补，皆言内伤也。但韩氏不直指中寒，而就于阴证立便例，例可温中之法，与仲景三阴病论证不同，乃别立方，意指中寒而未甚莹，故丹溪先生重明此意。然皆宜详玩，临证合宜处治之。

## 论阴阳虚盛恶寒与伤寒不同

《内经》曰：阳虚则外寒者，阳受气于上焦，以温皮肤分肉之间。今寒气在外，则上焦不通。上焦不通，则寒气独留于外，故寒栗。阴盛则内寒者，因厥气上逆，寒气积于胸中而不泻，不泻则温气去，寒独留则血凝泣，凝则脉不通，其脉盛大以涩，故中寒。

按：此言阴阳虚盛为寒。本七情所动之致，义见调经论篇，皆与伤寒、中寒受病不同者也。

东垣曰：夜则恶寒，昼则安静，是阴血自旺于阴分也。夜则恶寒，昼则寒是重阴无阳也。当急泻其阴，峻补其阳。夜则安静，昼则恶寒，是阴气上溢于阳中也。

按：此亦阴盛所致之，本病非感寒外因也。伤寒外因，三阳恶寒，皆表邪未解。太阴手足自温，故不恶寒。少阴、厥阴，手足厥逆而恶寒者，阴盛然也，与此所异。

## 论阴毒

王海藏云：阴毒本因肾气虚寒。因欲事，或食生冷物而后伤[1]风。内既伏阴，外又伤寒，或先感外寒而后伏阴，内外皆阴，则阳气不守，遂发阴毒。身重，眼睛疼，身体倦怠而甚热，四肢厥逆冷，额上及手背冷汗不止，或多烦渴，精神恍惚，如有所失，三二日间或可起行，不甚觉重。诊之则六脉沉细而疾，尺部短小，寸口或无。若服凉药，则渴转甚，躁转急。有此证者，急服还阳退阴之药则安，惟补虚和气而已，宜服正

[1] 伤：底本作“傍”，据四库本改。

元散之类。阴证不宜发汗，如气正脉大，身热未差，用药发汗无妨。或寸口小而尺脉微大亦同。积阴感于下，则微阳消于上，故其候沉重，四肢逆冷，腹痛转甚，或喉不利，或心下胀满结硬，躁渴，虚汗不止，或时狂言，爪甲面色青黑，六脉沉细而一息七至以来。有此证者，速宜于气海、关元二穴灸三二百壮，以手足和暖为效，仍服金液丹、来复丹之类，随证治之。

按：此言阳气不守，或积阴感于下，微阳消于上，遂为阴毒，与《活人书》论阴毒为阴气独盛，阳气暴绝者，殊有发明矣。但言不守与消之义，而又不若赵氏释《活人书》云：阴气极盛，阳气极微，为阴毒。阳气极盛，阴气极微，为阳毒。庶不为竭绝之证，义尤明白。阴盛格阳，附见热门。

## 论诸证寒热似伤寒

详见热门。

谨按：世传以寒痰、脚气、食积、劳烦四证为似伤寒。然以形证较之，亦岂止四证而已，故集证论。详见热门。

## 论伤寒传变

《此事难知》云：足太阳为巨阳，为老阳，又为诸阳之首，故多传变尔。太阳传阳明，谓之微邪，是水传土也，又谓之循经得度传。太阳传少阴，谓之越经传。太阳传太阴，谓之误下传。太阳传少阴，谓之表里传变之邪。太阳为甚，复传少阴，水胜火，火胜水，此南北二方之变，倾刻之间，其害人也，甚于太阳多矣。若辨之不早，必成不救之疾，况乱投汤药乎。太阳传厥阴，谓之首尾传，厥阴与督脉上行，与太阳相接，又名巡经得度传，灾变至重，不为不多矣。

按：此可谓发仲景之心法矣。赵氏亦曰：伤寒六经传变，或虚或实，或冷或热，无非邪气之所为也。有次第传经之阳邪，有直入本经之阴邪，有下后内陷之邪，皆不可不辨也。然成无己引华佗云：伤寒一日在皮，二日在肤，三日在肌，四日在胸，五日在腹，六日入胃，即传里也。与成所论七日不解为再经，二七日不解为过经，皆大约也。故一无治例，惟六经传变为的。故太阳传变居多者，因其初感，邪气乘虚而入则传也。有三五日止在本经，或十数日不传者，有之。有传过一经而不再传者，亦有之。有误服药而致传变者，多矣。大抵邪在阳经则易治，传入阴分则危殆。盖阳微阴盛，正虚邪实矣。况误下内陷，汗虚别经者，则坏异倾危，可立待也，学者慎之。

## 论伤寒只传足经不传手经

《发明》曰：伤寒受病之由，皆出热论一篇而已。皆传足经，不传手经，何也？盖伤寒病，冬月得之，足太阳膀胱经为首，次至足厥阴肝经为尾。此病惟伤北方与东方，及戊土上有足阳明胃湿之专位，兼丑上有足太阴脾土之专位。盖足之六经，皆在东北之方。经云：冬伤于寒，即发者为伤寒，春发为温病，夏发为温疫，为病最重，此之谓也。仲景云：无奇经则无伤寒，缘奇经皆附足六经，不附手经。寒邪只伤足经者，为有奇经故也。长夏为大热病者，夏火既王，火之方与秋之分，皆手经居之。水方与春之分，皆足经居之，所伤者，皆足经[1]不足。及夏火王，客邪助于手经，则不足者愈不足矣，故所用之药，皆泄有余而非足经药，何者？泄有余则不足者补矣。此伤寒只言足经，而不言手经也，大意如此。至于传手经者，亦有之矣。

## 论伤寒传手经

《此事难知》曰：伤寒传至五六日间，渐变神昏不语，或睡中独语一二句，目赤唇焦，舌干不饮水，稀粥与之则咽，终日不与则不思，六脉细数而不洪大，心下不痞，腹中不满，大小便如常，或传至十日以来，形貌如醉人，虚见神昏不已，多用承气汤下之，则误矣。盖不知此热传手少阴心经也。然而，又未知自何经而来？答曰：本太阳经伤风。风为阳邪，阳邪伤卫，阴血自燥，热畜膀胱，壬病逆传于丙，丙丁兄妹，由是传心，心火自上迫而熏肺，所以神昏也。谓肺为清虚之脏，内有火邪，致令神昏，宜栀子黄芩黄连汤。若脉在丙者，导赤散。脉在丁者，泻心汤。若误用凉膈散，乃气中之血药也，如左手寸脉沉滑有力者，则可用之。或用犀角地黄汤，近于是也。本方所说，若无犀角，以升麻代之，是阳明经药也，此解阳明经血中热药。若脉浮沉俱有力者，是丙丁中俱有热也，可以导赤、泻心各半服之则宜矣。此证膀胱传丙，足传手经也，下传上也，丙传丁也，表传里也。壬传丁者，艮传离也，越经传也，又谓腑传脏也。《活人》云：伤寒只传足经，不传手经。此言不尽意也，有从足经而传手经者，何以知之？经云：伤寒或止传一经，或间传三经，不可一途而取之，但凭其脉与外证治之，此活法也。与食则咽者，邪不在胃也。不与则不思者，以其神昏。故热邪既不在胃，误与承气汤下之，其死也必矣。

谨按：伤寒本只传足经，以上又例传手经之义，可谓发病机之秘矣。盖只是邪蕴日久，因足经实，手经虚，故冤热尔。有因汗下差误而传，有因七情或劳倦等而致者，有之。大抵传手经必有所因。所以，古人有救逆、复脉等法，岂但切中病情，实启后人之意例尔。

## 论伤寒阴分发热为反用温汗法

赵嗣真曰：详仲景论发汗方剂，各分轻重不同，如麻黄、桂枝、青龙、各半、越婢等汤，各有等差。至于少阴发汗，二汤虽同用麻黄、附子，亦自有轻重加减之别。故以加细辛为重，加甘草为轻，辛散甘缓之义也。

其第一证，以少阴本无热，此发热，故曰反也。盖发热为邪在表，而当汗，又兼脉沉，属阴，而当温，故以附子温经，麻黄散寒，而热须汗解，故知细辛是汗剂之重者。第二证，既无里寒之可温，又无里热之可下，求其所用麻黄、附子之意，则是脉亦沉，方可名少阴病，身亦发热，方可行发表药。又得之二三日，病气尚浅，比之前证亦较轻，故不重言脉证，而但曰微发汗，所以去细辛加甘草，是汗剂之轻者。向使脉不沉，身不热，又无他证，则是无病人也，又何药焉。仲景本分作两证，以别汗剂之轻重。《活人书》却于第二证中，除去“无证”两字，改作常见少阴热阳证者。

[1] 居之，所伤者，皆足经：原本脱，据《难知》卷上补。

所谓少阴热阳证者，如经云心中烦，不得卧，或咽疮声不出者，或咳而呕渴，或口燥咽干，或腹胀不大便，数证皆是也。夫岂麻黄附子细辛汤，为治少阴病之脉沉反发热者，固也。而仲景又有四逆汤，治太阳病之发热反脉沉者，均谓之反也。仲景云：病发热头疼，脉反沉，若不差，身体、头疼痛者，当救其里，宜四逆汤，此证出太阳篇。又云：少阴病，始得之，反发热脉沉者，麻黄附子细辛汤，此证出少阴篇。切详太阳病，发热，头痛，法当脉浮，今反沉。少阴脉沉，法当无热，今反热。仲景于此两证各言反者，谓反常也。盖是太阳病，脉似少阴，少阴病证似太阳，所以谓之反，而治之异也。

今深究其旨，均是脉沉发热，以其有头痛，故为太阳病，阳证当脉浮，今反不能浮者，以里虚久寒，正气里微所致。又身体疼痛，故宜救里，使正气内强，逼邪出外。而干姜、生附，亦能出汗而解。假使里不虚寒，则当见脉浮，而正属太阳麻黄汤证也。均是脉沉，发热，以其无头痛，故名少阴病。阴病当无热，今反，寒邪在表，未传在里，但皮腠郁闭而为热，而在里无病，故用麻黄、细辛，以发表邪之热，附子以温少阴之经。假使寒邪入里，则外必无热，当见吐利厥逆等证，而属正少阴四逆汤证也。由此观之，表邪浮浅发热之反，犹轻。正气衰微脉沉之反，为重。此四逆汤为剂，不为不重于麻黄附子细辛汤也。又可见熟附配麻黄，发中有补，生附配干姜，补中有发，仲景之旨微矣。

嗟夫，常病有常法，夫谁不知。设有证变者，或脉变者，往往疑似参差，亦欲以常法例治之，惑矣。如仲景所论太阳少阴两证，脉沉、发热虽同，而受病与用药自别，此实证治之奇异，医法之玄微，故并及之。

谨按：伤寒六经证，仲景例表里六经药矣。而又于每经表药中，分脉证轻重而用药。如此，实万世无穷之惠也。然历世而下，得此意例之妙者，能几人哉。但近世习俗，不求其意，托时世风土之异，或例用气药以治伤寒表邪，逆误多矣，况里证乎。论见后发表诸方下。

## 论伤寒两感

王海藏曰：天之邪气，感则害人五脏，以是知内外两感，脏腑俱病。欲表之，则有里。欲下之，则有表。表里既不能一治，故云两感者，不治。然所禀有虚实，所感有浅深。虚而感之深者，必死。实而感之浅者，犹可治。治之而不救者有矣，未有不治而获生者矣。余尝用大羌活汤，间有生者，十得二三，故立此，以待好生君子用之。

按：本方治法见后。

赵嗣真曰：仲景论两感为必死之证，而复以治有先后，发表攻里之说。继之者，盖不忍坐视而欲观其万一之可活也。《活人书》云：宜救里以四逆汤，后救表以桂枝汤。殊不知仲景云：太阳与少阴俱病，则头痛为太阳邪盛于表，口干而渴为少阴邪盛于里也。阳明与太阴俱病，则身热谵语为阳明邪盛于表，不欲食腹满为太阴邪盛于里也。少阳与厥阴俱病，则耳聋为少阳邪盛于表，囊缩而厥为厥阴邪盛于里也。三阳之头痛，身热耳聋，救表已自不可。三阴之腹满，口干渴，缩囊而厥，不下可乎。《活人书》引下痢身疼痛，虚寒救里之例，而欲施于烦渴腹满，谵语囊缩，热实之证，然乎？否乎？盖仲景所谓发表者，葛根麻黄是也。所谓攻里者，调胃承气是也。《活人书》所谓救里，则是四逆。救表，则是桂枝。今以救为攻，岂不相背。若用四逆汤，是以火济火，而腹满、谵语、囊缩等证何由而除？脏腑何由而通？荣卫何由而行？而六日死者，可立而待也。吁，两感虽为不治之证矣，然用药之法，助正除邪，虚实实虚，补不足，损有余之理，学者不可不素有一定之法于胸中也。

## 伤寒合病并病论

赵嗣真曰：愚尝疑合病与并病之为难明也久矣，因姑释之。盖合病者，二阳经或三阳经同受病，病之不传者也。并病者，一阳经先病，又过一经，病之传者也。且如太阳阳明并病一证，若并而未尽，是传未过。尚有表证，仲景所谓太阳证不罢，面色赤，阳气怫郁在表不得越，烦躁短气是也，犹当汗之以各半汤。若并之已尽，是为传过，仲景所谓太阳证罢，潮热、手足汗出、大便硬而谵语者是也，法当下之以承气汤。是知传则入腑，不传则不入腑。所以仲景论太阳阳明合病，止出三证，如前于太阳阳明并病，则言其有传受如此也。又三阳经互相合病，皆曰下利，仲景于太阳阳明合病，则主以葛根汤。太阳少阳合病，主以黄芩汤。少阳阳明合病，主以承气汤。至于太阳少阳并病，其证头项强痛，眩冒，如结胸，心下痞硬，当刺大椎、肺俞、肝俞，不可汗下。太阳阳明并病，已见上论。但三阳合病，仲景无背恶寒语句，虽别有口燥渴、心烦、背微恶寒者，乃属太阳证，而非三阳合病也。三阳若与三阴合病，即是两感，所以三阴无合病例也。

按：三阳合病证治，见《伤寒论》阳明例篇。

## 伤寒变温热病论

赵嗣真曰：按仲景论，谓冬月冒寒，伏藏于肌肤，而未即病，因春温气所变，则为热。夫变者，改易之义也。至此，则伏寒各随春夏之气改变为温为热。既变之后，不得复言其为寒也。所以仲景云温病不恶寒者，其理可见。《活人书》却于温病曰：阳热未盛，为寒所制，岂有伏寒既已变而为温，尚可言寒能制其阳热耶？又于热病曰：阳热已盛，寒不能制，亦不当复言其为寒也。盖是春夏阳热已变，其伏寒，即非有寒不能制其阳热尔。外有寒，能折阳气者，乃是时行寒疫。仲景所谓春分以后，秋分节前，天有暴寒，为时行寒疫也。三月四月，其时阳气尚弱，为寒所折，病热则轻。五月六月，阳气已盛，为寒所折，病热则重。七月八月，阳气已衰为寒所折，病热亦微。是知时行寒疫与温、热三病，所论阳气盛衰时月则同。至于论暴寒之寒，与伏寒已变之寒，自是相违，名不正则言不顺矣。仲景又云：其病与温及暑病相似，但治有殊者，要在辨其病源寒、热、温三者之殊，则用药冷热之品味判然矣。

谨按：王安道《伤寒立法考》曰：读仲景之书，当求其立法之意，不然则疑信相杂，未免通此而疑彼也。夫伤寒有即病者，则为伤寒，不即病者，则谓之温与暑焉。其类虽殊，其所受之源则不殊也。

夫仲景之书，三阴经寒证，居热证十之七八。彼不即病之温暑，但一于热耳，何由而为寒哉？就三阴寒证而详味之，然后知予言之不妄。或谓三阴经寒证本是杂病，为王叔和增入其中。又或谓其证之寒，盖由寒药误治而致。若此者，非也。夫叔和之增入者，辨脉平脉与可汗可下等诸篇而已，其六经病篇，必非叔和所能赞辞也。但厥阴经中下痢、呕哕诸条，却是叔和因其有厥逆而附，遂并无厥逆而同类者，亦附之耳。至若以药误治而成变证，则为太阳为多。纵使三阴证亦或有寒药误治，而变寒者，然岂应如是之众乎。

夫惟后人以仲景书通为伤寒、温暑者设，遂致诸温剂皆疑之而不敢用。韩祇和虽觉桂枝汤之难用，但谓今昔之世不同，然未悟仲景书，本为即病之伤寒设也。且其著《微旨》一书，又纯以温暑作伤寒立论，而即病之伤寒反不言及，此已是舍本从末，全不能窥仲景藩篱。又以夏至前，胸膈闷，呕逆气塞，肠鸣腹痛，身体拘急，手足逆冷等证，视为伤寒。谓与仲景三阴证脉理同而证不同，遂别立温中法以治。以予观之，其胸膈满闷，呕逆气塞等证，既与仲景所叙三阴证不同，则是内伤杂病，岂温暑病乎？况仲景所叙三阴证，求对于春夏温暑之病，不亦悟乎？虽然祇和时，内伤之理未明，而又适当温暑病作之际，其为惑也固宜。若非内伤，则不正暴寒所中之病也，且但曰寒而当温，然未尝求其所以为寒之故也。能求其故，则知温暑本无寒证。其为寒证者，皆内伤杂病与暴寒所中也。

至于刘守真出，亦以温暑作伤寒立论，而遗即病之伤寒。其所处辛凉解散之剂，固为昧者有中风伤寒错治之失而立，盖亦不无桂枝、麻黄难用之惑也。既惑于此，则无由悟。夫仲景立桂枝、麻黄汤之有所主，用桂枝、麻黄之有其时矣。故《原病式》曰：夏热用桂枝、麻黄之类热药发表，须加寒药，不然则热甚发黄，或出斑矣。殊不知仲景主桂枝、麻黄汤，本不欲用于夏月之时矣。苟悟夫桂枝、麻黄，本非治温暑之剂，则群疑冰泮矣。何也？夫寒之初客于表也，闭腠理，郁阳气，而为热，故非辛温之药不能开腠理，以泄其热，此麻黄汤之所由立也。至于风邪伤表，虽反疏腠理而不闭，然邪既客表，则表之正气受伤而不能流通，故亦发热也。必以辛甘温之药发其邪，则邪去而腠理自密矣，此桂枝汤之所由立也。其所以不加寒药者，盖由寒风在表，又当天令寒冷之时而无所避故也。后人不知仲景立法之意，故有惑于桂枝、麻黄之热，有犯于春夏之司气而不敢用，于是有须加寒药之论。夫欲加寒药于桂枝、麻黄之中，此乃不悟其所以然，故如此耳。若仲景为温暑立方，必不如此，必别有法，但惜其遗帙不传，致使后人有多岐之患。若知仲景《伤寒论》专为即病伤寒作，则知麻黄、桂枝所宜用之故。除传经热病之外，其直伤阴经与太阳不郁热即传阴经诸寒证，皆有所归著，而不复疑为寒药误下而生矣。若春夏有恶风恶寒，有汗无汗之证，盖春夏暴中风寒之新病，非冬时受伤过时而发者。不然则或是温暑将发而复感于风寒，或因感风寒而动乎久郁之热，遂发温暑也。

仲景曰：太阳证发热而渴，不恶寒者，为温病。观此，则知温病不当恶寒而当渴。其恶寒而不渴者，非温病矣，仲景虽不言暑病，然暑病与温病同，但复过一时而加重于温病矣，其不恶寒而渴则无异也。春夏虽有恶寒恶风表证，其桂枝、麻黄二汤终难轻用，勿泥于“发表不远热”之语也，于是而用辛凉解散，庶为得宜。苟不慎而概用之，诚不能免夫狂躁斑黄、衄血之变，而亦无功也。虽或者行桂枝、麻黄于春夏而效，乃是因其辛散之力，而偶中于万一，断不可视为常道而守之。后人以通解散、百解散之类，不问四时中风伤寒，一例施之。虽非正治之道，然较之不慎而轻用麻黄、桂枝以致变者，则反庶几矣。若夫仲景，于三阴经每用温药，亦由病之所必须，与用之有其时耳。若概以三阴寒证视为杂病而外之，得无负于仲景济人利物之至仁，而误后世乎？自先觉不示伤寒温暑异治之端绪，但一以寒凉为主，而诸温热之剂悉在所略。致使后之学者，视仲景书欲伏焉，而不敢以终决。欲弃焉，则犹以为立法之祖，而不能外也。能明夫仲景本为即病者设法，则桂枝、麻黄未必难用，诸温热之剂未必可略矣。若谓仲景法不独为即病者设，则凡时行及寒疫、温疟、风温等证，亦通以伤寒六经病诸方治之乎？故仲景曰：冬温之毒，与伤寒大异，为治不同。又曰：寒疫与温病及暑病相似，但治有殊耳。是知温暑及时行寒疫、温疟、风温等病，必别有治法，今不见者，亡之也。观其所谓为治不同，所谓温疟风温、温毒温疫，脉之变证方治，如说之语，岂非有法而亡之乎？决不可以伤寒六经病诸方通治也。夫《素问》谓人伤于寒而病热者，言常而不言变也。仲景谓或寒或热而不一者，备常与变而弗遗也。仲景概言古人之所未言，大有功于古人者，虽欲偏废，可乎？

按：上说与前论互有发明，皆甚有功于仲景矣。然伤寒卒病，与夫时行寒疫，但在脉证相符而治之，何以能致变逆也？夫审伤寒杂病脉异，则所用辛温辛凉之剂判然矣。大抵于既传之后，变异多端，岂无实肖杂证者？故仲景、叔和论次，虽例有混淆，而证因标本不同，治则权变不一。证例多同，而治疗有殊，故不能不使人致疑也。人能求其意，合而归一以观之，则证例自定，证定则治法不差矣。但要将经论熟读玩味，有疑处，兼看别书。如赵氏为《活人书》释疑曰：《活人书》之可疑者甚多。仲景论亦有可疑者，如白虎汤，仲景既云表不解者不可与。而白虎汤加人参汤证，一曰恶风，一曰恶寒，岂非表不解而复用白虎。何耶？盖恶风曰微，则但见于背而不至甚。于恶风曰时时，则时或乍寒而不常，是表证已轻。非若前证脉浮发热无汗全不解者，加大热大渴，所以用白虎无疑也。

又曰：仲景论太阳病，得之八九日，如疟状，发热恶寒，热多寒少，其人不呕，清便欲自可，一日二三度发，脉微缓者为欲愈。若脉微而恶寒者，此阴阳俱虚，不可更发汗更下更吐也。面色反有热色者，未欲解也，以其不能得小汗出，身必痒，宜桂枝麻黄各半汤。仲景之意，盖以得病八九日，如疟状，发热恶寒，热多寒少十六字，为自初至今之证。以下文乃是以后拟病防变之辞，当分作三截看。若其人不呕，清便欲自可，一日二三度发，脉浮缓，为欲愈。此一节，乃里和无病。而脉微者，邪气微缓也，阴阳同等，脉证皆向安之兆，可不大汗而欲自愈。若脉微而恶寒者，此阴阳俱虚，不可更发汗更下更吐之，此一节宜温之。若面色反有热色者，未欲解也，以其不能得少汗出，其身必痒，宜各半汤。此一节，必待汗而后愈也。《活人书》不详文意，却将其人不呕，清便欲自可九字，本是欲愈之证，反以他证各半汤汗之。又将不可汗吐下证及各半汤证语句并脱略而不言，取此证而用彼药，汗其所不当汗何也？若是可见，仲景文法多如此，学者必须反复详玩，熟观其意，其例自见，则治不差矣。故赵氏尝曰：仲景之书，一字不同，则治法霄壤。读之者，可不于片言只字，以求其意欤？幸相与勉焉。

## 论伤寒杂病分二科

王海藏云：世之治伤寒有法，疗杂病有方，是则是矣，然犹未也。吾谓治杂病亦有法，疗伤寒亦有方。方即法也，法即方也，岂有异乎？要当全识部分经络，表里脏腑，岂有二哉。以其后世才智之不及古也，所以分伤寒杂病为二门。故有长于此而短于彼者，亦有长于彼而短于此者。逮夫国家取士分科为七，宜乎愈学而愈陋，愈专而愈粗也。试以伤寒杂病二科论之。伤寒从外而之内者，法当先治外，而后治内。杂病从内而之外者，法当先治内，而后治外。至于中外不相及，则治主病。其方法一也，亦何必分之为二哉？大抵杂病之外，不离乎表，伤寒之内，不离于里。表则汗，里则下，中则和，不易之法也，剂之寒热温凉在其中矣。余风、产二条，目疾、疮肿、小儿等科，各自专门，无怪其工之陋且粗也。是以知证不知脉，知药不知源，是岂真知而全识哉。耳熟目厌，习坏多，经涉久，误合则病愈，不契则疾甚。所尝见、所尝闻者，粗有晓会。其所未尝见、未尝闻者，则有所不知也。此继述而不及创物者远矣。呜呼！天之所锡其智识有限量故耶。哀哉！庸夫以衣食迫，以口舌争，视学业如仇雠。专妬忌为能干，误人性命，恬不知恤，甘为恶人。不顾阴理，其教之有所失耶？时世之有所俾然耶？抑疾者之不幸而有所自致耶？

谨按：汉张仲景推充《内经》伤寒脉证论例之法，虽因证传变，而不离即病之伤寒也。至宋之季，有托时世之异也，乃别立方，用参苏、藿香正气之类，而遗即病之伤寒，使世俗因之，往往失仲景意，况与杂病分二科。专伤寒者，尚不能备晓其通变。主杂病者，而不能遍识其仿佛。宜乎其教之乖误，为疾之不幸，使人不能无憾恨也。噫，仲景推充《内经》大法，可谓无穷之惠人，犹不知，其例三百余法，备即病伤寒之传变。宋医所论，为时气变法，非真伤寒也。故其方不多，且病从外而之内者，不离乎风寒暑湿，其间传变者，余伤寒皆轻。从内而之外者，不离乎内伤七情，其间坏异者，非伤寒之重。故有轻重不同，因分二科。大抵学者要于诊候之际，辨内外之感伤，察表里之轻重。杂病伤寒，脉证所异。伤寒杂病，治法不殊。不殊者，杂病之外，不离乎表，伤寒之内，不离乎里。所异者，伤寒从外而之内，杂病从内而之外。外感法冲景，内伤法东垣。六气推充乎刘、张，杂病融会乎诸氏。万法归吾一心，一心贯乎万法，不致得此而失彼，为二科之分，遗乎世之讥诮也。

## 【发表之剂】

**麻黄汤** 治伤寒恶风寒，发热身疼，无汗。

麻黄六钱 桂枝四钱 甘草炙，二钱 杏仁二十个

上㕮咀，水煎，如法服。

按：此太阳经药也。

**葛根汤** 治伤寒恶寒，项背强几几，

无汗恶风，或下利。

葛根四钱　麻黄　生姜各三钱　桂枝　芍药各三钱　甘草炙，二钱　大枣三枚

上㕮咀，水煎，如法服之。

按：此出太阳例，阳明药也。

**柴胡桂枝汤**　治伤寒发热潮热，脉弦自汗，或渴或利。

桂枝二钱　黄芩　人参　白芍各一钱半　甘草炙，一钱　半夏一钱　生姜一钱　柴胡四钱　大枣一枚

上㕮咀，水煎服。

按：此出太阳例，少阳经药也。

**桂枝汤**　治伤风寒，发热自汗，鼻鸣干者。

桂枝　白芍　生姜各三钱　甘草炙，二钱　大枣二枚

上㕮咀，水煎，如法服。

按：此出太阳例，太阴经药也。

**麻黄附子细辛汤**　治感寒，脉沉或微细，反发热，或但欲寐者。

麻黄　细辛各四钱　附子炮，二钱半

上㕮咀，水煎。

按：此少阴经药也。

**当归四逆汤**　治感寒，手足厥冷，脉细欲绝者。

当归　桂枝　白芍　细辛各三钱　大枣三枚　甘草炙　通草各二钱

上㕮咀，水煎。

按：此厥阴经药也。以上六经治寒之例，随脉证加减，变法自有仲景论例，兹不详录。

**桂枝麻黄各半汤**　治伤寒见风脉，发热，自汗或无汗。

桂枝二钱　白芍　生姜　甘草炙　麻黄各一钱半　大枣二枚　杏仁十二个

上㕮咀，水煎。

按：此足太阳，手足太阴，手少阴经药。出太阳例，治风寒之剂也。夫仲景论以上六经药，然其中有发表、解肌、温经不同。盖风寒有浅深、荣卫有虚实故也。学者审此，则用药汤液之源，可得而悉。又表里变误，详见小儿门葛根升麻汤下。

谨按：伤寒与夫时行寒疫，皆宜从仲景以上法。然立春以后，立秋以前，非有时行暴寒而致病者，宜从韩祇和法，较脉证治之。《元戎》云：韩氏十四药以经络求之，各有部分，轻重缓急，自有所宜。运气加临，各极其当，因时在其中矣。不必分至之远近，寒暑之盛衰，而谓之因时也。但方世俗罕用，今附入湿门。

海藏云：韩氏《微旨》可汗一篇，有和解因时法。言伤寒之脉，头小尾大。伤风之脉，头大尾小。李思训《保命新书》亦分寸尺，与韩氏同。非若前人总言尺寸脉俱浮而紧，尺寸脉俱浮而缓。紧则为伤寒无汗，缓则为伤风自汗。又有伤寒有汗者，有伤风无汗者，脉亦互差，与证不同，前人已尽之矣。惟韩、李所言，头小尾大，即为伤寒。尾小头大，即为伤风也。人病间有脉证只显于尺寸者，故韩、李述，为和解因时法也。又恐后人疑其不与前圣合，遂于本方药内，又立加减数条，亦不越前人之意，何其当哉。兼二公者，当宋之盛时，故又戒桂枝、麻黄，不可轻用，改用石膏、升麻、葛根、柴胡之平剂。当时则可，非百代常行，时世迁移之活法也。可汗一篇，若从汤液，随证应见，自有定规，虽明哲不可逾。

**易简参苏饮**　治感冒风邪，发热，头疼，痰咳。方见热门。

**局方十神汤**　治时气瘟疫，两感风寒。

川芎　甘草　麻黄各四钱　干葛一

两四钱　紫苏　升麻　白芍　白芷　陈皮　香附各四钱

上㕮咀，入姜煎，每服半两或一两。

**藿香正气散**　治伤寒头痛，憎寒壮热。

大腹皮　白芷　茯苓　紫苏　藿香各三钱　厚朴制　白术　陈皮　苦梗　半夏各二钱　甘草炙，二钱半

上㕮咀，每五钱，入姜、枣煎。

按：以上三方，今世俗多用之治伤寒，故收入。然伤寒之病，表里六经，仲景言在三阳则可汗，传三阴则宜下，此大略言之尔。于阳明则又可下，少阴则又可汗。一经病，则有一经表里药。病居太阳，所禁居多。在少阳有三禁，阳明有二禁，三阴非胃实不可下之类，并病用刺法，是各有其故者。盖恐反致逆成坏证之戒也。至宋之时，治伤寒者，有变仲景法，制以上诸方。缘其承平日久，民食用足，志乐形逸，病居疑似之间，本因气逸经滞，乃用其法，然其间岂全舍仲景之法哉。金时刘守真，制防风通圣散，亦是变法，义见中风例中。当遇是证，则必施是治可也。然于伤寒，不辨邪于某经，深求仲景意例，当汗之可。设妄以此施治，则先虚正气，逆其经络，得汗不解，复不求经救逆，乱投汤剂，其致危殆也必矣。是则宋医处方，皆平人气，而不平时气。因于人用药而先乎时，困于时用药而不先乎人，其理得于人事天和之中，其意得于不传之妙。离经取法，法固不离于经，专方治病，病固不可以专于方。然亦未易可为格例也，以待后之明者而正之。

## 【温中之剂】

**真武汤**　治伤寒腹痛，小便不利，四肢沉重疼痛，下痢。

茯苓　白芍　生姜各三钱　白术二钱　附子一钱半

上㕮咀，水煎。

**附子汤**　治感寒身体痛，手足寒，骨节疼，恶寒，脉沉弱。

附子　人参各二钱　茯苓　白芍各三钱　白术四钱

上㕮咀，水煎。

按：此二方，少阴例药也。治寒湿之剂。

**理中汤**

人参　白术　干姜　甘草炙。各等分

上㕮咀，水煎。

**韩氏温中汤**

丁皮　厚朴各一两　干姜　白术　陈皮　丁香各二钱

上为末，每服二钱，入葱白、荆芥穗煎。

按：韩祗和云：凡病人两手脉沉迟或紧，皆是胃中寒也。若寸脉短小及力小于关尺者，此阴盛阳虚也。或胸膈满闷，腹中胀满，身体拘急，手足逆冷，急宜温之。然寒盛体虚者，宜从少阴例。此可作温中药，姑存之。

**海藏黄芪汤**

人参　黄芪　茯苓　白术　白芍各一两　甘草炙，七钱半　干姜　陈皮　藿香各半两

上㕮咀，入生姜煎。

按：以上三方，出理中例法也。

**宝鉴铁刷汤**　治寒积上焦，呕吐不止，痰饮，胸膈不快，食不下。

半夏四钱　草豆蔻　丁香　干姜炮　诃子皮各三钱　生姜一两

上散，作三服，水煎。

**附子理中丸**　治中焦有寒腹痛。或感寒头痛，发热恶寒，腹痛，不饮水。

理中汤三两　附子一枚

上为末，蜜丸，如鸡黄大。每一丸，温汤化下。

**元戎苦楝丸**　治下焦有寒积，小腹急痛，奔豚等证。

川苦楝　茴香　附子各一两，三味酒煮，干再焙　玄胡半两　全蝎十八个，炒　丁香十八个

上为末，酒糊丸，梧子大。每五十丸，食前当归汤下。

按：以上诸方，治寒积或食寒物等致者。虽分三焦等用，则不离乎温中法也。然寒冷之物，停蓄于中，则当温剂下之者，又不必拘此。如气分寒，宜仲景桂枝、附子汤选用。血分寒，宜当归四逆汤之类。要在临时通变可也。

## 【发表温中之剂】

**小青龙汤**　治感寒发热，头疼，脉沉细，或呕或咳，或利或噎，或小便不利，少腹满，或喘。

麻黄　白芍　干姜　甘草炙　细辛　桂枝各二钱　半夏　五味子各一钱半　附子炮，二钱，脉浮不用

上㕮咀，水煎。

**海藏肉桂散**　治伤寒服冷药过度，心腹胀满，四肢逆冷，昏沉不识人，变为阴毒恶证。

肉桂三钱　白芍　陈皮　前胡　当归　附子炮　人参各一两　白术　木香　厚朴炒　良姜各三钱　吴茱萸半两

上为粗末，每服五钱，入枣三枚，水煎。

**天雄散**　治阴毒伤寒，身重背强，腹中疞痛，咽喉不利，毒气攻心，心下坚强，短气呕逆，唇青面黑，四肢厥逆，其脉沉细而厥。

天雄一两，炮去皮　麻黄　当归　白术　半夏各半两　川椒一钱　肉桂　厚朴各一两　生姜　陈皮各二钱

上为粗末，每五钱，入生姜、枣煎。取汗。

按：以上三方，表里气血药也。出太阳例，兼看后两感法。

## 【发表攻下之剂】

**桂枝加大黄汤**　治寒邪传里，为大满、大实痛，关脉实者。

桂枝　生姜各三钱　白芍四钱　甘草二钱半，炙　大黄二钱　大枣三枚

上㕮咀，水煎。

按：此太阳例药也。邪虽已传，寒未变热，故用此攻下。然既传之后，邪已变热，而用和解下热诸法，则不用温剂矣。故大柴胡等汤，详见热门及本论例，兹不备录。

## 【和解之剂】

**柴胡姜桂汤**　治寒热，自汗。方见热门。

**小柴胡汤**　治伤寒，潮热而呕。方并见热门❶。

按：此并少阳例药也。

**黄连汤**　治伤寒胸中有热，胃中有邪气，腹痛欲呕吐者。

黄连　甘草炙　干姜　桂枝各二钱　人参　半夏各一钱五分　大枣二枚

上㕮咀，水煎。

按：此出太阳例药也，与以上三方，解表里、中上、阴阳交错之剂。《伤寒论》此法甚多，宜随证选用。

---

❶ 方并见热门：底本脱，据四库本补。

## 【解两感之剂】

**海藏大羌活汤**

羌活　独活　防己　防风　黄芩　黄连　苍术　白术　甘草炙　川芎　细辛各三钱　知母　生地黄各一两

上㕮咀，每半两，水煎，热服。未解，再服一二剂。若有余证，并依仲景法。

按：此出太阳例药也。然伤寒两感，亦有兼风、兼湿不同，或表里俱虚俱实之异。《保命集》云：两感可治者，感异气也。使表中于风，内伤于寒，可治者，宜加味小青龙汤。表热内寒，宜和解之，此方宜治表中于风，内有热者。则表湿里寒，表寒里湿，表里证俱见者，宜扩充也。大抵两感，多表里俱虚。是以易老曰：当切脉逆从，知其吉凶。两感之邪，三阴三阳皆有之。脉从阳可治，从阴难治，阳生阴死之谓也。

## 【阴毒外接法】

**回生神膏**　治阴毒伤寒。

牡蛎　炼粉　干姜等分

上为末。男病用女唾，调手内，擦热，紧掩二卵上，得汗出愈。女病用男唾调，掩二乳，取汗。

**代灸涂脐膏**

附子　马蔺子　蛇床子　木香　肉桂　吴茱萸

上六味等分为末，用白面相和，生姜汁浘成膏。纸上圆三寸许，贴脐下关元、气海，自晚至晓贴之。

## 【熨脚心法❶】

阴毒伤寒四肢逆者。

吴茱萸不拘多少

上为末，温酒和匀。生绢袋盛之，热熨脚心，令通畅愈。若以为汤，煎洗，接四肢亦可。

## 【灰包熨法】

治下焦积寒冷，上焦阳盛，更难投温药者：用灰二三升许，入好醋拌和，干湿得所，铫内炒令灰热。以帛包裹，置脐下熨之。频换灰包，令常热，以腹不满痛为度。如得利三两行，或小便行，或微似有汗，此阴气外出也。

## 【灸法】附灸法论

气海一穴在脐下一寸五分，治阴厥脉微欲绝者。

石门❷一穴在脐下二寸。

关元一穴在脐下三寸，治脏结不可攻者，及阴汗不止，腹胀肠鸣，面黑，指甲青者，宜灸百壮。

阳陵泉二穴在膝下一寸。洁古曰：烦满，囊缩，宜灸此。

太溪二穴在足内踝后跟骨上，动脉陷中。灸七壮，治少阴吐利，手足不冷，反发热，脉不至者。

按：伤寒灸穴，详见《资生经》，故不备录。大抵不可刺者，宜灸之。一则沉寒痼冷，二则无脉，知阳绝也，三则腹皮急而阳陷也。舍此三者，余皆不可灸，盖恐致逆也。今附灸法于下。

《医学发明》曰：《针经》云陷下则灸之。大地间无他，惟阴与阳二气而已。阳在外在上，阴在内在下。今言陷下者，

---

❶ 熨脚心法：底本无，据文义增。

❷ 门：底本作“关”，据文义改。

阳气下陷，入阴血之中，是阴反居其上，而覆其阳，脉证俱见寒在外者，则灸之。异法方宜论云：北方之人，宜灸焫也。为冬寒太旺，伏阳在内，皆宜灸之。以至理论，则肾脏主藏阳气在内，冬三月主闭藏是也。若太过则病，固宜灸焫，此阳明陷入阴水之中是也。《难经》云：热病在内，取会之气穴。为阳陷入阴中，取阳气通天之窍穴，以火引火而导之，此宜灸焫也。若将有病者，一概灸之，岂不误哉。仲景云：微数之脉，慎不可灸。因火为邪，则为烦逆，追虚逐实，血散脉中，火气虽微，内攻有力，焦骨伤筋，血难复也。又云：脉浮，宜以汗解。用火灸之，邪无从出，因火而盛，病从腰以下，必重而痹，名火逆也。脉浮热甚而灸之，此为实，实而虚治，因火而动，必咽燥唾血。又云：身之穴，三百六十有五，其三十穴灸之有害，七十九穴刺之为灾，并中髓也。仲景伤寒例。

按：《明堂针经》各条下，所说禁忌明矣。《内经》云：脉之所见，邪之所在。脉沉者，邪气在内。脉浮者，邪气在表。世医只知脉之说，不知病证之禁忌。若表见寒证，身汗出，身常清，数栗而寒，不渴，欲覆厚衣，常恶寒，手足厥，皮肤干枯，其脉必沉细而迟，但有一二证，皆宜灸之，阳气下陷故也。若身热恶热，时见躁作，或面赤面黄，咽干嗌干口干，舌上黄赤，渴，咽嗌痛，皆热在外也，但有一二证，皆不宜灸。其脉必浮数，或但数而不浮，不可灸，灸之，灾害立生。若有鼻不闻香臭，鼻流清涕，眼睑时痒，或欠或嚏，恶寒，其脉必沉，是脉证相应也。或轻手得弦紧者，是阴伏其阳也。虽面赤，宜灸之。不可拘于面赤色，而禁之也。

## 【附虚寒温经诸方】

**补肝散**　治肝脏气虚，视物不明，两胁胀满，筋脉拘急，面色青，小腹痛。

山茱萸　当归　五味子　山药　黄芪　川芎　木瓜各半两　干地黄　白术各一钱　独活　酸枣仁各四铢

上为末。每二钱匕，以水煎，入枣一枚。

**茯神汤**　治胆气虚冷，头痛目眩，心神恐畏，不能独处，胸中满闷。

茯神　酸枣仁炒，去壳　黄芪　白芍　五味子　柏子仁各一两　桂心　熟地黄　人参　甘草半两

上㕮咀。每四钱半，入姜煎。

**补心丸**　治本脏虚冷，善恐怖，如魇状，及女人产后中寒，腹痛，月水不调。

当归　川芎　白芍　甘草　附子　防风　桂心　细辛　干姜　蜀椒　厚朴　半夏　大黄　猪苓各一两　茯苓　远志各二两

上为末，蜜丸，如梧子大。酒服五七丸，日三，加至十丸。

**椒附丸**　治小肠虚冷，小腹疼，小便频而清白。

椒红炒　桑螵蛸炙　龙骨　山茱萸　附子炮　鹿茸酒蒸，焙

上等分，为末，酒糊丸，梧子大。每六十丸，空心盐汤下。

**槟榔散**　治脾寒，饮食不消，劳倦，气胀噫满，忧恚不乐。

槟榔八个　人参　茯苓　陈曲　麦蘖　吴茱萸　厚朴　白术各二两　陈皮一两半

上末。食后酒服方寸匕，日二次。

**进食散** 治胃气虚冷，或食生冷，或饮食不节，胸膈痞寒，腹胀，怠惰，不思食，恶心溏泄。

半夏曲 肉豆蔻煨 草果仁 高良姜 麦蘖炒 附子炮 丁香 厚朴 陈皮 人参 青皮 甘草各半两

上㕮咀。每四钱，入姜枣煎。

**白石英汤** 治肺气虚弱，恶寒咳嗽，鼻流清涕，喘息气微者。

白石英 细辛 五味子 陈皮 钟乳粉 阿胶 蛤粉 桂心 人参 甘草炙。各五钱 紫菀一两

上㕮咀。每四钱，入姜煎。

**诃黎勒丸** 治大肠虚冷，肠鸣泄泻，腹胁气痛，饮食不化。

诃子 附子 肉豆蔻 木香 吴茱萸 龙骨 茯苓 荜茇各二钱

上末，姜汁糊丸，梧子大。每四五十丸，空心米汤下。

**十补丸** 治肾脏虚弱，面色黧黑，足冷足肿，耳鸣耳聋，肢体羸瘦，足膝软弱，小便不利，或多或少，腰脊疼痛。

附子炮 五味子各二两 山茱萸肉 山药 牡丹皮 鹿茸制 桂心 茯苓 泽泻各一两

上为末，炼蜜丸，梧子大。每六七十丸，空心盐汤下。

**韭子丸** 治膀胱虚冷，小便白浊滑数，日夜无度。

赤石脂煅 韭子炒 牛膝酒浸 牡蛎煅 附子炮 覆盆子酒浸 桑螵蛸 鹿茸制 龙骨 肉苁蓉各一两 鸡肶胵烧灰 沉香各五钱

上为末，酒糊丸，梧子大。每六七十丸，空心盐汤下。

按：以上诸方，并出五脏治要例。

# 卷之十五

## 疮疡门

### 《内经》论疮疡之因

生气通天论云：膏粱之变，足生大丁。又云：营气不从，逆于肉里乃生痈肿。

阴阳应象论云：地之湿气，感则害人皮肉筋脉。

脉要精微论云：诸痈肿筋挛骨病痛者，此寒气之肿，八风之变也。

至真要大论云：诸痛痒疮疡，皆属心火。

### 河间原疮疡之病

《原病式》云：诸痛痒疮疡，皆属心火者，盖人近火气者，微热则痒，热甚则痛，附近则灼而为疮，皆火之用也。或痒痛如针轻刺者，犹飞迸火星灼之然也。痒者，美疾也，故火旺于夏，而万物蕃鲜荣美也。灸之以火，渍之以汤，而痒转甚者，微热之所使也。因而痒去者，热令皮肤纵缓，腠理开通，阳气得泄，热散而去故也。或夏热皮肤痒，而以冷水沃之不去者，寒能收敛，腠理闭密，阳气郁结，不能散越，怫热内作故也。痒得爬而解者，爬为火化，微则亦能令痒。甚则痒去者，爬令皮肤辛辣而属金化。辛能散，故金化见，则火力分而解矣。或云痛为实，痒为虚者，非谓虚为寒也，正谓热之微甚也。或疑疮疡皆属火热，而反腐出脓水者何也？犹谷肉果菜，热极则腐烂而溃为污水也。溃而腐烂者，水之化也，所谓五行之理，过极则胜己者反来制之，故火热过极则反兼水化。又如盐能固物，令不腐烂者，咸寒水化制其火热，使不过极，故得久固也。万物皆然。

痈浅而大也，经曰热胜血则为痈也。《三因方》曰：痈者，壅也。疽深而恶也，《三因方》曰：疽者，沮也。疖者，节也。疡有头，小疮也。疹浮小，隐疹也。瘤气、赤瘤、丹熛，热胜气也，火之气也。

结核，火气热甚则郁结，坚硬如果中核也，不必溃发，但令热气散，则自消也。

### 疮疡脉证

身重脉缓，湿胜除湿。身热脉大，心躁时肿，乍来乍去，逐[1]热。诸痛眩晕动摇，脉弦，去风。气涩气滞，干燥亡津液，脉涩，泻气补血。寒胜则浮，食不入，便溺多，恶寒，脉紧细，宜泻寒水。

丹溪论相火能动为诸病，疮疡亦然。详见火证门。

---

[1] 逐：底本作“遂”，据紫来堂本改。

## 痈疽当分经络论

丹溪云：六阳经、六阴经，有多气少血者，有多血少气者，有多气多血者，不可一概论也。少阳经多气少血，理宜预防，肌肉难长，驱毒利药，亦难轻用。予从叔多虑神劳，年近五十，左膊外侧红肿如栗。予曰：勿轻视，且先与人参浓汤，得数升乃佳，与数贴而止。旬余，值大风拔木，疮上起一红线，绕背抵右肋。予曰：大料人参汤加芎、术补剂与之，两月而安。李兄，年三十，连得忧患，且好色，又作劳，左腿外侧廉生红肿如栗，一医与承气两贴下之矣。又一医教与解毒下之。予视之，脉大实，后果死。或曰：生臀痈者何如？予曰：臀在少腹之后，居其下，此阴中之阴也。其道远，其位僻，虽太阳多血，气运难及，血亦罕来。中年后生者，须予补之。若无积补之功，其祸多在疮成痂之后，或半年以来乃病。粗工不察，或致失手，慎之，戒之！

《病机机要》云：瘰疬者，结核是也。或在耳后，或在耳前，或在耳下，连及颐颔，或在颈下连缺盆，皆谓瘰疬。或在胸及胸之侧，或在两胁，皆谓之马刀。手足少阳主之。

按：此谓分经用药，则不致有犯禁坏逆之失也。然手少阳三焦、少阴心、太阴肺，足少阳胆、少阴肾、太阴脾，多气少血。手厥阴心包络、太阳小肠，足太阳膀胱、厥阴肝，多血少气。手阳明大肠，足阳明胃，多气多血。故不可一概而论治。况以上病例，不系膏粱丹毒火热之变。因虚劳气郁所致，止宜补形气，调经脉，其疮当自消散，盖不待汗之下之而已也。其不详脉证经络之异者，下之先犯病禁、经禁，故致失手如此。丹溪又曰：才得肿痛，参之脉证，但有虚弱，便与滋补，血气无亏，可保终吉。若用寻常驱热拔毒及气药，虚虚之祸，如指诸掌。且夫火热为病，亦有微甚，所谓君火相火是也。疮疡所发，而有痈疽疖疬，轻重浅深。或止发于一经，或兼二经者，止当求责于一二经，则不可干扰余经也，若东垣处方用药是矣。矧有兼风兼湿、兼痰兼气、兼血兼阴虚等证者，病本不同，治当求责。前论虽略，比之世俗外科等书，图人形疮样而不分经络者，此则大有径庭矣。

## 治疮大要三法

《病机机要》云：疮疡者，火之属，须分内外，以治其本。若其脉沉实，当先疏其内，以绝其源也。其脉浮大，当先托里，恐邪气入内也。有内外之中者，邪气至盛，遏绝经络，故发痈肿，此因失托里及失疏通，又失和荣卫也。治疮之大要，须明托里、疏通荣卫之三法。内之外者，其脉沉实，发热烦躁，外无焮赤，痛深于内，其邪气深矣，故疏通脏腑以绝其源。外之内者，其脉浮数，焮肿在外，形证外显，恐邪气极而内行，故先托里也。内外之中者，外无焮恶之气，内亦脏腑宣通，知其在经，当和荣卫也。用此三法之后，虽未瘥，必无变证，亦可使邪气峻减而易愈。

## 疮宜发汗论

《内经》云：汗之则疮已。东垣云：东南二方者，在人则为丙小肠热，甲胆风。小肠与胆，皆居其下，其性炎上。其疮外有六经之形证，内无便溺之阻隔，饮食如故，清便自调，知不在里，非疽疮也，止痈疖也。小则为疖，大则为痈，其邪所受于下。风湿之地气，自外而来，侵加于身者也。经云：营气不从，逆于肉理，乃生痈肿。诸痛痒疮皆属心火。此疮自外而入，是丙小肠左迁入于胆作痛，而非痒也。此二方皆主血，血为病必痛。此元气不足，营气逆行。其疮初出，未有传变，在于肌肉之上，皮毛之间，只于风热，六经所行，经络地分出矣。宜泻其风湿热，医者只知阴覆其阳则汗也。此宜发汗者，乃湿热郁其手足少阳，致血脉凝逆，使营卫周身元气消弱也。其风热郁滞于下，其面色必赫赤而肿，微暗色。东方青❶埋没之色也。风木之性上冲，颜必忿色，其人多怒。其疮之色亦赫赤肿硬，微带黯色。其疮之形势亦奋然高起，结硬而作痛也。其脉止在左手，左手主表，左寸外洪缓，左关洪缓而弦，是客邪在于血脉之上，皮肤之间，宜急发其汗而通其荣卫，则邪气去矣，以托里荣卫汤主之。

谨按：前论大要三法，即此疮宜汗之及先托里，恐邪气入内，言外因也。宜先疏内，以绝其源，言内因也。当和荣卫，谓不内外因之证也。故疮之发于皮表者，因大略言汗，其汗下和之间，然亦有外治之次第焉。如郭氏治验云：一妇人五十岁，左耳下天容穴间患一疔疮。其头黑靥，四边泡起，黄水时流，浑身麻木，发热谵语，时时昏沉，六脉浮洪。用乌金散汗之，就以铍针先刺疮心，不痛，周遭再刺十余下，紫黑血出方知疼痛。就将寸金锭子纴入疮内，外用提疔锭子放于疮上，膏药贴护。次日汗后，精神微爽，却用破棺丹下之，病即定。其疔溃动后，用守效散贴涂，红玉锭子纴之，八日，其丁自出矣。兹所谓审脉证，汗下之间，外治次第。如此，殊胜不察脉证，但见发热谵语，便投凉剂与下，或兼以香窜之药，遂致误人者远矣。

## 疮辨五善七恶

《外科精要》云：热发于皮肤之间，浮肿根小，至大不过三二寸者为疖。六腑积热，腾出于外肌肉之间，其发暴盛，肿皮光软，侵展广大为痈。五脏风毒积热，攻焮肉骨，风毒猛暴，初生一如蓓蕾，形自焦枯，触之应者，乃疽也。

夫五善七恶者：动息自宁，饮食知味，一善也；便利调匀，二善也；脓清肿消，不臭，三善也；神彩精明，语声清爽，四善也；体气和平，五善也。烦躁时嗽，腹痛渴甚，或泄利无度，小便如淋，一恶也；脓血大泄，肿焮尤甚，脓色败臭，痛不可近者，二恶也；喘粗短气，恍惚嗜卧，三恶也；目视不正，黑睛紧小，白睛青赤，瞳子上看者，四恶也；肩背不便，四肢沉重，五恶也；饮食不下，服药而呕，食不知味，六恶也；声嘶色败，鼻青赤，面目四肢浮肿，七恶也。五善见三则差，七恶见四则危。然则，病有源同七恶者，乃皮紧急，而知善也。病有源同五善者，乃皮缓虚，而知恶也。知是者，岂凡医之所知哉。

《此事难知》论中定痈疽死之地分：一伏兔，二腓腨，三背，四五脏俞，五项上，六脑，七髭，八鬓，九颐。

谨按：《素问》、《灵枢》诸篇，具疮疡之由，生死之要，针治之法甚详，宜玩本文。大抵以上所言地分，皆脉络所会，内系脏腑。然患者得而早言，医

❶ 青：底本作“清”，据紫来堂本改。

者审证按法治之，则皆为不死矣。设不早治，不对证，虽发于不死之地分，乃恐亦致死矣。

## 论疮疡攻补法

《元戎》云：陷脉为瘘，留连肉腠，营气不从，逆于肉理，乃生痈肿。营逆血郁，血郁则热聚为脓。《正理论》曰：热之所过，则为痈肿。营气不从，亦有不热者乎？答曰：膏粱之变，芳草之美，金石之过，气血不盛，营卫之气充满，而抑遏不能行。故闭塞血气，腐而为痈也。当泄之，以夺盛热之气。若其人饮食疏，精神衰，气血弱，肌肉消薄，营卫之气短促而涩滞，故寒薄腠理，闭郁而为痈肿也。当补之，以接虚怯之气。亦当以脉浮沉别之。既得盛衰，泄之则连翘、大黄，补之则内托之类是也。

按：此辨疮疡因热因寒及气血郁而成，当攻补之法不同，宜与前后诸篇兼看，殆无余蕴矣。但世俗昧此理而云："是疮不是疮，且服五香连翘汤"。然或中或否，致误者多，盖不审形气虚实，疮毒浅深，发表攻里所因不同故也。今以丹溪先生《外科精要发挥》诸法之义，附于后方例之下，庶学者幸有所鉴焉。

## 论疮疡宜灸

《元戎》云：疮疡自外而入者不宜灸，自内而出者宜灸。外入者托之而不内，内出者接之而令外。故经云陷者灸之。灸而不痛，痛而后止其灸。灸而不痛者，先及其溃，所以不痛。而后及良肉，所以痛也。灸而痛，不痛而后止其灸。灸而痛者，先及其未溃，所以痛。而次及将溃，所以不痛也。

按：此亦约法也，因以东垣等法附于左，宜参用之。

凡人初觉发背，欲结未结，赤热肿痛，先以湿纸覆其上，立视候之，其纸先干处，即是结痈头也。取大蒜切成片，如当三钱厚薄，安于头上，用大艾炷灸之。三壮即换一蒜片，痛者灸至不痛，不痛灸至痛时方住，最要早觉早灸为上。一日三日，十灸十活，三日四日，六七活，五六日，三四活，过七日，则不可灸矣。若有十数头作一处生者，即用大蒜研成膏，作薄饼，铺头上，聚艾于蒜饼上烧之，亦能活也。若背上初发，赤肿一片，中间有一片黄粟米头子，便用独蒜，切去两头，取中间半寸厚薄，正安于疮上，著艾灸十四壮，多至四十九壮。

按：此谓痈疽所发，宜灸之也。然诸疮患久成漏者，常有脓水不绝，其脓不臭，内无歹肉，尤宜用附子浸透，切作大片，厚三二分，于疮上著艾灸之，仍服内托之药。隔三二日再灸之，不五七次，自然肌肉长满矣。至有脓水恶物，渐渍根深者，郭氏用白面、硫黄、大蒜三物，一处捣烂。看疮大小，捻作饼子，厚约三分，于疮上。用艾炷灸二十一壮，一灸一易。后隔四五日，方用翠霞锭子并信效锭子，互相用之。纴入疮内，歹肉尽去，好肉长平。然从贴收敛之药，内服应病之剂调理，即瘥矣。盖不止宜灸于疮之始发也。大抵始发宜灸，要汗下补养之药对证。至灸冷疮，亦需内托之药切当。设有反逆，不惟不愈，恐至转生他病之患也。

## 疮分三因

陈无择云：发背痈疽者，该三因而

有之。论曰：痈疽瘰疬，不问虚实寒热，皆由气郁而成。经亦云：气宿于经络，与血俱涩而不行，壅结为痈疽。不言热之所作，而后成痈者，此乃内因喜怒忧思有所郁而成也。身有热，被风冷搏之，血脉凝涩不行，热气壅结而成。亦有阴虚，阳气凑袭，寒化为热，热成则肉腐为脓者，此亦外因寒热风湿所伤而成也。又服丹石及炙煿酒面，温床厚被所致。又尽力房室，精虚气竭所致者，此乃因不内外所伤而成也。故知三因备矣。

按：此所分三因虽备，但未具疮疡之邪在经、在表、在里之异，故其治法，亦不能详备也。

## 论阴滞阳则生痈阳滞阴则生疽

丹溪曰：《精要》云：阳滞于阴，脉浮洪弦数。阴滞于阳，脉沉细弱涩。阳滞以寒治之，阴滞以热治之。切详其意，阳滞阴滞，当作热治寒治求之。寒热固可作阴阳论，于阴于阳，分明是于气于血，他无可言也。热滞于气，固无寒滞耶？寒滞于血，固无热滞耶？何寒不能伤气，热不能伤血耶？以予观之，气为阳，行脉外，血为阴，行脉内，相并分派，周流循环一身无停止，谓之脉。一呼脉行三寸，一吸脉行三寸，呼吸定息，共得六寸，一身通行八十一丈。得热则行速而太过，得寒则行迟而不及。五味之厚，七情之偏，过气为滞。津液稠厚，积而久也，为饮为痰。渗入脉内，血为所乱，因而凝浊，运行冱涩，或为沸腾，此阴滞于阳也，正血滞于气也。气病，今人或以药助邪，病上生病。血之病日增，溢出脉外，隧道隘塞，升降有妨，运化失令，此阳滞于阴也，正气滞于血也。病分寒热者，当是禀受之素偏，虚邪之杂合，岂可以阳为热，阴为寒耶？浮洪弦数，气病之脉也，岂可据此作热论？沉细弱涩，血病之脉，岂可据此作寒论？此万病之根本，岂止疥癣、疮疡、痈疽而已，幸相评其是否。

## 明疮疡之本末

东垣曰：生气通天论云：营气不从，逆于肉理，乃生痈肿。又云：膏粱之变，足生大丁，受若持虚。阴阳应象论云：地之湿气，感则害人皮肉筋脉。是言湿气外伤，则营气不行。荣卫者，皆营气之所经营也。荣气者，胃气也，运气也。荣气为本，本逆不行，为湿气所坏而为疮疡也。膏粱之变，亦是言厚滋味过度，而使营气逆行，凝于经络为疮疡也。此邪不在表，亦不在里，惟在其经，中道病也。以上《内经》所说，俱言因营气逆而作也。遍看诸疮疡论中，多言二热相搏，热化为脓者，有只言热化为脓者。又言湿气主疮，寒化为热而为脓者，此皆疮疽之源也。宜于所见部分用引经药，并兼见证中分阴证阳证，先写营气，是其本。本逆助火，湿热相合，败坏肌肉，而为脓血者，此治次也。宜远取诸物以比之，一岁之中，大热无过夏，当是时，诸物皆不坏烂。坏烂者，交秋湿令大行之际也。近取诸身，热病在身，止显热而不败坏肌肉，此理明矣。标本不得，邪气不服，言一而知百者，可以为上工矣。

营气不从，逆于肉理，乃生疮痈。且营气者，胃气也。饮食入于胃，先输于脾，而朝于肺。肺朝百脉，次及皮毛，先行阳道，下归五脏六腑，而气口成寸矣。今富贵之人，不知其节，以饮食肥醲之类，杂以厚味，日久太过。其气味俱厚之物，乃阳中之阳，不能走空窍，先行阳道。反行阴道，逆于肉理，则湿气大胜，则子能令母实，火乃大旺。热湿既盛，必来克肾。若杂以不顺，又损其真水，肾既受邪，积久水乏，水乏则从湿热之化而上行，其疮多出背出脑，此为大疔之最重者也。若毒气行于肺或脾胃之部分，毒之次也。若出于他经，又其次也。湿热之毒所止处，无不溃烂。故经言膏梁之变，足生大疔，受如持虚。如持虚器以受物，物无不受。治大疔之法，必当泻其营气。以标本言之，先受病为本，非苦寒之剂为主为君，不能除其苦楚疼痛也。诸疮疡有痛，往往多以乳香、没药，杂以芳香之药止之，必无少减之理。若使经络流通，脏腑中去其壅滞，必无痛矣。苦寒之剂，除其疼痛，药下于咽，则痛立已，此神品药也。

疮疡食肉，乃自弃也。疮疡者，乃营气而作也，今反补之，与自弃何异？虽用药施治，而不能愈。地之湿气，自外而入内者，疮疖当先服药而用针。如疮疖小，不欲饮药，或婴儿之疮，当先温衣覆盖，令其凝泣壅滞，血脉温和，则出血立已者。不如此，血脉凝滞便针，则邪毒不泻，反伤良肉，又益其疮势也。疮疡及诸病面赤，虽伏大热，禁不得攻里，为阳气怫郁，邪气在经，宜发表以去之，故曰火郁则发之。虽大便数日不见，宜多攻其表，以发散阳气，少加润燥之药，以润之。如见风脉风证，只可用发表风药，便可以通利，得大便行也。若只干燥秘涩，尤宜润之，慎不可下也。疮疡郁冒，俗呼昏迷是也，宜汗之则愈。验疮名色治之，当从《素问》、《针经》、《圣济总录》、《易老疮论》及诸家治疮用药法度，此为紧要，临病之际，宜详审焉。

谨按：《圣济总录》能悉诸疮之名色，但其用药，则多主寒凉，而无通变之法。惟以上易老、东垣等言，深撷《针经》之大法，陈脉病治例之要，学者能熟此等议论，则临证处方，便自胸中了然明白。

## 论肠痈

陈无择云：痈疽初无定处，随其所发即命名。在外则为发脑、发背，在内则为肠痈、内痈、心痈、肺痈、脐痈等证。得其法则生，失其法则死。外证易识，内证难明，不可不备述也。肠痈为病，身甲错，腹皮急，按之濡，如肿状，腹无聚积，身无热，脉数，此为肠内有脓，久积阴冷所成也。故《金匮》有用附子温之。小腹肿痞，按之痛❶如淋，小便自调，发热，身无汗，复恶寒，其脉迟紧者，脓未成，可下之，当有血。洪数者脓已成，不可下。此内结热所成也，故《金匮》有用大黄利之。甚者腹胀大，转侧闻水声，或绕脐生疮，或脓从脐出，或大便出脓血，不治必死。其如五内生疮亦止分利阴阳而已，不比外痈须依四节八事之次第也。《脉经》引官羽林妇病，医诊之，其脉滑而数。滑则为实，数则为热。滑则为荣，数则为卫。卫数下降，荣滑上升。荣卫相干，血为浊败。少腹痞坚，小便或涩。或时出汗，或复恶寒，脓为已成。设脉迟紧即为瘀血，血下即愈。更《内经》所载，有息积。病此，见有得之二三年，遍身微肿，续乃大肠与脐，连日❷出脓，遂致不救，

❶ 痛：原本作“状”，据《三因方·肠痈证治》改。

❷ 日：原本作“口”，据改同上。

此亦肠痈之类也，不可不审。

按：此言内痈、肠痈等候，语约而精。《脉经》与此大同小异，宜并详审可也。

纯早年居淮南，于陈复初契家斋堂，得东原郭文才甫家传《疮科心要》一卷，持行四方，按法每择用之，多获奇效，故不敢湮没其道。因取东垣先生诸试效法，杂以古今名方于下，每附丹溪先生《外科精要发挥》之旨，以为通变之义，亦学者之一助云。

## 【辛凉发散之剂】

**东垣黄连消毒散** 治痈疽发于脑项或背太阳经分，肿势外散，热毒焮发。麻木不痛者，宜先灸之，或痛而发热，并宜服此。

黄连制 羌活各一钱 黄芩 黄柏各半钱，酒制 生地黄 知母制 独活 防风 当归尾 连翘各四分 藁本 防己 桔梗各半钱 黄芪 苏木 陈皮 泽泻各二分 人参 甘草各三分

上㕮咀，水煎。

按：元好问记云：素饮酒，于九月中，患脑之下项之上出小疮，后数日，脑项麻木，肿势外焮，疡医遂处五香连翘，至八日不下。而云不可速疗，十八日得脓，俟脓出用药，或砭刺，三月乃可平，四月如故。予记医经，凡疮见脓，九死一生，果如医言，则当有束手待毙之悔矣。乃请明之诊视，其谓膏粱之变，不当投五香。五香已无及，当先用火攻之策，然后用药。以大艾炷如两核许者攻之，至百壮乃痛觉。次为处方云：是足太阳膀胱之经，其病逆，当反治。脉中得弦紧，按之洪大而数，又且有力，必当伏其所主，而先其所因。其始则同，其终则异，可使破积，可使溃坚，可使气和，可使必已。必先岁气，无伐天和。以时言之，可收不可汗，经与病禁下，法当结者散之，咸以耎之。然寒受邪而禁咸，诸苦寒为君为用，甘寒为佐。酒热为因、用为使，以辛温和血，大辛以解结为臣。三辛三甘益元气而和血脉，淡渗以导酒湿，扶持秋令以益元气泻火，以入本经之药和血，且为引用。既以通经为主，用君以黄芩、连、柏、生地黄、知母酒制之，本经羌活、独活、防风、藁本、防己、当归、连翘，以解结。黄芩、人参、甘草配诸苦寒者，三之一多，则滋营气补土也。生甘草泻肾之火，补下焦元气。人参、橘皮以补胃。苏木、当归尾去恶血。生地黄补血。防己除膀胱留热。泽泻助秋，去酒之湿热。凡此诸药，必得桔梗为舟楫，乃不下沉。投剂之后，疽当不痛不拆，食进体健。如言服之，投床大鼾，日出乃寤，以手扪疮，肿减七八，至疮痂敛，都十四日而已。世医用技，岂无取效者。至于治效之外，乃能历数体中不言之秘，平生所见，惟明之一人而已。详见《试效方》。

**内托羌活汤** 治足太阳经中，左右尺脉俱紧，按之无力，尻臀生痈，坚硬，肿痛大作。

羌活 黄柏酒制。各二钱 防风 藁本 当归尾各一钱 肉桂三分 连翘 甘草炙 苍术 陈皮各半钱 黄芪一钱半

上㕮咀，水酒各半煎。食前温服，取汗。

**白芷升麻汤** 治手阳明经分，臂上生痈。左右寸部脉皆短，中得之俱弦，按之洪缓有力，此得之八风之变者也。

白芷一钱半 升麻 桔梗各一钱 甘草炙，半钱 黄芪 黄芩酒制。各四钱 生黄芩三钱 红花半钱

上㕮咀，作二服，每水、酒各半煎。食后温服。

**内托黄芪柴胡汤** 治疮生腿内，近膝股，或痈，或附骨痈，初起肿痛势大，此足太阴厥阴之分。脉细而弦，按之洪缓有力。

黄芪二钱 柴胡一钱 羌活半钱 连翘一钱半 肉桂三分 土瓜根酒制一钱 生地黄二分 黄柏二分 当归尾七分半

上㕮咀，作一服，水二分，酒一分煎。食前服。

**内托黄芪酒煎汤** 治疮生腿外侧，或因寒湿得附骨痈于足少阳经分，微侵足阳明经，坚硬漫肿，行步作痛，或不能行。

柴胡一钱半 连翘 肉桂 大力子炒。各一钱 黄芪 当归尾各二钱 黄柏半钱 升麻七分 炙甘草半钱

上㕮咀，水、酒各半煎。食前服。

按：以上诸方，有脉病证治之例，立方之旨，皆东垣试效法也。学者识之，则临病处方，当有所据矣。

**当归拈痛汤** 治一切风湿热毒，浸淫疮疡，下注湿毒，脚膝生疮赤肿，里外臁疮，脓水不绝，或痒或痛，脉沉紧实数动滑者，并宜服之。

羌活半两 人参 苦参酒制 升麻 葛根 苍术各二钱 炙甘草 黄芩酒制 茵陈叶酒炒。各半两 防风 当归身 知母酒制 泽泻 猪苓各三钱 白术一钱半

上㕮咀。每服一两，水煎。空心服，临睡，再服之。

按：此足太阳、阳明、三阴药也。东垣本处为治脚气湿热之剂，然世人用治以上诸疮，甚验，故录之。

**内托升麻汤** 治妇人两乳间出黑头疮，疮顶陷下，作黑眼子，其脉弦洪，按之细小，宜服之。并乳痈初起亦治。

升麻 葛根 连翘各一钱半 肉桂三分 黄芪一钱 当归身一钱 鼠黏子半钱 黄柏二分 炙甘草一钱

上㕮咀，作一服，水二分，酒一分，同煎。食后服。

按：此足阳明、厥阴药也。

**散肿溃坚汤** 治马刀疮，结硬块子，坚如石者。在耳下，至缺盆中，或至肩上，或入胁下，皆手足少阳经中。及瘰疬遍于颏，或至颊车，坚硬如石，在足阳明经中所出，或二证疮已破，流脓水，并皆治之。

柴胡四钱 升麻三分 草龙胆半两，酒制炒 黄芩八钱，一半酒炒 炙甘草三钱 桔梗半两 连翘三钱 栝楼根半两，酒制 当归尾 白芍各二钱 黄柏酒制去皮 知母酒制。各半两 葛根二钱 黄连一钱 京三棱酒制，微炒 广术制如上。各三钱 昆布净，半两

上件㕮咀，每服六钱或七钱，水二盏八分，先浸多半日，煎至一盏，去柤，热服。于卧处，身脚在高处，头低垂，每含一口作十次咽，服毕，依常安卧，取药在膈上停蓄故也。另攒半料，作极细末，炼蜜为丸，如绿豆大。每服百丸，或百五十丸，用此汤一口送下，食后服之。药多少，量病人虚实应服药，皆效，此例。

**升麻调经汤** 治颏下或至颊瘰疬，此证出足阳明胃之经中来也。若疮深远，隐曲肉底，是足少阴肾中来也。乃戊传癸肾，是夫胃传妻，具作块子，坚硬，大小不等，并皆治之，或作丸服，亦得。

升麻八钱 葛根五钱 草龙胆酒制炒 黄芩酒制。各半两 当归尾三钱 桔梗 连翘各半两 芍药三钱 黄柏酒炒，一钱 知母酒炒，一两 黄连 广术酒炒 甘草炙 京三棱酒炒。各半两 生黄芩四钱

上件另称一半，作末，蜜为丸，如绿豆大。每服百丸或百五十丸。一半多作㕮咀，每服称半两，若能食便硬，可旋加至七八钱，服如溃坚汤法，此制之缓也。

**连翘溃坚汤** 治耳下至缺盆，或至肩上生疮，坚硬如石，动之无根，名曰马刀，从手足少阳经中来也。或生两胁，或已流脓作疮，未破，皆治之。

柴胡一两二钱 连翘 当归尾酒制 芍药 生黄芩各半两 炙甘草三钱 土瓜根酒炒 草龙胆酒制四次。各一两 苍术二钱 黄芩酒炒二次，七钱 黄连酒炒二次，二钱 广术 京三棱细切。各半两，同广术酒制一次，微炒干

上件另称一半，蜜丸，如绿豆大。如上法服。㕮咀，和匀，每服半两，服如上法，亦缓治之。

按：以上三方，本于经分用药，溃坚散郁之剂也。

**消肿汤** 治马刀疮。

柴胡二钱 连翘三钱 当归尾 甘草各一钱 生黄芩二钱 红花少许 黄连 鼠黏子炒。各半钱 栝楼根 黄芪各一钱半

上件每服半两，或一两，水煎。热服，食后。

按：此足少阳例药也。

**柴胡通经汤** 治小儿项侧有疮，坚而不溃，名曰马刀。

柴胡 连翘 当归尾 黄芩 生甘草 鼠黏子 桔梗 京三棱各二分 红花少许 黄连五分

上㕮咀，作一服，水煎，稍热服。

按：此手少阴、太阴，足少阳、厥阴药也。东垣诸法，类此者甚多，兹不详录。郭氏亦有治瘰疬数方，本攻里、内消之剂，故附于后杂方内。

**郭氏升麻牛蒡子散** 治时毒，疮疹，脉浮洪在表者，疮发于头面，胸膈之际。

升麻 牛蒡子 甘草 桔梗 葛根 玄参 麻黄各一钱 连翘二钱

上㕮咀，姜三片，水二盏，作一服。

**中和汤** 治时毒，脉弦洪，在半表半里者。

菖蒲 牛蒡子 羌活 川芎 防风 漏芦 荆芥 麦门冬 前胡各等分❶ 甘草减半❷

上㕮咀，每服一两，水煎

按：此并出足太阳、阳明例药也。

**机要方** 治结核，耳前后或耳下、颔下有者，皆瘰疬也。

桑椹二斗，极熟黑色者，以布袋裂取自然汁，砂器内文武火慢熬，成薄膏子。每日白汤点一匙，食后，日三服。

## 【辛平发散之剂】

**良方升麻和气饮** 治疮肿，疖疥，痒痛。

甘草 陈皮各一两半 芍药七钱半 大黄半两，煨 干葛 苍术 桔梗 升麻各一两 当归 半夏 茯苓 白芷各二钱 干姜 枳壳各半钱，《三因方》有厚朴半钱

上㕮咀，每服一两，水煎。

按：此手足太阴、手足阳明经药也。五积散加减法，世俗多用之，故收入。盖欲燥脾胃，胜湿和气，为治疮之剂。然临证而不通变，恐未合宜也。

**当归饮子** 治疮疥风癣，湿毒燥痒疮。

当归 白芍 川芎 生地黄 白蒺藜 防风 荆芥各一两 何首乌 黄芪

---

❶ 各等分：底本无，据紫来堂本补。

❷ 减半：底本无，据紫来堂本补。

甘草各半两

上㕮咀，每服一两，水煎。或为末，每服一二钱亦得。

按：此疏风热之剂，手足二阴药也。血虚者，不可缺此。

**圣济总录金针散** 治发背诸疮肿。

皂角针，春取一半，新采一半，黑者。

上一味，不拘多少，晒干为末。食后，酒调二三钱服。

按：丹溪曰：此药治痈疽，已破未破皆用。直攒领到溃处，意谓当入群队中用也。

## 【辛温发散之剂】

**局方托里十补散**

黄芪　人参　当归各二钱　厚朴　桔梗　川芎　防风　桂心　甘草　白芷各一钱

上㕮咀，水煎。

谨按：《卫生宝鉴》曰：诸痛痒疮疡，皆属心火，言其常也。如疮盛形羸，邪高痛下，始热终寒，此反常也。固当察时下之宜而权治。故曰经者常也，法者用也，医者意也。随其宜而治之，可收十全之功矣。故此方用之于痈疽初发，或已发，或内托。然疮证脉缓涩，或身倦恶寒，热少脉弦或紧细者，宜用之。散风寒助阳之剂也。表里气血之药，若施之于积热焮毒，更不分经络时宜，不能不无误也。丹溪曰：《精要》谓排脓内补十宣散，治未成者速散，已成者速溃，诚哉是言也。若用之于些小痈疽与冬月时令，尽用内托之功。若于冬月肿疡用之，亦可转重就轻，移深于浅。若溃疡于夏月用之，其桂、朴之温散，佐以防风、白芷，吾恐虽有参、芪，难为倚仗。比见世人用此者，不分痈疽冬夏，无经络，无前后，如盲人骑瞎马，半夜临深池，危哉！

**十六味流气饮** 治无名恶肿，痈疽等证。

川芎　当归　芍药　防风　人参　木香　黄芪　官桂　桔梗　白芷　槟榔　厚扑　乌药　甘草　紫苏　枳壳各等分[1]

上㕮咀，水煎。

按：此表里气血药也，复以疏风助阳之剂，世俗多用之，故收入。非脉之洪缓沉迟紧细者，不宜用此。每见外科诸家载此，往往不分经络脉证，不具时宜，但云化毒消肿。有云不退者，加以补气血之药，盖又使人不能无疑也。用者当触类而长之可矣。

**郭氏神效乌金散** 治痈疽疔肿，时毒，附骨疽，诸恶疮等证。若疮黑陷如石坚，四肢冷，脉细，或时昏冒谵语，循衣烦渴，危笃者服此。汗之，疮起。

苍耳头五月五日五时收　小草乌头　火麻头火日收采　木贼去节　虾蟆头　桦皮节酥炙　麻黄去根节

上晒干，各等分，同人磁器内，盐泥固济，炭火内从早煅至申分，如黑煤色为度，碾为末。每服二钱，病重者三钱，用热酒调下。未汗，再一服，如汗干，却服解毒疏利之药。如修合此药，必选天晴好日，于静室中，勿令鸡犬猫畜及阴人见也。又名首功玄黑散。

**夺命丹** 治诸般肿毒，疔疽，恶疮。

蟾酥　轻粉各半钱　朱砂三钱　白矾枯　寒水石　铜绿各一钱　蜗牛二十一个，别研　乳香　没药　麝香一钱

上件为细末，将蜗牛别研一处，

---

[1] 各等分：底本无，据紫来堂本补。

元[1]，如丸不就，用好酒糊和，丸如绿豆大。每服一丸，生葱三五茎，嚼极烂[2]，吐于手心，包药在内，热酒和葱送下。如重车行五七里，汗出为效。重者，再服一二丸。

**蟾酥丸** 治疔黄，一切恶疮。

川乌 莲花蕊 朱砂各二钱半 乳香 没药各二钱 轻粉 蟾酥各一钱 麝香半钱

上为细末，糊丸，豌豆大。每服一丸，病重者二丸，依前法服，取汗。

按：以上三方，郭氏称为首药，皆主乎发散。散出太阳例，后二方出少阴例，然皆劫剂也。智者，当较轻重阴阳之分，取择用之。

**东垣托里荣卫汤** 治证见前疮宜发汗论。

黄芪 红花 桂枝各五钱 苍术三钱 柴胡 连翘各二钱 羌活 防风 当归身 炙甘草 黄芩各一钱半 人参一钱

上㕮咀，每服一两，水、酒各半煎。

按：此足三阳、太阴经药，出桂枝例，表里气血之剂也。

## 【辛热发散之剂】

**托里温中汤** 治疮为寒变而内陷者，脓出清解，皮肤凉，心下痞满，肠鸣切痛，大便微溏，食则呕，气短，吃逆不绝，不得安卧，时发昏愦。

羌活三钱 附子炮，去皮，四钱 干姜炮，三钱 益智仁 丁香 沉香 木香 茴香 陈皮各一钱 炙甘草二钱

上㕮咀，作一服，水三盏，生姜五片，煎服。

《卫生宝鉴》曰：经云：寒淫于内，治以辛热，佐以苦温。以姜附大辛热温中，外发阳气，自里之表以为君。羌活苦辛温，透关节，炙甘草温补脾胃，行经络，通血脉。胃寒则呕吐，吃逆不下食，益智、丁、沉大辛热以散寒为佐。疮气内攻，气聚而为满，木香、陈皮苦辛温，治痞散满为使。

按：此手足太阳、阳明、三阴经药也。

## 【辛凉攻里之剂】

**机要内疏黄连汤** 治疮皮色肿硬，发热而呕，大便闭，脉洪实者。

黄连 芍药 当归 槟榔 木香 黄芩 栀子 薄荷 桔梗 甘草各一两 连翘二两 大黄二两半

上㕮咀，每服一两，入姜煎。

按：此本黄连汤加大黄，手足少阳，足阳明太阴，手三阴之药也。丹溪曰：《精要》以大黄治痈疽之要药，以其宣热拔毒。第二论曰：疮始作，皆须以大黄等药极转利之。又排日不废，继又自言患痈疽者，每有泻泄，皆是恶候，此又不能无疑者也。借曰前说用大黄，恐因病体实而大腑秘结，有积热沉固之疾者发也。止可破结导滞，推令转动而已，岂可谓极转利之。而且排日不废，若利下之后，又与利药，恐非防微杜渐之意。疮之始作，即《周礼》肿疡之时也。肿在肌肉，若非大满、大实坚之证，自当行仲景发表之法，借五香汤为例，散之上外，何必遽以峻下之药夺其里，自取其祸。切详河间谓：地之湿气，感则害人皮肉筋脉，其在外盛而内行，其脉沉实，当先疏其内，以绝其源。又谓：呕啘心逆，发热而烦，脉沉而实，硬肿发

---

[1] 元：四库本作“丸”。

[2] 烂：底本脱，据紫来堂本、四库本补。

闷，皮肉不变色，根深为大，病在内，脏腑秘结，当急疏利之。宜黄连汤，先服一二贴，次加大黄。未效，再加二钱，以利为度。如有热证，只与黄连汤。无热证，少煎内托复煎散，时时呷之。如此则内外皆通，血气流行。彼加大黄者，自因体实而腑秘也，未当如此之多。

**圣济射干散** 治痈疽发背，诸疮肿痛，脉洪实数者。

射干 犀角 升麻 玄参 黄芩 麦门冬 大黄各一两 山栀半两

上㕮咀。每服五钱，加竹叶、芒硝一钱，以利为度。

按：此足阳明、手太阴经药也。

**托里散** 治一切恶疮发背，疔疽便毒始发，脉洪弦实数，肿甚欲作脓者，三服消尽。

大黄 牡蛎 栝楼根 皂角针 朴硝 连翘各三钱 当归 金银花各一两 赤芍 黄芩各二钱

上为粗末，每服半两，水、酒各半煎服。

按：此足厥阴、太阴、阳明经药也。

**破棺丹** 治诸热肿，一切风热疮证，发热多汗，大渴便闭，谵语结阳之证。

大黄二两半，半生半熟 芒硝 甘草各二两

上为末，炼蜜丸，弹子大，每服半丸。病重，一丸至二丸。食后，童便入酒半盏，化服之，或白汤合酒化服。

按：此仲景正阳、阳明经药也。

**泻心汤** 治疮毒痈肿，发躁烦渴，脉实洪数者。

大黄四两 黄连 山栀 漏芦 泽[1]兰 连翘 黄芩 苏木各二两 犀角一两

上㕮咀，每服三五钱，水煎服。

按：此手少阴、太阴、少阳药也，出足阳明例。

## 【辛平攻里之剂】

**郭氏瑞效丸** 治肠痈胃痈，内积，兼男子妇人积聚证。

当归 京三棱 槟榔 木鳖子 川山甲炒。各一两 牡蛎为末，炒山甲都用 连翘 枳壳炒。各一两半 硇砂焙 琥珀各一两 巴豆二十一粒，去油 麝香少许

上为末，酒糊丸，桐子大。每服十丸至二三十丸，温酒下，临卧再服。如利动脏腑，减丸数。大小便有脓血出者，却用别药调治之。

**万灵夺命丹** 郭氏又名延寿济世膏、如意金丹、广效保命丹、朱砂备急膏、三教济世膏、仙授灵宝膏、圣僧慈救膏，盖实一药也。治一切疮肿疔疽初起，脉沉实，及服汗药后，毒气在里不尽者，宜此下之。

朱砂 盐花各二钱半 雄黄 明矾生用 枫香各二钱 黄丹 赤石脂 琥珀 轻粉各一钱半 麝香 片脑各一钱 巴豆去壳，水煮十沸 蓖麻子另研。各四十九粒

上为末，用巴豆蓖麻子膏和药为丸，如和不就，加炼蜜就成膏，收磁器内。如用时，旋丸如鸡头大。每服一丸，井花水下，或汤亦得，忌热物半日。大人小儿，以意加减与服。

谨按：郭氏"用药格式"云：凡人患一切疮肿，若脉在表者，先服首功玄黑散，或夺命丹、蟾酥丸之类选用汗之。继服广效保命膏，或化毒凉剂下之。若脉在里者，便只服延寿济世膏，或破棺丹下之，病属里不必汗之故也。如是有头疮疽，就便用朱砂备急膏一丸，如黄豆大，安于疮头上，却用软黏膏药盖护

[1] 泽：底本作"泻"，据紫来堂本、四库本改。

之，其疮必破。如疮晕紫黑色，外用宣毒散，周围敷住毒气。如疮晕赤红色，用水澄膏敷之。次日用紧峻碧云锭子，开了疮口。次用紧缓碧霞锭子，去其歹肉。稍净，却用缓慢碧玉锭子生肌，总名青金锭子。不拘日数，直待歹肉去净，单用膏药贴之。候脓水尽，肌肉平，方许贴生好肌敛口之药。若依此法，免教人受刀剪针烙之苦。如是无头痈肿，待脓成，用针刺破，方依法收功也。

愚详疮之汗后，或始有头痈疽，便用是药，后施锭子，虽有次第，然病体亦有积热或风毒气郁等证。若待开溃次第用药，反无头痈肿待脓成用法，而又不及东垣法之通变神速也。如疮溃动，或结歹肉，疔疽坚硬，却次第用外治之法方可。

## 【辛热发表攻里之剂】

**飞龙夺命丹** 治一切疔疮恶肿，痈疽初发，或发而黑陷，毒气内陷者。

大南星 雄黄 巴豆各一钱 硇砂 黄丹 信石 乳香各半钱 斑蝥十六个，去翅足 麝少许

上为末，取蟾酥和为丸，如黄黍米大。每服十一二丸，或十四五丸，看疮上下，食前后以好酒送下，量人虚实与之。忌油腻、鱼肉荤物七日。

按：此方世俗多用之，故收入。然香窜燥毒之剂，盖无经不至者，故能宣泄，备汗吐下三法。病因食一切禽畜，毒发所致及疮，脉沉紧细数，毒蕴在里并湿毒，用之神效。但世人多不分此，更不审疮之大热大渴，毒气焮发。而脉浮洪在❶表，及膏粱积热之人，未宜轻举。况有以❷半夏代雄黄，殊不知雄黄治诸疮及百节中大风、中恶者之意。此与郭氏二方，皆手少阴例药，兹则表里法也。

## 【辛平发表攻里之剂】

**五香连翘汤** 治诸疮肿初觉一二日便厥逆，喉咽塞，发寒热。

沉香 木香 麝香 连翘 射干 升麻 丁香 独活 桑寄生 炙甘草各一两 大黄一两半 木通 乳香各二两

上㕮咀，每服五钱，水一盏半，煎七分。温服，取利。

按：丹溪曰：《精要》第一论云：不问痈疽疮疖，虚实冷热，先与内托散、五香连翘汤、沉麝汤等诸方，不冷不热，不问老幼少壮，阴阳虚实冷热，多服为妙。夫痈疽疮疖，脏腑阴阳，有浅深虚实冷热，用药有补泻温凉。老幼少壮，其禀受厚薄，形志苦乐，随年岁而增损。奈何欲以不冷不热四五方而通治之？又以多服为妙，此不能无疑也。学者当审经络，察病机而处治，大抵岂可仗此为通治之法。

## 【辛凉发表攻里之剂】

**千金漏芦汤** 治积热丹毒，无名恶肿，脉洪实弦滑，发热烦热者。

漏芦 麻黄 升麻 赤芍 黄芩 甘草 白敛 白芨 枳壳各四两 大黄十三两

上㕮咀，每服一两，人姜煎。

按：此出阳明例药也。驱积热蕴于表里之剂。

**防风通圣散**方见中风门。

---

❶ 洪在：底本脱，据四库本、紫来堂本补。
❷ 以：底本作“似”，据四库本、紫来堂本补。

按：此表里气血之药也。治一切风毒，积热，疮肿。脉候弦洪实数浮紧，气血盛实者，不可缺此。见近有“秘传外科家方”，以是药加人参、赤茯苓、黄芪、苍术、金银花，名消肿托里散。虽以参芪为主，复云人参无亦可，盖使人不能无疑而难用也。且临证加减，须较表里之法。如表证多者，当从此方，以辛甘为主，散之也。里证多者，方可从变。故此分辛温、辛平、辛凉之异。

## 【内托之剂】

**机要内托复煎散**　托里健胃。

地骨皮　黄芩　茯苓　白芍　人参　黄芪　白术　桂　甘草　防己　当归各一两　防风二两

上㕮咀，先以苍术一斤，水五升，煎至三升，去术，入前十二味，再煎至三四盏。取清汁，分三四次，终日饮之。又煎苍术渣为汤，去渣，依前又煎前十二味渣，分饮之。

**五香汤**　治毒气入腹，托里。若有异证，于内加减。

丁香　木香　沉香　乳香各一两　麝三钱

上为末，水煎，空心服。若呕者，去麝，加藿香一两。渴者加参一两。

按：丹溪曰：或问内托之法，古人有行之者乎？曰：河间治肿焮于外，根盘不深。形证在表，其脉多浮，病在皮肉，非气盛则必侵于内。急须内托以救其里，宜复煎散。除湿散郁，使胃气和平。如或未已，再煎半料饮之。如大便秘及烦热，少服黄连汤。如微利及烦热已退，却与复煎散半两。如此使营卫俱行，邪气不能内伤也。然世俗多用十补散，论已见前。

**圣济托里汤**　治诸疔肿发背，曾经汗下，毒气投心，迷闷，呕吐而痛，可服二三次。又名内托散。

乳香明者，一两　真绿豆粉四两，一方止用二两

上二味合匀，每服一钱或二钱，甘草煎汤，调下。

按：丹溪曰：《精要》谓内托散，一日至三日之内，进十数服，防毒气攻冲脏腑，名护心散。切详绿豆解丹毒，又言治石毒，味甘入阳明，性寒，能补，为君。以乳香去恶肿，入少阴，性温善窜，为佐。甘草性缓，解五金八石及百药毒，为使。想此方专为服丹石而发疽者设，不因丹石而发疽，恐非必用之剂。又次与五香连翘汤、射干散，散结气，消瘀血。夫善上驱逐，以五般香窜佐之，与漏芦汤相间大黄为佐，虽各有黄芪、漏芦、甘草之补，果能免驱逐之祸乎？况大黄入阳明、太阳，性走而不守，泻诸实热，以其峻捷，有将军之名。痈疽，因积毒在脏腑，非一朝夕。今发上外，宜以标重。为治当先助气壮胃，使根本坚固，而行经活血为佐，参以经络时令，使毒气外发，此正仲景解表用麻黄、桂枝之意。治施之早，可以内消，此乃内托之本意与。夫年老者、病深者、证备者、体虚者，绿豆虽补，将有不胜重任之患矣。尝治一妇人，年将七十，形实性急而好酒，脑生疽才五日，脉紧急且涩。急用大黄，酒煨细切，酒拌炒，为末。又酒拌人参炒，入姜煎，调一钱重。又两时再与，得睡而上半身汗，睡觉病已失，此亦内托之意。又一男子，年五十余，形实色黑，背生红肿及胛骨下痛。其脉浮数而洪紧，食亦呕，正冬月，与麻黄桂枝汤加酒黄柏、生附、瓜蒌子、甘草节、羌活、青皮、人参、黄芩、半

夏、生姜，六贴而消。此非内托之意欤？如此者非一，不敢悉具。

**郭氏定疼托里散** 治一切疮肿，疼痛不可忍。如少壮气实，先用疏利，后服此药。

粟壳去蒂炒，三两 当归 白芍 川芎各半两 乳香 没药 桂各三钱

上㕮咀，每服五钱，水煎。

**乳香止痛散** 治一切疮肿，疼痛不止。

粟壳六两，制 白芷三两 炙甘草 陈皮各二两 乳香 没药各一两 丁香半两

上㕮咀，每服三钱，水一盏半煎。

按：丹溪曰：《精要》第十三论云：初觉则宣热拔毒，既溃则排脓止痛。岂疮之初作无痛耶？已溃之后痛又甚耶？每见疮之作也，先发为肿，气血郁积，蒸肉为脓，故其痛多少，疮之始作时也。脓溃之后，肿退肌宽，痛必渐减，而反痛者，此为虚也，宜补之。亦有秽气所触者，宜和解之。亦有风寒逼者，宜温散之。审此则以上二方，因有所取择矣。

**东垣黄芪人参汤** 治诸疮破后，食少无睡，及有虚热并秽气所触者。

人参 麦门冬 陈皮 白术 苍术各半钱 黄芪一钱 黄柏四分，炒 升麻六分 当归身半钱 炒曲三分 炙甘草半钱 五味子九个

上㕮咀，作一服，水煎。

按：此手、足太阴例药。

**圣济竹叶黄芪汤** 通治疔肿诸疮，发热而渴。

淡竹叶二两 生地黄八两 麦门冬 黄芪 当归 川芎 甘草 黄芩 芍药 人参 半夏 石膏各二两

上㕮咀，每服一两，水煎。

按：此手少阴、太阴，足阳明药也。

**托里黄芪汤** 治诸疮发渴，脉虚。

绵黄芪一两 炙甘草一钱

上㕮咀，水煎。

**东垣圣愈汤** 治诸疮血出多，而心烦不安，不得眠睡，此亡血也。

熟地黄 生地黄 川芎 人参各半钱 当归身 黄芪各一钱

上㕮咀，水煎。

按：以上二方，手足太阴之剂，一气分、一血分药也。

**内补黄芪汤** 治诸疮肿发背已破后，虚弱无力，体倦懒言语，食无味，少睡脉涩，自汗口干，并宜服之。

黄芪 麦门冬各一两 熟地黄 人参 茯苓 炙甘草各三钱 白芍 川芎 官桂 远志 当归各半两

上㕮咀，或为末，每服三钱，入姜、枣煎。

按：此手太阴例药也。补气血，滋阴助阳之剂也。

**圣济透脓散** 治诸般痈疮及贴骨痈，不破者宜此，不用针刀。

大蚕茧儿一个，烧灰，酒调服，即透。切不可用两三个，恐疮口亦作两三孔也。

按：疮肿有于皮肉厚处发者，此法恐不能及，用者审之。

## 【外治之剂】

**郭氏青金锭子**

铜绿三钱 青矾 胆矾 轻粉 砒霜 白丁香 苦葶苈各一钱 脑子 麝香各少许

上将葶苈研细，次下余药，同研极细，打稠糊为锭子，或炼蜜加白及末一

钱为锭，如麻黄粗细，约二❶三寸长。看疮口深浅纴入。疼者可治，不疼难治。

**第一般紧峻碧云锭子** 砒霜生，开疮口用。

**第二般紧缓碧霞锭子** 砒霜煅，去死肉用。

**第三般缓慢碧玉锭子** 去砒加枯矾，生好肉用。

**翠霞锭子** 治年深冷漏，日久恶疮，有歹肉用之。

铜绿 寒水石煅 滑石各三钱 明矾 腻粉 砒霜 云母石研如粉。各一钱二分半

上研细末，糊为锭子，如麻黄粗细，长短不拘，量疮口深浅纴之。如修合此，候天色晴明则可。

**信效锭子** 治一切恶疮。

红娘子 黄丹 砒霜 鹰屎 土硝 白及各一钱半 铜绿二钱半 脑子 麝香各少许

上研细末，断儿乳汁和为锭子用，中病即止。

**寸金锭子** 治疔毒恶疮。

朱砂二钱 黄丹 明矾枯 砒霜 轻粉 花硷 白及各一钱半 蟾酥 脑子 麝香各❷少许

上研极细末，调糊和为锭子用之。

**红玉锭子** 去歹肉生肌用。

干胭脂 白矾枯，各三钱 轻粉 砒霜 黄丹 脑子 麝香各❸少许

上研极细末，稠糊和锭子用之。

**提丁锭子** 又名透肉锭子 治疔疮危笃发昏，兼治瘰疬。

雄黄 朱砂各二钱 青盐 砒霜生 白丁香 轻粉 斑蝥去翅足，各一钱半 蟾酥 麝香各一钱 黄蜡 蓖麻子三七粒

上为细末，于银器内或磁器内，先将腊溶开，和前药，丸如桐子大，捻作饼子。用针刺破疔疮，放一饼于疮头上，又刺四边五七下，恶血出为妙，却用软膏药贴之，立回。内服首功玄黑散，或蟾酥丸。

**翠青锭子** 又名善效锭子 治脑疽、发背、恶疮，并溃烂。追脓水长肌。

铜绿四钱 明矾枯 韶粉 乳香另研 青黛各一钱半 白敛 轻粉各一钱 麝半钱 杏仁三七粒，另研，去皮尖 如有死肉，加白丁香一钱半

上研细末，稠糊为锭子，或糯米饭和亦得。看浅深纴之，直至疮平复，犹可用之，大有神效。如前数方，不可❹多用，谓犯生砒也。此药无毒，恐病家猜疑是毒药，请口内尝之为凭也。

**搜脓锭子** 先用追蚀等锭子，蚀去歹肉恶物，止有脓水，皆宜用之。

自然铜 川芎 白芷各半两 黄连 白敛各二钱半 木香一钱半 麝香少许

上为极细末，糯米饭和为锭子用之，或作散末，干上亦佳。

**守效散** 点疔疮恶肉。

砒生 白丁香 松香 轻粉 川乌 生矾各一钱 蜈蚣一条，焙干

上为极细末。铍针刺破疮口，令血出，唾津调药，贴之疮上，其根自溃。

**时效针头散** 追蚀恶疮歹肉，兼治瘰疬。

赤石脂半两 乳香 白丁香各二钱 砒生 黄丹各一钱 轻粉 麝各半钱 蜈蚣一条，焙干

上为极细末，掺于疮口，歹肉自去矣。若动刀针，其疮虽可，有瘢。

**神圣换肌散** 去瘰疬，顽疮。

白僵蚕二钱 白矾一钱半 砒生 斑

---

❶ 二：底本作“千”，据紫来堂本、四库本改。
❷ 各：底本脱，据紫来堂本补。
❸ 各：底本脱，据紫来堂本补。
❹ 可：底本作“亦”，据四库本改。

螯去翅足　草乌头　青黛各一钱　麝少许

上研极细末，干掺些小于疮口内，用膏药盖护，其恶肉化为脓水。

**雄黄散**　治痈疽发背紫晕，疼痛不止。

粟米小粉三两，炒　草乌　南星　络石　百合各一两　白及二两　乳香　没药　雄黄　黄丹各半两

上极细末，温水调敷之。

**水澄膏**　治风热肿毒，赤红色，攻焮疼痛不止。

白及　白敛四钱　郁金一对　大黄　黄柏　黄药子　榆皮各七钱半　乳香　没药　雄黄各半两

上细末，用新汲水一碗，药末不以多少，澄于水内，药定去水，敷于肿处，上用白纸封之，用鸡翎掠水湿润。

**金黄散**　治热毒丹流，游走不定，疼痛不止。

寒水石二两　郁金一对　蓝实　大黄　黄柏　黄连　景天各一两

上细末，用鸡子清调敷，水亦可。

**乳香散**　治诸疳浸蚀，日久不愈，下注臁疮，内外踝生疮，顽疮等证。

枯矾　白胶香　赤石脂各半两　黄丹　乳香　没药各二钱　轻粉二钱

上细末，加麝些小。如疮湿，干上。干，则香油调敷之。

**轻粉散**　治下注疳疮，蚀臭腐烂，疼痛不可忍者。

黄柏蜜炙　密陀僧　黄丹　高末茶　乳香各三钱　轻粉一钱半　麝少许

上末，用葱汤洗疮后，次贴此药。兼治小儿疳疮。

**奇功散**　治瘰疬马刀，顽恶等疮。

野粪尖干，一两　密陀僧　无名异各半两　皂角　乳香　没药各三钱

上粪用盐泥封固，炭火烧之，去泥取出，同药五味研为末，加麝香少许，用清油调匀，漫敷上。湿，即干掺，其功神妙。

**立应散**　治金疮血出不止，并诸疮久不生肌。

寒水石一两半，煅　花蕊石　龙骨　黄丹　没药各半两　黄药子七钱半

一方加白及、乳香、轻粉。

上为细末。如一切金刃刀镰伤者，用药敷上，绢帛扎之，不作脓血疮。脓水，干贴，生肌定疼。以上并郭氏方。

**祛风散**　治一切风毒肿痛。

天南星二两　白矾　草乌各半两

上为末，酒调敷，生姜汁亦可。

**圣济方**　治疔疮。

蜣螂心腹下肉稍白者

上捕取，不以多少，贴疮上，半日许。未可，再上之，血尽根出，神效。

**走马散**　围一切恶疮诸肿，神效。

大黄三两　黄柏　当归　白及　赤小豆　黄芩各二两　荆芥穗　半夏各一两半　白芷　白敛　南星各一两　檀香　雄黄各三钱　乳香七钱　没药五钱　红花一两

上为细末，以水调敷。如疮色黯，姜汁调。疮未成脓者，好米醋调敷。

**乳香善应膏**　治一切肿毒，恶疮。

大黄　黄芪　赤芍　杏仁各一两　当归七钱半　川山甲　猪牙皂角各二钱半　木鳖子三钱　乳香　没药各半两　血竭　轻粉各二钱半　黄丹七两　香油一斤

上，除黄丹、乳、没、血、轻五味外，其余锉于油内，浸十余日，砂锅内熬，药色微黑，用槐柳条搅之，滤去柤物净，用油入丹，熬成膏，滴水中不散，然后入乳香等四味，搅匀为度，摊纸上，贴疮。

**至宝玉连膏**　治一切疮肿。

黄连二两　黄柏　黄芩　大黄　生地黄　赤芍　川椒　杏仁　白芷　桂　猪牙皂角　当归尾各半两　葱白七根　净发一拳大

槐、柳、榆、桑、栀、柏、桃枝条，各三钱，以上用真香油二斤，春浸五日，夏三、秋七、冬十日。如上法熬，微黑色、滤去柤，入松香四两，黄丹碾，筛净十两，用药油熬成膏，滴入水中不散，然后入下项药：

乳香　没药　朴硝　龙骨　枯矾　血竭各半两　轻粉　胆矾　麝香各一钱　共为细末，入膏内。

上用净磁器盛，顿旋摊纸上，贴。

## 【收敛之剂】

**生肌散**

白矾枯　槟榔各一两　密陀僧一钱半　黄丹　血竭各一钱　轻粉半钱

**红玉散**

软石膏半两，煅　黄丹一钱半，炒

**完肌散**

定粉　枯矾　黄连　乳香　龙骨各二钱　黄丹　轻粉各一钱

上各料为极细末，贴疮口，生肌长肉，看轻重选用之。

## 【杂方】

**脂调散**　治疥疮、脓窠疮，神效。

蛇床子二两　蔄茹　草乌　花椒　苦参　荆芥各一两　雄黄　硫黄　矾各半两

上为细末，猪脂调搽。

**羌活散**　治顽癣疥癞、风疮成片，流黄水，久不差者。

羌活　独活　明矾　硫黄　狼毒　白鲜皮　白附子　蛇床子各一两　轻粉　黄丹各半两

上细末，香油调成膏，搽之。

**雄黄散**　治癣。

桎皮　剪草各一两　矾　白及各半两　雄黄三钱半　斑蝥七个，去翅足　草乌头尖四个

上为末，水调敷，津唾亦可。

**枫实膏**　治风疮，燥痒，癣疥。

大枫子肉半两　轻粉　枯矾各些小

上捣为膏，擦疮上。

**一上散**　治风痒，裂拆，燥疮。

苦参一两　白芷　焰硝　枯矾各半两　荆芥穗三钱　寒水石二两，煅　白及三钱

上为末，油调搽。

**圣济乌蛇丸**　治一切风癣，多年不效者。

乌蛇酒浸，去骨　天麻各二两　槐花半斤　附子小便浸，宿　白附子炮。各一两　全蝎炒　僵蚕炒　羌活　乳香各一两半　苦参十两

上为细末，生姜汁和蜜各一斤，熬成膏，入药和为丸，桐子大。每三四十丸，空心温酒下。夜，荆芥汤下。

**宣风换肌散**　治一切风癣疥疮，疙瘩风疮。

炙甘草　黄芪　当归各一两　黄连　黄芩各酒浸，炒　大力子炒　防风　白芷　荆芥穗　川芎　乌蛇肉各半两　羌活　苍术　何首乌各二钱　全蝎十个，炒

上为细末，酒调服，茶清亦可下，二钱。

**东垣内托升麻汤**　治妇人乳中结核。

瓜蒌仁三钱　连翘二钱　甘草节　青皮各一钱

上作一服，水煎。食后细细呷之。

**连翘饮子**　治乳痈。

青皮　瓜蒌仁　桃仁　橘叶　川芎　连翘　甘草节　皂角针各等分

上㕮咀，每服七八钱，水煎，食后细细呷之。已破者加参、芪、当归。未破者加柴胡。

**消毒饮** 治便毒初发，三四日可消。

皂角针 金银花 防风 当归 大黄 甘草节 瓜蒌仁各等分

上㕮咀，水、酒各半煎。食前温服，仍频提顶中发，立效。

**下疳疮洗药**

黄连 黄柏 当归 白芷 独活 防风 朴硝 荆芥

上等分，水煎。入钱五十文，乌梅五个，盐一匙，同煎，温洗，日五七次。用下药敷。

木香 槟榔 黄连 铜青 轻粉 枯矾 螵蛸 麝各等分

上为极细末，洗后，至夜敷上。

**法制灵鸡弹** 治疗瘰疬马刀，腋下生者。

斑蝥七个，去头翅足

上将鸡子一个，顶上敲开些小，入药在内，纸封固了，于饭上蒸熟，取出去壳，切开去药，五更空心和米饭嚼。候小便通，如米泔水状、如脂，即验也。如大小便不通，却服琥珀散三二贴催之，然后常服后二药，尤佳。

**妙灵散** 服前药后，却将此散与连翘丸相间常服，疮愈方止。

木香三钱 沉香二钱 牛膝 何首乌 当归 螵蛸 桑寄生各一两 海藻二两 青葙子 昆布 海带 甘草节各半两

上末，每服三二钱、食后温酒调下。

**内消连翘丸**

连翘三两 射干 白及 夏枯草 土瓜 漏芦 沙参 泽兰 胡桃仁各一两半

上末，入桃仁研匀，酒糊丸，桐子大。每服三五十丸，空心食前盐、酒下。

**琥珀散** 治诸般疮疖，表里有热，小便赤涩。

白茯苓 黄芩 茵陈 紫草 瞿麦 茅根 石韦 乌药 琥珀 连翘 车前子

上各等分，为极细末。每二三钱，灯心汤调下，无时。

**圣济总录治漆疮诸方**

生柳叶三斤，冬用皮煎汤，适寒温洗之。芒硝五两，汤化，浸洗之。猪膏一味，熬，去滓停冷，涂贴之。生螃蟹一味，取黄涂傅，日三五次。荷叶，燥者一斤，煮水洗之，以贯众末掺之，干则油和涂。鸡子黄，涂疮上，干则易之，不过三次。黄栌木煎汤，频洗之。一方谷精草煎洗，甚效。

**经验方**

治腿膝生疮有脓，治金刃伤亦妙。五倍子，细碾掺之。

# 卷之十六

## 气　证　门

### 《内经》叙诸气动为病

阴阳应象论云：喜怒伤气，寒暑伤形。暴怒伤阴，暴喜伤阳。厥气上行，满脉去形。喜怒不节，寒暑过度，生乃不固。故重阴必阳，重阳必阴。

玉机真藏论云：忧喜悲恐怒，令不得以其次，故令人有大病矣。因而喜大虚则肾气乘矣，忧则心气乘矣，怒则肝气乘矣，悲则肺气乘矣，恐则脾气乘矣。

举痛论云：百病生于气也，怒则气上，喜则气缓，悲则气消，恐则气下，寒则气收，炅则气泄，惊则气乱，劳则气耗，思则气结，九气不同也。为病详见本文。

### 脉　法

经曰：脉滑者多血少气，涩者少血多气，大者血气俱多。脉来大而坚者血气俱实，小者血气俱少。脉来细而缓者血气俱虚，代者气衰，细者气少，浮而绝者气辟。大而滑中有短气。尺脉涩而坚，为血实气虚。尺脉细而微者，血气俱不足。云云见本文。

刘立之《脉理玄要》曰：下手脉沉，便知是气，沉极则伏，涩弱难治。其或沉滑，气兼痰饮。

### 论九气动为诸证

子和云：夫天地之气，常则安，变则病，而况人禀天地之气，五运迭侵于外，七情交战于中。是以圣人啬气，如持至宝，庸人役物[1]，而反伤太和。此轩岐所以论诸痛皆因于气，百病皆生于气，遂有九气不同之说。气本一也，因有所触而为九：怒喜悲恐寒暑惊思劳也。其言曰：怒则气逆，甚则呕血及飧泄，故气逆上矣。王太仆曰：怒则阳气逆上，而肝木乘脾，故甚则呕血及飧泄也。喜则气和志达，荣卫通利，故气缓矣。悲则心系急，肺布叶举，而上焦不通，荣卫不散，热气在中，故气消矣。恐则精却，却则上焦闭，闭则气还，还则下焦胀，故气不行矣。

王太仆云：恐则伤精却上而不下流，下焦阴气亦还而不散，故聚而胀也。然上焦固禁，下焦气还，故气下行也。寒则腠理闭，气不行，故气收矣。太仆云：身凉则卫气沉，故皮肤文理及渗泄之处，皆闭密而气不流行，卫气收敛于中而不散也。炅则腠理开，荣卫通，汗大出，故气泄矣。太仆云：人在阳则舒，在阴则惨，故热则肤腠开发，荣卫大通，津液外渗[2]而汗大出也。惊则心无所依，神无所归，虑无所定，故气乱矣。劳则喘

---

[1] 役物：底本作“投物”，据《事亲》卷三及紫来堂本改。

[2] 外渗：原本脱，据《素问·举痛论篇》王冰注补。

息汗出，内外皆越，故气耗矣。

太仆云：疲劳役则气奔速，故喘息。气奔速则阳外发，故汗出。内外皆逾越于常纪，故气耗损也。思则心有所存，神有所归，正气留而不行，故气结矣。太仆云：系心不散，故气亦停留。此《素问》之论九气，其变甚详，其理甚明。然论九气所感之疾则略，惟论呕血及飧泄，余皆不言。惟《灵枢》论思虑、悲哀、喜乐、愁忧、盛怒、恐惧，而言其病曰：思虑而伤神，神伤则恐惧自失，破䐃脱肉，毛瘁色夭，死于冬。脾忧愁而不解则伤意，意伤则悗乱，四肢不举，毛瘁色夭，死于春。肝悲哀动中则伤魂，魂伤则狂忘不精不正，当人阴缩[1]而挛筋，两胁不举，毛瘁色夭，死于秋。肺喜乐无极则伤魄，魄伤则狂，狂者意不存人，毛革焦，毛瘁色夭，死于夏。肾盛怒而不止则伤志，志伤则喜忘其前，腰脊不可俯仰屈伸，毛瘁色夭，死于季夏。恐惧不解则伤精，精伤则骨痿厥，精时自下。是故五脏主藏精者也，不可伤，伤则失守而阴虚，虚则无气，无气则死矣。《灵枢》论神意魂魄志精所主之病，然无寒暑惊劳四证，余以是推而广之。怒气所至，为呕血，为飧泄，为煎厥，为薄厥，为阳厥，为胸满胁痛，食则气逆而不下，为喘渴烦心，为消瘅，为肥气，为目暴盲，耳暴闭筋纵，发于外为疽痈。喜气所至，为笑不休，为毛革焦，为肉病，为阳气不收，甚则为狂。悲气所至，为阴缩，为筋挛，为肌痹，为脉痿，男为数溲血，女为血崩，为酸鼻辛頞，为目昏，为少气不能极息，为泣则臂麻。恐气所至，为破䐃脱肉，为骨酸痿厥，为暴下渌水，为面热肤急，为阴痿，为惧而脱颐。惊气所至，为潮涎，为目睘，为口呿，为痴痫，为不省人，为僵仆，久则为痿痹。劳气所至，为咽噎病，为喘促，为咳血，为腰痛骨痿，为肺鸣，为高骨坏，为阴痿，为唾血，为冥视，为耳闭，男为少精，女为不月，衰甚则溃溃乎若坏都，汩汩乎不可止。思气所至，为不眠，为嗜卧，为昏瞀，为中痞，三焦闭塞，为咽嗌不利，为胆瘅呕苦，为筋痿，为白淫，为得后与气快然如衰，为不嗜食。寒气所至，为上下所出水液云云见寒门。炅气所至，为喘呕吐酸，暴注下迫云云见火门。

凡此九者，《内经》有治法，但以五行相胜之理治之。夫怒伤肝，肝属木，怒则气并于肝，而脾土受邪，木太过则肝亦自病。喜伤心，心属火，喜则气并于心，而肺金受邪，火太过则心亦自病。悲伤肺，肺属金，悲则气并于肺，而肝木受邪，金太过则肺亦自病。恐伤肾，肾属水，恐则气并于肾，而心火受邪，水太过则肾亦自病。思伤脾，脾属土，思则气并于脾，而肾水受邪，土太过则脾亦自病。寒伤形，形属阴，寒胜热则阳受病，寒太过则阴亦自病。炅伤气，气属阳，热胜寒则阴受病，热太过则阳亦自病。凡此七者，更相为治。故悲可治怒，以怆恻苦楚之言感之。喜可以治悲，以谑浪亵狎之言娱之。恐可以治喜，以迫遽死亡之言怖之。怒可以治思，以污辱欺罔之言触之。思可以治恐，以虑彼忘此之言夺之。凡此五者，必诡诈谲怪，无所不至，然后可以动人耳目，易人视听。若胸中无材器之人，亦不能以此五法也。炅可以治寒，寒可以治炅，逸可以治劳，习可以治惊。经曰：惊者

[1] 缩：原本无，据《灵枢·本神》及紫来堂本补。

平之，平谓平常也。夫惊以其忽然而遇之也，使习见习闻，则不惊矣。此九者，《内经》自有是理，庸工废而不行。今代刘河间治五志，独得言外之意云云见后。昔余治一书生，劳苦大过，大便结燥，咳逆上气，时喝喝然有音，唾呕鲜血，以苦剂解毒汤加木香、汉防已煎服，时时啜之。复以木香槟榔丸泄其逆气，不月余而痊。余又尝以巫跃妓抵以治人之悲结者。又尝以针下之时使杂舞，忽鼓笛应之，以治人之忧而心痛者。余尝击拍门窗，使其声不绝，以治因惊而畏响，魂气飞扬者。尝治一妇人，久思而不眠，余日醉而不问，妇果呵怒，是夜困睡。又尝以酸枣仁丸治人多忧者。然惟劳则气耗，恐而气夺者，为难治。喜者少病，百脉舒和故也。又闻庄先生者，治喜乐之极而病者。庄切其脉，为之失声！佯曰：吾取药去，数日更不来。病者悲泣，辞其亲友曰：吾不久矣！庄知其将愈，慰之。诘其故，庄引《素问》曰：惧胜喜。可谓得玄关者也。

按：此论九气所动病机，至为详悉。然七情诸证，《局方》多用气药，论治固然。但不分其夹热、兼痰、虚实之例，而于寒热二证亦似，谓备于九气，兼用气药而治之，其弊甚矣。且夫七情诸证，有乘逆厥中之殊，人有苦乐安扰之异。是以先哲就用五志相胜之理治之药之。于伤寒、温暑，自有其例也。后世俗不能本此，恃之于药，而相胜之理不行。况其药不热即峻，虚虚实实，不无差误。故河间、戴人者出，论以上病机，究所至之因，以平火为主，兼五志相胜之理，或音乐抵戏，甚至诡诈谲怪诸法，为治应变，亦以至矣。我东垣、丹溪先生，更论诸气为病，有郁痞逆滞不同。随证用药，有寒热温凉之异。如劳气者，宜补中益气，滋阴助阳，或兼所挟之邪论治，深备先哲旨趣。惜乎其道皆不能大行于世者，由《局方》障之也。

## 气中似风证论

详见中风门。

## 理气宜导痰论

详见痰饮门。

## 气属阳动作火论

《原病式》曰：气为阳而主轻微，诸所动乱劳伤，乃为阳火之化，神狂气乱而为病热者多矣。子和云：河间治五志，独得言外之意，凡见喜怒悲恐思之证，皆以平心火为主。至于劳者伤于动，动便属阳。惊者骇于心，心便属火，二者亦以平心火为主。今之医者，不违此旨，遂有寒凉之谤。

谨按：或云捍卫冲和不息之谓气，扰乱妄动变常之谓火。当其和平之时，外护其表，复行于里，周流一身，循环无端，出入升降，继而有常，源出中焦，总统于肺气，曷尝病于人也。及其七情之交攻，五志之间发，乖戾失常。清者遂变之为浊，行者抑遏而反止，表失卫护而不和，内失健悍而少降，营运渐远，肺失主持，妄动不已，五志厥阳之火起于焉。上燔于肺，气乃病焉，何者？气本属阳，反胜则为火矣。河间有曰：五志过极，皆为火也。何后世不本此议，而一概类聚香辛燥热之剂，气作寒治，所据何理？且言指迷七气汤制作者，其皆用青皮、陈皮、三棱、蓬术、益智、官桂、甘草，遂为平和，可以常用，通治七情所伤，混同一意，未喻某药以治某气。以下诸方，犹有甚焉者，兹不复叙。况所起之情，各各不同。且夫轻言九气之变，未尝略而不详，如怒则气上等证。其言治法，高者抑之，下者举之，寒者热之，热者寒之，惊者平之，劳者温之，结者散之，喜者以恐胜之，悲者以喜胜之。九气之治，各有分别，何尝混作寒论。而类以香热之药，通言而治诸气，岂理之谓欤？若香辛燥热之剂，但可劫滞气，冲快于一时。以其气久抑滞，借此暂行开发之意，药中不佐制伏所起之气，服甚则增炽郁火，蒸熏气液，而自成积，积滋长而成痰。一饮下膈，气乃氤氲，清虚之象，若雾露之著物，虽滞易散，内挟痰积，开而复结。服之日久，安有气实而不动，气动而不散者乎。

此皆人所受误之由，习俗已久，相沿而化，卒莫能救。升发太过，香辛散气，燥热伤气，真气耗散，浊气上腾。犹曰肾虚不能摄气归原，遂与苏子降气汤、四磨汤，下黑锡丹、养气丹，镇坠上升之气。且硫黄、黑锡佐以香热，又无补养之性，藉此果能生气而补肾乎？请熟详之。夫湿痰甚者，亦或当之。初服未显增变，由喜坠而愈进，形质弱者，何以收救。不悟肺受火炎，子气亦弱，降令不行，火无以制，相扇而动，本势空虚，命绝如缕。积而至深，丹毒济火❶，一旦火气狂散，喘息奔急而死。吁！以有形丹石丸药重坠，无形之气将何抵受？随而降乎。譬以石投水，水故未尝沉也，岂不死欤？丹溪有曰：上升之气；自肝而出，中挟相火，其热为甚，自觉其冷，非真冷也。火极似水，积热之甚，阳亢阴微，故有此证，认假作真，似是之祸，可胜言哉。《内经》虽云百病皆生于气，以正气受邪之不一也。今七情伤气，郁结不舒，痞闷壅塞，发为诸病。当详所起之因，滞于何经，上下部分，脏气之不同，随经用药，有寒热温凉之同异。若枳壳利肺气，多服损胸中至高之气。青皮泻肝气，多服损真气。与夫木香之行中下焦气，香附之快滞气，陈皮之泻逆气，紫苏之散表气，厚朴之泻卫气，槟榔之泻至高之气，藿香之馨香上行胃气，沉香之升降真气，脑麝之散真气。若此之类，气实所宜。其中有行散者，有损泄者。其过剂乎用之，能却气之标，而不能制气之本。岂可又佐以燥热之药？以火济火，混同谓治诸气，使之常服多服可乎？气之与火，一理而已。动静之变，反化为二气，作火论治，与病情相得。丹溪《发挥》论之，冷生气者，出于高阳生之谬言也。身非自受寒气，口食寒物，而是论寒者，吾恐十之无一二也。

## 论《局方》用热药治诸气之误

丹溪曰：治气一门，有曰治一切气，冷气滞气、逆气上气，用安息香丸、丁沉丸、大沉香丸、苏子丸、匀气丸、如神丸、集香丸、白沉香丸、煨姜丸、盐煎散、七气散、温白丸、生气汤，悉用热药。夫天地周流于人之一身以为生者，气也。阳往则阴来，阴往则阳来，一升一降，无有穷也。苟内不伤于七情，外不感于六淫，其为气也，何病之有？今曰滞气、逆气、上气，皆是肺受火邪。气得炎上之化，有升无降，熏蒸清道，甚而至于上焦不纳，中焦不化，下焦不渗。遂展转传变，为呕为吐，为膈为噎，

❶ 火：底本作“大”，据文义改。

为痰为饮，为翻胃，为吞酸。夫治寒以热，治热以寒，此正治法也。治热用热，治寒用寒，此反佐之法也。详味前方，即非正治，又非反佐，此愚之所不能无疑也。观其微意，可表者汗之，可下者利之，滞者导之，郁者扬之，热者清之，寒者温之，偏寒偏热者，反佐而行之。挟湿者淡以渗之，挟虚者补而养之。何尝例用辛香燥热之剂，以火济火，实实虚虚，咎将谁执？

## 论气无补法之误

丹溪曰：气无补法，俗论也。痞闷壅塞，似难于补。不思正气虚者，由七情内伤，六淫外侵，饮食不节，房劳致虚。脾土之阴受伤，转运之官失职，胃虽受谷，不能运化。故阳升阴降，而成天地不交之否。清浊相混，邪何由行？此等理宜补养，却厚味，断妄想，远音乐，无有不安。

谨按：气者，本脏腑天真之原也。虚由七情及劳伤等因所致，则正气原气不足也。故宜补之，则气实气化，病邪渐除。经曰虚则补之是也。此补者，补其不足也非为病邪陷下，脏腑精气已惫，天真元气已绝，而施补乎？此等非虚也，非不足也，无补之法必矣。大抵世俗拘此，止谓治病攻邪，不审补虚养正之理，实实虚虚，误人性命，盖不思之甚矣。

### 【升散之剂】

**局方七气汤** 治七情之气郁结于中，心腹绞痛。

人参 甘草炙 肉桂各一钱半 半夏一钱

上㕮咀，水煎服。

按：此出太阳例。寒则气收，宜辛散之，甘缓之，治气虚寒郁药也。

**盐煎散** 治一切冷气，攻冲胸胁，刺痛不已，及脾胃虚冷，呕吐泄泻。

砂仁 甘草炙 茯苓 草果 肉豆蔻 川芎 茴香炒 澄茄 麦蘖 槟榔 良姜 枳壳 厚朴炒 陈皮 羌活 苍术各等分

上㕮咀，每服四五钱，入盐些小煎。

按：此足太阳、阳明、太阴经药也。

**木香流气饮** 治诸气痞塞不通，胸膈膨胀，面目虚浮，四肢肿满。

半夏 厚朴 青皮 紫苏 香附子 甘草各一钱 陈皮二钱 桂 莪术 丁皮 大腹皮 槟榔 麦门冬 木香 草果各六分 木通八分 藿香 白芷各四分 茯苓 白术 木瓜 人参 石菖蒲

上㕮咀，每服四五钱，入姜、枣煎。

按：此太阳例药，与以上方，世俗多用之，故收入。然类以香燥，非寒者、气实者不可用。

**秘传降气汤** 治上盛下虚，气不升降，头目昏眩，痰实呕逆，胸膈不快。

骨碎补 诃子 草果 五加皮 半夏 桔梗各半钱 桑白皮二钱 地骨皮 枳壳 陈皮 柴胡 甘草各一钱

上制、服，见《局方》。

按：此出少阳例。然怒则气上，惊则气乱，意例宜求诸此。

**易简参苏饮**方见热门。

谨按：天地六气，并人之气分为病，治例亦详见各门，故当分治也。

**东垣升阳顺气汤** 治七情所伤及劳役，饮食不节，满闷短气。

升麻 柴胡 陈皮各一钱 半夏 人参各三钱 黄芪四钱 甘草 黄柏各半钱 当归一钱 草豆蔻二钱 神曲炒，一钱半

上㕮咀，每服半两，入姜煎。

按：此补剂也。然恐则气下，宜求诸此。

## 【攻下之剂】

**戴人木香槟榔丸** 散滞气，胸腹胀满，实痞，气结痛。

木香 槟榔 青皮 陈皮 广术 枳壳 黄连 黄柏 大黄各半两 牵牛 香附各二两

上为末，水丸梧子大。每服五六十丸，煎水下，量虚实与之。

按：此阳明例药，下热之剂也。

**局方神保丸** 治诸积气为痛。

干蝎七个 木香 胡椒各二钱半 巴豆十个，去心皮别研，取霜

上为末和匀，汤化蒸饼，丸如麻子大，朱砂为衣。每五七丸，随病气例汤下。

按：此太阳例药，下寒之剂也。

**导气丸** 宣壅导气，除胀满，利大肠。

大黄四两，煨 胡椒四十九粒 青皮 陈皮 蝎梢炒 茴香炒 干姜炮 甘草炙。各一两 阿魏半钱，用面和炒 黑牵牛取头末二两

上为末，水丸。

**御院方木香顺气丸** 治诸气不和。方见积聚门。

按：以上二方，手足太阴、足厥阴、阳明经药，导滞之剂也。

## 【调理之剂】

**局方沉香降气汤** 治阴阳壅滞，气不升降，胸膈痞闷，噫醋吞酸。

沉香四钱 砂仁半两 甘草炙，一两二钱 香附子四两

上为末，每二钱入盐少许，汤调下。

**分心气饮** 治一切气留滞于胸膈之间，不能流畅，以致痞闷噎塞。

木香 丁皮各二钱 人参 麦门冬 大腹皮 大腹子 桑白皮 草果 桔梗 厚朴 白术各半两 香附子 藿香 陈皮 紫苏各一两半 甘草炙，一两

上㕮咀，每三钱入姜、枣煎。

按：此二方手足太阴、阳明，足少阴经药也。

**大七气汤** 治喜怒不节，忧思兼并，多生悲恐，致脏气不平，心腹胀满。

半夏 白茯苓四钱 厚朴炒，三钱 紫苏二钱[1]

上锉，入姜煎服。

按：此足阳明、手足太阴经药也。

**紫陈通气汤** 治三焦气涩，不能宣通，腹胁胀，大便涩。

紫苏 枳壳炒 陈皮 茯苓 甘草 槟榔各一两 沉香 木香 麦门冬 五味子 桑白皮 黄芪 干生姜 薄荷 枳实 荆芥穗各半两

上㕮咀，每半两水煎服。

按：此手太阴之剂也。世俗调理之剂而多杂峻削之药，故并略去。然此方有发散意，而不大燥烈，姑存之，用者自宜损益。按经云气血弱者不可服枳实，以其损气也。气血盛者不可服丁香，以其益气也。于调理不可不分。

**东垣木香顺气汤** 治浊气在上，则生䐜胀。方见胀满门。

按：此亦七情所致，浊阴之气不降，而为䐜胀也，故出阳明承气例。然七气之方，先哲亦未见分其异者。盖气之厥逆收缓，久而郁变，病机不同，而亦不可不本其所因而治也。

---

[1] 二钱：四库本作"三钱"。

## 【补养之剂】

**东垣补中益气汤** 治喜怒忧恐，损伤元气，劳倦体怠。方见热门。

**调中益气汤**方见内伤门。

按：此二方治劳则气耗，宜益之也，出少阳例。

**清暑益气汤** 治暑伤元气，食少体倦。方见暑门。

按：此所谓炅则气泄，宜益之也。

**局方养气丹**

**养正丹**方见和剂。

按：以上方治元阳亏损，气短身羸，气不升降，食少脉弱，阴阳之气下陷者甚捷，然不可尽剂也。论见补虚门。

## 【消导之剂】

**局方异香散** 治胃气不和，腹胁膨胀，饮食难化，一切冷气结聚。

石莲肉一两 莪术 三棱 益智仁 甘草炙。各六两 青皮 陈皮 厚朴炙，各二两

上为末，每服三二钱，姜、枣煎服。

按：本方云治肾气不和，“肾”字为“胃”字之误尔，出阳明例药。

**御院方助气丸**方见积聚门。

**分气丸** 治胸膈气痞，痰实不化，并宜服之。

砂仁 青皮 陈皮 白豆蔻 三棱炮 莪术煨 澄茄 萝卜子炒 枳实 木香各一两 黑牵牛炒，二两，取头末

上为末，糊丸如梧子大。每五十丸姜汤下。

按：以上诸方，治气积痞之剂，非调理比也。宜分虚实寒热用之，又皆气中之血药也。

## 【治痰之剂】

**二陈汤**

**桔梗半夏汤**

**四七汤**并见痰饮门。

**苏子降气汤**方见咳门。

按：此诸方散郁和中之药也。

## 【理血之剂】

**本事方槐角散**

**济生归脾汤**

**拔萃门冬饮子**并见血证门。

按：气病血从，已见前论，故录以上方，以备其例，用者自宜推格之。

## 【宣剂】

**稀涎散**

**元戎胜金丸**并见痰饮门。

谨按：诸气郁或七情所滞，最宜宣导，正木郁达之之意也。大抵是证中夹火热者多，以上诸方恐未合宜，用者自临时通变可也。

## 【通关窍之剂】

**局方苏合香丸** 治气中，或卒暴气逆心痛，鬼魅恶气。

沉香 麝香 诃子 丁香 青木香 安息香 香附 荜茇 白术 白檀各二两 薰陆香 苏合油 龙脑各一两 朱砂 乌犀角各制

上为末入，研极匀，用安息膏并炼蜜，丸如梧子大。温水化四丸。

按：此足手太阳、足阳明、手足太阴、足三阴药也。

【杂方】

**严氏四磨汤** 治七情伤感，上气喘息，妨闷不食。

人参 槟榔 沉香 天台乌药

上四味，各浓磨，水和，作七分，煎三五沸，温服。

**绀珠正气天香汤** 治一切上气凑心，心胸筑痛。方见妇人门。

# 卷之十七

## 血证门

### 诸经叙血证所因

《素问·厥论篇》云：阳明厥逆，喘咳，身热，善惊，衄吐血。温淫汗出，鼽衄。生气通天论云：阳气者，大怒则形气绝，而血菀于上。气厥论云：脾移热于肝，则为惊、衄。胞移热于膀胱，则癃、溺血。举痛论云：怒则气逆，甚则呕血，故气上矣。阴阳别论云：结阴者，便血。云云见下。《针经》云：厥气生足悗，悗生胫寒云云则后血。见积聚门。《脉经》云：下血，先见血，后见便，此近血也。先见便，后见血，此远血也。

### 脉　法

《内经》云：脉来悬钩，为衄血常脉，脉至而搏，血衄身热者死肠癖下脓血，脉弦绝则死，滑大[1]。则生。血温身热者死。

《脉经》曰：脉得诸涩濡弱，为亡血。脉来轻轻在肌肉，尺中自浮，目睛晕黄，衄必未止。太阳脉大而浮，必衄吐血。病人面无血色，无寒热，脉沉，沉弦，衄也。脉浮弱，手按之绝者，下血。脉芤为失血。涩为少血。尺脉滑而疾，为血虚。脉弦而紧，胁痛脏伤，有瘀血。吐血唾血，脉滑小弱者生，实大者死。

唾血，脉紧强者死，滑者生。肾脉小搏沉，为肠癖下血，心肝癖亦下血。

### 论血证分三因

陈无择云：衄者，因伤风寒暑湿，流传经络，涌泄于清气道中而致者，皆外所因。积怒伤肝，积忧伤肺，烦思伤脾，失志伤肾，暴喜伤心，皆能动血，随气上溢清气道中而致者，属内因。饮酒过多，啖炙煿辛热，或坠堕车马伤损致者，为不内外因。吐血者，或因四气伤于外，七情动于内，及饮食房劳、坠闪伤损，致荣血留聚膈间，满则吐溢，世谓妄行，或吐瘀血，此名内伤。便血，或清或浊，或鲜或黑，或在便前便后，或与泄物并下，此由内外有所感伤，凝停在胃，随气下通，亦妄行之类。尿血，因心肾气结所致，或忧劳房室过度，此得之虚寒，不可专以血得热而淖溢[2]，二者皆致尿血，与淋不同。

谨按：衄血下血，伤寒邪气壅迫于经而致者，故有之。杂证见者，多火热所致。或吐溢于空窍，皆五志所动，或阴分郁热，或内外有所伤而成，有寒邪者少。如尿血因房劳者，实由精气滑脱，阴虚火动，荣血妄行尔。以上论为虚寒，

---

[1] 大：底本作“尺”，据《素问·通评虚实记篇》改。

[2] 溢：底本无，据紫来堂本补。

恐未必然也。若便血清者，属荣虚有热，浊属热与湿。色鲜者属火，黑者火极。与泄物并下，属有积或络脉伤也。并宜分治。

## 论下血为内伤络脉所致

详见积聚门。

## 论呕唾血溢为气逆所致

东垣曰：经云：怒则[1]气逆，甚则呕血。暴瘅内逆，肝肺相搏，血溢鼻口，取天府穴。又足少阴肾之脉，从肾上贯肝，入肺中，循喉咙，其病则饥不欲食，面黑如地色，咳唾有血。夫气者阳也，血者阴也，气主煦之，血主濡之。今血妄行，上出于鼻口者，皆气逆也。故经言阳明厥逆，怒则气逆，暴瘅内逆者是也。

谨按：悲气、劳气等，皆能致血证。详见气门。但怒气致血证者，则暴甚，故经曰抑怒以全阴者是矣。否则五志之火动甚，火载血上，错经妄行也。

## 论衄吐血泄为火热所致[2]

《原病式》曰：衄者，阳热怫郁，干于足阳明，而上热则血妄行鼻衄也。血溢者，上出也。心养于血，故热甚则血有余而妄行。或谓呕吐紫凝血为寒者误也。此非冷凝，由热甚销铄以为稠浊，而热甚则水化制之，故赤兼黑而为紫也。血泄，热客下焦，而大小便血也。衄衊血汗血出也。汗者，浊也。心火热极则血有余，热气上甚则为血溢。热势亢极，则燥而汗浊。害承乃制，则色兼黑而为紫也。

## 论衄血下血为伤寒所致

成无己曰：伤寒衄者，为邪气不得发散，壅盛于经，逼迫于血，则因致衄也。桂枝汤、麻黄汤治衄者，非治衄也，即是发散经中邪气尔。至蓄血者，血在下焦，结聚而不行，蓄积而不散者是也。血菀于上而吐血者，谓之薄厥，留于下而瘀者，谓之蓄血，此由太阳随经瘀热在里，血为热所搏结而不行，蓄于下焦之所致。经曰：太阳病七八日，表证仍在，脉微而沉，反不结胸，其人如狂者，以热在下焦，少腹当硬满，小便自利者，下血乃愈。

伤寒例少阴证，下利便脓血者，桃花汤以固脱散寒补正。

许氏治少阴误汗衄血，及脐中出血，用姜附汤，治少阴之本。

《阴证略例》治三焦出血，色紫不鲜，此重沓寒湿化毒，凝泣浸渍而成，治要用黑锡丹。见《直指方》。

按：所论以上证，皆寒邪之变病也。至又有甚者，如论云：服桂枝汤吐血，其后必吐脓血。又厥阴证，伤寒六七日，大下后，寸脉沉而迟，手足厥冷，下部脉不至，咽喉不利，唾脓血，泄利不止者，为难治，宜麻黄升麻汤。火邪亦咽燥唾血，阳毒亦吐血，皆变证之极者也，非衄证之比。大抵伤寒蓄血下血为传变，故下血衄血，身凉乃愈。其不传变入里，邪气不得发散，逼迫于血，因致妄行于下者为逆，下血必多不能止，为难治也。

---

[1] 则：底本脱，据紫来堂本补。

[2] 论衄吐血泄为火热所致：底本脱，据紫来堂本、四库本补。

## 论结阴便血

《卫生宝鉴》云：真定史十，年四十二，形体本瘦，秋时因勉强饮酸酒数杯，少时腹痛，次传下利无度。待十余日，便后见血，或红或紫，腹鸣时痛，诸医以为血热，用芍药柏皮丸治之，未效。仍不欲食，食则呕酸，形体愈瘦，面色青黄不泽，心下痞，恶冷物，口干，时有烦躁，不得安卧，诊时脉弦细而微迟，手足稍冷。经曰：结阴者便血一升，再结二升，三结三升。又邪在五脏，则阴脉不和，阴脉不和则血留之。结阴之病，阴气内结，不得外行，无所禀，渗入肠间，故便血也。外灸中院、三里、气海等穴，内服平胃地榆汤而愈。

按：此治例实内伤法也，宜与积聚门叙积之始兼看。

## 血属阴难成易亏论

丹溪曰：经云：人年至四十，阴气自半，而起居衰矣。又曰：男子六十四而精绝，女子四十九而经断。夫以阴气之成，止供给三十年之运用，已先亏矣。人之情欲无涯，此难成易亏之阴气。若之何而可以纵欲也？

谨按：或曰经云：荣者，水谷之精也，和调五脏。洒陈于六腑，乃能入于脉也，源源而来。生化于脾，总统于心，藏受于肝，宣布于肺，施泄于肾，灌溉一身。目得之而能视，耳得之而能听，手得之而能摄，掌得之而能握，足得之而能步，脏得之而能液，腑得之而能气，是以出入升降，濡润宣通者，由此使然也。注之于脉，少则涩，充则实，常以饮食日滋，故能阳生阴长，取汁变化而赤为血也。生化旺，则诸经恃此而长养。衰耗竭，则百脉由此而空虚。可不谨养哉。故曰：血者神气也。持之则存，失之则亡。是知血盛则形盛，血弱则形衰，神静则阴生，形役则阳亢，阳盛则阴必衰，又何言阳旺而生阴血也？盖谓血气之常，阴从乎阳，随气运行于内，苟无阴以羁束，则气何以树立。故其致病也易，调治也难，以其比阳常亏而又损之，则阳易亢，阴易乏之论可以见矣。诸经有云：阳道实，阴道虚，阳道常饶[1]，阴道常乏，阳常有余，阴常不足。以人之生也，年至十四经行，至四十九而经断，可见阴血之难成易亏如此。阴气一伤，所变之证，妄行于上则吐衄，衰涸于外则虚劳，妄反于下则便红，稍热膀胱则癃闭溺血，渗透肠间则为肠风，阴虚阳搏则为崩中，湿蒸热瘀则为滞下，热极腐化则为脓血。火极似水，血色紫黑。热胜于阴，发为疮疡。湿滞于血，则为痛痒隐疹。凝涩[2]皮肤，则为冷痹。蓄之在上，则人喜忘。蓄之在下，则人喜狂。堕恐跌仆，则瘀恶内凝。若分部位，身半以上，同天之阳，身半以下，同地之阴，此特举其所显之证者。治血必血属之药，欲求血药，其四物之谓乎？河间谓随证辅佐，谓之六合汤者，详言之矣。余故陈其气味专司之要，不可不察。夫川芎，血中气药也，通肝经，性味辛散，能行血滞于气也。地黄，血中血药也，通肾经，性味甘寒，能生真阴之虚也。当归，分三[3]治，血中主药也，通肝经，性味辛温，全用能活血，各归其经也。芍药，阴分药也，通脾经，性味酸寒，能和血，治血[4]虚腹痛也。若求阴药之

---

[1] 阳道常饶：底本无，据紫来堂本补。
[2] 凝涩：底本无，据紫来堂本补。
[3] 三：底本作“二”，据紫来堂本改。
[4] 血：底本无，据四库本补。

属，必于此而取则焉。《脾胃论》有云：若善治者，随经损益，摘其一二味之所宜为主治可也。此特论血病而求血药之属者也。若气虚血弱，又当从长沙。血虚以人参补之，阳旺则生阴血也。若四物者，独能主血分受伤为气不虚也。辅佐之属，若桃仁、红花、苏木、血竭、牡丹皮者，血滞所宜。蒲黄、阿胶、地榆、百草霜、棕榈灰者，血崩所宜。乳香、没药、五灵脂、凌霄花者，血痛所宜。苁蓉、琐阳、牛膝、枸杞子、益母草、夏枯草、败龟板者，血虚所宜；乳酪，血液之物，血燥所宜。干姜、桂者，血寒所宜。生地黄、苦参，血热所宜。特取其正治大略耳，以能触类而长，可谓应无穷之变矣。

## 论治血证大法

东垣曰：伤寒家衄血者，仲景言不可发汗，盖为脉微也。若浮紧者麻黄汤，浮缓者桂枝汤。脉已微者，二药俱不可用，宜黄芩芍药汤主之。杂病见血，多责其热。如衄血出于肺，以犀角、升麻、栀子、黄芩、芍药、生地黄、紫参、丹参、阿胶之类主之。咯唾血者，出于肾，以天门冬、麦门冬、贝母、知母、桔梗、百部、黄柏、远志、熟地黄之类主之。痰涎血者，出于脾，葛根、黄芪、黄连、芍药、当归、甘草、沉香之类主之。呕吐血，出于胃也，实者犀角地黄汤主之，虚者小建中汤加黄连主之。血证上行，或唾或呕或吐，皆逆也，若变而下行为恶痢者，顺也。血上行为逆，其治难，下行为顺，其治易。故仲景云：蓄血证下血者，当自愈也。与此意同。苦无病之人，忽然下痢，其病进也。今病血证上行，而复下行恶痢者，其邪欲去，是知吉也。经曰：诸见血身热，脉大者难治，是火邪胜也。身凉脉静者易治，是正气复也。故《脉诀》云：鼻衄吐血沉细宜，忽然浮大即倾危，此之谓也。

妇室经血诸证详见妇人门。

## 【治风之剂】

**败毒散**　治风热流入大肠经，下血不止。若因酒毒加黄连。方见咳门。

按：此出少阳例，表里药也。

**本事方槐花散**　治肠风脏毒下血。

槐花炒　柏叶杵　荆芥穗　枳壳等分

上为末，每服二钱，空心米饮送下。

**拔萃方结阴丹**　治肠风下血，脏毒下血。

枳壳炒　威灵仙　黄芪　陈皮　椿根　何首乌　荆芥穗等分

上为末，酒糊丸，桐子大。每五七十丸米饮下，入醋少许。

按：此二方手太阴、阳明药也。

**济生加减四物汤**　治肠风下血不止。

侧柏叶　生地黄　当归　川芎各一两　枳壳　荆芥穗　槐花炒　甘草各半两，炙

上咀，每四钱入乌梅、姜同煎。

按：此手足厥阴、太阴药也。大抵此药主补血凉血而以风为虚象者，盖非风客于肠间也。

**东垣黄芪芍药汤**　治衄多岁，面黄，眼涩多眵，手麻。

黄芪三两　甘草炙，二两　升麻　葛根　芍药各一两　羌活半两

上㕮咀，每三钱水煎，温服。

按：此手足太阴、阳明药也。然血虚久则阳分亦虚矣，故血不足则麻木。阴虚火动，变证百出，亦实非风也。此出升阳滋阴例。

## 【治寒之剂】

**东垣麻黄桂枝汤** 治感寒发衄，脉微弱者。

麻黄 黄芪 白芍 甘草各一钱 桂枝 当归各半钱 人参一分 麦门冬三分 五味子五个

上㕮咀，作一服，水煎。

按：此出太阳例药也。《伤寒论》有例，兹不详录。

**济生断红丸** 治脏腑虚寒，下血不止，面色萎黄，羸瘦。

侧柏叶炒 川续断酒浸 鹿茸醋煮 附子炮 黄芪 阿胶炒 当归各一两 白矾枯，一两

上为末，醋煮，米糊丸，如梧子大。每七十丸空心米饮送下。

按：此厥阴例药也。

**宝鉴平胃地榆汤** 治结阴便血。

白术 陈皮 茯苓 厚朴 葛根各半钱 地榆七分 干姜五分 炙甘草 当归 炒曲 白芍 人参 益智仁各三分 苍术 升麻 附子炮。各一钱

上㕮咀，作一服，水煎，加姜、枣。

按：此少阴例药也。

## 【治暑之剂】

**局方黄连香薷饮** 治伏暑纯下鲜血。方见暑门。

按：此手少阴、足太阴药。心主血，脾裹血也。

**枇杷叶散** 治暑[1]毒攻心，呕吐鲜血。

香薷二钱 厚朴一钱半 甘草炙 麦门冬 干木瓜 白茅根各一钱 枇杷叶 陈皮 丁香各半钱

上细末，每二钱，入姜煎。

按：此手、足太阴经药，中热者慎之。

## 【治湿之剂】

**胃风汤** 治风湿乘虚入于肠胃，下瘀血者。方见滞下门。

**拔萃升阳和血汤** 治肠澼下血作泒，其血唧出有力，而远射四散如筛，春二月中下二行，腹中大作痛，乃阳明气冲热毒所作也，当去湿毒，和血而愈。

生地黄 牡丹皮 生甘草各半钱 炙甘草 黄芪各一钱 当归身 熟地黄 苍术 秦艽 肉桂各三分 陈皮二分 升麻七分 芍药一钱半

上㕮咀，作一服，水煎。

**当归和血散** 治肠澼湿毒下血。

槐花 青皮各六分 当归身 升麻各二钱 川芎四分 荆芥穗 熟地黄 白术各六分

上为末，每服三二钱，米饮调下。

按：此诸方疏风胜湿药也。然湿热者，多宜从滞下法择用。

## 【治热之剂】

**局方龙脑鸡苏丸** 治膈热咳嗽，或吐血衄血。方见热门。

**甘露饮** 治男女血妄流溢，或吐或咯，衄血，齿龈臭出血，并治之。方见热门。

**简易选奇黄芪散** 治咳血成劳。

黄芪 麦门冬 熟地黄 桔梗 白芍各半两 甘草四钱

上㕮咀，每服半两，水煎。

按：此手太阴、足少阴药也。

**济生犀角地黄汤** 治郁热不解，干

[1] 暑：底本作“水”，据紫来堂本改。

经络，随气涌泄为衄血。或清道闭塞，流入胃脘，吐出清血。如鼻衄吐血不尽，余血停留，致面色萎黄，大便黑者，并宜服。

犀角　生地黄　白芍　牡丹皮等分

上㕮咀，每四钱水煎。

按：此足太阴药也。

**良方四生丸**　凡吐、衄血，阳乘于阴，血热妄行宜此。

生荷叶　生艾叶　生柏叶　生地黄等分

上烂研，丸如鸡子大。每一丸水煎服，或用盐汤化下。

**河间生地黄散**　治郁衄血、咯血、吐血。

枸杞　柴胡　黄连　地骨皮　白芍　甘草　黄芩　天门冬　黄芪　生地黄　熟地黄等分

上㕮咀，水煎服。下血者加地榆。

按：此二方手足少阴、太阴药也。

**局方槐角丸**　治五种肠风下血，痔瘘脱肛下血，并宜服之。

槐角炒，一两　地榆　黄芩　当归　防风　枳壳面炒。各半斤

上为末，酒糊丸，如梧子大。每三四十丸空心米饮下。

按：此虽有治风例，而性味辛苦寒，故从热剂。少阳药也。

**秘方枳壳汤**　治便血下血。

枳壳一两，面炒　黄连一两，以槐花四两同炒，去花不用

上二味，水煎取浓，食前温服。

按：此又气例药也。

## 【治火之剂】

**黄连解毒汤**

**大金花丸**方并见火门。

## 【理气之剂】

**三因茯苓补心汤**　治心气虚耗不能藏血，以致面色黄瘁，五心烦热，咳嗽唾血。

半夏　前胡　紫苏　茯苓　人参　枳壳炒　桔梗　甘草　干葛各半两　当归一两三钱　川芎三分　陈皮　白芍各二两　熟地黄一两半

上㕮咀，每半两入姜、枣煎

**本事槐角散**　治肠胃不调，胀满下血。

苍术　厚朴　陈皮　当归　枳壳各一两　槐角二两　甘草　乌梅各半两

上㕮咀，每五钱水煎服。

按：以上又气血药也。然《三因方》虽云补剂，而杂以发表之药，姑存之，收入此理气例。

## 【补剂】

**济生鸡苏散**　治劳伤肺经，唾内有血，咽喉不利。

鸡苏叶　黄芪　生地黄　阿胶炒　贝母　白茅根各一两　桔梗　麦门冬　蒲黄　甘草各半两，炒

上㕮咀，每四五钱入姜煎。

**归脾汤**　治思虑伤脾，不能统摄心血，以此致妄行，或吐血下血。

白术　茯神　黄芪　龙眼肉　当归❶　酸枣仁各一两　人参　木香各半两　甘草炙，二钱半

上㕮咀，每四五钱入枣、姜煎。

**东垣麦门冬饮子**　治吐血久不愈者。

五味子十个　麦门冬去心　黄芪各一

---

❶ 当归：底本无，据紫来堂本补。

钱　当归身　人参　生地黄各半钱

上㕮咀，水煎服。

**金匮赤豆当归散**　治先血后粪，此近血也。

赤豆浸出芽　当归各等分❶

上二味，为散，浆水调服。

**三因伏龙肝汤**　治先粪后血，此远血也。

伏龙肝半斤　甘草炙　白术　阿胶　黄芩　熟地黄各三两

上㕮咀，每四五钱水煎服。

**发灰散**　治小便尿血，或便前便后，亦远近之谓也。

发灰

上一味，每二钱，以米醋二合，汤少许服，井花水调亦得。

**玉屑膏**　治尿血。

黄芪　人参等分

上为末，用萝卜大者，切一指厚，四五片，蜜淹少时，蘸蜜炙干，尽蜜二两为度，勿令焦。点药末吃，不以时，仍以盐汤送下。

按：以上诸方，平补药也。然病体亦有寒热气积等因不同，用者自宜求责。

## 【止涩之剂】

**三因龙骨散**　治衄过多。

龙骨不以多少，研为末，以少许吹入鼻中。凡九窍出血，皆可用。

**御药院方麝香散**　治衄不止。

白矾枯　龙骨粘舌者。各另研半两　麝香半字

上拌匀，每先将冷水洗净鼻内，然后用药吹入孔内，或以湿纸蘸入尤妙。

**济生乌梅丸**　治便血不止。

乌梅三两　烧存性为末，用好米醋打糊丸，如梧子大。每七十丸米饮下。

**经验方**　治泻血。

百药煎一两　半两烧为灰

上和饭丸，如梧子大。每三四十丸空心米饮下，或作末服三二钱。

又方，干柿烧灰，饮调下二三钱。

## 【杂方】

**试效方**　治吐血不止，以三棱针于气冲出血，立愈。

鼻衄不止，或素有热而暴作，诸药无验者，以纸一张，作八摺或十摺，于极冷水内湿过，置顶中，不止，仍以热熨斗于湿纸上熨之，立止。

## 【灸法】

便血不止，宜灸等穴：

劳宫手厥阴经　大白足太阴经　会阳足太阳经　三里足阳明经

按：血证宜灸等穴，详见《资生》等经，兹不备录。然火热脉盛实者，非所宜也。

## 【通利之剂】

**拔萃犀角地黄汤❷**　治热郁，血结上焦，寸脉芤。

犀角　生地黄二两　黄芩一两半　黄连一两　大黄半两

上㕮咀，每两水煎，食后服之。

**桃仁承气汤**　治血结胸中，心下手不可近，为中焦蓄血，无寒热，胸满，嗽水不欲咽，喜妄，昏迷，其人如狂。

桃仁半两　大黄一两　甘草二钱半

---

❶ 各等分：底本无，据紫来堂本补。
❷ 犀角：底本脱，据四库本补。

桂　芒硝各三钱

上㕮咀，每两入姜煎服。

**抵当汤**　治下部蓄血，即脐下手不可近，或其人发狂，少腹满硬，小便自利，大便反黑。如狂者在中，发狂者在下也。

大黄　水蛭炒。各半两　虻虫三钱，去翅足　桃仁三钱

上制，每五钱水煎服。如作丸，炼蜜和。

**当归导滞汤**　治跌搏堕击损伤，血滞于中。

大黄　当归等分

上㕮咀，每一两或半两，水煎服。

按：以上血滞证诸方也。盖蓄血有上中下之分，故药亦随而轻重之也。至血热、血积、阴虚等证例，见各门，兹不详录。

## 【解郁之剂】

**丹溪越鞠丸**　治血郁。

桃仁　香附子　红花　抚芎　青黛等分

上为末，糊丸，每四五十丸食前服。

# 卷之十八

## 内　伤　门

按：此一门，东垣先生内外伤辨法也。议论方制精备，故不取他书，但其间不系内伤法皆节而不录，内论暑证者，附入暑门。

### 辨脉法

古人以脉上辨内外伤于人迎气口，人迎脉大于气口为外伤，气口脉大于人迎为内伤。此辨固是，但其说有所未尽耳。外感风寒，皆有余之证。是从前客邪来也，其病必见于左手，左手主表，乃行阳二十五度。内伤饮食及饮食不节，劳役所伤，皆不足之病也。必见于右手，右手主里，乃行阴二十五度。故外感寒邪，则独左寸人迎脉浮紧，按之洪大。紧者急甚于弦，是足太阳寒水之脉。按之洪大而有力，中见手少阴心火之脉，丁与壬合，内显洪大，乃伤寒脉也。若外感风邪，则人迎脉缓而大，或大于气口一倍，或两倍、三倍。内伤饮食，则右寸气口脉大于人迎一倍，伤之重者，过在少阴则两倍，太阴则三倍，此内伤饮食之脉。若饮食不节，劳役过甚，则心脉变见于气口，是心火刑肺，其肝木挟心火之势亦来薄肺。经云：侮所不胜，寡于畏者是也。故气口脉急大而数，时一代而涩也。涩者，肺之本脉。代者，元气不相接，脾胃不及之脉。洪大而数者，心脉刑肺也。急者，肝木挟心火而反克肺金也。若不甚劳役，惟右关脾脉大而数，谓独大于五脉，数中显缓时一代也。如饮食不节，寒暑失所，则先右关胃脉损弱，甚则隐而不见。惟内显脾脉之大数微缓，时一代也。宿食不消，则独右关脉沉而滑。经云：脉滑者，有宿食也。

### 辨内伤诸证与外感不同

甚哉，阴阳之证，不可不详也。遍观《内经》中所说变化百病，其源皆由喜怒过度，饮食失节，寒温不适，劳役所伤而然。夫元气、谷气、营气、清气、卫气、生发诸阳上升之气，此六者皆饮食入胃，谷气上行，胃气之异名，其实一也。既脾胃有伤，则中气不足，中气不足，则六腑阳气皆绝于外。故经言五脏之气已绝于外者，是六腑之元气病也。气伤脏乃病，脏病则形乃应，是五脏六腑真气皆不足也。惟阴火独旺，上乘阳分，故荣卫失守，诸病生焉。其中变化，皆由中气不足乃生发耳。后有脾胃已受劳役之疾，饮食又复失节，耽病日久，事息心安，饮食太甚，病乃大作。概其外伤风寒六淫客邪，皆有余之病，当泻不当补。饮食失节，中气不足之病，当补不当泻。举世医者，皆以饮食失节，劳役所伤，中气不足当补之证，认作外感风寒有余客邪之病，重泻其表。使荣卫之气外绝，其死只在旬日之间。所谓差之毫厘，谬以千里，可不详辨乎。

按阴阳应象论云：天之邪气，感则害人五脏。是八益之邪，乃风邪伤人筋骨。风从上受之，风伤筋，寒伤骨，盖有形质之物受病也。系在下焦，肝肾是也。肝肾者，地之气。《难经》解云：肝肾之气，已绝于内，以其肝主筋，肾主骨，故风邪感人，则筋骨疼痛。筋骨之绝，则肝肾之本亦绝矣，乃有余之证也。又云：水谷之寒热，感则害人六腑。是七损之病，乃内伤饮食也。《黄帝针经》解云：适饮食不节，劳役所伤，湿从下受之。谓脾胃之气不足而反下行，极则冲脉之火逆而上，是无形质之元气受病也。系在上焦，心肺是也。心肺者，天之气。故《难经》解云：心肺之气，已绝于外，以其心主荣，肺主卫。荣者血也，脉者血之府，神之所居也。卫者元气也，神之别名[1]，卫护周身，在于皮毛之间者。肺绝，故皮毛先绝，神无所依，故内伤饮食则亦恶风寒。是荣卫失守，皮肤间无阳以滋养，不能任风寒也。皮毛之绝，则心肺之本亦绝矣。盖胃气不升，元气不生，无以滋养心肺，乃不足之证也。谓受病之人，饮食失节，劳役所伤，因而饱食，内伤者极多，外伤者间而有之。世俗不知，往往将元气不足之证，便作外伤风寒表实之证而反泻心肺，是重绝其表也，安得不死乎？古人所谓实实虚虚，医杀之耳。若曰不然，请以众人之耳目闻见者证之：向者，壬辰改元，京师戒严，迨三月，受敌者凡半月。围解之后，都人之不受病者，万无一二。既而病死者，继踵不绝，都门十有二所，每日各门所送，多者二千，少者[2]不下一千。似此者几三月，此百万又岂俱感风寒外伤者耶？大抵人在围城中，饮食不节，乃劳役所伤，不待言而知。由其朝饥暮饱，起居不时，寒温失所，动经两三月，胃气亏乏久矣。一旦饱食太过，感而伤人，而又调治失宜，其死也无疑矣。非惟大梁为然，远在真佑兴定间，如东平，如大原[3]，如凤翔，解围之后，病伤死无不然者。余在大梁，凡所亲见。有发表者，有以巴豆推之者，有以承气汤下之者。俄而变结胸、发黄，又以陷胸汤、丸及茵陈汤下之，无不死者。盖初非伤寒，以调治差互，变而似真伤寒之证，皆药之罪也。往者不可追，来者犹可及。辄以平生已试之效，著《内外伤辨论》一篇，推明前哲之余论，历举近世之变故，庶几同志者审其或中，触类而长之，免后人无横夭耳。僭易之罪，将何所逃乎。

上辨阴证阳证。

外伤寒邪之证，与饮食失节，劳役形质之病，及内伤饮食，俱有寒热。举世尽将内伤饮食失节，劳役不足之病，作外伤寒邪有余表实之证，反泻其表，枉死者岂胜言哉。皆由不别其寒热耳，今细为分解之。外伤寒邪，发热恶寒，寒热并作。其热也，翕翕发热，又为之拂拂发热。发于皮毛之上，如羽毛之拂，明其热在表也。是寒邪犯高之高者也。皮肤毛腠，阳之分也，是卫之元气所滋养之分也。以寒邪乘之，郁遏阳分，阳不得伸，故发热也。其面赤，鼻气拥塞不通，心中烦闷，稍以袒露其皮肤，已不能禁其寒矣。其表上虚热，止此而已。其恶寒也，虽重衣下幕，逼近烈火，终不能御其寒，一时一日增加愈甚，必待传入里作下证乃罢。其寒热齐作，无有

[1] 名：底本作“行”，据紫来堂本改。
[2] 者：底本脱，据四库本补。
[3] 大原：四库本作“太原”。

间断也。其内伤饮食不节，或劳役所伤，亦有头痛、项强、腰痛，与太阳表证微有相似，余皆不同，论中已辨之矣。

内伤不足之病，表上无阳，不能御风寒也，此则常常有之。其躁热发于肾间者，间而有之，与外中寒邪，略不相似。其恶风寒也，盖脾胃不足，营气下流而乘肾肝，此痿厥气逆之渐也。若脾气平常，饮食人胃，其营气上行，以舒于心肺，以滋养上焦之皮肤腠理之元气也。既下流，其心肺无所禀受，皮肤间无阳，失其荣卫之外护。故阳分皮毛之间虚弱，但见风见寒，或居阴寒处，无日阳处，便恶之也。此常常有之，无间断者也。但避风寒，及温暖处，或添衣盖，温养其皮肤，所恶风寒便不见矣。是热也，非表伤寒邪，皮毛间发热也，乃肾间受脾下流之湿气，闭塞其下，致阴火上冲，作蒸蒸而燥热。上彻头顶，傍彻皮肤，浑身躁热作，须待袒衣露居近寒凉处即已。或热极而汗出，亦解。彼外伤恶寒发热，岂有汗出者乎？若得汗则病愈矣。以此辨之，岂不如黑白之易见乎。当内虚而伤之者，躁热也。或因口吸风寒之气，郁其阴火，使咽膈不通。其吸入之气欲入，为膈上冲脉之火所拒，使气不得入。其胸中之气，为外风寒所遏而不得伸，令人口开目瞪，极则声发于外，气不得上下，塞于咽中而气欲绝。或又因哕因噎因吐，而躁热发，必有所因，方见此证。其表虚恶风寒之证复见矣。表虚之弱，为阴火所乘，躁发须臾而过，其表虚无阳，不任风寒复见矣。是表虚无阳常常有之，其躁热则间而有之。此二者不齐作，躁作寒已，寒作躁已，非如外伤之寒热齐作无有间断也。百病俱有身热，又为之肌热，又为之皮肤间热，以手扪之方知者是也，乃肌体有形之热也。亦须皆待阴阳既和，汗出则愈矣。慎不可于此上辨之，以其虚实内外病皆有之，故难辨耳。只依先说，病人自觉发热恶寒之热，及躁作之热上辨之，为准则矣。

上辨寒热。

外感八风之邪，乃有余证也。内伤饮食不节，劳役所伤，皆不足之病也。其内伤亦恶风自汗，若在温暖无风处则不恶矣。与外伤鼻流清涕，头痛自汗颇相似，分之特异耳。外感风邪，其恶风自汗、头痛、鼻流清涕常常有之，一日一时增加愈甚，直至传入里作下证乃罢。语声重浊，高厉有力，鼻息拥塞不通。能饮食，腹中和，口知味，大小便如常。筋骨疼痛，不能动摇，便著床枕非扶不起。其内伤与饮食不节、劳役所伤，然亦恶风，居露地中遇大漫风起却不恶也。惟门窗隙中些小贼风来必大恶也，与伤风、伤寒俱不同矣。况鼻流清涕，头痛自汗间而有之。鼻中气短、少气不足以息，语则气短而怯弱，妨食或食不下，或不欲食，三者互有之。腹中不和，或腹中急而不能伸，口不知五谷之味，小便频数而不渴。初劳役得病，食少，小便赤黄，大便常难，或秘或结，或虚坐，只见些小白脓。时有下气，或泄黄如糜，或溏泻色白，或结而不通。若心下痞，或胸中闭塞如刀劙之痛，二者亦互作不并出也。有时胃脘当心而痛，上支两胁痛，必脐下相火之势，如巨川之水不可遏而上行。使阳明之经逆行乱于胸中，其气无止息，甚则高喘。热伤元气，令四肢不收，无气以动而懒倦嗜卧。其外感风寒俱无此证，故易分别耳。

上辨外感八风之邪，或有饮食劳役所伤之重者，三二日间特与外伤风者相似，其余证有特异者。若不将两证重别分解，犹恐将内伤不足之证，误作有余外感风邪。虽词理有重复处，但欲病者易辨，医者易治耳。

内伤及劳役、饮食不节病，手心热，手背不热。外伤风寒则手背热，手心不热。此辨至甚皎然。

上辨手背手心。

若饮食劳役所伤，其外证之显必在口。必口失味，必失谷味，必腹中不和，必不欲言。纵勉强对答，声必怯弱。口沃沫多唾，鼻中清涕或有或无，即阴证也。外伤风寒，则其外证必显在鼻。鼻气不利，声浊不清，其言壅盛有力而口中必和。伤寒则面赤、鼻壅塞而干。伤风则鼻流清涕而已。《内经》云：鼻者，肺之候。肺气通于天，外伤风寒则鼻为之不利。口者，坤土也。脾气通于口，饮食失节，劳役所得，口不知谷味，亦不知五味。又云伤食恶食，伤食明矣。

上辨鼻口。

外伤风寒者，故其气壅盛而有余。内伤饮食劳役者，其口鼻中皆气短促不足以息。何以分之？盖外伤风寒者，心肺原气初无减损，又添邪气助之，使鼻气壅塞不利，面赤。不通，其鼻中气不能出，并从口出，但发一言必前轻而后重，其言高，其声壮厉而有力。伤寒则鼻干无涕，面拥色赤，其言前轻后重，其声壮厉而有力者，乃有余之验也。伤风则决然鼻流清涕，其声嗄，其言响，如从瓮中出，亦前轻而后重，高揭而有力，皆气盛有余之验也。内伤食劳役者，心肺之气先损，为热既伤气，四肢无力以动。故口鼻中皆短气少气，上喘懒语。人有所问，十不欲对其一，纵勉强答之，其气亦怯，其声亦低，是其气短少不足之验也。明白如此，虽妇人女子亦能辨之，岂有医者反不能辨之乎。

上辨气少气盛。

内证头痛，有时而作，有时而止。外证头痛，常常有之，直须传里实方罢。此又内外证之不同也。

上辨头痛。

内伤等病，是心肺之气已绝于外，必怠堕嗜卧，四肢沉困不收，此乃热伤元气。脾主四肢，既为热所乘，无气亦动。经云：热伤气。又云：热则骨消筋缓。此之谓也。若外伤风寒，是肾肝之气已绝于内。肾主骨为寒，肝主筋为风，自古肾肝之病同一治，以其递相维持也。故经言胆主骨，膀胱主筋是也。或中风或伤寒，得病之日便著床枕，非扶不起，筋骨为之疼痛，不能动摇，乃形质之伤。经云寒伤形。又云寒则筋挛骨痛。此之谓也。

上辨筋骨四肢。

外感风寒之邪三日以外，谷消水去，邪气传里，始有渴也。内伤饮食失节，劳役久病者，必不渴，是邪气在血脉中，有湿故不渴也。初劳役形质，饮食失节伤之重者，必有渴，以其心火炽上，克于肺金，故渴也，又当以此辨之。虽渴欲饮水者，当徐徐少与之，不可纵意而饮。恐水多峻下，则胃气愈弱，轻则为胀，重则传变诸疾，必反覆闷乱，百脉不安，夜加增剧，不得安卧，不可不预度也。

上辨渴与不渴。

仲景《伤寒》论中风能食，伤寒亦能食，二者皆口中和而不恶食。若劳投所伤及饮食失节，寒温不适，三者俱恶食，口不知五味，亦不知五谷之味。只此一辨，足以分内外有余不足二证也。伤寒证虽亦能食，而不恶食，口中和，知五味亦知谷味，盖无内证，则心气和，脾气通，知五谷之味矣。

上辨外伤不恶食，若劳役、饮食失节、寒温不适三者皆恶食。

古者至人穷阴阳之化，究生死之际，所著《内经》，悉言人以胃气为本。盖人受五谷之气以生，所谓清气、营气、卫气、春升之气，皆胃气之别称也。夫胃为水谷之海，饮食入胃，游溢精气，上输于脾，脾气散精，上归于肺，通调水道，下输膀胱，水精四布，五经并行，合于四时五脏阴阳，揆度以为常也。苟饮食失节，寒温不适，则脾胃[1]乃伤。喜怒忧恐，劳役过度，而损耗元气。既脾胃虚弱，元气不足，而心火独盛。心火者，阴火也，起于下焦，其系系于心，心不主令，相火代之。相火，下焦[2]包络之火，元气之贼也。火与元气不两立，一胜则一负。脾胃气虚，则下流于肾肝，阴火得以乘其土位。故脾胃之证，始得之则气高而喘，身热而烦，其脉洪大而头痛，或渴不止，皮肤不任风寒而生寒热。盖阴火上冲则气高而喘，身烦热，为头痛，为渴而脉洪大。脾胃之气下流，谷气不得升浮，是生长之令不行，无阳以护其荣卫，不任风寒，乃生寒风热，皆脾胃之气不足所致也。然而与外感风寒之证，形颇同而理异。内伤脾胃乃伤其气，外感风寒乃伤其形。伤外为有余，有余者泻之。伤内为不足，不足者补之。汗之下之、吐之克之之类皆泻也。温之和之、调之养之之类皆补也。内伤不足之病，苟认作外感有余之病而反泻之，则虚其虚也。《难经》云：实实虚虚，损不足而益有余。如此死者，医杀之耳。惟当以甘温之剂补其中，升其阳，甘寒以泻其火则愈。《内经》曰：劳者温之，损者温之。盖温能除大热，大忌苦寒泻胃土耳。今立补中益气汤主之。

## 论劳役伤与内伤外感不同

或因劳役，肾间阴火沸腾。事闲之际，于阴凉处解脱衣裳。更有新沐浴，于背阴处坐卧。其阴火下行，还归肾间，皮肤腠理，极虚无阳，为寒凉所遏，表虚不任其风寒。自认外感风寒，求医解表以重绝元气，取祸如反掌。苟幸而免者，致虚劳，气血皆弱。其表虚之人，为风寒所遏，亦是虚邪犯表。始病一二日之间，特与外中贼邪有余之证颇相似处，故致疑惑。请医者只于气少气盛上辨之。其外伤贼邪，必语声高厉而有力。若是劳役所伤，饮食不节，表虚不足之病，必短气、气促、懒语，其声困弱而无力，至易见也。

上辨劳役受病表虚不作表实治之。

复有一等乘天气大热之时，在于路途中劳形得之，或在田野间劳形得之。更或有身体薄弱、食少、劳役过甚。又有修善常斋之人，胃气久虚而因劳役得之者，皆与阳明中热白虎汤证相似。必肌体扪摸之壮热，必躁热闷乱，大恶热，渴而饮水，以劳役过甚之故亦身疼痛。始受病之时，特与中热外得有余之病相似。若误与白虎汤，旬日必死。此证脾胃大虚，元气不足，鼻口中气皆短促而上喘，至日转以后，是阳明得时之际，病必少减。若是外中热之病，必日晡之际大作谵语，其热增加，大渴饮水，烦闷不止。其劳役不足者皆无此证，尤易为分解。若有难决疑似之证，必当待一二日而求医治疗，必不至错误矣。

上辨中热颇相似。

---

[1] 胃：底本作“肾”，据文义改。
[2] 下焦：底本作“下伤”，据文义改。

## 论饮食自倍肠胃乃伤分而治之

痹论云：阴气者，静则神藏，躁则消亡，饮食自倍，肠胃乃伤。此混言之也，分之为二。饮也，食也。又经云：因而大饮则气逆，因而[1]饱食，筋脉横解，则肠澼为痔。饮者无形之气，伤之则宜发汗利小便，使上下分消其湿，解醒汤、五苓散之类主之。食者有形之物，伤之则宜损其谷，其次莫若消导，丁香烂饭丸、枳术丸之类主之。稍重则攻化，三棱消积丸、木香见睍丸之类主之。尤重则或吐或下，瓜蒂散、备急丸之类主之，以平为期。盖脾已伤，又以药伤，使营运之气减削，食愈难消。故五常政大论[2]云：大毒治病，十去其六，常[3]毒治病，十去其七，小[4]毒治病，十去其八，无[5]毒治病，十去其九。谷肉果菜，食养尽之，无使过之，伤其正也。不尽行复如法，圣人垂此严戒，是为万世福。如能慎言语，节饮食，所谓治未病也。

谨按：王安道曰：劳倦伤、饮食伤，二者虽俱为内伤，然不可混而为一。《难经》所谓饮食劳倦则伤脾者，盖为脾主饮食，而四肢亦属脾。故饮食失节，劳役四肢，皆能伤于脾尔，非谓二者同类而无辨也。夫劳倦伤、饮食伤，虽与风寒暑湿有余之病不同，然饮食伤又与劳倦伤不同。劳倦伤诚不足矣，饮食伤尤当于不足之中分其有余不足。何也？盖饥饿不饮食与饮食太过，虽皆失节，然必明其有两者之分，方尽其理节也者。何也？无不及无太过之中道也。夫饥饿不饮食者，胃气空虚，此为不足，固失节也。饮食自倍而停滞者，胃气受伤，此不足之中兼有余，亦失节也。以受伤言则不足，以停滞言则有余矣。惟其不足故补益，惟其有余故消导。亦有物滞气伤，必补益消导兼行者。亦有物暂滞而气不甚伤，宜消导独行，不须补益者。亦有既停滞而复自化，不须消导，但当补益或亦不须补益者。洁古、东垣枳术丸之类，虽曰消导，固有补益之意存乎其间。其它如木香分气丸、导气枳实丸、大枳壳丸之类，虽无补益，然施之于物暂滞，气不甚伤者，岂不可哉。但不宜视为通行之药尔。且所滞之物，非枳术丸之力所能去者，亦安可泥于消导而弗知变乎。故备急丸、煮黄丸、瓜蒂散之推逐者，洁古、东垣亦未尝委之而弗用也。故善用兵者，攻亦当，守亦当。不善者则宜攻而守，宜守而攻。其败也，非兵之罪，用兵者之罪耳。观乎此，则知消导、补益、推逐之理矣。斯论本以上所辨又推广之，因取参附，以备其旨。

又曰：经云：有所劳倦，形气衰少，谷气不盛，上焦不行，下脘不通，胃气热，热气熏胸中，故内热。嗟夫，此内伤之说之原乎？请释其义如左：夫人身之阴阳，有以表里言者，有以上下之分言者，有以升降呼吸之气言者。余如动静、语默、起居之类甚多，不必悉举。此所谓阴虚之阴，其所指与数者皆不同。盖劳动之过，则阳和之气皆亢极而化为火矣。况水谷之味又少入，是故阳愈盛阴愈衰也。此阴虚之阴，盖指身中阴气

[1] 而：底本脱，据《素问·生气通天论篇》补。

[2] 五常政大论：底本作“至真要论”，据《素问》改。

[3] 常：底本作“小”，据《素问·五常政大论篇》改。

[4] 小：底本作“无”，据《素问·五常政大论篇》改。

[5] 无：底本作“常”，据《素问·五常政大论篇》改。

与水谷之味耳。或以下焦阴分为言，或以肾水真阴为言，皆非也。夫有所劳倦者，过动属火也。形气衰少者，壮火食气也。谷气不盛者，劳伤元气，则少食而气衰也。上焦不行者，清阳不升也。下脘不通者，浊阴不降也。夫胃受水谷，故清阳升而浊阴降，以传化出入，滋荣一身也。今胃不能纳，而谷气衰少，则清无升浊无降矣。故曰上焦不行，下脘不通。然非谓绝不行不通也，但比之平常无病时，则谓之不行不通耳。上不行下不通则郁矣，郁则少火皆成壮火。而胃居上焦下脘两者之间，故胃气热，热则上炎，故熏胸中而为内热也。斯东垣所谓劳伤形体，所谓饮食失节而致热者。此言正与调经论篇之旨相合，宜引此段经文于内外伤辨以为之主。今特采附外伤内伤，所受经旨异同论录于下：

客或难予曰：《素问·阴阳应象论篇》云：天之邪气，感则害人五脏。水谷之寒热，感则害于六腑。太阴阳明论云：犯贼风虚邪者阳受之，食饮不节，起居不时者阴受之。阳受之则入六腑，阴受之则入五脏。两说正相反，愿闻其解？余覆之曰：此所谓似反而不反者也。夫感天之邪气，犯贼风虚邪，外伤有余之病也。感水谷寒热，食饮不节，内伤不足之病也。二者之伤，脏腑皆尝受之，但随其所从所发之处而为病耳。不可以此两说之异而致疑，盖并行不相悖也。读者当合而观之，其旨斯尽。若曰不然，请以诸处所论证之：金匮真言论曰：风触五脏，邪气发病。八正神明论曰：夫八正之虚邪，以身之虚而逢天之虚，两虚相感，其气至骨，入则伤五脏。《灵枢经》曰：五脏之中风。又曰：东风伤人，内舍于肝；南风伤人，内舍于心；西南风伤人，内舍于脾；西风伤人，内舍于肺；北风伤人，内舍于肾。观乎此，则天之邪气固伤五脏矣。《灵枢》又曰：邪之中人也，无有常，中于阴则溜于腑。又曰：虚邪之中人也，始从皮肤以入，其传自络脉而经、而输、而伏冲之脉，以至于肠胃。又曰：东北风伤人，内舍于大肠；西北风伤人，内舍于小肠；东南风伤人，内舍于胃。观乎此则天之邪气岂不伤六腑乎？《素问》曰：饮食自倍，肠胃乃伤。观乎此，则水谷寒热固伤六腑矣。《灵枢》又曰：形寒饮冷则伤肺。《难经》曰：饮食劳倦则伤脾。观乎此，则水谷寒热岂不伤五脏乎？至于地之湿气，亦未必专害脏腑而不能害皮肉筋脉也。但以邪气无形，脏主藏精气，故以类相从而多伤脏。水谷有形，腑主传化物，故因其所由而多伤腑。湿气浸润，其性缓慢，其入人也以渐，其始也自足，故从下而上，从浅而深，而多伤于皮肉筋脉耳。孰谓湿气全无及于脏腑之理哉。至若起居不时一语，盖劳役所伤之病，不系上文异同之义，故不及之。

## 论酒饮伤

夫酒者，大热有毒，气味俱阳，乃无形之物也。若伤之，止当发散，汗出则愈矣，此最妙法，其次莫如利小便。二者乃上下分消其湿，何酒病之有。今之酒病者，往往服酒蒸丸大热之药下之。又有用牵牛、大黄下之者，是无形元气受病，反下有形阴血，乖误甚矣。酒性大热，已伤元气，而复重泻之，况亦损肾水真阴及有形阴血，俱为不足。如此则阴血已虚，真水愈弱，阳毒之热大旺，反增其阴火，是谓元气消亡，七神何依，折人长命，不然则虚损之病成矣。《金匮要略》云：酒疸下之，久久为黑疸。慎不可犯此戒，不若令上下分消其湿，解醒汤主之。

谨按：酒者，是有形之物，即水饮同体也。今言无形元气受病不得伤于有形阴血者，盖谓酒者湿热之物，入胃则脏气俱热，逐气升降之际而半有消耗之矣。至伤于肠胃，则升之不散，降之不下，郁于气分无形之地位，故言无形之物。非若水饮然，体全降于肠胃中也。若今人之饮醇酒则便少，此其可验。是以伤则宜汗之泄之，不得用重峻下剂。盖此等药不能入气分，反伤有形阴血尔。但斯意隐然，使人不能无疑，故或有辨之者，兹不复具❶。然昔人有用下剂者，盖或有酒饮伤积日久，而汗之泄之不能愈，则重峻下剂而或可哉。故用者自宜对证详审，勿以辞害意可也。

## 论伤食宜吐

解云：盛食填塞于胸中，为之窒塞。两手寸脉当主事，两尺脉不见，其理安在？胸中有食，故以吐出之。食者物也，物者坤土也，是足太阴之号也。胸中者肺也，为物所伤肺者，手太阴金也，金主杀伐也，与坤土俱在于上而旺于天。金能克木，故肝木生发之气伏于地下，非木郁而何？吐去上焦阴土之物，木得舒畅，则郁结去矣。食塞于上，脉绝于下，若不明天地之道，无由达此至理。水火者，阴阳之徵兆，天地之别名也。故曰独阳不生，独阴不长。天之用在于地，下则万物生长矣。地之用在于天，上则万物收藏矣。此乃天地交而万物通矣。此天地相根之道也。故阳火之根，本于地下，阴水之源，本于天上，故曰水出高源。故人五脏主有形之物。物者阴也，阴者水也，右三部脉主之。偏见于寸口，食塞在上，是绝五脏之源。源绝则水不下流，两尺竭绝，此其理也，何疑之有。

## 论内伤饮食用药所宜所禁

内伤饮食，付药者受药者皆以为琐末细事，是以所当重者为轻，利害非细。殊不思胃气者营气也，卫气也，谷气也，清气也，资少阳生发之气也。人之真气衰旺皆在饮食入胃，胃和则谷气上升。谷气者，升腾之气也，乃足手少阳元气始发生长万化之别名也。饮食一伤，若消导药的对，其所伤之物既消，则胃气愈旺，五谷之精华上腾，乃清气为天者也。精气神气皆强盛也，七神卫护，生气不乏，增益大旺，气血周流，则百病不能侵，虽有大风苛毒，弗能害也。此一药之用，其利博哉。易水张先生尝戒：不可用峻利食药，食药下咽，未至药丸施化，其标皮之力始开，便言空快也。所伤之物已去，若更待一两时辰许，药尽化开，其峻药必有情性，病去之后，脾胃安得不损乎。

脾胃既损，是真气元气败坏，促人之寿。尝时用枳术丸一药，消化胃中所伤，下胃不能即去，须待一两时辰许，食则消化，是先补而后化其所伤，则不峻利矣。因用荷叶烧饭为丸，荷叶一物，中央空虚，象震卦之体。震者动也，人感之生足少阳甲胆也。甲胆者风也，生化万物之根蒂也。《左传》云：履端于始，序则不愆。人之饮食入胃，营气上行，即少阳甲胆之气也。其手少阳三焦经，人之元气也，手足经同法，便是少

---

❶ 具：底本作“其”，据四库本改。

阳元气生发也。胃气、谷气、元气、甲胆上升之气一也，异名虽多，止是胃气上升者也。若内伤脾胃以辛热之物，酒肉之类，自觉不快觅药于医者，此风习以为常。医者亦不问所伤，付之以集香丸、巴豆大热药之类下之，大便下则物去，遗留食之热性、药之热性，重伤元气，七神不炽。经云热伤气，正谓此也。其人必无气以动，而热困四肢不举，传变诸疾，不可胜数，使人真气自此衰矣。若伤生冷硬物，世医或用大黄、牵牛二味大寒药投之，物随药下，所伤去矣，遗留食之寒性、药之寒性，重泻其阳，阳去则皮肤筋肉血脉无所依倚，便为虚损之证。论言及此，令人寒心。夫辛辣气薄之药，无故不可乱服，非止[1]牵牛而已。至真[2]要大论云：五味人口，各先逐其所喜攻。攻者，克伐[3]泻也。辛味下咽，先攻泻肺之正气。正气者，真气、元气也。其牵牛之辛辣猛烈，夺人尤甚。饮食所伤，脾胃受邪，当以苦味泄其肠胃可也，肺与元气何罪之有？夫牵牛不可用者有五，此其一也。况胃主血，为物所伤，物者有形之物也，皆血病，血病泻气，此其二也。且饮食伤于中焦，止合克化消导其食，重泻上焦肺中已虚之气，此其三也。食伤肠胃，当塞因塞用，又寒因寒用，枳实、大黄苦寒之物以治有形是也。反以辛辣牵牛散泻真气，犯大禁四也。殊不知《针经》有云：外来客邪风寒，伤人五脏，若误泻胃气必死，误补亦死。其死也，无气以动，故静。若内伤肠胃反泻五脏必死，误补亦死。其死也，阴气有余，故躁。今内伤脾胃，是谓六腑不足之病，反[4]泻上焦虚无肺气，肺者五脏之一数也，为牵牛之类朝损暮损，其元气消耗，此乃暗折人寿数，犯大禁五也，良可哀叹。

又曰：胃恶热而喜清，大肠恶清冷而喜热，两者不和，何以调之。岐伯曰：调此者，饮食衣服亦欲适寒温，寒无凄怆，暑无出汗。饮食热无灼灼，寒无沧沧。寒温中适，故气将持，乃不致邪僻。详见本经。是必有因用，岂可用俱寒俱热之食药致损者与。《内经》云：内伤者，其气口脉反大于人迎一倍、二倍、三倍，分经用药。又曰：上部有脉，下部无脉，其人当吐，不吐者死。如但食不纳，恶心欲吐者，不问一倍二倍，不当正以瓜蒂散吐之，但以指或以物探去之。若所伤之物去不尽者，更诊其脉，问其所伤，以食药去之，以应塞因塞用，又谓之寒因寒用。泄而下降，乃应太阴之用，其中更加升发之药令其元气上升。塞因塞用，因曲而为之直。何为曲？内伤胃气是也。何为直？而升发胃气是也。因治其饮食之内伤而使生气增益，胃气完复，此乃因曲而为之直也。若依分经用药，其所伤之物寒热温凉、生硬柔软，所伤不一，难立定法。只随所伤之物不同，各立治法，临时加减用之。其药又当问病人从来禀气盛衰，所伤寒物热物？是喜食而食之耶，不可服破气药。若乘饥困而食之耶，当益胃气。或为人所勉劝强食之，宜损血而益气也。诊其脉候伤在何脏，方可与对病之药，岂可妄泻天真生气以轻伤身宝乎。且如先食热而不伤，继之以寒物，因后食致前食亦不消化而伤者，当问热食寒食孰多孰少，斟酌与药，无不当矣。喻如伤热物二分，寒物一分，则当用寒药二分，热药一分，相合而与之，则荣卫之气必得周流。更

[1] 止：底本脱，据四库本补。
[2] 真：底本作“人”，据《素问》改。
[3] 伐：底本作“似”，据四库本改。
[4] 反：底本作“及”，据《秘藏》卷上改。

有或先饮酒而后伤寒冷之食及伤热食、冷水与冰，如此不等，皆当验其节次所伤之物，约量寒热之剂分数，各各对证而与之，无不取验。

## 【消导之剂】

**洁古枳术丸** 治痞，消食，强胃。

枳实麸炒，一两 白术二两

上同为细末，荷叶裹，饭烧为丸，如桐子大。每五十丸，多用白汤送下。

按：论云用术者，本意不取其食速化，但久令人胃气强，食不复伤也。

**丁香烂饭丸** 治饮食所伤。

丁香皮 甘草炙。各二钱 砂仁 益智仁 甘松各三钱 丁香 京三棱炮 木香 广术炮。各一钱 香附子半两

上为细末，汤浸蒸饼为丸，如绿豆大。每三十丸白汤下。或细嚼亦可，不拘时候。

按：此寒湿胜者最宜用之。

**东垣橘皮枳术丸** 治老幼元气虚弱，饮食不消，或脏腑不调，心下痞闷。

橘皮 枳实各一两 白术二两

上为细末，荷叶烧饭为丸，如桐子大。每五十丸，温水送下，食远服[1]。

按：此内伤用药之大法，所贵服之强人胃气令益厚，虽猛食多食而不伤，此能用食药者也。

**曲蘖枳术丸** 治为人所勉强食之，致心腹满闷不快。

白术二两 枳实炒 神曲炒 麦蘖面炒。各一两

上为细末，荷叶烧饭，丸如桐子大。每五十丸，温水下。

**木香枳术丸** 破滞气，消饮食，开胃进食。

木香 枳实炒。各一两 白术二两

上制，服如前。

**木香化滞汤** 治内忧气食湿面结于中脘，腹皮底彻痛，心下痞满，不思饮食，食之不散，常常痞气。

木香 红花各三钱 橘皮 当归梢各二钱 柴胡四钱 草豆蔻 甘草炙。各半两 半夏一两 枳实炒，二钱

上锉如麻豆大。每服三五钱，入姜煎，食远服。

**半夏枳术丸** 治因食冷内伤。

半夏汤洗，焙 枳实炒。各一两 白术二两

上为细末，荷叶烧饭为丸，如绿豆大。每五六十丸温水下。如食伤寒热不调，每服加二黄丸十粒。

**草豆蔻丸** 治秋冬伤寒冷物，胃脘当心而痛，上支两胁，膈咽不通。

草豆蔻面裹煨，一两 神曲炒，半两 白术一两 橘皮 干生姜 青皮各二钱 黄芩 麦蘖 半夏 炒盐各半两 枳实炒，一两

上为细末，汤浸蒸饼为丸，如绿豆大。每服五十丸，白汤下，量所伤多少加减服之。

按：论云如冬月用别作一药，不用黄芩。岁火不及又伤冷物，加以温剂，是其治也。然有热物伤者，从权以寒药治之。随时之宜，不可不知也。

**除湿益气丸** 治伤湿面，心腹满闷，肢体沉重。

枳实麸炒 白术 黄芩各一两 萝卜子炒熟去气，半两 神曲炒，一两 红花三钱

上为细末，荷叶烧饭为丸，如绿豆大，每五六十丸，白汤下。

**二黄丸** 治伤热食痞闷，兀兀欲吐，

---

[1] 食远服：底本无，据四库本补。

烦乱不安。

黄芩二两　黄连酒浸，一两　升麻　柴胡各三钱　甘草二钱[1]　枳实半两，炒

上为极细末，汤浸蒸饼，丸如绿豆大。每五七十丸，白汤下。

**白术丸**　治伤豆粉、湿面、油腻之物。

白术　半夏汤洗　神曲炒　枳实炒。各一两　橘皮七钱　黄芩半两　白矾枯，三钱

上为细末，汤浸蒸饼为丸，如绿豆大一倍，每五十丸白汤下，量所伤加减服。

论曰：素食者多用干姜，故加黄芩以泻之。

按：以上诸方，并宜随寒热所用。出太阴例。

**葛花解酲汤**

白豆蔻　砂仁　葛花各半两　木香半钱　青皮三钱　陈皮　白茯苓　猪苓　人参各一钱半　白术　神曲炒　泽泻　干生姜各二钱

上为细末和匀，每三钱白汤调下，但得微汗，酒病去矣。

论云：此盖不得已用之，岂可持赖日日饮酒。是方气味辛辣，偶因酒病服之则不损元气。何者？敌酒病故也。若频服之，损人天年也。

**除湿散**　治伤马乳并牛羊酪[2]水，一切冷病。

车前子炒　泽泻各半两　神曲炒，一两　半夏汤洗七次　干生姜各三钱　红花　甘草炙。各二钱　茯苓七钱

上为细末，每三钱匕，白汤调，食前服。

**五苓散**方见湿门。

按：以上三方并太阳例药，渗利之剂也。

## 【推逐之剂】

**三黄枳术丸**　治伤肉食、湿面、辛辣味厚之物，填塞闷乱不安。

黄芩二两　黄连　大黄煨　神曲炒　白术　橘皮各一两　枳实炒，半两

上为细末，汤浸蒸饼，丸如绿豆大一倍。每五十丸白汤下，量所伤服之。

**枳实导滞丸**　治伤湿热之物，不得施化而作痞，满闷不安。

茯苓　黄芩　白术　黄连各三钱　泽泻二钱　大黄一两　枳实炒　神曲各五钱

上为细末，如上法丸，服至七十丸。

**枳实栀子大黄汤**　大病差后，伤食劳复。

枳实一个，炒　栀子三枚大者豉一两，丝裹。

上以清浆水二盏，煮至八分，内枳实、栀子，少时下豉，再煮五六沸，去柤，内大黄如薄棋子六七枚，煎五六沸，温服。食膏粱之物过多烦闷乱者，亦宜服之。如无宿食，止因食伤烦乱者，减去大黄，令温服取汗。

**木香见睍丸**　治伤生冷硬物，心腹满闷疼痛。

巴豆霜半钱　荆三棱一两，煨　神曲炒，一两　木香二钱　香附子半两，炒　石三棱半两，煨　升麻三钱　柴胡二钱　草豆蔻面裹煨，半两

上为末，汤浸蒸饼，丸如绿豆大一倍。每二十丸白汤下，量所伤多少服之。

**三棱消积丸**　治伤生冷硬物，不能消化，心腹满闷。

丁皮　益智仁各三钱　陈皮　青皮各五钱　茴香炒，半两　炒曲　广术炮　京三棱炮。各七钱　巴豆和米炒，去米，五钱

---

[1] 二钱：四库本作“一钱”。
[2] 酪：底本作“骆”，据文义改。

上为细末，醋糊丸如桐子大，每十丸至二十丸温姜汤下，食前，如虚实加减❶。如更衣，止后服。

**备急大黄丸** 疗心腹诸卒暴百病。

大黄 干姜 巴豆去皮。各一两

上须精择好药，捣，罗，蜜和，更捣一千杵，丸如小豆大。每三丸，大小量之。若中恶客忤，心腹胀满卒痛，如锥刀刺痛，气急口噤，尸厥❷卒死者，以暖水若酒服之。或不下，捧头起下咽，须臾未差，更与三丸，以腹中鸣转即吐下便愈。若口已噤，亦须折齿灌之令入尤妙。忌芦笋、猪肉、冷水、肥腻。易水张先生又加独行丸，乃急剂也。

**海藏神应丸** 治因一切冷物冷水及潼乳酪水，腹痛肠鸣，米谷不化。

巴豆 杏仁 干姜 百草霜各半两 丁香 木香各二钱 黄蜡一两

上先将黄蜡用好醋煮去租，将巴豆、杏仁同炒黑烟尽，研如泥，将蜡再上火，入小油半两溶开，入在杏仁等泥子内同搅，旋下丁香、木香等药末，研匀搓作挺子，油纸裹了，旋丸。每用三五十丸，温米饮下，食前服。

## 【吐剂】

**瓜蒂散**方见前。❸

按：论云：若不两尺脉绝无，不宜便用此药，恐损元气，令人胃气不复。若止是胸中窒塞闷乱不通，以指探去之。如不得吐者，以物探去之，得吐则已。如食不去，用此药去之。

## 【补益之剂】

**补中益气汤**方见热门。

按：立方本指都云：夫脾胃虚者，因饮食劳倦，心火亢盛而乘其土位。其次肺气受邪，须用黄芪最多，人参、甘草次之。脾胃一虚，肺气先绝，故用黄芪以益皮毛而闭腠理，不令自汗、上喘、气短。损其元气，人参以补之。心火乘脾，炙甘草之甘温以泻火热而补脾胃中元气。若脾胃急痛，腹中急缩者，宜多用之。经云急者缓之。白术苦甘温，除胃中热，利腰脐间血。胃中清气在下，升麻、柴胡以引之，引黄芪、甘草甘温之气味上升，能补卫气之散解而实其表也，又缓带脉之缩急。二味苦平，味之薄者，阴中之阳，引清气上升也。气乱于胸中，为清浊相干，用陈皮以理之，又能助阳气之升，以散滞气，助诸甘辛为用也。脾胃气虚不能升浮，为阴火伤其生发之气，荣血大亏，营气不荣，阴火滞盛，是血中伏火日渐煎熬，血气日减。心主血，血减则心无所养，致使心乱而烦，病名曰悗。悗者，心惑而烦闷不安也。故加辛甘微温之剂生阳气，阳旺则能生阴血。更以当归和之，少加黄柏以救肾水，能泻阴中之伏火。如烦不止，少加生地黄补肾水，水旺而心火自降。如气浮心乱，以朱砂安神丸镇固之则愈。安神丸方见热门。

头痛加蔓荆子三分，痛甚加川芎五分，顶痛、脑痛加藁本五分、细辛三分，诸头痛并用此四味。头痛有痰、沉重懒倦者，乃太阴厥头痛，加半夏半钱、姜三分。

耳鸣目黄、颊颔肿、颈肩臑肘臂外后廉痛、面赤脉洪大者，以羌活一钱、防风七分、甘草五分、藁本七分，通其

---

❶ 加减：底本作“如减”，据四库本改。
❷ 厥：底本脱，据四库本补。
❸ 方见前：四库本作“方见痰饮门”

经血。加黄芩三分、黄连三分消其肿。人参五分、黄芪七分益元气而泻火邪。

嗌痛颔肿、脉洪大面赤加黄芩三分、桔梗七分、甘草三分；口干、嗌干者加葛根五分，升引胃气上行以润之。

心下痞、夯闷者，加芍药、黄连各一钱。如痞、腹胀加枳实三分、厚朴七分、木香三分、砂仁三分。如天寒少加干姜。

心下痞，觉中寒加附子、黄连各一钱。不能食而心下痞，加生姜、陈皮各一钱。能食而心下痞，加黄连半钱、枳实三分。脉缓有痰而痞，加半夏、黄连各一钱。

腹中痛加白芍半钱、甘草三分。如恶寒觉冷痛加中桂半钱。夏月腹中痛、不恶寒不恶热者，加黄芩五分、芍药一钱、甘草五分，以治时热也。

腹痛在寒凉时，加半夏、益智、豆蔻之类。

胁下痛或缩急，俱加柴胡。

脐下痛加真熟地黄半钱，有寒者加肉桂半钱。

**升阳散火汤**方见火门。

**当归补血汤**方见热门。

**升阳顺气汤** 治因饮食不节，劳役所伤，腹胁满闷、短气，遇春则口无味，遇夏虽热[1]犹寒，饥常如饱，不喜食冷。

升麻 柴胡各一钱 黄芪一两 半夏三钱 甘草炙，半钱 陈皮一钱 人参三钱 神曲炒，一钱 当归身一钱 黄柏半钱 草豆蔻仁二钱

上㕮咀，每三钱或半两水煎，入生姜三片

按：论云：脾胃不足之证，须用升麻、柴胡，苦平味之薄者，阴中之阳，引脾胃中清气，行于阳道及诸经，生发阴阳之气，以滋春气之和也。又引黄芪、参、草甘温之气味上行，充实腠理，使阳气得卫外而为固也。凡治脾胃之药，多以升阳补气名之者，此也。

**升阳补气汤** 治饮食不时，饥饱劳役，胃气不足，脾气下溜，气短无力，不能寒热。早饭罢转增昏闷，须要眠睡。怠惰四肢不收，懒倦动作及五心烦热。

升麻 羌活 独活 防风 白芍 泽泻 甘草炙。各一钱 厚朴半钱，制 柴胡二钱半 生地黄一钱半

上为粗末，每五钱水煎，入姜三片、枣二枚。如腹胀及窄狭加厚朴，腹中似硬加砂仁三分。

按：此用升浮扶持胃气，抑肝清脾药也。

**参术调中汤** 泻热补气，止嗽定喘，和脾胃进饮食。

黄芪四分 桑白皮五分 人参 甘草炙 白茯苓各三分 五味子二十个 白术三分 地骨皮 麦门冬 陈皮各二分 青皮一分

上㕮咀作一服，水煎大温服。早饭后忌多言语、劳役。

按：论云《内经》曰：火位之主，其泻以甘。以黄芪甘温泻热补气，桑白皮苦微寒，泻肺火定喘，故以为君。肺欲收，急食酸以收之，以五味之酸收耗散之气，止咳嗽。脾胃不足以甘补之，白术、人参、炙甘草苦甘温，补脾缓中为臣。地骨皮苦微寒，善解肌热，茯苓甘平降肺火，麦门冬甘微寒，保肺气为佐。青、陈皮苦辛温，散胸中滞气为

---

[1] 热：底本作“然”，据四库本改。

使也。

**升阳益胃汤** 治脾胃虚则怠堕嗜卧，四肢不收。时值秋燥令行，湿热少退，体重节痛，口干舌干，饮食无味，大便不调，小便频数，食不消，兼见肺病，洒淅恶寒，惨惨不乐，面色恶而不和，乃阳气不伸故也，当以升阳益胃名之。

羌活 独活 防风各半两，以秋旺故以辛温泻之 柴胡 白术 茯苓渴者勿用 泽泻各三钱 黄芪二两 人参 半夏 甘草炙，各一两 黄连一钱 陈皮四钱 白芍五钱，何故秋旺用参术芍药之类反补旺？盖脾胃虚则肺俱受邪，故因时而补，易为力也。

上㕮咀，每服三钱，水煎，入姜枣，温服，早饭后或加至半两。服药后如小便罢而病加剧，是不宜利小便。当少去茯苓、泽泻。若喜食，初一二日不可饱食，恐胃再伤，以药力尚少，胃气不得转运升发也。须薄味之食或美食助其药力，益外浮之气而滋其胃气，慎不可淡食以损力，而助邪气之降沉也。可以小役形体，使胃与药得转运升发，慎勿大劳役使气复伤[1]，若脾胃得安静为佳。若胃气稍强，少食果以助谷药之力。经云五谷为养，五果为助者也。

**双和散** 补血益气，治虚劳少力。

黄芪 川芎 当归 熟地黄各一两 官桂 甘草炙。各七钱半 白芍二两半

上为粗末，每四钱，入姜枣，水四盏煎，温服。

论云：治大疾之后虚劳气乏者，以此调治，不热不冷，温而有余。

**调中益气汤** 夫脉弦洪缓而沉，按之中之下，时得一涩，其证四肢满闭，肢节烦疼，难以屈伸，身体沉重，烦心不安，忽肥忽瘦，四肢懒倦，口失滋味，大小便清利而数，或上饮下便，或大便涩滞不行，一二日一见，夏月飧泄，米谷不化，或便后见血、见白脓，胸满短气，咽膈不通，食入反出，耳鸣耳聋，目中流火，视物昏花，热壅头目，不得安卧，嗜睡无力，不思饮食。

升麻二分 黄芪一钱 甘草半钱 苍术四分 木香一分 人参五分 柴胡 橘皮各二分

上㕮咀，作一服，水煎，食前热服。

如时显热躁，是下元阴火蒸蒸发也，加生地黄、黄柏。如大便虚坐不得，或大便了而不了，腹常逼迫，血虚血涩也，加当归身。

**白术和胃丸** 治病久不能食而脏腑或结或溏，此胃气虚弱也。常服则和中理气，消痰去湿，和脾胃，进饮食。

厚朴制 半夏各一两 白术一两二钱 陈皮八钱 槟榔 枳实各二钱半 木香一钱 人参七钱 甘草炙，三钱

上为细末，生姜汁浸，蒸饼为丸，如桐子大。每三十丸温水送下，食远服之。

**宽中进食丸** 滋行气，美饮食。

神曲炒，五钱 甘草炙，一钱 木香五分 草豆蔻仁五钱 枳实炒，四钱 半夏七钱 人参一钱 干生姜一前 青皮一钱 陈皮 白术 白茯苓 泽泻各二钱 猪苓一钱 砂仁一钱半 大麦芽一两

上为细末，汤浸蒸饼为丸，如桐子大。每三四十丸温米饮下，食远服之。

**厚朴温中汤** 治脾胃虚寒，心腹胀满，及秋冬客寒犯胃，时作疼痛。

厚朴制 陈皮各一两 茯苓 草豆蔻 甘草炙 木香各半两 干姜二钱

上为粗末，每五钱入姜煎，食前服。

论云：戊火已衰，不能运化，又加

[1] 伤：底本脱，据四库本补。

客寒，聚为满痛。散以辛热，佐以苦甘，以淡泄之，气温胃和，痛自止矣。

按：此三方，又消导之剂也。

**益胃散** 治服寒药过多，或脾胃虚弱，胃脘痛又名温胃汤。

白豆蔻 姜黄 干生姜各三钱 泽泻 砂仁 甘草 人参 厚朴 陈皮 黄芪各七钱 益智仁六钱

上为细末，每服三钱，水煎温服。如脉弦、恶寒、腹痛，乃中气弱也，以仲景小建中加黄芪、钱氏异功散加芍药，选而用之

**沉香温胃丸** 治中焦气弱，脾胃受寒，饮食不美，气不调和，脏腑积冷，心腹疼痛，大便滑泄，腹中雷鸣，霍乱吐泻，手足厥逆，大便利无度。又治下焦阳虚，脐腹冷痛及疗伤寒阴湿，形气沉困，自汗。

沉香 甘草炙 良姜 当归 吴茱萸 人参 木香 茯苓 白术 白芍各半两 附子炮 巴戟酒浸 干姜炮 茴香各一两 官桂七钱 丁香二钱

上为细末，用好醋打面糊为丸，如桐子大。每五七十丸，热米饮空心下，日二服，忌一切生冷物。

按：此治肾之脾胃虚寒药也。论云：凡脾胃之证，调治差误或妄下之，末传寒中，复遇时寒，则四肢厥逆而心胃绞痛，冷汗出。举痛论云：寒气客于五脏，厥逆上泄，阴气竭[1]，阳气未入，故卒然痛死不知人，气复反则生矣。夫六气之胜皆能为病，惟寒毒最重，阴主杀故也。圣人以辛热散之，复其阳气。故曰：寒邪客之，得炅则痛立止。此之谓也。

**神圣复气汤** 治气乘冬足太阳寒气、足少阴肾水，子能令母实，手太阴肺实反来侮土，火木受邪，腰背胸膈闭塞疼痛，善嚏，口中涎，目中泣，鼻流浊涕不止，或息肉不闻香臭，咳嗽痰沫。上热如火，下寒如冰，头作阵痛，目中流火，视物盲盲，耳鸣耳韵，头并口鼻或恶风寒，喜日阳，夜卧不安。常觉痰塞，膈咽不通，口失味，两胁缩急而痛，牙齿动摇不能嚼物，阴汗出，前阴冷，行步欹侧，起居艰难，掌中寒，风痹麻木，小便数而昼多，夜频而欠，气短喘渴，少气不足以息，卒遗失无度。妇人白带，阴户中痛，牵心而痛，面如赭色，食少，大便不调，烦心，霍乱，逆气里急，而腹皮色白，后出余气，腹不能努。或肠鸣，膝下筋急，肩甲大痛，此皆寒水来[2]复火土之雠也。

干姜炮，三分 半夏汤洗，七分 柴胡一钱 藁本八分 防风 人参 郁李仁研各半钱 升麻七分 附子炮，二分 当归身六分 羌活一钱 甘草八分 白葵花五朵，去心

上㕮咀，都作一服，水五盏，煎至二盏，入：

黄芪一钱 陈皮五分 草豆蔻面裹煨，一钱 在内煎至一盏，再入下项药：

黄柏酒浸 黄连酒洗 枳壳 生地黄各二分

以上四味，预一日别用新水浸，又以：

华细辛二分 川芎 蔓荆子各三分

预一日用新水半大盏分作二处，浸此三味，并黄柏等煎正药作一大盏，不去柤，入此侵者药，再上火煎至一大盏，去柤，空心稍热服。又能治咬颊咬唇咬舌、舌根强硬等证如神。宜食肉汤，不宜食肉，不助经络中火邪也。大抵肾与膀胱，经中有寒，元气不足者皆宜服之，

[1] 阴气竭：底本脱，据《素问·举痛论篇》补。

[2] 来：底本作“木”，据《秘藏》卷上改。

神验。于月生月满时，隔三五日一服，如病急，不拘时服。

**益胃汤** 治头闷，劳动则微痛，不喜饮食，四肢怠惰，躁热气短，口不知味，肠鸣，大便微溏黄色，身体昏闷，口干，不喜食冷。

黄芪半钱 甘草二分 黄芩三分 当归半钱 苍术一钱半 陈皮 升麻各五分 柴胡 人参 白术 益智仁各三分 半夏二分

上㕮咀，作一服水煎，食前稍热服。忌生冷硬物、酒、湿面。

**强胃汤** 治因饮食劳倦所伤，腹胁满闷，短气，遇春口淡无味，遇夏虽热而恶寒，常如饱，不喜食冷物。

前方减黄芩、苍白术、益智，加草豆蔻、黄柏、曲、生姜。

论曰：治法已验者，可以意求其的，触类而长之，则不可胜用矣。予病脾胃久衰，视听半失，此阴乘阳而上，气短，精神不足，且脉弦，皆阳气衰弱，伏匿于阴中故耳。癸卯岁六七月间，霖雨阴寒，逾月不止，时人多病泻痢，乃湿多成五泄故也。一日，体重肢节疼痛，大便泄并下者三，而小便闭塞。默思《内经》有云：在下者，引而竭之。是先利小便也。又治诸泻小便不利者，先分利之，治湿不利小便，非其治也，法当淡渗之剂。意圣人之法，虽布在方策，其不尽者，以意求之。今客邪寒湿之胜，自外入里而甚暴，若以淡渗之剂利之，病虽即已，是降之又降，复益其阴而重竭其阳也。则阳气愈削而精神愈短，阴重强而阳重衰也。兹以升阳之药是为宜尔。羌活、独活、升麻各一钱，防风半钱，炙甘草半钱，一剂乃愈。大法云：寒湿之胜，助风以平之。又曰下者举之。此得阳气升腾，故愈。是因曲而为之直也。夫圣人之法，可以类推，举一则知百矣。

## 【杂方】

**拔萃槟榔丸** 治伤食，心腹膨胀。

槟榔二钱半 陈皮一两 木香二钱半 牵牛头末，半两 枳实半两

上为细末，醋糊丸，桐子大。米饮下二三十丸。

**千金紫丸** 治食痫。

赤石脂 代赭石各一钱 巴豆三十个，另研 杏仁五个，另研成膏

上以杏仁膏相和，杵二千下，入蜜些小，丸麻子大，三十日儿，一丸乳下。

**丹溪越鞠丸** 治食郁。方见热门。

# 卷之十九

## 虚损门

### 脉法

《脉经》曰：脉来耎者为虚，缓者为虚，微则为虚，弱为虚，濡为虚，弦为中虚。脉来细而微者血气俱虚，脉小者血气俱少。

《内经》曰：脉虚气虚尺虚，是谓重虚。所谓气虚者，言无常也。尺虚者行步恇然，脉虚者不象阴也。如此者，滑则生，涩则死。

《要略》曰：脉芤为虚，脉沉小迟者脱气。

### 虚损脉证

《难经》曰：至脉从下上，损脉从上下也。一损损于皮毛，皮聚而毛落。二损损于血脉，血脉虚少，不能荣于五脏六腑。三损损于肌肉，肌肉消瘦，饮食不能为肌肤。四损损于筋，筋缓不能自收持。五损损于骨，骨痿不能起于床。反此者，至脉之病也。从上下者，骨萎不能起于床者死。从下上者，皮聚而毛落者死。然治损之法，损其肺者益其气，损其心者调其荣卫，损其脾者调其饮食，适其寒温。损其肝者缓其中，损其肾者益其精。

《病机机要》论曰：虚损之疾，寒热因虚而感也。感寒则损阳，阳虚则阴盛，自上而下，治之宜以辛甘淡，过于胃则不可治也。感热则损阴，阴虚则阳盛，故损自下而上，治之宜以苦酸咸，过于脾则不可治也。自上而损者，一损于肺，皮聚而毛落。二损损于心，心脉虚少，不能荣于脏腑，妇人月水不通。三损损于胃，饮食不为肌肤。自下而损者，一损损于肾，骨痿不能起于床。二损损于肝，筋缓不能自收持。三损损于脾，饮食不能消克。论曰：心肺损而色蔽，肾肺损而形痿，谷不能化而脾损。感此病者，皆损之病也；渐渍之深，皆虚劳之疾也。

谨按：《难经》论损脉证者，谓因劳损其形体、血脉、脏腑，内外因也，故治法宜调养之。以上论者，谓因虚外感也。然伤寒中暑，初感必先足太阳，今归之于手太阴、足少阴者，盖肺主皮毛，肾主骨尔。若此，则因虚外感，不独伤于足经也。但足经伤寒有传变，恐不可作损证论乎。

### 论虚为阴气不足

丹溪曰：人受天地之气以生，天之阳气为气，地之阴气为血，故气常有余，血常不足。何以言之？天地为万物父母，天大也，为阳而运于地之外。地居天之中为阴，天之大气举之。日实也，属阳而运于月之外。月缺也，属阴，禀日之光以为明。故人身之阴阳，其消长亦视月之盈亏焉。夫人之生也，男子十六岁而精通，女子十四岁而经行，是有形之后，犹有待于乳哺水谷之养，阴气始成而可与阳气为配，以能成人而为人之父母。古人必待三十、二十而后嫁娶，可见阴气之难于成，而古人之善于保养也。钱仲阳肾有补无泻，正是此意。又按《礼记》注曰：惟五十然后养阴者，有以加。《内经》曰：年至四十，阴气自半，而起居衰矣。又曰：男子六十四而精绝，女子四十九而经断。夫以阴气之成，止供给得三十年之运用，已先亏矣。人之情欲无涯，此难成易亏之阴气，若之何而可以纵欲也。

经云：阳者天气也。主外，阴者地气也，主内。故阳道实，阴道虚，非吾之过论也。或曰：仰观俯察乎天地日月，既若是之不同，何寒暑温凉之见于四时者，又如此之相等而无降杀也？曰：动极复静，静极复动，犹人之嘘吸也。寒者吸之，极气之沉也。热者嘘之，极气之浮也。温者嘘之微，气之升也。凉者吸之微，气之降也。一嘘一吸，所乘之机，有以使之。宜其相等而无降杀，此以流行之用而言。前以大小虚实言者，盖其对待之体也。或曰：远取诸天地日月，近取诸男女之身，曰有余，曰不足，吾知之矣。人在气交之中，今欲顺阴阳之理，而为摄养之法，如之何则可？曰：主闭藏者肾也，司疏泄者肝也，二脏皆有相火，而其系上属于心。心，君火也，为物所感则易于动，心动则相火翕然而随，虽不交会亦暗流而渗漏矣。所以圣贤只是教人收心养性，其旨深矣。天地以五行更迭衰旺而成四时，人之五脏六腑亦应之而衰旺。四月属巳，五月属午，为火大旺，火为肺金之夫，火旺则金衰。六月属未，为土大旺，土为水之夫，土旺则水衰。况肾水常藉肺金为母以补助其不足，故《内经》谆谆然资其化源也。古人以夏月独宿而淡味，兢兢业业于爱谨保养金水二脏，正嫌火土之旺尔。《内经》又曰：藏精者，春不病温。十月属亥，十一月属子，正大气潜伏闭藏，以养其本然之真，而为来春升动发生之本。若于此时不恣欲以自戕，至春升之际，根本壮实，气不轻浮，焉有温热之病。夫夏月火土之旺，冬月大气之伏，此论一年之虚耳。若上弦前，下弦后月廓空，亦为一月之虚。大风大雾，虹电飞雹，暴寒暴热，日月薄蚀，忧愁忿怒，惊恐悲哀，醉饱劳倦，谋虑勤动，又皆为一日之虚。若病患初退，疮痍正作，犹不止于一日之虚。令人多有春末夏初患头痛脚软，食少体热。仲景论春夏剧，秋冬差而脉弦大者，正世俗谓注夏病也。若犯此四者之虚，似难免此。夫当壮年便有老态，仰事俯育，一切隳废，兴言至此，深可惊惧。古人谓不见可欲，使心不乱。夫以温柔之感于体，声音之感于耳，颜色之感于目，馨香之感于鼻，谁是铁心汉不为动。善养生者，于此五个月出居于外。苟值一月之虚，一日之虚，亦宜暂远帷薄，各自珍重，保全天和，庶以可滋助化源。水得所养，阴无亏必与阳齐平，然后阳得所附而无飞越之尤，遂成天地交之泰，何病之可言。愿相与遵守，期无负敬身之教，幸甚。

谨按：人身肖天地，一气实同。阳有余，阴不足，而常若是，此其道也。故有起居不时，七情六欲而增虚极者，多在阴尔。但世俗不审此理，往往补阳。是以先生论此，诚千古不传之妙，实启后人之盲瞶也。且于《内经》谓以身之虚而逢天之虚，两虚相感，其气至骨，入则伤五脏，工[1]候救之，弗能伤也。旨趣为明白，养生者最宜玩味。

---

[1] 工：原本作“二”，据《素问·八正神明论篇》改。

## 论虚为劳倦所伤

东垣曰：经云：阴虚生内热云云，见热门。又云：劳则气耗。劳则喘且汗出，内外皆越，故气耗矣。夫喜怒不节，起居不时，有所劳伤，皆损其气。气衰则火旺，火旺则乘其脾土。脾主四肢，故困热无气以动，懒于言语，动作喘乏，表热自汗，心烦不安。当病之时，宜安心静坐，以养其气，以甘寒泻其火热，以酸味收其散气，以甘温补其中气。经言劳者温之，损者温之者是也。《要略》云：平人脉大为劳，以黄芪建中汤治之之意也。

谨按：丹溪先生曰：治病之方，先顾原气，盖谓诸病多因虚致故也。是以劳倦之证，其因甚多，东垣、丹溪论治详矣。然比之虚损证不同，有因病致虚者，如伤寒暑、饮食后，或久病所致之类是也。因虚致损者，如病后形瘁痿弱、劳瘵之类是也。此则虚损与劳倦不同，大抵因病致虚则为轻，盖病势尚浅，原气未虚也。至病初愈而复劳，或复饮食劳倦，或房劳、七情六欲，阳瘁阴弱，加至羸损，此因虚致损则为重，病势已过，原气已索故也。愚谓此当分治，如因病致虚及劳倦不足，与以下诸证兼虚者，宜从东垣、丹溪之论治之。因虚致损者，又当于东垣、丹溪论治而推充行之可也。

## 论虚证为痿

详见痿门。

## 论虚证发热

详见热门。

## 论虚证恶寒

详见寒门。

## 论虚证为泻痢

详见滞下门。

## 论虚证似中风

详见中风门。

## 论虚为头痛头眩

详见各门。

## 论虚证挟痰有似邪祟

丹溪曰：血气者，身之神也。神既衰乏，邪因而入，理或有之。若夫血气俱亏，痰客中焦，妨碍升降，不得运用，以致十二官[1]各失其职，视听言动皆有虚妄，以邪治之，焉能愈病？宪幙傅兄之子，年十七，暑月因劳而渴，恣饮梅浆，又连得大惊三、四次，妄言妄见，病似邪鬼，两脉皆虚弦而沉数。予曰：数为有热，虚弦是大惊，又酸浆停于中脘，补虚清热，导去痰滞，病乃可安。与参、术、陈皮、茯苓、芩、连等，浓作汤，入竹沥、姜汁，与浃旬未效。众皆尤药之未对。予知其虚之未回，痰之未导，仍与前药加荆沥，又旬余而安。外弟一日醉饱后，乱言妄见，且言伊兄生前事甚的，乃叔叱之。日食鱼肉与酒太过，痰所为耳。灌盐汤一大碗，吐痰一升许，汗因大作，因睡一宵而安。又，金氏妇

[1] 官：底本作“宫”，据四库本改。

壮年，暑月赴筵回，乃姑询其座次失序，自愧因成病。言语失伦，其中又时间一旬[1]曰：奴奴不是。两脉皆弦而数。予曰：非鬼神，乃病也，但与补脾导痰清热，数日自安。其弟不信，以数巫者，喷水而咒之，旬余而死。或曰：病无鬼以邪治之，何至于死？曰：暑月赴筵，外境蒸热，辛辣适口，内境郁热，而况旧有积痰，加之愧闷，其痰与热，何可云喻。今乃惊以法尺，是惊其神而血不宁也。喷以法水，是冷密其肌，汗不得泄也。汗不得泄则热内燔，血不得宁则阴消，而阳不能独立也，不死何候？或曰：《外台秘要》有禁咒一科，庸可废乎？予曰：移精变气乃小术耳，可治小病。若内有虚邪，外有实邪，自有定法，符何能也？惟符水可治膈上热痰，一呷凉冷，岂不清快？若内伤而虚与冬令严寒，符水人口，必冰胃而死。斯言也，可与识者道。

## 论原气陷下因虚所致

《内经》曰：感虚乃陷下也。

谨按：《针经》曰：陷下则灸之。夫病有邪气陷下，正气陷下者也。然经谓邪气陷下者，是经虚气少邪入，故曰感虚乃陷下也。故诸邪陷下，在经者宜灸之。正气陷下者，若东垣所谓饮食劳倦，内伤元气，胃脘之阳不能升举，并心肺之气陷入于中焦，药以扶持元气、胃气是也。然用药亦有轻重，轻者用升浮之剂，如补中益气汤、益胃升阳汤之类是也。重者宜用劫剂，来复丹、灵砂丹之类是也。况诸邪陷下宜灸之证，亦有标木不同，论见寒门方后。

## 论精气夺则虚

夺，谓精气减少，如夺去也。出《素问·通评虚实论篇》。

谨按：人禀冲和之气而生身有三，曰元精，曰元气，曰元神者，本身中之真精、真气、真脉也。夫精乃脏腑之真，非荣血之比，故曰天癸。气乃脏腑之大经，为动静之主，故曰神机。脉为天真委和之一气，经谓其名有三，曰命之本、气之神、形之道，其机运升降，皆随气而动，因血而荣。精气资始，相生不失，以养一身，为人之司命，形质之体用也。至若精不足则气失资化，气不足则血失所营，血不足则气无所附，天真散乱，则气血精神无所禀命矣。是以相生长养之道，精化气，气生神，而皆禀乎身中脏腑之真也。夫气血从乎荣卫，荣卫又宗乎经隧。荣卫者，精气之化，为先天清浊之始。经隧者，胃之水谷气化。此经隧不能不生荣卫，荣卫不能不散而养经脉，经脉不能不顺而资天真，为生养涵容造化形质，理之然也。凡人之视听言动壮寿，皆此理之常化。疾病盲聩关格夭折，皆此理之失也。故有精神气血不足则病，真脉散乱则死者，皆由平日摄养之过与不及，动止之不循[2]常度也。经云：出入废则神机化灭，升降息则气立孤危。然房劳甚则精血竭而神无所依，气无所附，则忽致暴绝也。窃尝第究先哲经义，济生微旨，益气之补肺，补精之滋肾，皆滋其化源也。盖人之精血而常不足，加之数夺其真，资化失则荣气乃虚，虚则卫气不固，精亦滑夺。肾气竭而阴微，不能与胃气上升，以接清阳

---

❶ 旬：底本作“句”，据文义改。
❷ 循：底本作“逾”，据紫来堂本改。

之气，故病多头重或痛，气弱而食少，元气下陷脉即微弱，外散欲绝而虚洪，或见损脉，此实元精不足之所致，非有外感贼邪之病也。

## 论形气不足有余用补泻法

东垣曰：黄帝云：形气之逆顺奈何？岐伯曰：形气不足，病气有余是邪胜也，急泻之。形气有余，病气不足，急补之。形气不足，病气不足，此阴阳俱不足也，不可刺之。刺之重不足，重不足则阴阳俱竭，血气皆尽，五脏空虚，筋骨髓枯，老者绝灭，壮者不复矣。形气有余，病气有余，此谓阴阳俱有余也，急泻其邪，调其虚实。故曰有余者泻之，不足者补之，此之谓也。

按：释云：圣人垂慈仁之心已详矣，不合立言，诚恐市井庄农山野间不知文理，故以俚语开解之。云：但病来潮作之时，病气精神增添者，是为病气有余，乃邪气胜也，急泻之，以寒凉酸苦之剂。若病来潮作之时，神气困弱者，为病气不足，乃真气不足也，急补之，以辛甘温热之剂。不问形气有余并不足，只取病气有余不足也。不足者补之，有余者泻之。

夫形气者，气谓口鼻中喘息也，形谓皮肉筋骨血脉也。形盛者为有余，消瘦者为不足。其气者审口鼻中气，劳役如故为气有余也。若喘息气促气短，或不足以息者为不足。故曰形气也，乃人之身形中气血也。当补当泻，全[1]不在于此，只在病势潮作之时，病气增加者，是邪气胜也，急当泻之。如潮作之时，精神困弱，语言无力及懒言者，是真气不足，急当补之。若病人形气不足，病来潮作之时，病气亦不足，此乃阴阳俱不足也。禁用针，宜补之以甘药，不可以尽剂。不已，脐下一寸五分气海穴取之。

## 论无病好补之误

子和曰：人之好补者，有无病而补，有有病而补。或咨之庸医，或闻诸游客。庸医以要用相求，故所论者轻，轻之则草木而已，草木则苁蓉、牛膝、巴戟、菟丝之类。游客以好名自高，故所论者重，重之则金石而已，金石则丹砂、起石、硫黄之类。吾不知此为补也而补何藏乎？以为补心耶？而心为丁火，其经则手少阴，热则疮疡之类生矣。以为补肝耶？肝为乙木，其经则足厥阴，热则掉眩之类生矣。脾为己土，而经则足太阴，以热补之则病肿满。肺为辛金，而经则手太阴，以热补之病𪿒郁。心不可补，肝不可补，脾不可补，肺不可补，莫非为补肾乎？人皆知肾为癸水，而不知其经则子午君火焉。补肾之火，火得热而益炽。补肾之水，水得热而益涸。既炽其火，又涸其水，上接于心之丁火，火独用事，肝不得以制脾土，肺金不得以制肝木。五脏之极，传而之六腑。六腑之极，遍而之三焦。则百病交起，万疾俱生，小不足言，大则可惧，不宜则中，不中则暴喑而死矣。以为无病而补之？所得也，且如有病而补之者。呕而补，吐而补，泄而补，痢而补，疟而补，咳而补，劳而补，产而补。呕吐则和胃丸、丁沉煎，泻痢豆蔻丸、御米壳散，咳嗽则宁神散，劳不桂附则山药，产不

[1] 全：底本作“令”，据紫来堂本、四库本改。

乌金则黑神，吾不知此为补果何意耶？殊不知呕得热而愈酸，吐得热而愈暴，泄得热而清浊不分，痢得热而休息继至，疟得热而进不能退，咳得热而湿不能除，劳得热而火益烦，产得热而血愈崩。盖如是而死者八九，生者一二。死者枉，生者幸，幸而一生，憔悴之态，人之所不堪。大抵有余者损之，不足者补之，是则补之义也。阳有余而阴不足，则当损阳而补阴。阴有余而阳不足，则当损阴而补阳。热则芒硝、大黄，损阳而补阴也。寒则干姜、附子，损阴而补阳也。岂可以热药云乎哉？而寒药亦有补之义也。经曰因其盛而减之，因其衰而彰之，此之谓也。

谨按：仲景论伤寒脉结代，为血气虚衰不能相续，而用炙甘草汤，实补虚之法也，殊无常补之例。后世俗往往例用常补，故子和极论其弊，善莫大矣。但所言大黄、芒硝损阳而补阴，是指仲景所谓阴阳虚盛之意，非补不足之法也。学者当审东垣、丹溪之论，则可以扩充矣。

又曰：人知补之为利，而不知补之为害也。论补者盖有六法：平补、峻补、温补、寒补、筋力之补、房室之补。以人参、黄芪之类为平补，以附子、硫黄之类为峻补，以豆蔻、官桂之类为温补，以天门冬、五加皮之类为寒补，以巴戟、苁蓉之类为筋力之补，以石燕、海马、起石、丹砂之类为房室之补。此六者，近代之所谓补者也。若施之治病，非从功效疏阔，至其害不可胜言。《难经》言东方实，西方虚，泻南方，补北方。此言肝木实而肺金虚，泻心火补肾水也。以此论之，前所谓六补者，了不相涉。试举补之所以为害者，皆温补之罪也。《内经》虽言形不足者温之以气，精不足者补之以味。气属阳，天之所以食人者。血属阴，地之所以食人者。戒乎偏胜，非便以温为热也。又若经曰：损者补之，劳者温之。此温乃温存之温也，岂以温为热哉。又如虚则补其母，实则泻其子者，此欲权衡之得其平也。又乌在燔针壮火、炼石烧砒、硫姜乌附，然后为补哉。所谓平补者，使阴阳两停是已。奈时人往往恶寒喜温，甘受酷烈之毒，虽死而不悔也，可胜叹哉。

《宝鉴》曰：谚云：无病服药，如壁里安柱。此无稽之说，为害甚大。夫天之生物，五味备焉，食之以调五脏，过则生疾。至于五谷为养，五果为助，五畜为益，五菜为充，气味合而食之，补精补气。倘用之不时，食之不节，犹或生疾，况药乃攻邪之物，无病而可服哉？《圣济经》云：彼修真者，于补养，轻饵金石药。阳剂刚胜，病起则天癸竭而荣涸。阴剂柔胜，病生则真火微而卫散。一味偏胜，一脏偏伤，安得不病。唐·孙思邈言：药势有所偏助，令人脏气不平。裴潾谏宪宗曰：夫药以攻疾，非朝夕常用之物。况金石性酷烈有毒，又加炼以火气，非人五脏所能禁。至于张皋谏穆宗曰亦谓神虑清则血气和，嗜欲多而疾疢作。夫药以攻疾，无疾不可饵也。故昌黎伯铭李子之墓曰：余不知服食说，起自何世？杀人不可计，而世慕尚之益至此。其惑也，今直取目见亲与之游而以药败者六七公以为世诫。今复取自见者三四人，皆无故求益生之祥，病反生焉，或至丧身。壁里安柱，果何如哉？且夫高堂大厦，梁栋安基址固，坏涂毁塈，柱于壁中，甚不近人情。洁古老人云：无病服药，乃无事生事。此诚不易之论。人之养身，幸而五脏安泰，六腑和平，谨于摄生，春夏奉以养生之道，秋冬奉以收藏之理，饮食有节，起居有常，少思寡欲，恬澹虚无，精神内守，不药之药也。噫，前人既往不可咎矣，后人其鉴焉。

谨按：近世俗谓壁里安柱为安鼠，安鼠则必致穿坏垣壁矣。此无病服药，致无事生事，斯为近理，然亦必古人之深戒也。后世俗因为柱字之语讹尔，不然则因有所化之矣。

## 论《局方》用诸热药补虚之失

丹溪曰：虚者补而养之，《局方》何例用辛香燥热之剂，以火济火，不无实实虚虚之祸。若曰菟丝子丸之治肾虚，金钗石斛丸之治气不足，茴香丸之治脏虚冷，玉霜丸之治气虚，养正丹之治诸虚，朴附丸之治脾虚弱，按气丹之治真元虚，四神丹之治五脏虚，苁蓉大补丸之治元脏虚，钟乳白泽丸之治诸虚，三健汤之治气不足。甚者内聚丹剂悉曰补脾胃、补肾、补五脏、补真气，而方各条下曰口苦面黄，曰气促喘急口淡，曰舌涩，曰噫酸，曰舌干，曰溺数，曰水道涩痛，曰唇口干燥等证，悉是明具热论，如何类聚燥热而谓可以健脾温胃而滋肾补气乎？又，骨碎补丸治肝肾风虚，乳香宣经丸治体虚，换腿丸治足三阴经虚。或因感风而虚，或因虚而感寒。既曰体虚、肝肾虚、足三阴经虚，病非轻小，理宜补养。而自然铜、半夏、威灵仙、荆芥、地龙、川楝、乌药、防风、牵牛、灵脂、草乌、羌活、石南、天麻、南星、槟榔等疏通燥疾之药，俱补剂之大半，果何以补虚乎？地仙丹既曰补肾，而滋补之药与僭燥走窜之药相半用之，肾恶燥，而谓可以补肾乎？借曰足少阴经非附子辈不能自达。八味丸，仲景肾经药也，八两地黄以一两附子佐之。观此，则是非可得而定矣。

## 【调理之剂】

**金匮桂枝加龙骨牡蛎汤**　治诸脉芤动微紧，男子失精，女子梦交。

桂枝　白芍　生姜各三钱　甘草一钱　大枣一枚　龙骨　牡蛎各三钱

上㕮咀，水煎，食前服。

**小建中汤**　治虚劳里急，悸衄，腹中痛，失精，四肢酸疼，手足烦热，咽干口燥。

桂枝　甘草炙，各三钱　大枣二枚　白芍六钱　生姜二钱　阿胶炒，一合

上㕮咀，水煎。

**黄芪建中汤**　治虚劳里急诸不足。

前方加黄芪二钱

**炙甘草汤**　治虚劳不足，汗出而闷，脉结悸，行动如常。不出百日，危急者十一日死。

甘草二钱，炙　桂枝　生姜各一钱半　麦门冬一合　麻子仁一合　人参　阿胶各一钱　大枣二枚　生地黄三钱

上㕮咀，水煎，入酒些小，日作三四料服。

**局方人参养荣汤**方见热门。

按：以上诸方，并太阳例药也。

**十味人参散**

**东垣补中益气汤**方并见热门。

**益胃升阳汤**　血脱益气，古圣人之法也。先补胃气以助生发之气，故曰阳生阴长。诸甘药为之先务，举世皆以为补气，殊不知甘能生血，此阳生阴长之

理。故先理胃气，人之身内谷为宝。

前方加炒曲一钱半　生黄芩泻盛暑之伏庚金肺逆，每服少许，秋凉去之

上㕮咀，水煎。

按：以上诸方，并少阳例药也。东垣云：表虚用桂枝、黄芪，里虚用人参、芍药。以上方有兼用者，治表里俱虚也。然观其法，有辛温、甘温、甘寒主治之别，苦寒、酸苦之佐，升降奇偶之意皆异者，盖虚中有兼寒兼热，或气虚血虚、阴阳气血俱不足，或阴虚阳虚，虚脱与夫胃气下陷，精神不足等，因不同故也，用者当细分之。

## 【补气之剂】

**严氏芪附汤**　治气虚阳弱，虚汗不止，肢体倦怠。

黄芪蜜炙　附子炮，等分

为咀，每四钱加生姜煎。

**参附汤**　治真阳不足，上气喘息，自汗盗汗，气短头晕。

人参半两　附子炮，去皮脐，一两

为咀，分作三服，加生姜煎。

按：此二方，少阴例药也。

**四君子汤**　治肺损，皮聚而毛落，宜此益气。

人参　白术　茯苓　甘草炙

上㕮咀，水煎服。

**济生茯神汤**　治脉虚极，或咳则心痛，喉中介或肿。

茯神　人参　远志　通草　麦门冬　黄芪　桔梗　甘草等分

上㕮咀，每半两而入姜煎。

**瑞竹堂补气汤**　治气虚，脉浮而软，怔忡，无力自汗。

黄芪三两，蜜水拌炒人参　甘草炙。各半两　麦门冬去心　桔梗炒。各一两

上㕮咀，每四钱，水煎，入姜三片。《三因方》名润神散。

按：此三方，手太阴、少阴药也。

## 【补血之剂】

**四物汤**　滋荣血不足。方见妇人门。

**当归补血汤**方见热门。

按：此二方，滋荣气药也。

**丹溪大补丸**　降阴火补肾水。

黄柏炒褐色　知母酒浸，炒。各四两　熟地黄酒蒸　败龟板酥炙黄，为末。各六两

上为末，猪脊髓和，炼蜜丸如桐子大。每七十丸，空心淡盐汤送下。

**补阴丸**

黄柏半斤，盐酒炒　知母酒浸炒　熟地黄各三两　败龟板四两，酒浸，炙　白芍炒　陈皮　牛膝各二两　锁阳　当归各一两半　虎骨一两，酒浸，酥炙

上为末，酒煮，羊肉丸如桐子大。每五六十丸，盐汤下，冬加干姜半两。

按：此二方滋阴[1]之药也。

## 【补气血之剂】

**局方十全大补汤**　治心肺损及胃损，饮食不为肌肤方见热门。

**十四味建中汤**　治荣卫失调，血气不足，劳损，形体瘦弱，短气嗜卧。

当归　白芍　白术　麦门冬　黄芪　甘草炙　苁蓉　人参　川芎　官桂　半夏　熟地黄　茯苓各半钱　附子三分

上㕮咀，作一服，入姜枣煎，食前服。

按：此并手足三阴药也。

**养气丹**　治诸虚百损，真阳不固，

---

[1] 滋阴：底本作“滋阳”，据文义改。

上实下虚，气不升降，一切体弱气虚之人。

禹余粮石　紫石英　赤石脂　代赭石　磁石

以上各煅法见《局方》。

附子二两　肉苁蓉一两半　当归　茴香　破故纸　木香　肉桂　巴戟肉　肉豆蔻　丁香　山药　鹿茸　白茯苓　沉香　远志并制　乳香　五灵脂　没药　朱砂　阳起石　煅钟乳粉并别研。各一两

上同碾为细末，糯米粉糊为丸。

按：此固滑脱、镇虚逆、复阳助阴药也。出太阳例。古方类此者甚多，姑存此一法。如真气结薄，气不升降，阴寒湿胜，胃冷肝虚者，非此药不可，盖宜重剂劫之是也。然有阴阳两虚，湿热自甚，元气下陷，津液涸竭，气血无所滋养，浊阴下溜，虚火上乘，惟宜调之、补之以轻清之剂者，此方安能尽其变乎？用者自宜详审。

**金匮肾气丸**　治形体瘦弱，无力多困，肾气久虚，久新憔悴，寝汗发热，五脏齐损，瘦弱下血。

干山药　山茱萸肉各四两　泽泻　牡丹皮　白茯苓各三两　熟地黄八两

上为末，炼蜜丸如梧子大。每五六十丸，空心温水下。

**拔萃三才封髓丹**　降心火，益肾水。

天门冬　熟地黄　人参各半两　黄柏炒，三两　砂仁一两半　甘草七钱半，炙，一方无

上为细末，水糊丸桐子大。每五十丸，用苁蓉半两切作片子，酒一大盏浸一宿，次日煎三四沸，去滓，空心送丸子。除前三味，《五脏治要》作凤髓丹。

按：此二方，足少阴、手太阴药也。

**机要八物汤**　治心肺虚损，皮聚而毛落，血脉虚损，妇人月水愆期，宜益气和血。

四君子合四物汤

按：此手足太阴、少阴药也。

## 【补虚损壮筋骨之剂】

**金匮崔氏八味丸**　治肾气乏，下元冷惫，腹脐疼痛，夜多旋溺，脚膝缓弱，肢体倦怠，面皮萎黄或黧黑，及虚劳不足，渴欲饮水，腰重疼痛，少腹急痛，小便不利，并宜服之。

前肾气丸加桂心一两　附子炮，一两

上为细末，炼蜜丸如桐子大。每五七十丸温酒送下，盐汤亦得，空心食前，妇人淡醋汤下。

**局方西川石刻安肾丸**　治真气虚惫，脚弱缓，夜梦遗精，小便滑数而清。

青盐四两　鹿茸炙　柏子仁净　石斛　附子　川乌炮　巴戟去心　肉桂　菟丝子　苁蓉　韭子　葫芦巴　杜仲　破故纸炒　石枣　远志　赤石脂　茯苓　茯神　茴香炒。各一两　苍术　川楝　川椒　山药各四两

上为末，山药酒糊丸如梧子大。每七八十丸，空心盐汤下。

**无比山药丸**　治诸虚百损，五劳七伤，肌体消瘦，肤燥脉弱。

赤石脂　茯神各一两　山药三两　苁蓉四两，酒浸　巴戟　牛膝酒浸　泽泻　山茱萸肉各一两　五味子二两　杜仲　菟丝子　熟地黄各三两

上，石臼内杵为末，炼蜜丸梧子大。每四五十丸，空心温酒下。

**杨氏还少丹**　大补真气虚损，肌体瘦弱。

肉苁蓉　远志　茴香　巴戟　山药　枸杞子　熟地黄　石菖蒲　山茱萸　牛膝　杜仲　楮实子　五味子　白茯苓

上，石臼内捣为末，炼蜜丸如梧子大，每五十丸，空心温酒送下。

**机要牛膝丸** 治肾肝损，骨痿不能起于床，宜益精，筋缓不能自收持，宜缓中。此丸主之。

牛膝酒浸 萆薢 杜仲炒 苁蓉酒浸 菟丝子 防风 胡芦巴炒 桂减半 补骨脂 沙苑蒺藜

上等分，为细末，酒煮猪腰子为丸。每五七十丸，空心温酒下。

按：此用防风以升发肝气，非补肝也。

**地黄丸** 治阳盛阴虚，肝肾不足，房室虚损，形瘦无力，面多青黄而无常色，宜此养荣血肾气。

苍术泔浸 熟地黄各一斤 干姜春七钱，夏半两，秋七钱，冬一两

上石臼内杵为末，蒸枣肉为丸，桐子大。每五七十丸至百丸，诸饮下。若加五味子为肾气丸，述类像形，神品药也。

按：以上诸方，少阴例药也。盖谓肾为真水，有补无泻，故古人立肾气丸法，后世俗因之以补阳。然阳虚者亦有之，但不可例为常补尔。

谨按：虚损之证，其源虽多，莫不乃因胃气、元气不足，致气虚、血虚、阴阳俱虚，或房劳精竭，荣卫弱而脏腑气痿，不能输养，为疲极。甚者，变为劳瘵之疾。但世俗处治昧此病机原委，例用香燥或金石之剂，往往误人。惟有宋钱仲阳建五脏虚方，迥出前人之论。我丹溪先生发挥《局方》之失，示用补端绪，言东垣所谓饮食劳倦，内伤元气则胃脘之阳不能升举，并心肺之气陷入于中焦，而用补中益气治之，此实前人之所无也。然天不足于西北，地不满于东南，天阳而地阴。西北之人，阳气易降；东南之人，阴气易升。苟不知此，而从取其法，则于气之降者固可以获效，而于气之升者亦从而用之，吾恐反增其病矣。意此，不可恃为通行之法云。人之虚者，多是阴不足。邵子谓天地自相依附，天依形，地附气，其形也有涯，其气也无涯。人之形质，有涯者也，天癸绝后则形衰矣。苟不益阴以内守，则阳亦无得以发扬为健运之能，是天失所依也，而为飘散飞荡，如丧家之狗耳。阳既飘散，则地愈失所附也，形气不相依附，则死矣。人其补养残衰伤朽之质，又何云哉？斯论虚衰与东垣制法虽证不同，实本乎《内经》阴精所奉其人寿，阳精所降其人夭之旨。盖谓人寿夭，比之经论南北二方，亦自微甚不等。升阳之例，当为活法，滋阴之剂，义亦是焉。必求的在之虚，合病机而行其法。如此，与世俗不明造化之理，概用温补者，天地悬隔。故于诸书补剂而不详录，学者审是，则思过半矣。

# 卷之二十

## 积聚门

### 诸经叙积之始

《灵枢·百病始生》第三云：积者盖厥气生足悗，悗生胫寒，胫寒则血脉凝涩，凝涩则寒气上入于肠胃，入于肠胃则䐜胀，䐜胀则肠外之汁沫迫聚不得散，日以成积。卒然多饮食则肠满，起居不节，用力过度则络脉伤。阳络伤则血外溢，血外溢则衄血。阴络伤则血内溢，血内溢则后血。肠胃之络伤，则血溢于肠外，有寒汁沫与血相搏，则并合凝聚不得散，而成积矣。或外中于寒，内伤于忧怒，则气上逆，气上逆则六输不通，温气不行，凝血蕴裹不散，津液凝涩渗着而不去，而成积矣。

《难经》曰：肝之积名曰肥气，见后方下云云。以夏季戊己日得之。何以言之？肺病传于肝，肝当传脾，脾季夏适王，王者不受邪，肝复欲还肺，肺不肯受，故留结为积，故知肥气以夏季戊己日得之。心之积名曰伏梁云云。脾之积名曰痞气云云。肺之积名曰息贲云云。肾之积名曰奔豚云云，并见本文。

按：滑氏《本义》曰：越人之意，盖以五行之道，推其理势之所有者，演而成文耳。初不必论其情感，亦不必论其还不还与其必然否也，读者但以所胜传不胜及王者不受邪，遂留结[1]为积观之，则不以辞害志，而思过半矣。

谨按：越人论五脏积，传受之本病也。然《针经》又主络脉伤及饮食、七情所致而论之，可谓详悉。然今较之，积聚因饮食伤及七情而成者多，且《三因方》于五积无主治引经，况他书乎？故其法不取。今以东垣方附于后。

### 脉 法

《脉经》曰：脉来细而附骨者，积也。寸口积在胸中，微出寸口积在喉中，关上积在脐旁，上关上积在心下，微下关积在少腹。尺积在气街，脉出在右积在右，脉出在左积在左，脉两出积在中央，各以其部处之。脉来小沉而实者，胃中有积聚，不食，食即吐。肺积脉浮而毛，按之辟易。心积脉沉而芤，上下无常处。肝积脉弦而细。肾积脉沉而急。脉沉重而中散者，因寒食成癥。脉左转而沉重者气癥，积在胸中。右转出不至寸口者，内有肉癥也。

### 论积聚癥瘕不同

《难经》曰：积者阴气也，聚者阳气也。故阴沉而伏，阳浮而动。气之所积名曰积，气之所聚名曰聚。故积者五脏所生，聚者六腑所成也。积者阴气也，其始发有常处，其痛不离其部，上下有

[1] 结：底本作“维”，据四库本改。

所终始，左右有所穷处。聚者阳气也，其始发无根本，上下无所留止，其痛无常处，谓之聚。故以是别知积聚也。

《原病式》曰：癥者，腹中坚硬，按之应手，然水体柔顺而反坚硬如地者，亢则害承乃制也。瘕者，中虽硬而忽聚忽散无其常，故其病未及癥也。经曰：血不流而滞，故血内凝而为瘕也。小肠移热于大肠乃为癥瘕。大肠移热于小肠谓两热相搏，则血溢而为伏瘕。血涩不利，月事沉滞而不行，故云为癥瘕，为虙与伏同，传写误尔。

谨按：积者，实停蓄之总名。癥者，有所成而名之，亦皆积尔。瘕者血病也，似不可言为聚。聚者阳气也，然大小肠移热为瘕，如此则亦聚尔。但前人施治亦未见有分其异同者。惟丹溪先生曰：积块在中为痰饮，在左为血积，在右为食积。气不能作块，成聚块乃有形之物，痰与食积，死血尔。此深得病情之旨，学者可因此例而求诸。

## 论积聚分三因

陈无择云：癥瘕属肝部，积聚属肺部。夫癥者坚也，瘕者假也，假物而成形。然七癥八瘕之名，经论亦不详出。虽有蛟、蛇、鳖肉、发、虱、米等七证，初非定名，偶因食物相感而致患尔。若妇人癥瘕，则由内、外、不内外因动伤五脏气血而成。古人谓为痼疾，以蚊、蛇等为生瘕，然亦不必泥此，并属血病。蛇发等事，皆出偶然。但饮食间误中之，留聚假血而成，自有活性，亦犹永徽中僧病噎者，腹中有一物，其状如鱼，即生瘕也。

按：此论积聚等属脏部，盖分气血尔，亦不必拘此。然生瘕亦有外因而成者，如昔之徐之才治取蛤精疾生于足间者，若此，陈于《三因》，何不之及。

## 论妇人肠覃石瘕之积

水胀篇曰：石瘕何如？岐伯曰：石瘕生于胞中，寒气客于子门，子门闭塞，气不通，恶血当泻不泻，衃以留止，日以益大，状如怀子，月事不以时下，皆生于女子，可导而下。《宝鉴》曰：夫膀胱为津液之腑，气化则能出矣。今寒客于子门，则必气塞不通，血壅不流，而衃以止之，结硬如石，是名石瘕也。此气先病而血后病，故月事不来，则可宣导而下出者也。故《难经》云：任之为病，其内苦结，男子为七疝，女子为瘕聚，此之谓也。非大辛之药不能已，可服见晛丹。

肠覃何如？岐伯曰：寒气客于肠外，与卫❶相搏，不得荣，因有所系，瘕而内著，恶气乃起，息肉乃生。其始生者，大如鸡卵，稍以益大，至其成，如怀子之状。久者离岁，按之则坚，推之则移，月事以时下，此其候也。夫肠者，大肠也。覃者，延也。大肠以传道为事，乃肺之腑。肺主卫，卫为气，气得炅则泄、寒则凝。今寒客于大肠，故卫气不荣，有所系止而结瘕，在内贴着，其延久不已，是名肠覃也。气散则清，气聚则浊，结为瘕聚。所以，恶气发起，息肉乃生，小渐益大，至期而鼓，其腹则如怀子状也。此气病而血未病，故月水不断，以时下，本非妊娠，可以此为辨矣。

按：此谓石瘕，为血壅不流，故月事不来。肠覃为清气聚而浊结成瘕，故

---

❶ 卫：原本作“胃”，据紫来堂本、《灵枢·水胀》改。

血未病，月水不断，而知此二积之异。然亦有诸积所致，或有病痈脓而似此二证者，不可不察也。

## 论五积六聚治同郁断

子和曰：且积之成也，或因暴喜怒悲思恐之气，或伤五味之食，或停温凉寒热之饮，或受六气之邪，其初甚微，可呼吸、按导而去之。不幸遇庸医，强补而留之，留而不去，遂成五积。夫肥气者，不独气有余也，其中亦有血矣，盖肝藏血故也。伏梁者，火之郁也，以热药散之则益甚，以火灸之则弥聚。况伏梁证有二，名同而实异，不可不详焉。其一上下左右皆有根，在肠胃之外，有大脓血，此伏梁义同肠痈。其二身体髀股胻皆肿，环脐而痛，是即风根，不可动，动则为水溺涩之病。此二者，《内经》虽言不可动，止谓不可大下，非谓全不可下，恐病去而有害。痞气者，举世皆言寒则痞，《内经》以为湿则痞。虽因饮冷而得，其阳气为湿所蓄，以热攻之则不散，以寒攻之则湿去而寒退矣。息贲者，喘息愤而上行也，此旧说也。余以谓贲者，贲门也，手太阴之筋结胸里，故贯合贲，下抵季胁，其病[1]支转筋痛，甚则成息贲。手心主结于贲，其病胸痛息贲。又云：肺下则居贲迫肝，善胁下痛。肝高则上支贲门，胁悗为息贲。若是言之，是积气于贲而不散，此《灵枢》说五脏处，言此贲自是多，故予发之。贲豚者，贲与奔同，《铜人》言或因读书得之，未必皆然也。肾主骨，此积最深难疗，大忌吐涌，以其在下，止宜下之。故予尝以独圣散吐肥气，揃以木架，必燠室中，吐兼汗也。肝之积，便言风也，吐出数升后，必有血一、二滴，勿疑，病当然也。续以磨积之药调之。尝治伏梁，先以茶调散吐之兼汗，以禹功导水夺之，继之以降火之药调之。又尝治痞气，万举万全，先以瓜蒂散吐其酸苦黄胶腥腐之物三、二升，次以导水禹功下二、三十行，末以五苓淡剂等药调之。又尝治息贲，用瓜蒂散，不计四时，置燠室中，更以火一炉，以助其汗，汗吐下三法齐行，此病不可逗留，久则伤人。又尝治贲豚，以导水通经，三日一下之，一月十下，前后百行。次用治血化气磨积之药调之。此积虽不伤人，亦与人偕老，若六聚之物在腑，属阳而无形，亦无定法，仿此而行之，何难之有。

按：此论五积之异同，可谓极备病情之要。积为郁而用吐法，更甚得古人之妙矣。但每吐后，继之以禹功导水之剂，则不可为例。矧古人施吐，必本积因而用药，如徐文伯以油为宫人吐发瘕，褚澄以蒜为李道念吐鸡子积，甄权以雄黄为人吐发瘕成蛇者，盖所因不同而用药殊也。大抵禹功、五苓之剂，十下、百行等法，用于湿热盛实及体厚者则可。设有阴虚气痿，积聚实而血气弱者，岂可例用乎？

## 论痰积饮积主于湿

详见痰饮门。

## 论治积大法

许学士云：大抵治[2]积，或以所恶者

---

[1] 病：底本作“痛”，据紫来堂本、《儒门事亲》卷三改。

[2] 治：底本作“法”，据四库本改。

攻之，或以所喜者诱之，则易愈。如硇砂、水银治肉积，神曲、麦蘖治酒积，水蛭、虻虫治血积，木香、槟榔治气积，牵牛、甘遂治水积，雄黄、腻粉治涎积，礞石、巴豆治食积，各从其类也。若用群队之药分其药势，则难取效。须要认得分明，是何积聚，兼见何证，然后增减斟量使之。不尔，反有所损，要在临时通变也。

谨按：诸积有不因气动而成者，如偶有所食，或误吞钱物之类是也。因气动而成者，如七情所致，或饮食劳倦，或五脏传受之类是也。故所积之物不一，气血之聚有殊，或成蛊疣生瘕之类难测，故须是认得分明，是何积聚，用药宜各从其类。然亦要看元气虚实，或攻取峻削，或养正渐除可也。不尔，则岂但有损而已。

## 论养正积自除

《卫生宝鉴》曰：洁古云：养正积自除。譬如满座皆君子，纵有一小人，自无容地而出。令其真气实，胃气强，积自消矣。洁古之言，岂欺我哉。《内经》曰：大积大聚，衰其太半而止。满实中有积气，大毒之剂尚不可过，况虚中有积者乎？此乃治积之一端也，邪正虚实，宜详审焉。

按：或云积非下之不可，今言养正而后积除，将以待正气而除乎？将以待药力而除乎？然人之有积，则皆为身中之邪气，若君手座中之有小人也。惟其调正气，则真气运行不失其常，而积自除。夫君子众而正直在位，其小人自然退避矣。不然，则正气虚而真气乖，致积增膜膈，胃乱真正，气绝而死矣。亦若小人得志则政乱法坏，而君子有所不能制焉。且夫养正者，非为饮食起居之间也，盖积既成矣，形渐悴矣，必用调养使荣卫充实而积自除。余有坚而不去者，方可亟下之。此先补后攻，期于邪去正复而后已。然除之不以渐，则必有颠复之害矣。若昔之武氏，斫丧唐宗，几于改物，尚赖狄、张诸公匡扶之力，渐除党与，兴复丕祚。惜乎中宗不鉴前辙之失，而留三思，至致韦氏之祸。其犹积余之尚在者，而不亟下之，更不慎守禁戒，遂纵口嗜欲，病证复起而不可制，其有不丧身者，未之有也。

## 【五脏积方】

**东垣肥气丸**　治肝之积在左胁下，如覆杯，有头足，久不愈，令人发咳逆，痻疟连岁不已。

厚朴半两　黄连七钱　柴胡二两　椒四钱　巴豆霜五分　川乌头炮，去皮，一钱二分　干姜炮，半钱　皂角去皮弦煨，一钱半　白茯苓一钱半　广术炮，二钱半　人参二钱半　甘草炙，三钱　昆布二钱半

上件除茯苓、皂角、豆霜另末外，为极细末，和匀，炼蜜为丸，如桐子大。初服二丸，一日加一丸，二日加二丸，渐渐加至大便微溏，再从二丸加服，周而复始，积减大半勿服。

**伏梁丸**　治心之积起脐上，大如臂，上至心下，久不愈，令人烦心。

黄连一两半　厚朴制　人参各半两　黄芩三钱　桂一钱　干姜　菖蒲　巴豆霜各五分　红豆二分　川乌头五分，炮　茯神　丹参炒。各一钱

上件除巴豆霜外为细末，另研豆霜，旋旋入末，炼蜜为丸，如桐子大。服如上法，淡黄连汤下。

**痞气丸**　治脾之积在胃脘，覆大如

盘，久不愈，令人四肢不收，发黄疸，饮食不为肌肤。

厚朴四钱半　黄连八钱　吴茱萸三钱　黄芩二钱　白茯苓　泽泻　人参各一钱　川乌头炮　川椒炒，各半钱　茵陈酒炒　干姜炮　砂仁各一钱半　白术二分　巴豆霜四分　桂四分

上件除巴豆霜另研，茯苓另末旋入外，同为细末，炼蜜为丸，如桐子大。用淡甘草汤下，服如上法。

**息贲丸**　治肺之积在右胁下，覆大如杯，久不已，令人洒淅寒热喘咳发肺壅。

厚朴制，八钱　黄连炒，一两三钱　干姜炮　白茯苓　川椒炒　紫菀各一钱半　桂　川乌头炮　桔梗　白豆蔻　陈皮　京三棱　天门冬各一钱　人参二钱　青皮五分　巴豆霜四分

上件除茯苓、巴豆霜旋入外，为末，炼蜜丸，如桐子大。以淡姜汤送下，服如上法。以上四方，秋冬加厚朴，减黄连四分之一。

**奔豚丸**　治肾之积发于小腹，上至心下，若豚状，或下或上无时，久不已，令人喘逆，骨痿少气，及治男子内结七疝，女人瘕聚带下。

厚朴制，七钱　黄连五钱　白茯苓　泽泻　菖蒲各二钱　川乌头　丁香半钱　苦楝酒煮，三钱　延胡索一钱半　全蝎　附子　独活各一钱　桂二分　巴豆霜四分

上除巴豆霜、茯苓另为末旋入外，为细末，炼蜜丸，如桐子大。淡盐汤下，服如上法。

按：以上诸方宜随证加减用之，所谓益元气、泄阴火、破滞气、削其坚也。

## 【吐剂】

**瓜蒂散**方见痰饮门。

按：吐法意略具前，宜兼看各门吐剂。

**倒仓法**　丹溪曰：人之七情厚味，停痰瘀血互相纠缠，日积月深，郁结成聚。甚者如桃核之穰，诸般奇形之虫，成于中形于外，发为瘫痪、为劳瘵、为蛊胀、为癞疾、为无名奇病，宜行此法。

用黄牡牛肉，择肥者买一二十斤，长流水煮糜烂，融入汤中为液，以布滤出粗滓，取净汁再入锅，文武火熬成琥珀色则成矣。每饮一钟，少时又饮，如此者积十数钟，寒月则重汤温而饮之。病在上者，欲其吐多。病在下者，欲其利多。病在中者，欲其吐利俱多，全在活法而为缓急多寡也。须晴明日早，于一室明快不通风处以安病人，视所出之物，可尽病根则止。吐利后或渴，不得与汤水，其小便必长，取以饮病者，名曰轮回酒。与一二碗，非惟可以止渴，抑且可涤濯余垢。睡一二日，觉饥甚，乃与粥，淡食之，待三日后始与少菜羹，自养半月，觉精神焕[1]发，形体轻健，沉疴悉除，其后须五年忌牛肉。

## 【消导之剂】

**御药院方助气丸**　治三焦痞闭，胸膈满闷，气不流通，蕴结成积，痃癖气块，并皆治之。

京三棱　莪术各炮，二斤　青皮　陈皮并去白　白术各五十两　槟榔　枳壳　木香各十两

上为末，糊丸如梧子大。每五十丸，煎水下。

按：此治诸气积药也，然世俗治积之方多兼气药，欲其气化而积易散，殊

[1] 焕：原本作“涣”，据文义改。

不知气虚者何以抵受？中夹热者，岂不助火反伤气耶？故用者宜分虚实寒热选使。况此方杂削气之药过半，而云助气，恐未必然也。

**三因散聚汤** 治久气积聚，状如癥瘕，随气上下，发作有时，心腹绞痛，攻刺腰胁，小腹䐜胀，大小便不利。

半夏 槟榔 当归各三分 陈皮 杏仁去皮尖，炒 桂各二两 茯苓 甘草炙 附子炮 川芎 枳壳炒 厚朴制 吴茱萸汤泡洗，各一两 大黄大便利去之，一两❶

上㕮咀，每服四钱，水煎。

**济生大七气汤** 治积聚状如癥瘕，随气上下，发作有时，心腹疞痛，上气窒塞，小腹胀满。

益智仁 陈皮 京三棱 蓬术 香附子炒。各一两半 桔梗 肉桂 藿香叶 甘草炙 青皮各二分

上㕮咀，每服五钱，水煎。

按：此二方治聚之剂也。然聚瘕用汤荡涤之意，亦要随脏气虚实寒热而增损之可也。

**东垣草豆蔻丸** 治酒积或伤寒冷物，胃脘痛，咽膈不通。

草豆蔻煨 白术各一两 大麦蘖 神曲各炒 黄芩 半夏各半两 枳实炒，二两 陈皮 青皮 干生姜各二钱 炒盐半钱

上为极细末，汤浸蒸饼，丸如绿豆大，每服百丸，煎水下。

按：此酒积食积药也，入气血之分。

**广术溃坚汤** 治有积块，坚硬如石，形如盘大，令人坐卧不安，中满腹胀。方见腹胀门。

**宝鉴香壳丸** 破痃癖，消❷癥块及冷积。

木香 丁香各五钱 京三棱锉，酒浸一宿 青皮 广术锉，酒浸一宿，用去皮巴豆三十粒同炒，巴豆黄色，去豆❸ 枳壳炒 川楝子 茴香炒，各一两

上末，醋糊丸如梧子大，朱砂为衣。每服二十丸，姜盐汤下。

按：此治气积寒积之剂，下焦药也。

**丹溪阿魏丸** 治肉积。

连翘半两 糖球子一两 黄连六钱半 阿魏一两，醋煮作糊

上为末，用阿魏糊丸，如梧子大。每二三十丸，白汤下。

**保和丸** 治食积。

糖球子三两 神曲二两 半夏 茯苓各一两 陈皮 连翘 萝卜子各半两

上为末，粥糊丸如梧子大。每三四十丸白汤下。

按：此二方食积药也。又，此方治痰积、饮积之剂。丹溪曰：脾虚者须以补脾药下之，切不可独用，虚虚之祸，疾如反掌。盖慎之也。气实新病，宜于攻下诸方选用，又不必拘此。

**宣明三棱汤** 治癥瘕痃癖，积聚不散，坚满痞膈，食不下，腹胀。

京三棱二两 白术一两 蓬术 当归各半两 槟榔 木香各三分

上为末，每三钱，沸汤调下。

按：此治癥瘕之剂，气血药也。然瘕者虽硬而忽聚散，即聚也，属阳气也。经云：血不流而寒薄，故血内凝而瘕，盖又属血尔，固当兼治之。此方亦可以推其变，从虚实加减而轻重之可也。

谨按：《针经》备阴络伤，汁血相搏，并合成积。或脏气传受，及子和论七情为郁，皆元气自病，不系伤诸饮食致者。当先调理，不可妄下。故以上五脏方消

---

❶ 一两：底本脱，据四库本补。
❷ 消：底本作“之”，据四库本改。
❸ 去豆：底本无，据紫来堂本补。

导法宜选用。气虚弱甚者，又宜消息，此养正积自除之意。若伤诸饮食致者，元气未病，初非下之，削之不可。然治之不早，元气日减，正气日偷，方用下削而能获安者，实侥幸焉。至是者亦宜上法，先补后攻可也，医反是之，多致误尔。若积郁在身，形气饮食如常者，则以下削坚之方，或吐或下，的在选用。衰其太半，宜渐除之，否则失机，后时而不救者多矣。然有除之未尽，元气未复而使内，纵口味，恣七情，病遂复起者亦不解矣。呜呼，世道不古，人之不谨致积，又不能归罪于己安心调理，卒致殒没，不得以尽其天年者，固不足惜。然医之不能精明其道，误人生命者，岂无所报耶。

## 【削坚之剂】

**杨氏木香槟榔煎丸** 治脾积气块，腹胁走痛，口吐清水。

木香 肉桂各一两 槟榔七枚 干漆半两，炒令烟尽 硇砂半两另研 肉豆蔻五枚 胡椒四十九粒

上为末，次入硇砂和匀，炼蜜丸如梧子大。每七丸橘皮汤下。

按：此治肉积、寒积药也，入气血之分。

**局方丁香脾积丸** 治诸般食积气滞，胸膈胀满，心腹刺痛。

丁香 木香 巴豆 高良姜醋煮。各半两 莪术一两 三棱二两 青皮一两 皂角三大梃，烧

上入百草霜三匙，同碾细为末，糊丸如麻子大，每十丸至二十丸。

按：此治寒冷食积药也。

**邓山房感应丸** 治食积，化宿滞。

黑角沉香 木香 檀香 丁香 陈皮 青皮 黄连 砂仁 香附子 半夏 三棱煨 蓬术煨。各一两，为细末 肥乌梅百钱重 巴豆三百粒肥白者，去衣膜心

上用磁器一只盛巴豆，上以梅肉盖之，却用米醋浸过与梅肉平于甑坐蒸至极熟，以巴豆红色为度。却擂二件如泥，用糯米饭和前药匀，捣千百下，丸如萝白子大。每十丸汤[1]吞下。

按：此下气积、食积药也。

**宣明积气丹** 治一切新久沉积气块，面黄黑瘦，癥瘕积聚，口吐酸水。

槟榔二个 芫花 京三棱 黄连 牛膝 樟柳根各一两 硇砂二钱 肉豆蔻二个 青皮 陈皮 石菖蒲各三钱 巴豆 木香各二钱半 大戟 大黄 甘遂 白牵牛 干姜 青礞石 干漆各半两 蓬术一两

上为末，醋糊为丸，如桐子大。每服一丸，临卧烧枣汤下，量病人虚实加减与服。

按：此下饮积、气积、肉积、水积药也。

**本事硇砂丸** 治一切积聚痰饮，心胁引痛。

硇砂 三棱 干姜 白芷 巴豆去油各半两 大黄 干漆各一两 木香 青皮 胡椒各一分 槟榔 肉豆蔻各一个

上为末，酽醋二升，煮巴豆五七沸后，下三棱、大黄末，同煎五七沸，入硇砂煎成膏，却入别药，和匀杵丸如绿豆大。每五丸，姜汤下。

按：此下肉积、气积例药，因其中用白芷为散水行气，故更言治痰饮也。

**破积导饮丸** 治积块坚硬，饮食不消，心下痞闷。

木香 槟榔 陈皮 青皮 枳壳炒

---

[1] 汤：底本脱，据四库本补。

枳实炒　广术炮　三棱炮　半夏　神曲炒　麦蘖　干生姜　茯苓　泽泻　甘草炙。各半两　牵牛头末六钱　巴豆三十粒，去皮心油

上细末，入巴豆霜令匀，姜汁糊丸，梧子大。每三十丸，温姜汤下。

按：此治饮积、酒积、气积药也，然世俗方类此者甚多，大抵多合以热剂，不能以尽病情之变，惟此方庶几用者自宜取择。

**三因破饮丸**方见痰饮门。

**晞露丸**　治伤寒于内，气凝不流，结于肠外，久为癥瘕，时作疼痛，腰不得伸。

广术　三棱各酒浸一两　干漆炒，五钱　茴香炒　青皮　雄黄　川山甲炮。各三钱　硇砂四钱，研　轻粉一钱　川乌五钱，炮　麝香半钱　巴豆三十粒去壳，同三棱、术炒黄色，去巴豆不用

上细末和匀，姜汁糊丸，梧子大。每三二十丸，温姜汤下，空心服。

按：此治肠覃、寒积之剂也。

**宝鉴见晛丹**　治妇人石瘕，状如怀子者。

附子四钱，炮　鬼箭羽　紫石英各三钱　泽泻　肉桂　延胡索　木香各二钱　血竭一钱半　水蛭一钱，炒烟尽　槟榔二钱半　桃仁炒，三十个　三棱五钱　大黄二钱，同三棱酒浸一宿，焙

上各研匀，酒糊丸梧子大。每三十丸，食前用盐汤或酒下。

按：此治血积药也。

**温白丸**　治心腹绞痛。久癥癖块，大如杯碗，十种水病，八种痞塞，九种心痛。

紫菀　吴茱萸　菖蒲　柴胡　桔梗　厚朴制　皂角去皮子弦　茯苓　黄连　桂　干姜炮　川椒炒去目　巴豆去心膜油　人参各半两　川芎炮，去皮脐，二两半

上末，入巴豆研令匀，蜜丸梧子大。每三丸，生姜汤下。

按：此治食积、寒积药也。

**经验方塌肿神应丸**　治诸肿虫毒，肚胀如鼓，脾癖癥瘕气块，上喘气急，咳嗽倚息不得睡，服药不效者。

三棱　莪术　青皮　陈皮　干漆烧。各一两　芫花七钱半　大戟三钱　硇砂　巴豆霜各一钱

上前药和一处，用好米醋一大碗，慢火上煮，醋干为度。取出晒干碾为末，醋和作丸如梧子大。每四五十丸，生姜汤下，五更服。随用椒目六两，萝卜子半斤，炒香熟，用手帕盛，于患处熨，如冷再炒，熨至再三，大小便行后才住熨，以温稀粥补之。

按：此治癥瘕之剂。饮积、气积、水积、血积药也。

**圣散子**　治远年积块。

硇砂六两　川大黄八两　大麦蘖六两　干漆烧过　扁蓄　茴香炒　瞿麦　槟榔各一两　如妇人干血气加川山甲二两，炮

上末，每五钱，温酒调下，仰卧，此药只在心头。至明，大便如烂鱼，小便赤为验。取出并无毒性。

小儿用一钱，量大小与之。

按：此气血药也。

谨按：治积之方，气实者故宜峻削，故古方多相类[1]。近世又多用推逐之剂，如剪红丸、蜡丸，去积亦是一法。但不分气血、虫物诸积之异。人之虚实不同，往往误人，故皆不录。其或可吐者，宜从子和之法。气虚羸弱者，观东垣诸方已启其微。用者当自求其意而为变通可也。

[1] 类：底本作“聚”，据四库本改。

# 卷之二十一

## 消渴门

### 诸经论消渴脉证所因

《素问·阴阳别论篇》曰：二阳结谓之消。脉要精微论曰：瘅成为消中。

按：东垣曰：二阳者阳明也，手阳明大肠主津，病消则目黄口干，是津不足也。足阳明胃主血，热则消谷善饥，血中伏火，乃血不足也。结者津液不足，结而不润，皆燥热为病也。此因数食甘美而多肥，故其气上溢，转为消渴。治之以兰，除陈气也。不可服膏粱芳草石药[1]，其气慓悍，能助燥热也。

气厥论[2]曰：心移热于肺，传为膈消也。

凡治消瘅、仆击、偏枯、痿厥、气满发逆、肥贵人，则膏粱之疾也。岐伯曰：脉实病久可治，脉弦小病久不可治。后分为三消。高消者，舌上赤裂，大渴引饮。

《脉经》云：紧数相搏则为消渴。脉软散者，当病消渴。

### 论消渴为三焦受病

《病机》云：消渴之疾，三焦受病也。上消者肺也，多饮水而少食，大便如常，小便清利，知其燥在上焦也，治宜流湿以润其燥。消中者胃也，渴而饮食多，小便赤黄，热能消谷，知其热在中焦也，宜下之。

消肾者，初发而为膏淋，谓淋下如膏油之状，至病成，面色黧黑，形瘦而耳焦，小便浊而有脂液。治法宜养血以肃清，分其清浊而自愈也。

### 论消中三证之异

陈无择云：消渴属心，故烦心，致心火散漫，渴而引饮，诸脉软散，皆气实血虚也。消中属脾，瘅热成[3]则为消中。消中复有三：有因寒中，阴胜阳郁，久必为热中。经云：脉洪大，阴不足阳有余，则为热中，多食数溺为消中。阴狂兴盛，不交精泄，则为强中。至病强中，不亦危矣。肾消属肾，盛壮之时不谨而纵欲房劳，年长肾衰，多服金石，真气既丧，口干，精溢自泄，不饮而利。经云：肾实则消，不渴而小便自利，名曰肾消，亦曰内消。

### 论三消之疾燥热胜阴

河间曰：三消之疾，本湿寒之阴气极衰，燥热之阳气太甚。皆因乎饮食服饵失节，肠胃干涸而气液不得宣平。或耗乱精神，过违其度；或因大病，阴气

---

[1] 石药：底本作“食菜”，据四库本改。

[2] 气厥论：底本作“洞逆论”，据《素问·气厥论篇》改。

[3] 瘅热成：底本作“瘅热减”，据《三因》卷十改。

损而血液衰虚，阳气悍而燥热郁甚。或因久嗜咸物，恣食炙煿，饮食过度；亦有年少服金石丸散，积久实热结于胸中，下焦虚热，血气不能制，湿热燥甚于胃，故渴而引饮。若饮水多而小便多者，名曰消渴。若饮食多而不甚渴，小便数而消瘦者，名曰消中。若渴而饮水不绝，腿消瘦而小便有脂液者，名曰肾消。此三消者，其燥热同也。夫经中有言心肺气厥而渴者，有言肝痹而渴者，有言脾热而渴者，有言肾热而渴者，有言胃与大肠结热而渴者，有言脾痹而渴者，有言小肠痹热而渴者，有因病疟而渴者，有因肥甘美食而渴者，有因醉饱入房而渴者，有因远行劳倦遇大热而渴者，有因伤害胃干而渴者，有因病风而渴者。虽五脏之部分不同，而病之所遇各异，其为燥热亡液一也。

谨按：先生三消之论，始言天地六气五味，以配养人身六位五脏，而究乎万物之源。终引《内经》论渴诸证，以辨乎世方热药之误。比物立象，反复详明，非深达阴阳造化之机者，孰能如是哉。夫治此疾者，补肾水阴寒之虚，而泻心火阳热之实，除肠胃燥热之甚，济身津液之衰，使道路散而不结，津液生而不枯，气血利而不涩，则病日已矣。岂不以滋润之剂养阴以制燥，滋水而充液哉？何故世论消渴者多不知其意。谓因下部肾水虚，不能制其上焦心火，使上实热而多烦渴，下虚冷而小便。若更服寒药则元气转虚，而下部肾水转衰，则上焦心火尤难治也，但以暖药补养元气。若下部肾水得实而胜，退上焦心火，则自然渴止，小便如常而病愈也。吁，若此未明阴阳虚实之道也。夫肾水属阴而本寒，虚则为热。心火属阳而本热，虚则为寒。若肾水阴虚，则心火阳实，是谓阳实阴虚而上下俱热矣。以彼之言，但见消渴数溲，妄言为下部寒尔，岂知肠胃燥热怫郁使之然也。且夫寒物属阴，能养水而泻心热，物属阳，能养火而耗水，令肾水既不胜心火，则上下俱热，奈何以热药养肾水，欲令胜心火，岂不阍哉。彼不谓水气实者必能制火，虚则不能制火，故阳实阴虚而热燥其液，小便淋而常少，阴实阳虚不能制水，小便利而常多，此又不知消渴小便多者。盖燥热太甚，而三焦肠胃之腠理怫郁结滞，致密壅塞，而水液不能渗泄浸润于外，以养乎百体，故肠胃之外燥热太甚。虽多饮水入于肠胃之内，终不能浸润于外，故渴不止而小便多。水液既不能渗泄于外，则阴燥竭而无以自养，故久而多变于聋盲、疮疡、痤痱之类而危殆，其为燥热伤阴也明矣。

## 论治消渴大法

东垣曰：膈消者，以白虎加人参汤治之。中消者，善食而瘦，自汗，大便硬，小便数。叔和云：口干饮水，多食亦饥，虚瘅成消中者，调胃承气、三黄丸治之。下消者，烦躁引饮，耳轮焦干，小便如膏。叔和云：焦烦水易亏，此肾消也，六味地黄丸治之。《总录》所谓末传能食者，必发脑疽背疮。不能食者，必传中满鼓胀，皆谓不治之证。洁古老人分而治之，能食而渴者，白虎加人参汤。不能食而渴者，钱氏方白术散倍加葛根治之。上中既平，不复传下消矣。前人用药，厥有旨哉。或曰末传疮疽者何也？此火邪胜也，其疮痛甚而不溃，或赤水者是也。经云：有形而不痛，阳之类也。急攻其阳，无攻其阴，治在下焦元气。得强者生，失强者死。末传中满者何也？以寒治热，虽方士不能废其绳墨而更其道也。然脏腑有远近，心肺位近，宜制小其服；肾肝位远，宜制大其服，皆适其至所为故。如过与不及，皆诛罚无过之地也。如高消、中消，制之太急，速过病所，久而成中满之病，正谓上热未除，中寒复生者也。非药之罪，失其缓急之制也。处方之制❶，宜加意焉。

按：以上所论三消传变，可谓发《病机》之旨，比与陈氏《三因》论消中复有三证，皆病传所异。大抵末传发疮疽者为传外，发胀满强中为传内，亢极之甚也。但《三因》所出治强中一方，然未见其肯綮，今姑存之，以备其旨。且传胀满皆不治之证，况强中乎。

## 【治热之剂】

**局方清心莲子饮**

**调胃承气汤** 治消中热在胃而能饮食，小便赤黄。方并见热门。

**三因真珠丸** 治心虚烦闷，积热烦渴，口干舌燥，引饮无度，小便或利或不利。

知母一两一分　黄连　苦参　玄参　铁粉　牡蛎各一两　朱砂二两　麦门冬去心　天花粉各半两　金箔　银箔各二百片

上为末，炼蜜入生栝楼汁少许，丸如梧子大，用金银箔为衣。每二三十丸，先用栝楼根汁下一服，次用麦门冬熟水下，病退日二服

按：此心胃经药也。以上三方有轻重之殊，宜选使。

## 【治燥之剂】

**东垣当归润燥汤** 治消渴，舌上白干燥，唇干口干，眼涩黑处见浮云，大便闭涩，干燥结硬，喜温饮，阴头短缩。

升麻一钱半　柴胡七分　甘草六分半，一半生　细辛一分　黄柏　知母　石膏　桃仁　麻仁　防风　荆芥穗　当归身各一钱　杏仁六个　红花少许　生地黄三分　小椒三个

上㕮咀，作一服，水煎。

**清凉饮子** 治消中能食而瘦，口干舌干，自汗，大便结燥，小便频数。

羌活　柴胡　炙甘草　知母酒制　黄芪　黄芩酒制。各一钱　生甘草　汉防己　生地黄酒制。各半钱　防风五分　当归身六分　红花少许　桃仁五个　杏仁十个　升麻四分　石膏　黄柏　草龙胆制。各一钱半

上㕮咀，作一服水煎，入酒些小。此方减黄芪、黄芩、防风、草龙胆，加麻黄根三分、黄连八分，名地黄引子。

按：以上脾心肝肾药也。

## 【清气之剂】

**局方人参白虎汤** 治高消，上焦燥渴，不欲多食。方见热门。

**东垣兰香饮子** 治渴饮水极甚，善食而瘦，自汗，大便结燥，小便频数。

石膏三钱　知母酒制，一钱　生甘草　防风各一钱　炙甘草　人参　兰香　白豆蔻仁　连翘　桔梗　升麻各五分　半夏二分

上为细末，汤浸蒸饼，和匀成剂，捻作薄片子，日中晒半干，碎如粉。每服二钱，食后，淡生姜汤下。

按：以上二方，主上中二消之剂，肺胃经药也。

❶ 制：原作治，据《秘藏》卷上改。

## 【滋阴之剂】

**丹溪补阴丸** 方见补虚门。

**局方加减八味丸** 治肾虚消渴引饮。金匮肾气丸减附子加五味子

上服如本方法，《要略》治男子消渴，小便反多，仍用本方。

**简易地黄饮子** 治消渴咽干，面赤烦躁。

人参 生地黄 熟地黄 黄芪 天门冬 麦门冬去心 泽泻 石斛 枇杷叶去毛，炒 枳壳炒 甘草炒。各等分

上㕮咀，每三钱水煎服。

按：此心肾脾肺药也。以上三方，主下消之剂。

**朱砂黄连丸** 治心虚蕴热，或因饮酒过多，发为消渴。

朱砂一两 宣连三两 生地黄二两

上为末，炼蜜丸如梧子大。每服四五十丸，灯心枣汤送下。

按：此心脾药也，上消之例。

## 【清气滋阴之剂】

**局方黄芪六一汤** 治男女诸虚不足胸中烦悸，时常消渴。或先渴而后发疮，或病诸疮而后渴者并宜服。方见前❶。

按：此肺肾脾三焦命门之剂也。

**东垣生津甘露饮子** 治高消大渴，饮水无度，舌上赤涩，上下齿皆麻，舌根强硬肿痛，食不下，腹时胀痛，浑身色黄，目白睛黄，甚则四肢痿弱无力，面尘脱色，胁下急痛，善嚏善怒，健忘，臀腰背寒，两尻❷冷甚。

石膏一钱二分 人参 炙甘草各二钱 黄柏酒拌 杏仁各一钱半 生甘草 山栀 荜澄茄各一钱 白葵半钱 白豆蔻 白芷 连翘 姜黄各一钱 麦门冬 兰香 当归身各半钱 桔梗三钱 升麻 知母酒制。各二钱 黄连 木香 柴胡各三分 藿香二分 全蝎二个

上为细末，汤浸蒸饼和匀，摊薄晒干杵细，食后，每二钱抄于掌中，以舌舐之，随津唾下，或送以白汤少许。

按：此肺胃心肾药也。东垣曰：此制之缓也，不惟不成中满，亦不传下消矣。三消皆可用。

**宣明麦门冬饮子** 治膈消，胸满烦心，津液干少，短气，多为消渴。

知母 甘草炒 瓜蒌 五味子 人参 葛根 生地黄 茯神 麦门冬去心，各等分

上㕮咀，每五钱入竹叶十四片煎。

按：此肺肾脾胃药也。

## 【杂方】

**宝鉴麦门冬汤** 治消渴，日夜饮水不止，饮下即溲。

麦门冬去心 黄连 冬瓜各二两

上㕮咀❸，五钱水煎服。如无干者，用新者一枚，重三斤，去皮穰分作十二片，为十二服，每服一片，日三次。

**酒蒸黄连丸** 治消渴饮水无度至二三升，小便五七十次，发热瘦弱，口干，食已如饥，此名消瘅。今用味苦无毒除热正气，消渴厚肠。消渴之人，脾胃恶湿，黄连为对。

黄连净，半斤，酒一升，汤重蒸。伏时晒干用

上末，滴水丸梧子大。每五十丸，食前，温水下。

**仁斋加味钱氏白术散** 治消渴，不

---

❶ 前：底本脱，据四库本补。
❷ 两尻：底本作“二丸”，据四库本改。
❸ 咀：底本脱，据四库本补。

能食。

人参　白术　白茯苓　甘草炙　枳壳炒。各半钱　藿香一钱　干葛二钱　木香　五味子　柴胡各三分

上㕮咀，作一服，水煎。

**宣明大黄甘草饮子**　治男女一切消渴不能止者。

大豆五升，煮三沸，去苦水　大黄一两半　甘草四两

上三味用井水一桶同煮软，盛放冷，令病人食豆，渴饮汁无时，候食尽病不尽，再如前服，不三次，愈矣。

**三因石子荠苨汤**　治强中，多因耽❶嗜色欲及快意饮食，或服丹，真气既脱，燥渴饮水❷，饮食倍常，阴器❸常兴，不交精出。故虚热注于下焦，最为难治。

荠苨　石膏各三两　人参　茯神　栝楼根　磁石煅淬　知母　干葛　黄芩　甘草各二两

上锉，每水三盏，腰子一个去脂膜，黑豆一合，煮至盏半，去腰子、大豆，入药四钱，煎服。

**秘方**

用紫背浮萍捣汁，每顿服半盏，效。

**丹溪方**

黄连末　天花粉末　生地黄汁　生藕汁

上二物汁为膏，入上药，搜和入牛乳，佐以姜汁，和蜜汤为膏，徐徐留于舌上，以白汤少许送下。

《机要》方无天花粉，有牛乳汁。二汁熬膏，和末为丸，桐子大。每二十丸，少呷温水下，日进十服。

---

❶ 耽：原本作“孰”，据四库本改。

❷ 饮水：四库本作“饮引”

❸ 器：原本作“气”，据《三因·三消治法》改。

# 卷之二十二

## 水气门

### 诸经叙水气为病所因

《内经》曰：肾者，至阴也，至阴者，盛水也。肺者，太阴也。少阴者，冬脉也。故其本在肾，其末在肺，皆积水也。帝曰：肾何以能聚水而生病？岐伯曰：肾者，胃之关也，关门不利，故聚水而从其类也。上下溢于皮肤，故为胕肿，胕肿者，聚水而生病也。故水病下为胕肿大腹，上为喘呼不得卧者，标本俱病，故肺为喘呼，肾为水肿，肺为逆不得卧，下焦溢为水。王注曰：下焦为分注之所。气窒不泻，则溢而为水。肺移寒于肾，名涌水。云云证见后葶苈丸方下。诸有水气者，微肿先见于目下也。

《针经》曰：水始起也，目窠上微肿，如新卧起之状，其颈脉动，时咳，阴股间寒，足颈肿，腹乃大，其水已成矣。以手按其腹，随手而起，如裹水之状，此其候也。肢胫者，人之管以趋翔也。茎垂者，身中之机，阴精之候，津液之道也。故饮食不节，喜怒不时，津液内溢，乃下流于睾，血道不通，日大不休，俛仰不便，趋翔不能，此病荣然有水，不上不下也。

谨按：《内经》论诸水气，皆诸脏本病也。《针经》所引则又主饮食及七情等因，皆能致之，可见病机之微矣。但有湿肿气肿，初皆颇相似，然以手按之成凹不即起者湿也。湿与水有微甚之意，况有气肿及诸水形证不同，要在临证详审也。

### 《脉经》叙诸水脉证

病有风水，有皮水，有正水，有石水。寸口脉沉滑者，中有水气。面目肿大，有热。或身体反重而酸，或恶风，一身悉肿，脉浮不渴，续自汗出而无大热者，皆为风水。皮水，其脉亦浮，外证胕肿，按之没指，不恶风，其腹如鼓，不渴，当发其汗。皮水之为病，四肢肿，水气在皮肤中，四肢聂聂动者，防已茯苓汤主之。正水，其脉沉迟，外证自喘。石水，其脉自沉，外证腹满不喘。黄汗。风水，其脉自浮，外证骨节疼痛，恶风。心水者，其身重而少气不得卧，烦而躁，其阴大肿。肝水者，其腹大不能自转侧，胁下腹中痛，时时津液微[1]生，小便续通。肺水者，其身肿，小便难，时时鸭溏。脾水者，其腹大，四肢苦重，津液不生，但苦少气，小便难。肾水者，其腹大脐肿，腰痛不得溺，阴下湿如牛鼻上汗，其足逆冷，面又瘦。里水者，一身面目洪[2]肿，其脉沉，小便不利，故令病水也。诸有水者，腰以下肿当利小便，腰以上肿当发汗乃愈。

---

❶ 微：底本脱，据紫来堂本补。
❷ 洪：底本作“黄”，据紫来堂本改。

按：以上论五脏所主见证，与诸经论根本不同，详见后神金散下，宜并详审。

## 论生死脉法

水病，脉洪大者可治，微细者不可治。水病胀闭，其脉浮大软者生，沉细虚小者死。水病腹大如鼓，脉实者生，虚者死。

## 论水气主[1]于湿热

《原病式》曰：或云水肿者，由脾虚而不能制其肾水，则水气妄行，而脾主四肢，故水气游走四肢，身面俱肿者，似是而实非也。夫治水肿腹胀，以辛苦寒药为君，而大利其大小便也。经曰：中满者，治之于内。然则岂脾土之虚也，此说正与《素问》相反。经曰：诸湿肿满，皆属脾土。又曰：太阴所主胕肿。又曰：湿胜则濡泄，甚则水闭胕肿。皆所谓太阴脾土湿气之实甚也。又经曰：诸腹胀大，皆属于热。又云：诸胕肿疼酸，皆属于火。又曰：热胜则胕肿。皆所谓心火实热，而安得言脾虚不能制肾水之实甚乎？故诸水肿者，湿热之相兼也。如六月湿热大甚，而庶物隆盛，水肿之象明可见矣。故古人制以辛苦寒药治之。盖以辛散结而苦燥湿，以寒除热而随其利，湿去结散，热退气和而已。所以妄谓脾虚不能制其肾水者，但谓数下致之，又多水液故也。岂知巴豆热毒，耗损肾水阴气，则心火及脾土自甚，湿热相搏，则怫郁痞膈，小便不利而水肿也。更宜下之者，以其辛苦寒药，能除湿热怫郁痞膈故也。若夫世传银粉之药，以治水肿而愈者，以其善开怫郁痞膈故也，慎不可过度而加害尔。况银粉亦能伤牙齿者，谓毒气感于肠胃，而精神、气血、水谷能胜其毒，故毒气循经上行，而至齿龈嫩薄之分，则为害也。上下齿缝者，手足阳明之经也，凡用此药先当固济尔。或云：阴水偏身而又恶寒，止是寒者，非也。

丹溪曰：诸气膹郁，皆属于肺。诸湿肿满，皆属于脾。诸腹胀大，皆属于热。盖湿者土之气，土者火之子，故湿病每生于热，热气亦能自湿者，子气感母，湿之变也。凡病肿，皆以治肿为主，所挟不同，治法亦异。卢砥镜治水胀，辨以隶于肾肝胃三经，而不及脾。下文继以肺金盛生水，水液妄行之说，岂理也哉？夫脾土受病，肺为之子，焉有自盛而生水者哉？若为肿之水，果生于肺金之清气，则滋长肾阴，奉行降令，为生化之源，何病肿之有？今渗透经络，流注溪谷，皆浊腐之气，窒碍津液，久久灌入隧道。血亦化水，而欲籍脾土以制之，导肾气以利之，不思脾病则肝木来侮，子气亦[2]衰，木寡于畏，脾欲不病不可得矣。治法宜清心经之火，补养脾土，全运化之职。肺气下降，渗道开通，败浊之气其稍清者，复回而为气，为血，为津液。其败浊之甚者，在上为汗，在下为溺，以渐而分消矣。卢不明言，而更曰制水燥水，得非白圭以邻国为壑乎？

谨按：河间论水气主于脾土，湿甚为病，盖言有余证也。但脾虚受湿，或湿热自甚，不足所致者甚多，故以丹溪之论并及之，观者当自审察。然《脉经》论热甚金衰，金弃土母归水，水藏火神，土亡其子，其气衰微，水为洋溢，

---

[1] 主：四库本作“生”。

[2] 亦：底本作“益”，据紫来堂本改。

浸渍为池，走击皮肤，面目浮肿，归于四肢。愚医见水，直往下之，虚脾空胃，水逐居之，云云见本文。此实诸脏之本病也。夫水为物元，土为物母，然物元物母为病，则真气危矣，故不得妄下之也。由是观之，则水气之病始，非气郁饮食、湿热诸证所致者，禁不得妄下，盖恐真脏为病也，是以丹溪、宣明肺肾脾之意，深备此理。

## 论诸证似水气

《发明》曰：夫脚气之疾，实水湿之所为也。云云见湿门。

河间曰：结阳病主四肢胫肿，四肢热胜则肿。云云。

## 论湿证似水气

论见湿门。

谨按：湿者，水气之渐也。故治有轻重所殊尔。

## 论水气缪刺法

《内经》曰：经脉满则络脉溢，络脉溢则缪刺之，以调其络脉，使形容如旧而不肿，故曰缪刺其处，以复其形也。

谨按：缪刺，谓不分隧穴而刺之也。故此水热穴论无刺水分穴[1]大法，水溢于表，或腹胀，或四肢虽肿而气稍实，脉浮洪者，宜行此。至病气孤危，脉微弱而四肢水气盛实者，今人往往缪刺之，祸不旋踵。盖不审经言脉满络溢，宜缪刺之理也。

## 论水气证治大法

《内经》曰：不从毫毛，病生于内者，阴气内盛，阳气竭绝，不得入于腹中，故言五脏阳以竭也。津液者水也，充廓皮中，阴蓄于内，水气胀满，上攻于肺，肺气孤危。魄者，肺神，肾为水害，子不救母，故云其魄独居也。夫阴精损削于内，阳气耗减于外，则三焦闭溢，水道不通，水满皮肤，身体否肿，故云形不可与衣相保也。凡此之类，皆四肢脉数急而内鼓动于肺中也。肺动者，谓气急而咳也。如是者，皆水气格拒于腹膜之内，浮肿施张于身形之外，欲穷标本，其可得乎？平治权衡，谓察脉浮沉也。脉浮为在表，脉沉为在里，在里者泄之，在表者汗之，故云开鬼门洁净府也。去菀陈莝，谓去积久之水物，犹如草莝之不可久留于身中也。

谨按：经论水气证治至为机密，故云开鬼门、洁净府。然鬼门者，犹幽玄之谓。有毛窍而不见其开阖，邪气感人，邪与正相搏，毛窍闭塞而寒热作，为病客于表，故宜发汗，遣邪气以开鬼门也。此亦发汗之别称，泄诸病在表之通例也。净府者，谓膀胱，内无入孔而外有出窍，为清净津液之府，冯肾气藏气化水谷之精，而渗入脬中，气约成溺出也。夫肾主下焦，司开阖关窍二阴，肺脾之气，通调水道，下输膀胱，气化水行而自清净。否则便涩，或浊或淋为水气，溢于腠理，为肤肿诸病。若菀屈陈莝，壅滞于身中，当泄去是物而净洁。宜此二法，在表者汗之，在里者泄之，权衡于治也。虽然经云水病本之于肺肾二经，而古今方论并不以治水独泻肾气者何？盖肾阴

---

[1] 水分穴：底本作“水穴分”，据紫来堂本改。

奉行降令，为生化之源而常不足，至阴精损削于内，生气不能运化，至为胕肿，其气索矣，况肺弱而母气孤危者乎。故东垣曰：若治以甘淡渗泄阳药，独阳无阴，其欲化得乎？此深撷以上治例之妙也。如积饮留饮伤脾，若土之于雨中则为泥矣。或因七情所致手足太阴俱病，身面浮肿似水气者，用燥脾导气之剂即愈。一则若泥土之得和风暖日，水湿去而阳化，自然万物生长。一则肺气开泄，渗道通利，水气不濡于脾矣。此正诸湿肿满皆属脾土，诸气𦢊郁皆属于肺，而与阴阳为病水气机之不同，故亦不待开鬼门、洁净府而已。

## 【发表之剂】

**金匮越婢[1]汤** 治风水恶风，一身悉肿，脉浮不渴，续自汗出，无大热。

麻黄四钱 石膏四钱半 生姜二钱 大枣二枚 甘草二钱

上㕮咀，水煎，作一服。恶风加附子。《古今录验》加白术。

**防己茯苓汤** 治皮水为病，四肢肿，水气在皮肤中，四肢聂聂动者。

防己 黄芪 桂枝各三钱 茯苓六钱 甘草二钱

上㕮咀，作一服，水煎[2]。

**越婢加术汤** 治里水。

前越婢汤加白术四钱

**甘草麻黄汤** 治里水。《济生》云：治水肿从腰以上俱肿，宜此汗之。

甘草半两 麻黄一两

上㕮咀，水煎作一服。

**麻黄附子汤** 治水之为病，其脉沉小，属少阴。

麻黄三钱 甘草 附子各二钱

上㕮咀，水煎。

**黄芪芍药桂枝苦酒汤** 治黄汗之为病，身体肿，发热汗出而渴，状如风水，脉自沉。

黄芪五钱 芍药 桂枝各二钱[3]

上㕮咀，水煎，入苦酒相和，作一服。

按：以上诸方，并足太阳例药也。

## 【攻里之剂】

**仲景十枣汤** 治水气四肢浮肿，上气喘息，大小便不通。《三因方》作丸。

**三花神佑丸**方并见痰饮门。

按：此并少阴例药也。义见痰饮例中。

**局方神助散** 治十肿水气，面目四肢浮肿，以手按之，随手而起，咳嗽喘急，不得安卧，小便赤涩，大便不利。

泽泻 黑牵牛末各一两 椒目一两半 猪苓二两 葶苈三两

上为末，每服三钱，葱白三茎水煎，入酒调服。

按：此太阳例药也。

**宣明导水丸** 治湿热肿满。方见湿门。

按：此阳明例药也。

**浚川散**方见湿门。

**大戟散** 治水肿，腹大如鼓，或遍身皆肿。

大戟 白牵牛末 木香等分

上为细末，每服三钱，以猪腰子一对批开，掺药在内，烧熟空心食之。如食左腰子，左臂塌消，右消右。如肿不

---

[1] 婢：底本作“脾”，据《金匮·水气病脉证并治》改。

[2] 水煎：底本无，据紫来堂本、四库本补。

[3] 二钱：四库本作“三钱”。

尽，于腹绕涂甘遂[1]末，饮甘草水少许，其肿尽去。

按：此并出厥阴例药也。

**葶苈丸** 治涌水证，溢如囊里裹浆，或遍身肿满，按腹不坚，疾行则濯濯有声，或喘咳不定。

葶苈炒 泽泻 椒目 桑白皮 杏仁炒 木猪苓各半两

上为末，炼蜜为丸，如梧子大。每二三十丸，葱白汤下，不拘时，以利为度。

**雄黄神金散**

雄黄 葶苈一两，糯米和炒熟，去米不用 泽泻 椒目减半 大戟 巴戟 茯苓 芫花醋浸一日，炒 甘遂 桑白皮各一两

上为末，空心用井花水调下，每一钱，加至五钱，以利为度。忌盐醋、生冷、油腻之物。从脚肿加葶苈，肚肿加椒目。从阴肿加泽泻，面肿加桑白皮。从四肢肿加茯苓。从心肿，根在肋，加雄黄。从肢肿，根在脾，加甘遂。从口肿，根在小肠，加巴戟。从腰肿，根在肾，加大戟。从膝肿，根在肝，加芫花。

按：此并太阳例药也。《宣明论》此类方甚多，宜选用之。

**东垣续随子丸** 治肺经有湿，通身虚肿。方见湿门。

按：此手太阴药也，出太阳例。

**三因消肿丸** 治水肿喘满，小便不利。

滑石 木通 白术 黑牵牛炒 通脱木 茯苓 茯神 半夏 陈皮各一钱 木香 瞿麦穗 丁香各半钱

上为末，酒糊丸，梧子大。每五十丸，灯心、麦门冬汤下。

按：此太阳例药也。以上诸方，世俗多用之，故收入。然行者宜斟量其证轻重深浅寒热选使，则不致少有差失也。

## 【渗泄之剂】

**五苓散**方见湿门。

按：此太阳经表之里药也。

**宣明葶苈木香散**方见湿门。

按：此太阳手足二经药，又表里药也。

**大橘皮汤** 治湿热内甚，心腹胀，水肿，小便不利，大便滑泄。方见湿门。

按：此太阳药，又气分药也。

**澹寮五皮散** 治面目虚浮，四肢肿满，心腹胀，上气喘急。

陈皮 桑白皮 生姜皮 大腹皮 茯苓皮各等分

上㕮咀，每服半两，水煎服。

按：此手足太阴药也，出太阳例。

**拔萃楮实子丸** 治水气鼓胀，洁净府。

楮实一斗五升，熬膏 白丁香一两 茯苓二两

上为末，用膏子为丸，梧子大。服至小便清利及腹胀消为度，后服中治调养药。

按：此足太阳、少阴药也。

**机要茯苓汤** 治泄泻后通身肿，或胕肿，或水气者。方见泄泻门。

按：此足太阳、阳明药也。

## 【燥湿之剂】

**局方平胃散** 治脾经受湿，泄而胕肿。

苍术二钱五分 厚朴 陈皮各一钱五分 甘草炙，五分

---

[1] 遂：底本作“草”，据四库本改。

上㕮咀，水煎服[1]。

按：此足阳明、太阴药也。

**胃苓汤** 治脾胃湿胜，伤冷泄泻，肿如水气者。方见泄泻门。

按：此足阳明、太阴药也。

**济生实脾散** 治阴水发肿，用此先实脾土。

厚朴姜制 白术 木瓜 木香 干姜炮。各一两 草果仁 大腹子 附子 白茯苓 甘草炙。各半两

上㕮咀，每四钱入姜、枣水煎服。

按：此手足太阳、足三阴药也。

**三因复元丹** 治脾肾俱虚，发为水肿，四肢虚浮，心腹坚胀，小便不通，两目下肿。

附子炮，二两 木香 茴香炒 川椒炒 独活 厚朴 白术 陈皮 吴茱萸炒 桂枝各一两 泽泻一两半 肉果煨 槟榔各半两

上为末，糊丸，如梧子大。每五十丸紫苏汤下。

按：此太阳例药也。然脾为太阴、肾为少阴，阴气既虚，故不能化，而此药恐不合是理。但宜与脾肾受寒湿为病则可。故以上诸方，从燥湿例，庶名实不紊。若前云渗泄者，渗为利毛窍，泄为利水窍也。

## 【消导之剂】

**金匮枳术汤**

枳实半两 白术二两

上二味，以水五升，取三升，分温三服。

**杨氏消肿丸** 治水气腹胀，头面四肢阴囊皆肿，喘急咳嗽，睡卧不安，小便赤涩。

淡豉二两 巴豆一两，水半升，煮去油 京三棱泡 大戟 杏仁烧存性。各半两 五灵脂一分

上为末，以生面和，杵千百下，丸如绿豆大。每五十丸煎桑白皮汤下。

**东垣中满分消丸** 治水气热胀。方见痞胀门。

**温白丸** 治十种水病方见积聚门。

按：以上诸方，并太阳例药，有轻重不同，宜随证选用。

## 【调理之剂】

**三因当归散** 水肿之疾，多由肾水不能摄养心火，心火遂不能滋养脾土，故土不[2]制水，水气盈溢，气脉闭塞，渗透经络，发为浮肿之疾。

木香 赤茯苓 当归 桂 木通 赤芍 牡丹皮 槟榔 陈皮 白术

上等分，㕮咀，每半两入紫苏五叶、木瓜一片煎服。

**济生加味肾气丸** 治肾脾虚损，腰重脚肿，小便不利。

白茯苓三两 附子半两 泽泻 桂 川牛膝 车前子 山药 山茱萸 牡丹皮各一两 熟地黄四两

上为末，炼蜜，丸如梧子大。每七十丸空心米饮下。

按：此二方并出太阳例。丹溪曰：治水肿脾胃虚者，宜行湿利小水，使脾气得实，则自能健运，自能升降，运动其枢机，则水自行，非五苓之行水也。切不可下，盖慎之也。然虽无所出之法，学者观此例，则思过半矣。

---

[1] 局方平胃散方药量及服法原本无，据紫来堂本补。

[2] 不：原本无，据紫来堂本补。

【杂方】

**严氏涂脐膏** 治水肿，小便绝少。

地龙 猪苓去皮 针砂各一两

上为细末，擂葱涎调成膏，敷脐中，约一寸高阔，绢帛束之，以小便多为度，日两易。

# 卷之二十三

## 脚气门

### 辨南方脚气所得之由

孙真人云：凡四时之中，皆不得久坐久立湿冷之地，亦不得因酒醉汗出，脱衣跣足，当风取凉，皆成脚气。若暑月久坐久立湿冷之地者，则湿热之气，蒸人经络，病发必热而四肢酸疼烦闷。若寒月久坐久立湿冷之地者，则湿冷之气，上入经络，病发则四肢皆酷冷转筋。世有勤工力学之士，久坐久立于湿地，冷风来入经络，不觉成病也。若欲使之不成病者，初觉则灸所觉处二三十壮，则愈，不复发热。黄帝云：当风取凉，醉以入房，能成此疾也。

东垣云：《千金》、《外台》、《总录》所录，皆谓南方痹湿，雾露所聚之地，其民腠理疏，阳气不能外固，因而履之，则清湿袭虚，病起于下。此由血气衰弱，受清湿之邪，气与血并行于肤腠，邪气盛，正气少，故血气涩，涩则痹，虚则弱，故令痹弱也。后人名曰脚气。《针经》云：有道以来，有道以去，治之多以灸焫为佳。以导引湿气外出，及饮醪醴，以通经散邪。所制之方，寒药少，热药多，用麻黄、川乌、姜、附之属。《内经》云：湿淫于内，以苦发之，麻黄苦温，发之者也，川乌辛热，走而不能守，通行经络，姜、附辛甘大热，助阳退阴，亦散清湿之邪。又察足之三阴三阳，是何经络所起，以引用药为主治，复审六气中何气客之，治以佐使之药。孙真人云：医者，意也。随时增损，物无定方，真知言哉。

### 辨北方脚气所得之由

《发明》曰：异法方宜论云：北方者，其地高陵居，风寒冰冽，其俗饮潼酪而肉食。凡饮潼酪者，以饮多速饮为能。经云：因而大饮则气逆。又云：食入于阴，长气于阳。今乃反行阴道，是为逆也。夫乳酪醇酒者，湿热之物，饮之属也。加之奉养太过，亦滋其湿，水性润下，气不能呴，故下注于足胫，积久而成肿满疼痛，此饮食下流之所致也。通评虚实论云：谷入多而气少，湿居下也，况潼酪醇酒之湿热，甚于谷者也。至真要大论云：太阴之胜，火气内菀，流散于外，足胫胕肿，饮发于中，胕肿于上[1]，此之谓也。故饮入于胃，游溢精气，上输于脾，脾气散精，上归于肺，通调水道，下输膀胱，水精四布，五经并行，合于四时，五脏阴阳，揆度以为常也。若饮食自倍，脾胃乃伤，则胃气不能施行，脾气不能四布，故下流乘其肝肾，湿流于足胫，加之房事不节，阳虚阴盛，遂成脚气。孙真人云：古人少有此疾，自永嘉南渡，衣冠之人多有之，

---

[1] 上：原本作“下”，据《素问·至真要大论篇》改。

亦此意也。

按：此言北方脚气，为脾之湿气下乘，加之房事不节而致，当作内因处治，可谓发病机之秘。然南方是证，亦莫不为下虚，邪气乘之故也。以陈无择所论，外感当分风湿寒热、内脏虚实所因为治，迥出《千金》之文，何此理又不复具焉。盖北方此证殊少耳。学者审是，又知南方脚气，有全非外因者焉，于紫苏散等汤例可见。

## 论脚气脉证

严氏曰：古无脚气之说，《内经》名厥，两汉间名缓风，宋齐之后，谓之脚气。名虽不同，其实一也。初得不觉，因他病乃始发，或奄然大闷，经三两日方觉之。先从脚起，或缓弱疼痹，或行起忽倒，或两胫肿满，或足膝枯细，或心中忪悸，或小腹不仁，或举体转筋，或见食吐逆，恶闻食气，或胸满气急，或遍体酸疼，此其候之不同也。其脉浮而弦者起于风，濡而弱者起于湿，洪而数者起于热，迟而涩者起于寒。夫脚气皆由肾虚而生，然妇人亦病脚气者，必因血海虚，乘七情，遂成斯疾。兼今妇人病此者众，则知妇人以血海虚而得之，与男子肾虚类矣。男女用药固无异，但兼以治忧恚药，无不效也。须量人盛衰，微加滋补。不然，则气血日衰，必使年年遇蒸热而作，理之必然。

陈无择曰：脚气不专主一气，亦不专在一经，故与中风寒暑湿为异耳。兼有所杂生诸病，未易分别，须寻三阴三阳病所在，后察脉虚实为治。自汗走注为风胜，无汗挛急掣痛为寒胜，肿满重著为湿胜，烦渴热顽[1]为暑胜。四气兼中者，但推其多者为胜，分其表里以施治也。脉浮为风，紧为寒，缓细为湿，洪数为热，见于诸阳在外宜发散。沉而弦者，亦为风，沉而紧者为寒，沉细为湿，沉数为热，见诸阴在内，宜温利之。若大虚气乏，间作补汤，随病冷热而用之。《千金》方论，但备诸证，不说阴阳经络所受，从何为治？

按：以上所言脉证，但备四气而已。至于肿焮，发疮泡，为湿热热毒之胜，肿而重者，有湿痰胜，或肿或消，兼气不升降诸例，皆所未详。陈云六经证，见后各方下。

## 论脚气生于水湿

《发明》曰：夫脚气之疾，实水湿之所为也。盖湿之害人皮肉筋脉，而属于下，然亦有二焉。一则自外而感，一则自内而致，其治法自应不同，故详析而论之。其为病也，有证而无名。脚气之称，自晋苏敬始，而关中、河朔无有也。惟南方地下水寒，其清湿之气中于人，必自足始，故经曰：清湿袭虚，则病起于下。或者难曰：今兹北方，其地则风土高寒，其人则腠理致密，而复多此疾者，岂是地之湿气，感之而为邪？答曰：南方之疾，自外而感者也，北方之疾，自内而致者也。二论见前。其自外而入者，止于下胫肿而痛。自内而致者，乃或至于手节也。经曰：足胫肿曰水，太阴所至为胕肿。此但言其自外者也。所治之法，前人方论备矣，自内而致者，治法则未有也。

谨按：前论南北二方脚气之由，已

[1] 顽：原本作“积”，据紫来堂本改。

颇详尽。而《发明》更具此者，大抵言是证，主于水湿而成，故重宣此义，合前二论之旨也。自内致者，古无其法。然观东垣所出数方，则意例兼备之矣。

## 论江东岭南瘴毒为脚气

《发明》曰：《内经》论南方者，其地下水土弱，雾露之所聚也。江东岭南，大率如此。春夏之交，山川蒸菀，风湿毒气为甚，足或感之，遂成瘴毒脚气。其候则脚先屈弱，渐至痹疼，胫微肿，小腹不仁，头痛烦心痰涌逆，晡作寒热，便溲不通。甚者，攻心而势迫，治之诚不可缓。支法存所以留意经方，偏善此术者，岂非江东岭表，此疾得之多欤。

谨按：南方温热多阴雨，土湿之气，因热蒸菀，人肤腠故疏豁，体虚者多感此疾。及有远行足热，乃过溪涧，为水寒所伤而致者。至其传变，为证不一，况瘴毒乎。然近江东证多主于水湿，亦有夹风夹寒者，其发时，则或肿或痛，湿热胜者成水泡疮，或成赤肿丹毒，或如疝气，攻上引下，皆宜详析分治。

## 论脚气似伤寒

详见热门病本不同例下。

## 论南方脚气病禁

《外台秘要》云：第一，忌嗔，嗔则心烦，烦则脚气发。又禁大语，大语则伤肺，肺伤亦发动。又不得露足当风入水，以冷水洗足，两脚胫尤不宜冷，虽暑月常须著绵裤，至冬寒倍令两胫温暖，微汗大佳。依此将息，气渐薄损。每至寅丑日，割手足甲，割少侵肉，去气。夏时腠理开，不宜当风卧睡，睡觉令人按接。勿令邪气稽留，数劳动关节，常令通畅，此并养生之要，拒风邪之法也。寻常有力，每食后行三五百步，疲倦便止，脚中恶气，随即下散，虽浮肿，气不能上也。

《发明》云：第一，凡酒及湩酪，勿使过度，过则损伤脾胃，下注于足胫，胕肿，遂成脚气。第二，欲不可纵，嗜欲则脚气发，凡饮食之后，宜缓行如上法。经云：逸者行之。又云：病在脾，忌温食饱食，湿地濡衣。

## 论脚气疏下

杨太受云：脚气之疾，自古皆尚疏下，为疾壅故也。然不可太过，太过则损伤脾胃，使营运之气不能上行，反下注为脚气也。又不可不及，不及则使气壅，不得消散。今立三方于后，详虚实而用之。

按：三方，《医学发明》谓导滞汤、导引丸、除湿丹例是也。然亦大略言尔。如脚气在表，在气血之分，而疏下之法，可例用乎。

## 论脚气洗渫

《活人书》云：凡脚气，服补药及用汤洗渫者，皆医之大禁也。《发明》谓此为南方外感湿气，乘虚袭人，为肿痛而言。非为北方内受湿气，注下肿痛而言也。盖湿气不能外达，宜淋渫开导，泄越其邪也。

## 论脚气宜砭刺

杨太受云：脚气是为壅疾，治当以

宣通之剂，使气不能成壅也。壅既成而盛者，砭恶血而去其重势。经曰：蓄则肿热，砭射之也，后以药治之。

## 【发表之剂】

**三因麻黄佐经汤** 治风寒暑湿，流注足太阳经，腰足挛痹，关节重痛，憎寒发热，无汗恶寒，或自汗，恶风，头疼。

麻黄 干葛 细辛 白术 茯苓 防己 桂 羌活 甘草 防风各等分❶

上㕮咀，每半两，入姜、枣煎服。

按：此出太阳例，治风寒湿之药也。

**半夏左经汤** 治足少阳经，为风寒暑湿流注，发热，腰胁疼痛，头目眩晕，呕吐不食，热闷烦心，腿痹，缓纵不随。

半夏 干葛 细辛 白术 麦门冬 茯苓 桂枝 防风 干姜 黄芩 小草 甘草炙 柴胡

上㕮咀，每半两，入姜、枣煎。热闷加竹沥，喘急加杏仁、桑白皮。

按：此出少阳例，解风寒湿热错杂之邪药也。

**六物附子汤** 治四气流注于足太阴经，骨节烦疼，四肢拘急，自汗短气，小便不利，手足或时浮肿。

附子 桂 防己各四钱 甘草炙，二钱 白术 茯苓各三钱

上㕮咀，每半两，入姜煎。

按：此出少阴例，治寒湿之药也。

**局方换腿丸** 治足三阴经，为风寒暑湿之气所乘，发为挛痹缓纵，上攻胸胁肩背，下注脚膝疼痛，足心发热，行步艰辛。

薏苡仁 南星 石楠叶 石斛 槟榔 萆薢 川牛膝酒浸 羌活 防风 木瓜各四两 黄芪 当归 天麻 续断各一两

上为末，酒糊丸如梧子大。每五十丸，盐汤下。

按：此出厥阴例，疏风胜湿药也。

**五积散**方见湿门。

按：此出太阳例，治风寒湿之剂，气血药也。

**东垣当归拈痛汤** 治湿热为病，肢节烦疼，肩背沉重，胸膈不利，兼遍身疼痛，下注于足，足胫肿痛，不可忍者。方见疮疡门。

按：此出太阳例，治湿热之药也。

## 【攻里之剂】

**宣明导水丸** 治脚气胕肿疼痛，或发热，湿热盛者。

按：此出阳明例，治湿热之药也。

**除湿丹**方并见湿门。

按：此出太阳例，治湿透机关药也。

谨按：脚气多系湿热为病，世人用以上方每效，故收入。然下之法，详见前疏下论。但下后便要收拾，如渗之、清之、升之之法是已，学者宜扩充焉。

## 【发表攻里之剂】

**三因大黄左经汤** 治四气流注足阳明经，使腰脚赤肿，痛不可行，大小便秘，或恶闻食气，喘满自汗。

细辛 茯苓 羌活 大黄煨 甘草炙 前胡 枳壳 厚朴制 黄芩 杏仁等分

上㕮咀，每半两，入姜、枣煎。

按：此出阳明例，治湿热，疏风导气药也。

---

❶ 各等分：底本无，据紫来堂本、四库本补。

**加味败毒散** 治足三阳经受热，毒气流注，脚踝上焮赤肿痛，寒热如疟，自汗恶风，或无汗恶寒。

羌活 独活 前胡 柴胡 枳壳 桔梗 甘草 人参 茯苓 川芎 大黄 苍术等分

上㕮咀，每半两，入姜煎。

按：此出少阳例，治风湿热，气血药也。

**东垣羌活导滞汤** 治脚气初发，一身尽痛，或肢节肿痛，便溺阻隔，先以此药导之，后用当归拈痛汤

羌活 独活各半两 防己 当归各三钱 大黄酒湿，煨，一两 枳实炒，二钱

上㕮咀，每五钱或七钱，水煎服。

按：此出阳明例，治风热之药也。

## 【理气之剂】

**济生槟榔汤** 治一切脚痛，顺气防壅。

槟榔 香附子 陈皮 紫苏叶 木瓜 五加皮 甘草炙，各一两

上㕮咀，每四钱或半两，入姜煎。

**大腹皮散** 治诸脚气肿痛，小便不利。

槟榔 荆芥穗 乌药 陈皮 紫苏叶各一两 萝卜子炒，半两 沉香 桑白皮 枳壳炒。各一两半 大腹皮三两 木瓜二两半 紫苏子炒，一两

上㕮咀，每半两，入姜煎。

**澹寮方** 治脚气入腹冲心，疼痛肿满，大小便秘。

沉香 木香 羌活 白芍 槟榔各五钱 甘草 抚芎 青皮 枳壳各二钱 紫苏叶 木瓜各一钱半 苏子六钱

上㕮咀，各半两，入姜煎。

按：以上三方，因于气滞气壅者可用，故收入。然不可防壅而服。大抵因气者，宜取择焉。

## 【理血之剂】

金匮八味丸 治足少阴经脚气入腹，腹胀疼痛，上气喘急，肾经虚寒所致也。此证最急，以肾乘心，水克火，死不旋踵。方见补虚门

按：此治阴虚挟寒湿之药也。

**三因神应养真丹** 治足厥阴经为四气进袭，左瘫右痪，痰涎，半身不遂，手足顽麻，语言謇涩，脚膝荣气凝滞，遍身疼痛。

四物内加羌活、天麻

上为末，蜜丸，鸡子黄大。每丸木瓜、菟丝子浸酒下。

按：此治血虚挟风湿之剂也。

**加味四斤丸** 治足痿无力，脚膝疼酸。方见痿门。

按：此治血虚挟风热之剂也。

## 【理气血之剂】

**三因紫苏子汤** 治脚弱上气，阴阳交错，清浊不分，上重下虚，中满喘急，呕吐自汗，无复纪律。

紫苏子微炒 半夏各五两 前胡 厚朴制 甘草炙 当归各二两 桂心 陈皮各三两

上㕮咀，每四钱，入枣、姜煎服。

按：此出少阳例，血虚气逆者可用。

## 【通关透肌骨之剂】

**三因胜骏丸** 治元气不足，为寒湿之气所袭，腰足挛拳，脚面连指，走痛无定，筋脉不伸，行步不随，常服益真

气，壮筋骨。

附子一个，炮　当归酒浸一宿　天麻　牛膝酒浸　木香　酸枣仁炒　熟地黄　防风各二两　木瓜四两　羌活　乳香半两　麝香二钱　全蝎炒　没药　甘草炙。各一两

上为末，用生地黄三斤，研如泥，入无灰酒四升，煮烂如膏，以前药和匀，杵令坚，每两作十丸，每丸细嚼，临睡酒下。如冬月无地黄，炼蜜为丸，如梧子大。每五十丸服。

按：此治血虚而风寒湿胜药也，气血之剂。

## 【疏风养血之剂】

**独活寄生汤**　治肝肾虚弱，风湿内攻，两胫缓纵，挛痛痹弱，足膝挛重。方见腰痛门。

## 【消导之剂】

**东垣开结导引丸**　治饮食不消，心下痞闷。

白术　陈皮　泽泻　茯苓　神曲炒　麦蘖曲　半夏各一两　枳实炒　巴豆霜各一钱半　青皮　干生姜各半两

上为末，汤浸，蒸饼丸梧子大。每四五十丸，或七十丸，温水下。

按：此治内伤饮食，脾胃营运之气有亏，不能上升，下注为脚气，故用此导引行水，化脾气也。出太阳例。然亦有致肿于身腰以上及面者，意见水肿论平治法下。

## 【杂法[1]】

**洗药导气除湿汤**

威灵仙　防风　荆芥　地骨皮　当归　升麻　白芍　蒴藋叶

上等分，锉，水二斗，煮一斗五升，去柤，热淋洗，无时候。

**敷药**

白芷　苍术　羌活各半两　细辛二钱半

上为末，生姜汁调敷患处。

[1] 法：原本作“洗”，据紫来堂本改。

# 卷之二十四

## 诸疝门小肠气附

### 诸经叙疝脉证

《内经》曰：厥阴脉滑，则病狐疝。少阴脉滑，则病肺风疝。太阴脉滑，则病脾风疝。阳明脉滑，则病心风疝。太阳脉滑[1]，则病肾风疝。少阳脉滑，则病肝风疝。

《针经》曰：心脉微滑为心疝，引脐，少腹鸣。肝脉滑甚为㿗疝。肾脉滑甚为癃溃。

按：《发明》云：夫滑脉关以上见者为大热，盖阳与阳并也，故大热。脉滑尺部见为大寒，生㿗疝。滑脉者，命门包络之名也，为丙。丙丁热，火并于下。盖丙丁不胜壬癸。从寒水之化也，故生㿗疝。然滑属阴脉也，病自内因寒，亦与以上证同。

《难经》曰：任之为病，其内苦结，男子为七疝。

按：滑氏《本义》曰：任脉起胞门，行腹，故病苦内结，男为七疝，女为瘕聚也。

《脉经》曰：肾脉大急沉为肾疝。肝脉大急沉为肝疝。心脉搏滑急为心疝。肺脉沉搏为肺疝。三阴急为脾疝。三阴，脾脉也。寸口脉弦而紧，弦紧相搏，则为寒疝。趺阳脉虚迟为寒疝，寒疝绕脐痛，若发则白汗出，手足厥寒。

### 诸经叙小肠气

《内经》曰：小腹控睾，引腰脊，上冲心，唾出清水，及为哕噫，甚则入心，善忘善悲。《甲乙经》曰：邪在小肠也，小肠病者，小腹痛，引腰脊，贯肝肺，其经虚不足，则风冷乘间而入。邪气既入，则冷之证，上冲肝肺，客冷散于胸，结于脐，控引睾丸，上而不下，痛而入腹。甚则冲于心胸，盖其经络所系属也。启玄子曰：控，引也。睾丸，阴丸也。

谨按：寒邪始客于小肠，因经络并于厥阴，故下控引睾丸为病。虽亦如疝，然止言小肠气，所以古人治法，往往相类，但自有所兼之证殊尔。

### 论疝气属寒

《原病式》曰：㿗疝，少腹控卵，肿急绞痛也。寒主拘缩故也。寒极而土化制之，故肿满也。经言：丈夫㿗疝，谓阴器连少腹急痛也。故言妇人少腹肿，皆肝足厥阴之脉也。经注曰：寒气聚而为疝也。又按：经言五脏皆主疝，但脉急也。注言：脉急者，寒之象也。然寒则脉当短小而迟，今言急者，非急数而洪也，由紧脉主痛，急为痛甚，病寒虽急，亦短小也。所以有痛而脉紧急者。

---

[1] 滑：原本作“浮”，据《素问·四时刺逆从论篇》改。

脉为心之所养也，凡六气为痛，则心神不宁，而紧急不得舒缓，故脉亦从之而见也。欲知何气为其病者，适其紧急相兼之脉而可知也。如紧急洪数，则为热痛之类也。又经言：脾传之肾，病名曰疝瘕，少腹烦冤而痛，出白蛊。注言：少腹痛，溲出白液也。一作客热内结，销烁脂肉，如虫之食，故名白蛊也。然经之复言热为疝瘕，则亦不可止言为寒，当以脉证别之。

## 论疝气属湿热

丹溪曰：疝痛之甚者，睾丸连小腹急痛也。或有形或无形，或有声，或无声，自《素问》以下，皆以为寒。盖经络得寒，收引不行，所以作痛。世有得寒而无疝者，又必有说以通之可也。予屡踢冰徒涉，不曾病此，以予素无热也。因而思此病，始于湿热在经，郁遏至久，又感外寒，湿热被郁而作痛。若只作寒论，恐为未备。或曰：此证多客厥阴一经，湿热之积，何由而致？予曰：夫劳则火起于筋，醉饱则火起于胃，房劳则火起于肾，大怒则火起于本经。火郁之久，湿气便盛，浊液凝聚，并入血隧，流于厥阴。肝属木，性速急，火性暴，为寒束，宜其痛甚而暴也。愚见古方，以乌头、栀子等分，作汤用之，其效亦速，后因此方，随形证加减，无有不应。又须分湿热多少而治之，但肿多为湿癞是也，却有水气而肿，又有挟虚而发者，当以参、术为君，而佐以疏导，诊其脉沉紧而豁大者是也。若不以补剂，而行决裂之法，祸不旋踵。

## 论疝证有寒有热

《发明》曰：经云：三阳为病发寒热，下为壅肿，及为痿厥腨痟，其传为索泽，其传为癞疝。夫热在外，寒在内，则累垂，此九夏之气也。寒在外，热在内，则卵缩，此三冬之气也。足太阳膀胱之脉逆，上迎手太阳小肠之脉，下行至足厥阴肝经之脉，不得伸，其任脉并厥阴之脉逆，则如巨川之水，致阳气下坠，是风寒湿热，下出囊中，致两睾肿大，谓之曰疝，太甚则癞。足厥阴肝之脉，与太阳膀胱寒水之脉，同至前阴之末。伤寒家说：足厥阴肝经为病，烦满囊缩，急下之，宜大承气汤，以泻大热。《灵枢经》云：足厥阴肝经，筋中以为寒，则筋挛，卵缩为大寒。前言囊缩为大热，此说为大寒。此说囊缩垂睾下引癞疝脚气为大寒，风湿盛下垂为寒，与上二说不同。

按：释云：以平康不病之人论之，夏暑大热，囊卵累垂，冬天大寒，急缩收上，与前三说又不同，何也？是相乖耶？不相乖耶？答曰：伤寒家囊卵缩，大热在内，宜承气汤急下之，与经筋说囊卵缩，大寒在外，亦是热在内，与伤寒家同。故再引平康之人以证之。冬月阳气在内，阴气在外，人亦应之，故寒在外则皮急，皮急则囊缩。夏月阴气在内，阳气在外，人亦应之，故热在外则皮缓，皮缓则囊垂。此癞疝之象也。三说文殊，皆一理也。用药者详而审之。故以上三论，各有所主，兼此考订，则脉证阴阳寒热虚实之异判然矣。

## 论疝分三因

陈无择曰：经云七疝、诸疝等，更

不见名状，但出寒疝、㿗疝而已。唯太奇论列五脏脉为五疝。云云见前。大抵血因寒泣则为瘕，气因寒聚则为疝。但五脏脉理不同，不可不辨。且肾脉本沉，心脉本滑，受寒则急，于理乃是。肝脉本弦，肺脉本涩，并谓之沉，未为了义。又脾不出本脉，但云急为疝，亦文义之缺也。凡云急者，紧也。紧为寒，亦可类推。且贼风入腹亦为疝，冒暑履湿，皆能为疝。当随四气，改易急字。风则浮弦，暑则洪数，湿则缓细，于理明。要知疝虽兼脏气，皆外所因也。寒泣风散，暑郁湿著，绞刺击搏，无有定处，仓卒之际，痛不堪忍，世人称为横弦、竖弦、膀胱小肠气、贼风入腹等，名义不同，证状则一。

按：此辨脉证之异颇详，但温寒、散风、利暑、燥湿之方未积备，然陈氏具此意，盖欲学者自扩充尔。

## 论疝气不宜预补

许学士云：大抵此疾，因虚得之，不可以虚而骤补。经云：邪之所凑，其气必虚，留而不去，其病则实。故必先涤所蓄之热，然后补。是以诸方多借巴豆气者，盖谓此也。

谨按：疝证虽始为因虚而得，必邪实迫痛而未下，故当先泻而后补也。至有虚甚迫痛，上为吐逆，或下有遗精者，此邪实正虚之甚矣。此欲不补可乎？但恐补之则无益，泻之则正气转陷，幸而获生者，鲜矣。

## 论疝本肝经宜通勿塞

子和曰：疝有七，前人论者甚多，非《灵枢》、《素问》、《铜人》之论，余皆不取。非余好异也，但要穷其原耳。俗工不识，因立谬名。或曰膀胱，或曰肾俞，或曰小肠气。立名既谬，并丧其实，何哉？盖医者既断为膀胱、肾俞、小肠气，必曰虚寒所致。其药之用也，不附子、乌头，则干姜、官桂之类，饵之曾无殊效，浸成大错，曾无觉者。岂知诸疝，皆归肝经，其奈庸流，归之小肠、脬囊。夫膀胱水府，专司渗泄，小肠水道，专主通流，肾为少阴，总统二水。人之小溲，自胃入小肠，渗入膀胱。膀胱者，脬囊也，气化则水出茎端，此常道也。及其为疝，乃属足厥阴肝经，盖环阴器而上入小腹[1]者，足厥阴肝经也。夫肝肾，皆属于下，与冲、任、督相附。然《灵枢经》言：足厥阴肝经病，则有遗溺，癃闭、狐疝。主肾与膀胱、小肠三经，则不言疝，是受疝之处，乃肝之部分也。且《内经》男子宗筋，为束骨之会也。而肝主筋，睾者，囊中之丸，虽主外肾，非厥阴环而引之，与玉茎无由伸缩。在女子则为篡户，其内外为二，其一曰廷孔，其二曰窍漏，此是厥阴与冲、任、督之所会也。《灵枢》言：足厥阴之经筋聚于阴器，其病伤于寒，则阴缩入，伤于热，则纵挺不收，治在行水清阴气[2]。故阳明与太阴、厥阴之筋，皆会于阴器，惟厥阴主筋，故为疝者，必本之厥阴。《灵枢》又言：足厥阴之别，名曰蠡沟，去内踝五寸，别走少阳，循胫上睾，结于茎。其病气逆睾肿卒疝，实则挺长，虚则暴痒，取之

---

[1] 腹：原本作“肠”，据《事亲》卷二改。

[2] 水清阴气：原本作“卧渍阴器”，据《灵枢·经筋》、《事亲》卷二改。

所别矣。岂非厥阴为受病之处耶。《灵枢》又言：邪在小肠，连睾，系属于肾，贯肝，络肺、心系。气盛厥逆，上冲肠胃，熏肝，散于肓，结于脐，故取之肓原以散之，刺太阴以平之，取厥阴以下之，取巨虚、下廉以去之，按其所过之经以调之。此其初，虽言邪在小肠，至其治法，必曰取厥阴以下之。乃知诸疝关于厥阴，可以无疑。

以脉考之，《素问》论六疝，虽见于他脉中，皆言风疝者，足厥阴肝经之气也。《灵枢》亦云：三脏脉之疝，皆以滑为疝也。三阴急为疝、三阳急为瘕。王太仆云：太阳受寒，血凝为瘕，太阴受寒，气聚为疝。此言太阴受寒，传之肝经也，可以温药逐之，不可以温药补之。若补之者，是欲病去而强挽留之也。历考《素问》三阳为病发寒热，其传为癞疝。此亦言膀胱非受病之处，必传于厥阴部分，然后为疝也。又言：病在少腹，腹痛，不得大小便，病名曰疝。得之寒。言脉急者曰疝瘕，少腹痛。凡言少腹者，岂非厥阴之部分耶。又言：脾风传胃，名曰疝瘕。此谓非肝木，不能为风气，名曰厥疝。盖脾土虚而不能制水，又为肝木所凌也。又言：督脉为冲疝，盖厥阴与冲、任、督俱会于前阴也，岂不明哉？又尝遍阅铜人俞穴，亦相表里，惟厥阴言疝独多，为疝之主也。其他经穴，虽亦治疝，终非受疝之地，但与足厥阴相连耳。如运气，或在泉寒胜，木气挛缩，禁于此经。或司天燥胜，木气抑郁于此经。或忿怒悲哀，忧抑顿挫，结于此经。或药淋外固，闭尾缩精，壅于此经。

其病差别如此。且失遗溺闭癃，阴痿脬痹，精滑白淫，皆男子之疝也，不可妄归之肾冷。血涸不月，月罢腰膝上热，足躄，嗌干，癃闭，少腹有块，或定或移，前阴突出，后阴痔核，皆女子之疝也。但女子不谓七疝，而谓之瘕。若年少而得之，不计男子妇人，皆无子。故隐蔽委曲之事，了不干脬、肾、小肠之事，乃足厥阴肝经之职也。奈俗方止言脬、肾、小肠，殊不言肝木一句，惑人甚矣。且肝经，乙木也。木属东方，为心火之母也。凡疝者，非肝木受邪，则肝木自甚也。不可便言虚而补之，《难经》所谓东方实，西方虚，泻南方，补北方。此言泻火木自平，金自清，水自王也。七疝，下去其病之后，可调则调，可补则补，各量病势，勿拘俗法。经所谓阴盛而腹胀不通者，癞癃疝也，不可不下。

### 七疝名状

寒疝：其状囊冷，结硬如石，阴茎不举，或控睾丸而痛。得于坐卧湿地，或寒月涉水，或置雨雪，或坐卧砖石，或风冷处使内过劳。宜以温剂下之。久而无子。

水疝：其状肾囊肿痛，阴汗时出，或囊肿而状如水晶，或囊痒而搔出黄水，或少腹中，按之作水声。得于饮水醉酒，使内过劳，汗出而遇风寒湿之气，聚于囊中，故水多，令人为卒疝。宜以逐水之剂下之。有漏针去水者，人多不得其法。

筋疝：其状阴茎肿胀，或溃或脓，或痛而里急筋缩，或茎中痛，痛极则痒，或挺纵不收，或白物如精，随溲而下。久而得于房室劳伤，及邪术所使。宜以降心之剂下之。

血疝：其状如黄瓜，在少腹两傍，横骨两端约中，俗云便痈。得于重感春夏大燠，劳于使内，气血流溢，渗入脬囊，留而不去，结成痈肿，脓少血多。宜以和血之剂下之。

气疝：其状上连肾区，下及阴囊，或因号哭忿怒，则气郁之而胀，怒哭号罢，则气散者是也。有一治法，以针出气而愈者。然针有得失，宜以散气之药下之。或小儿亦有此疾，俗曰偏气。得于父已年老，或年少多病，阴痿精怯，强力入房，因而有子，胎中病也。此疝不治，惟筑宾一穴言之。

狐疝：其状如瓦，卧则入小腹，行立则出小腹，入囊中。狐则昼出穴而溺，夜则入穴而不溺。此疝出入，上下往来，正与狐相类也。亦与气疝大同小异，今人带钩钤是也。宜以逐气流经之药下之。

癞疝：其状阴囊肿缒，如升如斗，不痒不痛是也。得之地气卑湿所生，故江淮之间，湫溏之处，多感此疾。宜以去湿之药下之。女子阴户突出，虽亦此类，乃热则不禁固也，不可便谓虚寒而涩之，燥之，补之。本名曰㿗，宜以苦下之，以若坚之。

按：以上所论病，本经络之原，至为详尽。但七疝名固不同，治法当异，然俱用攻下之法，愚切疑焉。

虽钱仲阳亦曰：肝为相火，有泻无补。丹溪有曰：肝只是有余，肾只是不足。夫厥阴一经受疝，宜通勿塞固宜，亦当视其浅深而行之可也。况有邪气止客于膀胱小肠之经者，若干于少阴肾经，则宜通勿塞之法，可例用乎？

## 【治寒之剂】

**金匮乌头桂枝汤**　治寒疝，腹中痛，逆冷，手足不仁，若身疼痛，灸刺诸药不能治者。

乌头蜜一斤，煎减半，去滓，三个　桂枝煎汤解蜜，半两。

上每服二合，不知，三[1]合。其知者，如醉状，得吐者，为中病也。若白汗出，脉沉弦者，止用乌头煎。

按：此用桂枝，因身疼痛，兼表有寒也。太阳例药。

**三因大乌头桂枝汤**　治风寒疝气，腹中刺痛，手足不仁，身体拘急，不得转侧，或致阴缩。

大乌头五个，去皮尖，蜜煎过，洗切　桂心　白芍各三钱　甘草一钱

上㕮咀，每四钱，入姜枣煎。

**补肾汤**　治寒疝入腹，小腹疼痛，时复泄泻，胸膈痞塞。

人参　茯苓　黄芪　附子炮　白术各一两　沉香四钱　木瓜一两半　羌活半两　甘草炙　川芎各二钱　紫苏三钱

上㕮咀，每三四钱，入姜、枣煎。

**局方夺命丹**　治远年日近小肠疝气，偏坠搐疼，脐下撮痛，以致闷乱，及外肾肿硬，日渐滋长，阴间湿痒，抓成疮。

吴茱萸净，一斤四两，用酒、醋、汤、童便，各浸过一宿，焙干　泽泻二两

上为细末，酒煮，面糊丸，如梧子大。每五十丸，空心，盐汤下。

**茱萸内消丸**　治肾经虚弱，膀胱为邪气所搏，结成寒疝，阴癞偏大。

山茱萸去核　陈皮　吴茱萸　马蔺花　木香　肉桂　山药　川楝子　青皮　茴香各等分[2]

上为末，酒糊丸，如梧子大。每五

---

[1] 三：原本作“二”，据《金匮·腹满寒疝宿食病脉证治》改。

[2] 各等分：底本无，据紫来堂本补。

十丸，空心，温酒送下。

**百一选方十补丸** 治小肠寒疝。

附子一两，用防风一两，锉，盐四两，黑豆一合，同炒，取附子去皮尖用 胡芦巴 木香 巴戟肉 川楝肉 官桂 玄胡 荜澄茄 舶上茴香 破故纸炒。各一两

上为末，糯米粉酒打糊丸，梧子大，朱砂为衣。每五十丸，空心，酒下。

**胡芦巴丸** 治小肠气，蟠肠气，奔豚疝气，偏坠阴肿，小腹有形如卵，上下来去，痛不可忍，或绞结绕脐攻刺，呕吐者。

胡芦巴炒，一斤 大巴戟炒，六两 川楝子炒，一斤二两 川乌炮，去皮，六两 吴茱萸汤洗七次，炒，十两 茴香炒二十两

上末，酒糊丸梧子大。每十五至二十丸，空心，温酒下。

按：此与前方加减不同，故两存之。

**宝鉴沉香桂附丸** 治中气虚弱甚，脾胃虚寒，脏腑积冷，心腹疼痛，手足厥逆冷，便利无度，七疝，引痛不可忍，喜热熨少缓者。

沉香 附子炮 川乌炮 干姜炮 良姜 官桂 吴茱萸汤泡，去苦水 茴香炒，各一两

上末，好醋煮糊丸梧子大。每五十丸，至七八十丸，空心，米饮下。

按：以上诸方，并太阳例药。然初感寒邪所致，或素虚寒之人宜此劫之皆可。但久病者，多有湿热、寒湿、血虚等证之变，而用者自宜详审。

## 【治湿之剂】

**元戎加味五苓散** 治疝气卒痛，小便涩。

本方加川楝一分

上末，空心，米饮调下一二钱。

按：此渗泄之剂也。

## 【攻下之剂】

**局方三白散** 治膀胱蕴热，湿热相乘，阴囊肿胀，大小便不利。

白牵牛二两 桑白皮炒 木通 白术 陈皮各半两

上末，每二钱，姜汤调下，空心服。

**复元通气散**

舶上茴香 川山甲蛤粉炒，各二两 陈皮 牵牛末炒 玄胡 甘草炒，各一两 木香一两半

上细末，每一大钱，热酒食前调下。

**戴人禹功散**

黑牵牛头末，四两 茴香炒，一两

上为末，以生姜自然汁调一二钱，临睡服。或加白术一两。

**宝鉴控引睾丸** 治小肠病结，上而不下，痛引心臆。

茴香 川楝实各炒 石茱萸 陈皮 马蔺花醋炒。各一两 芫花醋炒，半两

上为末，醋糊丸梧子大。每十丸至二十丸，空心，温酒送下。

**茴香楝实丸** 治阴疝，痛不可忍，及小肠气痛。

川楝炒 茴香炒 山茱萸 石茱萸 吴茱萸 青皮 陈皮 芫花醋炒 马蔺花各等分

上末，醋糊丸梧子大。每二十丸，温酒送下，食前服。

**天台乌药散** 治小肠疝气，牵引脐腹疼痛。

乌药 木香 茴香炒 青皮 良姜炒。各半两 槟榔二个 川楝十个 巴豆七十粒

上先以巴豆微打破，同川楝麸炒黑，去麸及巴豆不用外，余药同末，酒调下

一钱，甚者，姜酒亦得。

按：以上诸方，并下气之药也。治寒之例，宜随轻重取择。

## 【湿热之剂】

**济生葵子汤** 治膀胱实热，腹胀，小便不通，口舌干燥。

赤茯苓 猪苓 葵子 枳实 瞿麦 木通 黄芩 车前子 滑石 甘草等分

上㕮咀，每半两，入姜煎，空心服。

按：此八正散加减法也。《永类钤方》例为治疝之剂，颇有理，故收入。

**子和导水丸**方见湿门。

按：此阳明例药也。然湿热郁结于下焦，非此莫能疗，气血皆可用。

## 【冷热之剂】

**宝鉴蒺藜汤** 治阴疝疼痛。

蒺藜去刺 附子炮 栀子去皮。各半两

上末，每三钱，水煎，食前，温服。

**丹溪方** 定疝气疼痛速效。

枳壳 山栀子 唐球子 吴茱萸皆炒过 荔枝核各等分❶

上末，用长流水调下一二钱，空心服。

**又方** 治阳明受湿热，传入太阳，恶寒发热，小腹连毛际结核，闷痛不可忍。

栀子炒 桃仁炒 枳壳炒 唐球子等分

上末，于砂钵内入姜汁，用水一钟，荡起煎，热服。

按：以上太阳例药也。

## 【理气之剂】

**局方蟠葱散** 治寒疝气疝，冲心疼痛。

玄胡 苍术 甘草各半斤 茯苓 蓬术 三棱 青皮六两 丁皮 砂仁 槟榔各四两 桂 干姜二两

上为末，每服二钱，入连须葱一茎，水煎，空心服。

**盐煎散** 治冷疝，寒气卒痛。

草果 砂仁 槟榔 厚朴 肉豆蔻 羌活 苍术 陈皮 荜澄茄 枳壳 良姜 茯苓 茴香 大麦蘖 川芎 甘草各二两

上㕮咀，或散，每半两，水煎入盐。

按：此二方并燥脾导气之药，劫剂也。世俗多用之，故收入。

**宝鉴川苦楝散** 治小肠气，痛不可忍。

广木香 茴香盐一捻，炒，去盐。各一两 大川楝子一两，锉，用巴豆十粒，破皮，同炒黄，去巴豆

上为细末，每二钱，温酒一盏，空心调下。

按：此导手太阳寒气之药，较之前二方治疝，此殊有理。

## 【理血之剂】

**金匮当归生姜羊肉汤** 治寒疝，腹中痛，及胁痛里急。

当归三两 生姜五两 羊肉一斤

上三味，以水八升，煮取三升，温服七合，日三。若寒多，加生姜，呕者加陈皮二两，白术一两。

**蜘蛛散** 治阴狐疝气，偏有大小，时时上下。

---

❶ 各等分：原本无，据李本、宽本、康本补。

蜘蛛十四枚，熬焦　桂枝半两

上二味为散，取八分匕，饮和服，日再服，蜜丸亦可。

**三因失笑散**　治小肠气痛。

五灵脂　蒲黄等分

上为末，每二钱，先用醋一合，熬成膏，水一盏煎。

## 【理气血之剂】

**本事方立效散**

川芎　川楝子　青皮　舶上茴香　牵牛炒　桃仁各一两

上为末，每二钱，无灰酒一盏煎，食前，温服。

**三因葱白散**　治一切冷疝疼痛。

川芎　当归　枳壳炒　厚朴炒　官桂　青皮　干姜　茴香炒　茯苓　川楝子　麦蘖炒　神曲炒　三棱炮　莪术煨　熟地黄　白芍　木香　人参各一两

上咀，三钱，葱白二寸，盐少许，水煎❶空心服。

**东垣丁香楝实丸**　治男子七疝，痛不可忍。妇人瘕聚，带下，皆任脉所主阴经也。乃肾肝受病，故治同法。

当归　附子炮　茴香炒　川楝各一两

上锉细，用好酒三升同煮，尽为度，焙干，作细末。每药末一两入：

丁香　木香各半钱　延胡索五钱　全蝎十三个

上为末，入在前药末内，拌匀，酒糊丸梧子大。每三十丸，加至百丸，空心，温酒送下。

按：以上方与前理血之剂，并厥阴例药也。然诸经论疝主于风，盖指厥阴风木之气尔。故疝病则多痛，痛亦木气之实，即风象也。但古今方多主寒、主气论治，然行者不察气寒浅深之异以分治，则不能不无差误也。观东垣之法，庶几近理。大抵亦不可视为常例，盖肾恶燥，恐久则反增其势矣。

## 【熨法】

严氏云：盐半斤，炒极热，以故帛包，熨痛处。

一法：用葱白泥一握，置脐中，上用熨斗熨之，或上置艾灼之，妙。

❶ 水煎：底本无，据四库本补。

# 卷之二十五

## 反胃门 噎膈同附

### 反胃脉法

《难经》云：脉格则吐逆。见淋闭门。

《脉经》云：紧而滑者吐逆，小弱而涩胃反。

《千金》云：寸紧尺涩，其人胸满，不能食而吐，吐止者，为下之，故不能食。设言未止者，此为胃反，故尺为微涩。

### 叙吐脉证

《金匮》云：病人脉数，数为热，当消谷引食[1]，而反吐者，以发其汗，令阳微，膈气虚，脉乃数。数为客热，不能消谷，胃中虚冷故也。脉弦者，虚也。胃气无余，朝食暮吐，变为胃反。寒在于上，医反下之，今脉反弦，故名曰虚。

趺阳脉浮而涩，浮则为虚，涩则伤脾，脾伤则不磨，朝食暮吐，暮食朝吐，宿谷不化，名曰胃反。脉紧而涩，其病难治。

### 论膈噎治病之因

丹溪曰：胃为水谷之海，脾为消化之器，清和则健而运行。世人以痰饮呕吐诸气，多服香热之药，偏助气血沸腾。其始也，胃液凝聚。其久也，脾气耗败，传化渐迟。又以乌、附，丹剂服之，积久，血液俱耗，胃脘干槁。其槁在上，近咽之下，水饮可行，食物难入，间或可入，入亦不多，名之曰噎。其槁在下，与胃为近，食虽可入，难尽入胃，良久复出，名之曰膈，亦曰反胃。大便秘，小若羊矢然，名虽不同，病出一体。或曰：《千金》治噎膈反胃，未尝废姜、桂等药，何吾子之多言也？予曰：气之郁滞，久留清道，非借香热，不足以行。然悉有大黄、石膏、竹茹、芒硝、泽泻、前胡、朴硝、茯苓、黄芩、芦根、瓜蒌等药，为之佐使，其始则同，其终则异也，病邪易伏，其病自安。

### 论五噎五膈

严氏云：《三因》同。五噎五膈者，由喜怒不常，七情伤于脾胃，郁而生痰，痰与气搏，升而不降，饮食不下。盖气留于咽嗌者，则成五噎。结于胸膈者，为五膈。五噎之名，忧、思、劳、食、气也。五膈之名，忧、恚、寒、热、气也。其病令人胸膈痞闷，呕逆噎塞，妨碍饮食。治法：调顺阴阳，化痰下气，阴阳平匀，气顺痰下，则病无由而作矣。

按：膈噎之证，皆由气聚成积，自积成痰，痰积之久，血液俱病。以其为

[1] 食：原本作“饮”，据《金匮》卷中改。

病在咽在膈，故前人立膈噎二者之名。《三因方》又分五噎、五膈，病状从有其名，为治则一而已，故不叙焉。又严氏为化痰下气之说。夫气之不下，痰之不化，必有为病之因。苟不治本，而专以香燥之药治其标，痰气何由而自下也。

## 论三阳结为膈病

子和云：《内经》曰：三阳结，谓之膈。三阳者，大、小肠，膀胱也。结，谓热结也。小肠热结，则血脉燥，大肠热结，则不圊，膀胱热结，则津液涸。三阳既结，则前后闭涩。下既不通，必反上行，所以噎食不下，纵下而复出也。此阳火不下，推而上行也，故经曰：少阳所至为呕、涌溢，食不下，此理明矣。后世强分为十膈五噎，其派既多，其惑滋甚。人之溢食，初未遽然也，或伤酒食，或胃热欲吐，或胃风欲吐，医者不察本原，投下香、桂、胡椒、丁香之属。设如伤酒伤食，正可攻逐，岂可言虚，便将热补。素热之人，三阳必结，食必上潮。医氏犹云：胃寒不纳，燔针灼艾，三阳转结，岁月弥深，遂成噎病。世传五噎宽中散，有姜有桂，十膈散有附有乌，其可用乎。今代刘河间治膈气噎食，承气三汤，独超近代。用药之时，更详轻重，假如闭久，宜先润养，小著汤丸，累累加之，关扃自透。其或咽噎，上阻痰涎，微用酸苦涌出，因而治下，药势易行。设或不行，蜜盐下导，结散阳消，饮食自下，莫将巴豆，耗却天真。

按：此论三阳结为膈病，力开世俗言胃冷用热药之误，可谓明矣。但用药专指承气而言，则失之太峻。盖此药有实热者，可用之。其有脾胃衰虚，并血液枯竭之人，皆在所禁也。

## 论噎为诸气所致

《针经》曰：怒气所至，食则气逆而不下。劳气所至，为咽噎病，为喘促。思气所至，为中痞，三焦闭塞，为咽嗌[1]不利。

## 论噎塞由阴中伏阳所致

《发明》曰：噎者，六腑之所生，阳也气也。塞者，五脏之所生，阴也血也。二者皆由阴中伏阳而作也。

谨按：噎为七情所发，或因三焦传化失常所致，此即主于气也。或血液所亏，胃脘干槁，或血积所致，即皆因于血也。塞由填塞不通之义，故《发明》有治幽门不通，噎塞不便，通幽汤例。盖阳无阴不能施化，阴之失位而阳伏其中，传化不变而反上行矣。然人有所击扑坠跌，内致血瘀，忽即吐而食不能纳，此由气血俱伤所可见也。大抵始由气致者，初当从气治之。由血致者，当从血治之。岂可类用香热之剂，反耗气血耶。但世俗拘泥，不能究乎病情，遂成危证也，悲夫。

## 治吐分三焦法

《病机》云：治吐有三，气、积、寒也，皆从三焦论之。上焦吐者，皆从于气，气者，天之阳也。其脉浮而洪，其证食已暴吐，渴欲[2]饮水，大便燥结，气上冲，胸发痛，其治当降气和中。中

---

[1] 咽嗌：四库本作“咽噎”。

[2] 欲：原本作“于”，据《保命集·吐论》改。

焦吐者，皆从于积。有阴有阳，食与气相假为积而痛。其脉浮而匿，其证或先痛而后吐，或先吐而后痛，治法当以小毒药去其积，槟榔、木香行其气。下焦吐者，皆从于寒，地道也。其脉沉而迟，其证朝食暮吐，暮食朝吐，小便清，大便秘而不通。治法当以毒药通其闭塞，温其寒气，大便渐通，复以中焦药和之，不令大便秘结而自愈也。

按：此分三法治吐，以上焦为阳，阳主热，下焦为阴，阴主寒，中焦为寒热相半之分，有阴而有阳，此亦大略之法耳。盖以其在上者，则食已而暴吐。在下者，则食久而始吐。久暴之间，所以为寒热之别，难专以上下为寒热之别也。王冰曰：食不得入，是有火也，食入反出，是无火也，与此同意。又《原病式》曰：呕，涌溢，食不下，火气炎上，胃膈热甚，则传化失常故也。

## 论治噎之法并治验

丹溪曰：或云胃脘干槁，其治可得用乎？予曰：古方用人参以补肺，御米以解毒，竹沥以清痰，干姜以养血，粟米以实胃，蜜以润燥，正是此意。张鸡峰亦曰：噎当是神思间病，惟内观自养，可以治之。此言深中病情，治法亦为近理。夫噎病生于血干，夫血，阴气也，阴主静，内外两❶静，则脏腑之火不起，而金水二气大胜，阴血自生，肠胃津润，传化合宜，何噎之有？因触类而长之。曾制一方，治一中年妇人，以四物汤加和白陈皮、去皮留尖桃仁、生甘草、酒红花浓煎，入驴尿饮，以防其或生虫也，与数十帖而安。又台州一匠者，年仅三十，勤于工作而有艾妻，且喜酒，面白，其脉涩，重则大而无力。令谢去工作，卧于牛家，取新温牛乳，细细呷之，每顿尽一杯，一昼夜可五七次，尽却食物，以渐而至八九次，半月大便润，月余而安。或口干，盖酒毒未解，间饮甘蔗汁少许。或又曰：古方治膈噎，未有不言寒者，何也？予曰：古人著方，必为当时抱病设也，其证实因于寒，故用之得效，非以为定式也。但今人为染此病，率因痰气，久得医药传变而成，其为无寒也明矣。

谨按：反胃之证，其始也，或由饮食不节，痰饮停滞，或因七情过用，脾胃内虚而作。古方不察病因，悉指为寒，用香燥大热之药治之。夫此药只能逐寒邪，行滞气，其于饮食痰积，岂能祛逐。七情之火，反有所炽，脾胃之阴，反有所耗，是以药助病邪，日以深痼，其中病情，丹溪先生言之详矣。夫治此疾也，咽嗌闭塞，胸膈痞闷，似属气滞，然有服耗气药过多，中气不运而致者，当补气而自运。大便燥结如羊矢，似属血热，然服通利药过多，致血液耗竭而愈结者，当补血润血而自行。有因火逆冲上，食不得入，其脉洪大有力而数者，或痰饮阻滞，而脉结涩者，当清痰泄热，其火自降。有因脾胃阳火亦衰，其脉沉细而微者，当以辛香之药温其气，仍以益阴养胃为之主，非如局方之惟务燥烈也。若夫不守戒忌，厚味房劳之人，及年高无血者，皆不能疗也。

## 【和中利痰散气之剂】

**金匮大半夏汤**　治胃反呕吐者，《千金》云：治反胃不受食，食入即吐。

半夏二升　人参三两　白蜜一斤

---

❶ 两：原本作“而”，据《局方发挥》改。

《千金》有白术、生姜。

上以水一斗二升，和蜜扬之二百四十遍，煮药，取一升半，温服一升，后❶再服。

**茯苓泽泻汤** 治胃反，吐而渴，欲饮水者。

茯苓半斤 泽泻四两 甘草 桂枝各二钱 白术三两 生姜四两

上水一斗，煮取三❷升，内泽泻，再煮取二升半，温服八合，日三。《外台》有小麦一升。

按：以上二方，兼出太阴呕吐哕例药也。

**病机和中桔梗汤** 治上焦气热上冲，食已暴吐，脉浮而洪。

桔梗一两半 半夏曲二两 陈皮去白 枳实炒 白茯苓各一两 白术一两半 厚朴姜制，一两

煮法如前。

上㕮咀，每服一两，取清，温调木香散二钱，隔夜空服。三服之后，气渐下，吐渐止，然后去木香等末，每料中加芍药二两、黄芪一两半服之，病愈即已。如大便燥硬，食不尽下，以大承气汤去硝微下之，少利为度，再服前药补之。

**木香散方**

槟榔 木香各等分，为末。

按：此太阴、阳明经药也。

## 【治风木之剂】

**病机青镇丸** 治上焦吐，头发痛，有汗，脉弦。

柴胡二两 黄芩七钱半 甘草半两 青黛二钱半 人参半钱

上为细末，姜汁浸，蒸饼为丸，如桐子大。每服五十丸，生姜汤下，食后服❸。

按：此少阳经药也。

**金花丸** 治吐食而脉弦者，由肝乘于脾而吐，宜治风安脾。

半夏一两 槟榔二钱 雄黄二钱半

上细末，如上法丸。姜汤下，从少至多，渐次服之。

按：此厥阴例药也。青镇丸治肝火之药，金花丸治风痰乘于脾胃之药，故总入风木之剂。

## 【治热疏下之剂】

**金匮大黄甘草汤** 治食已即吐者。

大黄四两 甘草一两

上水三升，煮取一升，分温再服。

按：此出太阴呕吐哕例药也。

**病机荆黄汤** 治暴吐者，上焦热气所冲也，脉浮而洪。

荆芥穗一两 人参五钱 甘草二钱半 大黄三钱

上粗末，都作一服，水煎去滓，调槟榔散二钱，空心服。

**槟榔散方**

槟榔二钱 木香一钱半 轻粉少许

为丸亦可。

按：此厥阴、阳明、太阳经药也。

**发明人参利膈丸** 治胸中不利，痰嗽喘满，利脾胃壅滞，治膈气圣药。

木香 槟榔七钱半 人参 当归 藿香一两 甘草 枳实各一两 大黄酒浸 厚朴制，各二两

上为末，滴水丸桐子大。温水送下。

按：此太阴、阳明经药也。

---

❶ 后：底本作“分”，据四库本及文义改。
❷ 三：原本作“二”，据紫来堂本、四库本改。
❸ 服：底本无，据四库本补。

## 【治寒之剂】

**病机紫沉丸** 治中焦吐食，由食积与寒气相假，故吐而痛。

半夏曲 代赭石 砂仁各三钱❶ 杏仁 沉香 木香 白术各一钱 乌梅肉 丁香 槟榔各二钱 橘皮五钱❷ 肉果 巴豆霜各半钱，另研

上为末，入巴豆霜令匀，醋糊为丸，如黍米大。每服五十丸，食后，柿霜汤下，吐愈则止。

按：此太阴、阳明经药也。

**厚朴丸** 主翻胃吐逆，饮食噎塞，气上冲心，腹中结疾。

厚朴 黄连各二两半 吴茱萸汤洗七次 紫菀 菖蒲 柴胡 桔梗 茯苓 皂角炙 桂刮 干姜炮 巴豆霜另研 蜀椒炒 出汗 人参各半两 川乌头炮，去皮脐，二两半

上为细末，入巴豆霜匀，炼蜜为剂，旋丸桐子大。每服三丸，渐次加之，以利为度，姜汤下。春夏加黄连二两，秋冬加厚朴二两。

按：此太阴、阳明、厥阴经药也。

## 【理气之剂】

**严氏五噎散** 五噎，食不下，呕啘痰多，咽喉噎塞。

人参 半夏 桔梗炒 白豆蔻 木香 杵头糠 白术 荜澄茄 沉香 枇杷叶 干生姜各一两 甘草炙，半两

上细末，每服二钱，入生姜七片，煎服。

**五膈散** 治五膈，胸膈痞闷，诸气结聚，胁肋胀满，痰逆恶心。

枳壳炒 木香 青皮 大腹子 白术 半夏曲炒 丁香 天南星 干姜炒 麦蘖炒 草果仁各一两 甘草炙，半两

上细末，每服二钱，水煎入姜。

**局方五膈宽中散** 治七情四气，伤于脾胃，以致胸膈痞满，停痰气逆，遂成五膈之病。

青皮 陈皮 丁香各四两 厚朴制，一斤 甘草炙，五两 白豆蔻一两 香附子炒 砂仁 木香各三两

上为末，每服二钱，姜盐汤点服。

按：已上三方，并太阴、阳明经药也。

谨按：反胃诸方，古方悉是香燥大热之药，皆不足为法，今姑存一二。至于丹溪所言补血益阴、润燥、和胃调中等药，虽无其方，自宜随证用之，观其立论，则思过半矣。

## 【杂方】

**烧针丸**方见小儿门。

---

❶ 三钱：四库本作“五钱”。

❷ 五钱：四库本作“二钱”。

# 卷之二十六

## 胀满门

### 诸经叙胀所因

《针经》曰：夫胀者，皆在于脏腑之外，排脏腑而廓胸胁，胀皮肤，故命曰胀。或厥气在下，荣卫留止，寒气逆上，真邪相攻，两气相搏，乃合为胀也。

按：论中备五脏六腑发胀为诸证，宜玩本文。

《内经》曰：诸腹胀大，皆属于热。腹满䐜胀，支鬲胠胁，下厥上冒，过在太阴阳明，乃寒湿郁遏也。

《原病式》曰：腹胀大，鼓之如鼓，气为阳，阳为热，气甚则如是也。

### 脉法

《针经》曰：其脉大坚以涩者，胀也。

《脉经》曰：关上脉虚，即胀内。迟而滑者胀。脉盛而紧者胀。

严氏曰：胀，脉浮者易治，虚者为难。

### 论胀分三因

陈无择云：脏气不平，胜乘相因为病。如怒伤肝，肝克脾，脾气不正，必胀于胃，名曰胜克。怒乘肺，肺气不传，必胀于大肠，名曰乘克。忧思结聚，本脏气郁，皆内所因。或冒寒暑风湿，随经络传至阳明致胀者，属外因。饮食饥饱，生冷甜腻，聚结不散，或作痞[1]块，膨胀满闷，属不内外因也。

按：此论肝木胜乘脾肺为胀满，即东垣所谓，脾胃之土不足，火木大胜致胀也。此不言火，况怒伤肝者，岂无火动耶？所出大半夏汤以桂、附中加参、归，以调血气。言其脉弦迟，恐非肝气克脾，脏闭腑郁病也。

### 论腹胀属湿

《内经》云：太阴所至为蓄满。又云：太阴所至为中满，霍乱吐下。又云：诸湿肿满，皆属脾土。

按：《发明》辨云：脾为阴中之太阴。又云：脾为阴中之极阴，乃为坤元亘古不迁之土。天为阳也火也，地为阴也水也。在人则为脾，同阴水之化。脾有余则腹胀，食不化，故无阳则不能化五谷。脾盛乃大寒，为胀满。故《脉经》云：胃中寒，则胀满。大抵此病，皆水气寒湿为之也，治宜大辛热之剂。如土久于雨水中，则为泥矣，岂能化生万物，必待和风暖日，湿去阳生，自然长生矣。脾湿有余，无阳则不能化五谷，所以宜辛热治之必愈，然亦有轻重。

---

[1] 痞：原本作“胚”，据《三因方·胀满叙论》改。

## 论腹胀有热有寒属外感

东垣曰：经云：诸腹胀大属热。此乃八益之邪，有余之证。自天外而入，感风寒之邪，传入于里，寒变为热，作胃实，日晡潮热，大渴引饮，谵语，是太阳阳明并病。大实大满者，大承气汤下之。少阳阳明，微满实者，小承气汤下之。五常政大论云：下之则胀已是也。假令痎疟为胀满，亦有寒胀、热胀，是天之邪气，伤暑而得之。不即时发，至秋，暑气衰绝而疟病作矣，知其寒也，《局方》交加饮子是也。岂不闻《素问》及《灵枢经》中说：内虚不足，中寒湿，令人中满，及五脏六腑俱有胀满，更以胀家寒热多少较之，胃中寒则胀满。阴阳应象论云：浊气在上，则生䐜胀。《针经》云：胀取三阳。三阳者，足太阳膀胱寒水为胀，与通评虚实论中说，腹暴满，按之不下，取太阳经络者胃之募正同。五脏生成论云：腹满䐜胀，云云见前。胃中寒湿菀遏故也。《脉经》所谓胃中寒则胀满也。又厥论云：太阴之厥，则腹满䐜胀，后不利，不欲食，食则呕，不得卧。按所说寒胀多如此。汤液醪醴论中说，中满治法[1]，当开鬼门，谓发汗也，洁净府，利小便也。又云：中满者，泻之于内。谓脾胃有病，当今上下分消其气，下焦如渎，气血自然分化，不待泄滓秽。如或大实大满，大小便不利，从权以寒热药下之。

## 论腹胀属内伤所致

东垣曰：或伤酒湿面，及味厚之物，膏粱之人，或食已便卧，使湿热之气不得施化，致令腹胀满，此亦是热胀。调经篇云：因饮食劳倦，损伤脾胃，始受热中，末传寒中，皆由脾胃之气虚弱，不能运化精微，而致水谷聚而不散，而成胀满，此寒湿郁遏而胀也。醪醴论中治法谓先泻其血络，后调其真经，气血平，阳布神清，此治之正也。或曰：诸腹胀大，皆属于热者，何也？此乃病机总辞。假令外伤风寒有余之邪，自表传里，寒变为热，而作胃实腹满，仲景以承气汤治之。亦有膏粱之人，湿热郁于内而成胀满者，此热胀之谓也。大抵寒胀多而热胀少，治之者宜详辨之。

## 论鼓胀属湿热

丹溪曰：心肺，阳也，居上。肾肝，阴也，居下。脾居中，亦阴也，属土。经曰：饮食入胃，游溢精气，上输于脾，脾气散精，上归于肺，通调水道，下输膀胱，水精四布，五经并行。是脾具坤静之德，而有乾健之运，故能使心肺之阳降，肾肝之阴升，而成天地交之泰，是为一平人。今也七情内伤，六淫外侵，饮食不节，房劳致虚。脾土之阴受伤，转运之官失职，胃虽受谷，不能运化。故阳升阴降，而成天地不交之否，清浊相混，隧道壅塞，郁而为热，热留为湿，湿热相生，遂成胀满，经曰鼓胀是也。以其外虽坚满，中空无物，有似于鼓，胶固难治。又名曰蛊，若虫侵蚀之义。理宜补脾，又须养肺金以制木，使脾无贼邪之患，滋肾以制火，使肺气得清。却厚味，断妄想，远音乐，无有不安。医者不察，急于作效，病者苦于胀急，喜行利药，以求通快，不知觉宽得一日半日，其肿愈甚，病邪甚矣，真气伤矣。

---

[1] 法：底本作“此”，据四库本改。

古方惟禹余粮丸，又名石中黄丸，又名紫金丸，制肝补脾，殊为切当，亦须随证加减用之。

予友俞仁叔，连得家难，年近五十得此疾，自制禹余粮丸服之，其脉弦涩而数。予曰：此丸新制，煅炼之火邪尚存，温热之药太多，宜自加减，不可执方。俞笑曰：此方不可加减。服之一月，口鼻见血，色黑骨立而死。又杨兄年近五十，性嗜酒，病疟半年患胀，诊其脉弦而涩，重则大，疟未愈，手足瘦而腹大如蜘蛛状。予教以参、术为君，当归、川芎、芍药为臣，黄连、陈皮、茯苓、厚朴为佐，生甘草些小，作浓汤饮之，一日定三次。彼亦严守戒忌，一月后疟愈。又半年，小便长而胀愈。中间须稍有加减，大意只是补气行湿。又陈氏年四十余，性嗜酒，大便时见血，春间患胀，色黑而腹大，形如鬼状。脉数而涩，重似弱。以四物汤加连、芩、木通、白术、陈皮、厚朴、生甘草，作汤与之，一月而安。一补气，一补血，余药大率相出入，皆获安。或曰：气无补法，今何补气而获安？予曰：气无补法，俗论也。痞闷壅塞，似难于补，不思正气虚者，不能自运。经曰壮者气行则愈，弱者则著而成病。若不补气，邪何由行？或曰：子之药审矣，何效之迟也？病者将厌子之迂而求速效矣。予曰：此病之起，或三五年，或十余年，根深势笃，难求速效。知王道者，能治此病。或曰：胀病将终不利耶？予曰：灼知其不虚，病浅胃壮，积滞不痼，而又有可下之证矣。

按：此论七情内伤，六淫外侵致胀。合东垣所谓八益之邪，有余之证，自外入也。内伤劳倦，虚损脾胃等致不足之证，自内生也。可见虚实之殊，寒热病机互有，则用药当有所据矣。

## 论胀为诸气所致

详见气证门。

## 论胀为诸积所致

陈无择云：五积久而必心腹胀满。但内所因，不待成积即致也，亦当随其脏气而平治之。

谨按：胀满属寒，或内伤，或诸气，或因病数服通利药，脾胃虚而致者为甚多，属湿热者少，至积成者，亦甚有之。但古方多不分治，如禹余粮丸类，燥热气血之剂，于内郁之火，岂得不反有所助耶？夫治是疾，遇大实满，燥实，痞闭，气滞，或始由内伤，脉洪实者，非下之不可。然有服下剂过多，或泻痢后所致，或素脾胃虚弱，不能运化而成者，皆宜补脾行湿。盖此际正气已衰矣，况积而胀乎？故云平治之。又如血蓄、血瘀致者，当从血药治之。寒者热之，热者寒之，结者散之，清浊混者分消之，或升降其气，或消导，皆宜适事为故可也。

## 论浊气在上则生䐜胀

《内经》云：清气在下，则生飧泄，浊气在上，则生䐜胀。此阴阳反作，病之逆从也。《发明》曰：夫䐜胀者，以寒热温凉论之，此何胀也？曰：此饮食失节为胀，乃受病之始也。湿热亦能为胀，右关脉洪缓而沉弦，脉浮于上，是风湿热三气，相合而为病也。是脾胃之令不行，阴火亢甚，乘于脾胃，盛则左迁，而阳道不行，是六腑之气已绝于外，大盛能令母实，风气外绝。风气外绝者，是谷气入胃，清气营气不行，便是风气也，异呼同类，即胃气者是也。经云：虚则兼其所胜，土不胜者，肝之邪也，是脾胃之土不足，火木大胜者也。经云：浊阴出下窍，浊阳走五脏，浊阴归六腑，浊阳归地。此平康不病之常道，反此则为胀也。经云：饮食不节，起居不时者，阴受之，阴受之则入五脏，入五脏则䐜满闭塞。调经论云：下脘不通，则胃气热，热气熏胸中，故内热。下脘者，幽门也。人身之中，上下有七冲门，皆下冲上也。幽门上冲吸门，吸门者，会厌也。冲其吸入之气，不得下归于肾，肝为阴火动，相拒，故咽膈不通。致浊阴之气，不得下降，而大便干燥不行，胃之湿与客阴之火，俱在其中，则腹胀作矣。治在幽门，使幽门通利，泄其阴火，润其燥血，生益新血。幽门通利，则大便不闭，吸门亦不受邪，其膈咽得通，䐜胀腹满俱去矣，是浊阴得下归地矣。故经曰：中满者，泻之于内。此法是也。

## 论下之则胀已

《发明》曰：西北二方，地形高寒。经曰：阴者，其精奉于上，其寒在外。故曰寒则气浮，知阴之寒凉，西北二方之气为主用也。异法方宜论云：北方之人，脏寒生满病。亦谓适寒凉者胀，皆秋冬之气也。在人则为肺肾。冬天之时，寒凉在外，六阳在于坤土之中。坤土者，人之脾胃也。五脏之病，外寒则必内热，《脉经》所谓五脏脉小，皆为消瘅之病。消瘅者，消谷善饥。北方之地，无不能食者此也。阴胜阳虚，下之则愈，正谓此也。

《病机》云：诸腹胀大，皆属于热，下之则胀已，此理悉矣。

谨按：胀主下之一法，亦大略言尔，故出方宜之论。若泛用之，多往往腹胀，是失运化之职也。然是证虽主于下，盖病因寒热积湿气血机本不同，于治可不为分例云。

## 【调理之剂】

**局方紫沉通气汤** 治三焦气涩，不能宣通，腹胀便涩。方见气证门。

**济生紫苏子汤** 治忧思过度，致伤脾胃，心腹胀满，喘促烦闷，肠鸣气走，漉漉有声，大小便不利，脉虚紧而涩。

苏子一两 大腹皮 草果仁 半夏 厚朴制 木香 陈皮 木通 白术 枳实 人参 甘草各半两

上㕮咀，每四钱，入姜、枣煎。

按：此二方，手足太阴之剂也。

**三因大半夏汤** 治肝气不平，胜克于脾，脾郁不行，结聚涎沫，闭于脏气。腑气不舒，胃则胀满。其脉弦迟，故知中虚，胃冷胀满，服此可下气进食。

半夏洗 桂心各五钱 附子 人参 甘草炙 厚朴制 当归 茯苓 枳实炒。各三钱 川椒炒，八十粒

上锉，每四大钱，入姜、枣煎。

**禹余粮丸** 治中满，气胀喘满，及水气胀。

蛇含石三两，煅 真针砂五两 禹余粮三两，同上砂炒

以上三物为主，其次量人虚实，入下项药：

木香 牛膝 蓬术炮 白蒺藜 桂心 川芎 白豆蔻 茴香炒 三棱 羌活 茯苓 干姜 青皮 陈皮 附子炮 当归各半两

上为末，拌匀，以汤浸蒸饼，去水

捣匀，丸如梧子大。每五十丸，空心温酒下。

按：此治寒胀，消积药也，气血之剂。阴阳之气下陷者可用，故存之。与前方并足太阴例。

**东垣木香顺气汤** 治浊气在上，则生䐜胀。

木香三分 厚朴四分 青皮 陈皮 益智仁 茯苓 泽泻 干生姜 半夏 吴茱萸汤洗。各二分 当归五分 升麻 柴胡各一分 草豆蔻煨，三分 苍术三分

上㕮咀，水煎。

按：此足太阳、阳明、厥阴药也。

**木香塌气丸** 治中焦腹胀。

萝卜子炒 陈皮去白。各五钱 胡椒 草豆蔻煨 木香 青皮各三钱 蝎梢去毒，二钱半

上为细末，米糊为丸，梧子大。每三十丸，温米饮下。忌服油腻，白粥百日，量人大小与服。阴囊肿用青盐、干姜、白面为末，水调贴之。

**中满分消汤** 治中满，寒胀寒疝，大小便不通，阴躁，足不收，四肢厥逆，食入反出，下虚中满，腹中寒，心下痞，下焦躁寒，沉厥，奔豚不收，并宜服之。

益智仁 半夏 茯苓 木香 升麻各三分 吴茱萸 草豆蔻 黄芪各五分 川乌头 泽泻 人参 青皮 当归 生姜 麻黄 柴胡 干姜 黄连 荜澄茄 黄柏各二分，为热因寒用

上㕮咀，只作一服，水煎。

按：此二方，治寒胀之剂也。

**广茂溃坚汤** 治中满腹胀，内有积块，坚硬如石，令人坐卧不安，大小便涩滞，上气喘促，通身虚肿。

厚朴 黄芩 益智仁 草豆蔻 当归各五钱 黄连六钱 半夏七钱 广茂 升麻 红花 吴茱萸各二钱 甘草生 柴胡 泽泻 神曲 青皮 陈皮各三钱 渴者加干葛四钱

上㕮咀，每七八钱，水煎，食前温服。

**中满分消丸** 治中满，鼓胀气胀，水气胀，大热胀。

黄芩 黄连 枳实炒 半夏制，各五钱 姜黄 白术 人参 甘草炙 猪苓各一钱 生干姜 白茯苓 砂仁各二钱❶ 厚朴一两 知母四钱 泽泻 陈皮各三钱

上为细末，水浸，蒸饼为丸，梧子大。每百丸，焙热，白汤下，食后。寒因热用，故焙服。

按：此并治热胀之剂也，又湿热之药。

## 【攻下之剂】

**三因七物厚朴汤** 治腹满发热，脉浮数，饮食如故，胀满者，为热胀。

厚朴炒，一两 甘草炙 大黄煨。各三钱 枳实炒，半两 桂心一分

上为末，每四大钱，入姜、枣煎。呕者加半夏。

按：此治热之剂，阳明例药也。

**简易是斋推气丸** 治三焦痞塞，气不升降，腹胀。

槟榔 陈皮 黄芩 大黄 枳实 黑牵牛等分

上为末，炼蜜丸梧子大。每五七十丸，临睡汤下，量虚实与服。

**杨氏消胀丸**

木香 黑牵牛 萝卜子炒 槟榔

上等分为末，水糊丸梧子大。每三十丸。

**宣明肉豆蔻丸** 治食痼，腹胀如鼓

---

❶ 二钱：四库本作“一钱”。

不食者，病可下。

肉豆蔻　槟榔　轻粉各一钱　黑牵牛一两半，取❶头末

上为末，糊为丸，如绿豆大。每服十丸至二三十丸，煎连翘汤下，食后，日三服。

按：此并气分药也。

**鸡屎醴散**　治心腹胀满，旦食不能暮食，致令胃逆鼓胀证。

大黄　桃仁　鸡屎醴干者。等分

上为末，每一二钱，水煎入姜，食前服。

按：此血分药也。

**东垣沉香海金砂丸**　治一切积聚，脾湿肿胀，肚大青筋，羸瘦。

海金砂一钱半　沉香二钱　轻粉一钱　牵牛末一两

上为末，独蒜如泥为丸，如梧子大。每三十丸，煎白沸灯心通草汤下，量虚实与服。

**海金砂散**　治脾湿太过，腹胀如鼓。方见湿门。

按：此二方，治湿之剂也。

**沉香交泰丸**　治浊气在上，干扰清阳之气，菀而不伸，以为䐜胀。

沉香　白术　当归各三钱　厚朴制，五钱　枳实炒　吴茱萸洗　白茯苓　泽泻　陈皮　青皮　木香各二钱　大黄酒浸，一两

上为末，汤浸蒸饼为丸，梧子大。每五十加至七十丸，温汤送下。

按：此分消之剂也，气血之药。

**三花神佑丸**　治一切肿病，大腹实胀，喘满。方见湿门。

按：此治湿热之药也。

## 【治积聚之剂】

**澹寮三棱煎丸**　治心腹坚胀，胁下紧硬，胸中痞塞，喘满。

京三棱半斤，为末，以酒三升，银器内熬成膏　青皮　萝卜子炒　神曲炒。各二两　麦蘖炒，三两　硇砂一两　干漆炒　杏仁炒，各半两

上为末，以膏子丸，如梧子大。每三十丸，食后，温米饮下。

**导气丸**　治诸气痞塞，关膈不通，腹胀如鼓，大便虚秘。

青皮用水蛭炒　莪术　虻虫炒　三棱　干漆炒　槟榔　斑蝥炒　茱萸牵牛炒　干姜硇砂炒　附子盐炒　赤芍川椒炒　胡椒茴香炒　石菖蒲桃仁炒。各等分❷

上各锉，与所同炒药熟，去水蛭等不用，只以青皮等十件为末，酒糊为丸，如梧子大。每五丸至七丸，空心，紫苏汤下。

**塌肿神应丸**　治诸蛊毒腹胀。方见积聚门。

按：此并治积聚，导气散郁之剂也，又能入血分。

谨按：以上攻治诸方，皆有轻重所宜之制，宜对证选用。不得少差，致有实实虚虚之失也。《发明》曰：禁服论云：约方，犹约囊也。囊满弗约则输泄，方成弗约，则神与气俱未满。而知约之可以为工，不可以为天下师，此圣人所以退太过而进不及，以平为期也。大凡气味者，有毒无毒，固宜常制矣。是以大毒治病，十去其六，常毒治病，十去其七，小毒治病，十去其八，无毒治病，十去其九，余以谷肉果菜，食养尽之。至如君一臣二，奇之制也，君二臣四，偶之治也。近而奇偶制小其服，远而奇偶制大其服。大则数少，小则数多矣。

---

❶ 取：原本作“服”，据《宣明论方·卷八》改。

❷ 各等分：底本无，据紫来堂本补。

多则九之，少则二之。补上治上制以缓，补下治下制以急。急则气味厚，缓则气味薄，下不以偶，汗不以奇，随其邪之所在，高下浅深，轻重虚实，影响无间，万举万全，是谓中行，故可以为师也。

假如病大而汤剂小，则邪气少屈而药力已乏，欲不复治，其可得乎？犹一杯之水，救一车薪之火，竟不能灭，是谓不及。故不可为师，而可以为工矣。小而汤剂大，则邪服已尽，而药有余力，欲不伤正，何所容哉？犹火炎昆冈，玉石俱焚，莫之能止，是谓太过，此又不可以为工，是乃粗医也。三者之论，惟中而已，过与不及，皆为偏废。然而太过尤甚于不及。何以明之？盖失之于姑息，邪复胜正者，止于劳而无益，犹可勉而适中。或失于苛暴，则正气被伤，因而羸瘠者有之，危殆者有之，灭亡者有之。非从无益而又害之，此所谓尤甚也，可不戒哉。尝看[1]仲景之书，于承气条下，攻里则曰：若更衣，止后服。于桂枝汤后，发表乃云：絷絷微汗益佳，不可令如水淋漓。本乎轩岐之微旨，有所得耳。



[1] 看：底本作“者”，据紫来堂本、四库本改。

# 卷之二十七

## 喉痹门

### 论喉痹为火热所致

《原病式》曰：喉痹，痹不仁也，俗作闭，由闭塞也。火主肿胀，故热客上焦，而咽嗌肿胀也。

子和曰：《内经》云：一阴一阳结，谓之喉痹。王太仆曰：一阴者，手少阴君火，心主之脉气也。一阳者，手少阳相火，三焦之脉气也。二脉并络于喉，气热则内结，结甚则肿胀，肿胀甚则痹，痹甚而不通，则死矣。夫推原十二经，惟足太阳别下项，其余皆凑于喉咙，然《内经》何为独言一阴一阳结为喉痹？盖君相二火独胜，则热结正络，故痛且速也。予谓一言可了者，火是也。故十二经中言嗌干、嗌痛、咽肿、颔肿、舌本强，皆君火为之也。惟喉痹急速，相火所为也。夫君火者，犹人火也，相火者，犹龙火也。人火焚木，其势缓，龙火焚木，其势速。《内经》之言喉痹，则咽与舌，其两间耳，然其病同于火，故不分也。后之医者，各详其状，强立八名，曰单乳蛾、双乳蛾，单闭喉、双闭喉，子舌胀、木舌胀，缠喉风，走马喉痹。热气上行，故传于喉之两傍，近外肿作，以其形似，是谓乳蛾。一为单，二[1]为双也。其比乳蛾差小者，名闭喉。热结于舌下，复生一小舌子，名曰子舌胀。热结于舌中，舌为之肿，名曰木舌胀。木者，强而不柔和也。热结于咽喉，肿绕于外，且麻且痒，肿而大者，名曰缠喉风。喉痹，暴发暴死者，名曰走马喉痹。此八种之名虽详，若不归之火，则相去远矣。其微者，可以咸耎之，而大者，以辛散之。

今之医者，皆有其药也。如薄荷、乌头、僵蚕、白矾、朴硝、铜绿之类也。至于走马喉痹，何待此乎？其生死人，反掌之间耳。其最不误人者，无如砭针出血，血出则病已。《易》曰血去惕出，良以此夫。昔予治一妇人木舌胀，其舌满口，诸医不愈，令以铍针小而锐者砭之，五七度，肿减，三日方平，计所出血，几至盈斗。又治一男子缠喉风肿，表里皆作，药不能下，予以凉药灌于鼻中，下十余行，外以拔毒散傅之，阳起石烧赤，与伏龙肝各等分，细末之，日以新水扫百遍，三日热始退，肿始消。又尝治一贵妇喉痹，盖龙火也，虽用凉剂，而不可使冷服，为龙火宜[2]以火逐之，人[3]火者，烹饪之火是也，乃使爆于烈日之中，登于高堂之上，令侍婢携火炉，坐药铫于上，使药常极热，不至大沸，通口时时呷之，百余次，龙火自散。此法以热行寒，不为热病扞格故也。

大抵治喉痹，用针出血，最为上策。

---

[1] 二：原本作“一”，据《事亲》卷三改。

[2] 宜：原本作“宣”，据四库本改。

[3] 人：原本脱，据《事亲》卷三、紫来堂本补。

但人畏针，委曲旁求，瞬息丧命。凡用针而有针创者，宜捣生姜一块，调以热白汤，时时呷之，则创口易合。《铜人》中亦有灸法，然痛微者可用，病速者，恐迟则杀人。故治喉痹之火与救火同，不容少待。《内经》火郁发之，发谓发汗，然咽喉中岂能发汗？故出血者，乃发汗之一端也。后之君子，毋执小方，而曰吾药不动脏腑，又妙于出血。若幸遇小疾而获效，不幸遇大病而死矣，毋遗后悔可也。

### 论喉痹为伤寒所致

庞氏曰：经云伏气之病，古方谓之肾伤寒，谓非时有暴寒中人，伏毒气于少阴经，始衰不病，旬月仍发。脉微弱，法当咽痛似伤，非喉痹之病，次必下利。

谨按：少阴伤寒一二日，病乃不自太阳传也。因是经不足，而卒中寒，寒邪抑郁，内格阳气为热，上行于咽门经会之处，寒热相搏而痛，或成喉痹。为医不察脉证虚实，即用寒凉之剂攻治，卒致殒没，而患者自谓其分。呜呼冤哉！殊不察少阴病咽痛，及生疮不能言，声不出者，药用甘苦辛温，制其标病，以通咽嗌。至若伤寒伏气内发，咽痛兼下利清谷，里寒外热，面赤脉微弱者，用辛热之药攻其本病，以顺阴阳，利止则水升火降，而咽痛自无也。此非杂病一阴一阳结为喉痹之比，不可妄施针砭，及寒凉之药。且夫火热之动，为病急速，子和论治已详。然伤寒伏气为病，咽痛或肿，本阴寒厥甚，逼热上行，其喉为痹，逼热下行，必便脓血。此标热而本寒也，仲景自有治例，故子和略而不议。若是则火热喉痹肿甚者，急用药吹点，或刺少商、合谷、丰隆、涌泉、关冲等穴，以解脉络之结。轻者，内与甘辛凉剂，降火制其标本，亦不可便用苦寒之药攻治。倘有内寒格热为病，吾恐反增其势矣。

### 论喉痹为痰饮所致

详见痰饮门。

### 论喉痹为气逆所致

详见气门。

### 论喉痹为风燥所因

陈无择云：风燥皆使喉痹，咽肿则不能吞，干则不能咽。多因饮啖辛热，或复呕吐喀伤，致咽系干枯之所为也，与喉门自别。又有悬门暴肿，闭塞喉咙，亦如喉闭。但悬壅在上腭，俗谓莺翁，又谓之鹅聚，俗语声讹，不可不备识。

### 【吹点药】

**济生二圣散** 治缠喉风，急喉痹。

鸭嘴胆矾二钱半 白僵蚕炒，去丝嘴，半两

上为末，每用少许，以竹管吹入喉中。

**白矾散** 治急喉闭。

白矾三钱[1] 巴豆二个，去壳，作六瓣

上将矾于铫内，慢火熬化为水，置巴豆其内，候干，去巴豆，取矾，研为末。每用少许，吹入喉中，立愈。

**杨氏一字散** 治时气，缠喉风，渐入咽塞，水谷不下，牙关紧急，不省人

---

[1] 三钱：四库本作“一钱”。

事者。

雄黄研　蝎梢　白矾枯　藜芦　猪牙皂角炙。各等分

上为末，每用一豆大，鼻内嗃之，立效。

**三因玉钥匙**　治风热喉闭及缠喉风。

焰硝一两半　鹏砂半两　脑子一字　白僵蚕一钱

上研匀，以竹管吹半钱许，入喉中立愈。或加雄黄二钱，名金钥匙。

## 【宣剂】

**三因解毒雄黄丸**　治缠喉风及喉痹，卒然仆倒，失音，不出声，或牙关紧急者。

雄黄一两　巴豆去油，十四个　郁金一钱

上研，醋糊丸绿豆大。热茶清下七丸，吐出顽涎即苏省，未吐再服。至如死者，亦以物斡开口灌之，下咽无有不活者，吐泄些小不妨。

**丹溪方**　用射干汁和逆流水吐之。用桐油以鹅翎蘸，探吐之。用灯火油脚吐之。

## 【治热之剂】

**局方龙脑鸡苏丸**　治上焦热，咽肿嗌痛。方见热门。

**澹寮牛蒡子散**　治风热上壅，咽喉肿痛，或生乳娥。

牛蒡子研　玄参　升麻　桔梗　犀角　黄芩　木通　甘草各等分

上㕮咀，每半两，水煎，入生姜二片。

**拔萃桔梗汤**　治热肿喉痹。

桔梗　甘草　连翘　栀子　薄荷　黄芩

上为㕮咀，入竹叶煎。

**百一选方**　治咽喉肿闭。

山豆根洗净，新汲水浸少时。

上以一块，入口中含之，咽下苦汁，未愈再用。

## 【治火之剂】

**局方碧雪**

**凉膈散**方并见火门，绛雪见下。

**御药院麝香朱砂丸**　治咽喉肿闭，或作疮，或舌根肿痛者。

马牙硝生用，七钱　铅白霜三钱　鹏砂三两　龙脑三钱　寒水石烧，一斤　麝香二钱　朱砂一两半　甘草十两，熬膏

上研极细，用膏子和丸，如桐子大。朱砂为衣，每含化一二丸。一法：减铅霜、麝、甘草，只五味，名绛雪散。

**龙麝聚圣丹**　治心脾客热，毒气攻冲，咽喉肿赤，疼痛，或成喉痹，或结硬不消，愈而复发，经久不差，或舌本肿胀，满口生疮。

川芎一两　生地黄　犀角屑　羚羊角屑　南琥珀　南玄参　连翘各半两　人参　赤茯苓　马牙硝　脑子　麝香各三钱　桔梗　升麻　铅白霜研。各半两　朱砂　牛黄各研，二钱　南鹏砂研，一两　金箔五十片

上末，炼蜜丸，每两作十丸，金箔为衣。以薄荷汤化下，或细嚼，或含化之。

按：以上诸方有轻重之分，宜随证选用。

## 【治风之剂】

**局方如圣胜金锭子**　治咽喉急闭，

腮颔肿痛，并单娥、双乳娥、结喉、重舌、木舌，并皆治之。

硫黄细研　川芎　腊茶　薄荷叶　川乌炮　硝石　生地黄各等分

上为末，生葱汁搜和为锭，每服先用新汲水灌漱，次嚼薄荷五七叶，却用药一锭同嚼极烂，以井花水❶咽下，甚者，连进三服，并含之即安。

**本事方利膈汤**　治脾肺有热，虚烦上壅，咽喉疮肿。

薄荷叶　荆芥穗　防风　桔梗　人参　牛蒡子炒　甘草各等分

上㕮咀，每半两，食后水煎服。

## 【治寒之剂】

**仲景半夏汤**　治伤寒，寒热❷相搏，咽痛，或声不出者。

半夏　桂枝　甘草炙。等分

上㕮咀，每七八钱，或半两，水煎放冷，细细咽之。

按：本论咽中伤，生疮，不能言，声不出者，少阴证用苦酒汤，或桔梗等方，皆可选用。

**三因蜜附子丸**　治腑寒咽闭，吞吐不利。

大附子一个，去皮脐，切作大片，蜜涂，炙令黄

上每含咽津，甘味尽，更以附片涂蜜炙用。

## 【治痰之剂】

**王隐君礞石滚痰丸**　治痰热，咽嗌肿痛不利。

**桔梗半夏汤**　治痰气不降，咽肿，欲成喉痹者。方并见痰饮门。

**三因玉粉丸**　治寒痰壅结，咽喉不利，语声不出者。

半夏洗，五钱　草乌一字，炒　桂一字

上末，生姜自然汁浸，蒸饼，丸如鸡头大。每大人一丸，至夜含化，多年不愈亦有效。《针经》中说：寒气客于会厌，卒然如哑，此药主之。

---

❶ 水：底本脱，据紫来堂本、四库本补。

❷ 热：底本脱，据紫来堂本补。

# 卷之二十八

## 淋闭门 小便不禁附　胞痹附

### 淋闭脉证

《脉经》曰：少阴脉数，妇人则阴中生疮，男子则气淋。热结下焦，则令人淋门闭不通。淋之为病，小便数如粟状，小腹弦急，痛引脐中。

### 论淋证主热

《原病式》曰：淋，小便涩痛也。热客膀胱，郁结不能渗泄故也。或曰：小便涩而不通者为热，遗尿不禁者为冷。岂知热甚，客于肾部，干于足厥阴之经，廷孔郁结极甚，而气血不能宣通，则痿痹而神无所用，故液渗入膀胱，而旋溺遗失，不能收禁也。经云：目得血而能视，脏得血而能液，腑得血而能气。夫血随气运，气血宣行，则其中神自清利，而应机能为用矣。又《灵枢》曰：肾主二阴。然水衰虚而怫热客其部分，二阴郁结，则痿痹而神无所用，故溲便遗失，而不能禁止，然则热证明矣。是故世传方论，虽曰冷淋，复用榆皮、黄芩、瞿麦、茯苓、通草、鸡苏、郁李仁、栀子之类寒药治之而已，其说虽妄，其方乃是。由不明气运变化之机，宜乎认是而为非也。或谓患淋而服茴香、益智、滑石、醇酒温药而愈者，然则非冷欤？不知此皆利小便之要药也。盖醇酒、益智之性虽热，而茴香之性温，滑石之性寒，所以能开发郁结，使气液宣通，热散而愈也。

按：此只是论热因处治。然《宝鉴》曰：小便不利，其治有三，不可概论。津液偏渗于肠胃，大便泄泻而小便涩少者，宜分利而已。热传下焦，津液则热，热而不行者，必渗泄则愈。脾胃气涩，不能通调水道，下输膀胱而化者，故可顺气，令施化而出矣。可见非止于热因也。况有标本不同，有论见后。大抵《三因》谓大率有五者，总病机言也。以气为本者，气行而水自化也，亦气血之谓。然有得之于胎气者，丹溪云：郑宪使子，年十六，生七个月后得淋病，五七日必一作，其发则大痛，水道下如漆和粟者一盏方定。脉之，轻则涩，重则弦。视其形瘦而长，色青如苍，意其必因其父服下部药，遗热在胎，留于子之命门而然。遂以紫雪和黄柏末，丸梧子大。晒及干，热汤下百丸，半日又下二百丸，食物压之，又半日痛大作，连腰腹，水道乃行，下漆和粟者碗许，痛减十之八。后张子中与陈皮一两，桔梗、木通各半两，又下一合许而安。父得燥热，尚能病子，况母得之者乎。书此以证东垣红丝瘤之事。云云，见妇人门。

### 论淋涩主寒

《宝鉴》曰：痹论云：胞痹者，小

腹膀胱，按之内痛，若沃以汤，涩于小便，上为清涕。夫膀胱为州都之官，津液藏焉，气化则能出焉。今风寒湿邪，客于胞中，则气不能化出，故胞满而水道不通。其证少腹膀胱，按之内痛，若沃以汤，涩于小便，以足太阳经，其直行者，上交额上，人络脑，气下灌于鼻窍，则为清涕也。

按：此则知淋闭有寒热之殊，大抵人之所禀虚实受病不同，宜参脉理分治。

## 论淋闭分三因

陈无择云：淋，古谓之癃，名称不同也。癃者，罢也。淋者，滴也。古方皆云心肾气郁，致小肠膀胱不利。复有冷淋、湿淋、热淋等，属外所因。既言心肾气郁，与夫惊思恐忧，即内所因。况饮啖冷热，房室劳役，及乘急忍溺，多致此病，岂非不内外因也。大率有五：曰冷，曰热，曰膏，曰血，曰石，五种不同，皆以气为本。

严氏曰：五淋，气、石、血、膏、劳是也。气淋为病，小便涩，常有余沥。石淋，茎中痛，尿不得卒出。膏淋，尿似膏出。劳淋，劳倦即发，痛引气冲。血淋，遇热即发，甚则溺血。候其鼻头色黄者，小便难也。大抵此证多由心肾不交，积蕴热毒，或酒后房劳，服食热燥，七情郁结所致。癃闭，淋门闭为病，皆一类也。

按：此云五淋，名各不同，故两存之。然石淋，世俗又名沙石淋。子和曰：世人多为服金石燥热之剂得之。常见农家有此证，岂是服金石之人也。大抵是膀胱蓄热而成此疾。如汤瓶久在火中煮，瓶底白碱而不能去。沙石淋之证，与此同理，其论最为得矣。《内经》云：少腹热，溲出白液，亦甚似之也。

## 论小便不利气病血病之异

《发明》曰：《难经》云：脉有关有格，何谓也？然关则不得小便，格则吐逆。关者甚热之气，格者甚寒之气。是关无出之由，故曰关，格无入之理，故曰格也。按寒在胸中，遏绝不入，热在下焦，填塞不便。《内经》曰：人迎大四倍于气口，名曰格。气口大四倍于人迎，名曰关。关则不得小便，格则吐逆。夫小便者，是足太阳膀胱所主，长生于申，申者，西方金也，故金能生水。金者，肺也，肺中伏热，水不能出，是绝小便之源也。人辅相天地，膀胱之源，自头项下至于足，故曰阳中之阴。如渴而小便不通者，不得降是也。故圣人立法，皆用清燥金之正化气薄之药。茯苓、猪苓、泽泻、琥珀、灯心、通草、车前子、瞿麦、萹竹之类，皆为淡渗之药，能泻肺火而清肺金，滋水之化源也。若热在下焦，是绝其流而溺不泄也，须用气味俱厚，阴中之阴药治之。长安王善夫，病小便不通，渐成中满，腹大坚硬如石，壅塞之极，腿脚坚，胀裂，裂出黄水，双睛凸出，昼夜不得眠，饮食不下，痛苦不可名状。伊戚赵谦甫，诣予求治。视归，从夜至旦，耿耿不寐，究记《素问》有云：无阴则阳无以生，无阳则阴无以化。

又云：膀胱者，州都之官，津液藏焉，气化则能出矣。此病小便癃闭，闭是无阴而阳气不化也。凡利小便之药，皆淡味渗泄，为阳，止是气药，阳中之阴，非北方寒水，阴中之阴所化者也。此乃奉养太过，膏粱积热，损北方之阴，肾水不足。膀胱，肾之室，久而干涸，小便不化，火又逆上，而为呕哕，非膈上所生也，独为关，非格病也。洁古云：热在下焦，填塞不便，是治关格之法。今病者内关外格之病悉俱，死在旦夕，但治下焦可愈。随处以禀北方寒水所化，大苦寒之味者黄柏、知母、桂为引用，丸如桐子大，沸汤下二百丸。少时来报，服药须臾，如刀刺前阴，火烧之痛，溺如瀑泉涌出，卧具皆湿，床下成流，顾盼之间，肿胀消散。予惊喜曰：大哉！圣人之言。岂可不遍览而执一者也。其证小便闭塞而不渴，时见躁者是也。凡诸病居下焦，皆不渴也。二者之病，一居上焦，在气分而必渴，一居下焦，在血分而不渴，血中有湿，故不渴也。二者之殊，至易分别耳。

谨按：或问肝主小便淋溲，今治法主肾，何也？然大凡病便数者，多肾经气虚而然。淋闭者，有标本之分。气热郁结，则膀胱津溢，主约不利，为本病。小腹痛，不得便，下焦气脉实而不利，是客约不行，为标病。伤寒变极者，遗溲直视，是少阴肾先绝也。故此三经，干于下部为病，非独肝也。或脾肺之气，不能通调水道，下输膀胱，清气不降，皆能为癃闭。肾气虚而浊气不升，虚热干于厥阴之络，阴挺痿痹而神无所用，乃旋溺频数。人老年来多有此患矣。肾虚极则水涸火炽，真气散而死也。或曰：若久寡居之人，病便数者，岂肾气虚不为约乎？然是金为火烁，土为水濡，脏腑兼体相资之道失，湿热甚而经脉纵缓，亦成斯疾也。观先哲用肾气丸等，以收精气之虚脱，为养肺滋肾，伐火导水，使机关利而脾土健实之意是焉。若全指为虚寒处治者，是则一概论也。

## 论小便不禁或癃为下焦虚实不同

《内经》曰：胞移热于膀胱，则癃、溺血。膀胱不利为癃，不约为遗溺。注曰：膀胱为津液之腑，水注由之，然足三焦脉实，约下焦而不通，则不得小便。足三焦脉虚，不约下焦，则遗溺也。《灵枢经》曰：足三焦者，太阳之别也，并太阳之正，入络膀胱，约下焦。实则闭癃，虚则遗溺。王海藏曰：因看[1]《卢氏医镜》，见姜附石脂朱砂丹一药，味数分两皆同，惟丹砂一味，用伏火者，及治病有差。所治者，小便数而不禁，怔忡多忘，魇梦不已之不同耳。其不同者，审而详之，乃得此之治决不差耳。泛举之，言肾主大便，肝主小便淋溲。《难经》云：小肠为赤肠，是面赤色及便溺赤色者，皆出心与小肠，南方赤色显于外也。经言下焦如渎者，正谓大小便也。大便为阴，为有形，乃下焦之下者也。肾脏为病主大便，不言大肠者明矣，子行父之道。小便为气所化，乃下焦之高者也，谓肝主小便淋溲，亦是子行父道，为腑病。诸气化者皆腑，诸有形血化者，皆脏病所主。此腑言膀胱病。此二证俱在下焦，则同药，有形无形及在脏在腑有殊，俱是丹田衰惫。不言心火者，以其相火代行君之令故也。细分之，则膀胱壬水胜丙小肠者，是不传阴，则阴不病。何为有形病，此为阴之体也，为腑之用也。天地阴阳，互[2]为体用，以斯可见。是明五脏者，为六脏所用，六腑者，为五脏所用明矣。是有形皆为传阴也。

---

[1] 看：底本作“有”，据紫来堂本改。
[2] 互：底本作“反”，据紫来堂本改。

夫小便不禁，是膀胱不约，为遗溺，此不传阴也，是丹田胞络受寒，为壬所克。大抵诸腑皆盛有形物，有形病皆在腑，责其所来，皆在脏也。用伏火朱砂者，去其寒邪耳。治法同者，以其俱在下焦，补诸无形，同在胞络耳。以其胞与肾相对，有系相通[1]故也。肾主大便，肝主小便，所治安得不殊。

按：此论遗溺为经虚之本病也，然亦有误服凉剂太过而致者。如东垣曰：立夏前误用白虎汤过多，致遗溺者，宜温药升阳以解之是也。故用药者，当审诛罚无过之戒。

谨按：丹溪先生曰：淋证多主于气虚，亦有死血作淋者。小便不通，实热者，当利之。因气者，宜吐之，以提其气，气升则水自下，盖气承载其水也。痰多者，用二陈汤，先服后吐。痰气闭塞者，二陈加木通、香附，探吐。一男子病小便不通，医用利药而加剧。先生曰：此积痰病也。积痰在肺，肺为上焦，膀胱为下焦，上焦闭则下焦塞。譬如滴水之器，必上窍通而后下窍之水出焉。乃以法大吐之，吐已，病如失。然此可见，癃淋又不独主于经病也。

## 【治淋涩之剂】

**金匮肾气丸**　治肾虚，小便淋涩，及妇人子淋。方见补虚门。

**钱氏导赤散**　治心经蕴热，小便赤涩，或成淋痛。方见热门。

**局方五淋散**　治膀胱有热，水道不通，淋涩不出，或尿如豆汁，或成沙石，或如膏，或热怫便血。

赤茯苓六钱　赤芍　山栀子各二钱　当归　甘草各五钱

上㕮咀，每半两，入灯心，水煎。

**本事火府丹**　治小便赤少，及五淋涩痛。

木通　黄芩各一两　生地黄二两

上为末，炼蜜丸，如梧子大。每五十丸，木通汤下。

**济生小蓟饮子**　治下焦结热，尿血成淋。

生地黄　小蓟根　通草　滑石　山栀仁　蒲黄炒　淡竹叶　当归　藕节　甘草

上等分，为㕮咀，每半两，水煎，空心服。

**琥珀散**　治五淋涩痛，小便脓血。

琥珀　海金砂　没药　蒲黄各研

上各一两，和匀，每三钱，食前，煎萱草根汤调下，日二服。

**局方八正散**　治小便热淋，涩痛。

按：以上诸方，并血分药也。

**清心莲子饮**　治小便浊或涩。方并见热门。

**立效散**　治下焦热结，小便黄赤，淋闭疼痛，或有血出。

瞿麦穗一两　甘草三分　山栀炒，去皮，半两

上末，每五钱，入葱白、灯心，姜煎。食前，时时服。

**济生地肤子散**　治诸病后，体虚触热，热结下焦，遂成淋病，小便赤涩，数起少出。

猪苓　地肤子　知母　黄芩　海藻　通草　瞿麦　枳实炒　升麻　葵子

上㕮咀，每半两，水煎，入姜。

按：以上方又气中之血药也。

**海金砂散**　治小便淋沥，及下焦湿热，气不施化，或五种淋疾，癃闭不通。

海金砂研　木通　瞿麦穗　滑石

---

[1] 系相通：底本脱，据紫来堂本、四库本补。

通草各半两　杏仁去皮尖，一两

上末，每五钱，水煎，入灯心二十根。

**宝鉴茯苓琥珀汤**　治小便数而欠，淋涩，脉沉缓，时时带数。

五苓散加琥珀半两　滑石七分　甘草三分

上细末，每五钱，常流水煎服，食前。

按：以上并气分药也。

**局方石苇散**　治膀胱有热，水道不通，淋沥不出，脐腹急痛，蓄作有时，劳倦即发，或尿如豆汁，或出砂石。

芍药　白术　滑石　葵子　当归　瞿麦各三钱　石韦　木通各二钱　甘草　王不留行各一钱❶

上为末，每二钱，空心，小麦汤调下。

按：此血中之气药也。与以上并治热之剂。

**三因生附散**　治淋而脉沉微，小便秘涩，数起不通，窍中痛。

附子　滑石各半两　瞿麦　木通　半夏各一两半

上为末，每二钱，入姜三片，灯心二十茎，蜜半匙，水煎，食前服。

按：此治寒❷之剂也。

## 【治癃闭之剂】

**东垣滋肾丸**　治下焦阴虚，脚膝无力，阴汗阴痿，足热不履地，不渴而小便闭。

黄柏酒洗，焙　知母酒洗，焙。各一两　肉桂二钱

上为末，水丸，如桐子大。每服百丸，加至二百丸，煎百沸汤送下。

**白花散**　治小便不通，膀胱蕴热。

朴硝

上末，每二钱，煎茴香汤调下，食前。

按：以上并血分药也。

**清肺散**　治渴而小便闭，或黄，或涩。

五苓散加琥珀半钱　灯心一分　木通七分　通草一分　车前子炒，一分　瞿麦半钱　萹蓄七分

上为细末，每五钱，水煎。食前服，作汤亦可。

**红秫散**　治小便不通，止喘。

红秫黍根一两　萹蓄一两半　灯草一百根，三寸长

上㕮咀，每五钱，长流水煎服。

按：以上并气分药也。

**黄芩清肺饮**　治肺燥而小便不通。

黄芩一钱　栀子三个，打破

上㕮咀，长流水煎服。不利，加盐豉二十粒。

**滋阴化气汤**　治因服热药过多，小便不利，诸药不效，或脐下闷痛难忍。

黄连　黄柏各炒　甘草炙。等分

上㕮咀，每五钱，水煎，食前服。如不通加知母。

按：此二方助阴药也。

## 【治胞痹之剂】

**千金方茯苓丸**　治胞痹，小便内痛。

赤茯苓　防风　细辛　白术　附子炮　泽泻　官桂各半两　天花粉　紫菀　牛膝酒浸　黄芪　芍药　甘草炙。各三分　生地黄　山茱萸　山药　独活　半夏各一分

---

❶ 各一钱：底本无，据紫来堂本补。

❷ 寒：底本作“窍”，据紫来堂本及文义改。

上末，蜜丸梧子大。每十丸，温酒送下，食前。

**巴戟丸** 治胞痹，脐腹痛，小便不利。

巴戟去心，一两半 桑螵蛸麸炒黑 远志去心 山芋 生地黄 附子炮 续断 肉苁蓉酒浸。各一两 杜仲炒 石斛 鹿茸酥炙 龙骨 菟丝子酒浸 五味子 山茱萸 桂各二分

上十六味，细末，蜜丸梧子大。每三十丸，空心，酒下。

**肾沥汤** 治胞痹，小腹急，小便不利。

麦门冬 木通 桔梗 桑白皮 杜仲炒 犀角屑，五加皮各一两 赤芍五钱

上㕮咀，每五钱，水煎，加羊肾一个，竹沥少许。

**宣明肾著汤** 治胞痹证，小腹膀胱，按之内痛，若沃以汤，涩于小便，上为清涕不止者。

赤茯苓 白术各四两 甘草炙，三两 干姜炮，二两

上为末，每五钱，水煎，温服日三。

按：此四方，当分寒热之异选使。然肠痹亦有腹痛、飧泄，小便秘涩者，《宣明论》有证治例，详见本论。又可见小便不利，非止胞痹为患也。

## 【治淋沥不禁之剂】

**局方二气丹** 治内虚里寒，膀胱积冷，阳渐微，小便不禁。

硫黄研 肉桂各一分 干姜炮 朱砂为衣。各二钱 附子一枚，大者，炮，去皮脐，为末，半两

上为末，糊丸，如梧子大。每五十丸，盐汤下，食前服[1]。

**姜附赤石脂朱砂丹** 治小便数而不禁，怔忪多忘，魇梦不已。

附子生 干姜各半两 赤石脂一两半，水飞 朱砂一两，研

上为细末，酒糊为丸，如绿豆大。每十五至二三十丸。大便有病，米饮下，小便不禁，茯苓汤下。

按：此二方助阳之剂也。

**御药院方秘元丹** 治内虚里寒，自汗时出，小便不禁。

白龙骨三两 诃子十个 砂仁一两 灵砂二两

上为末，煮糯米粥，丸如梧子大。每五十丸，空心，盐酒下。

按：此固阳之剂也。

**济生菟丝子丸** 治小便多，或致失禁。

菟丝子二两 牡蛎煅 附子炮 五味子 鹿茸酒炙。各一两 苁蓉酒浸，二两 鸡肶胵炙干 桑螵蛸酒炙。各半两

上为末，酒糊丸如梧子大。每七十丸，空心，盐汤温酒任下。

**三因家韭子丸** 治下元虚冷，小便不禁，或成白浊。

家韭子六两，炒 鹿茸四两，酥炙 苁蓉酒浸 牛膝 熟地黄 当归各二两 巴戟去心 菟丝子酒浸。各一两半 杜仲 石斛 桂心 干姜炮。各一两

上为末，酒糊丸如梧子大。每百丸，空心，汤酒任下。

按：此二方助阳滋阴之剂也。

**茯苓丸** 治心肾俱虚，神志不守，小便淋沥不禁。

赤茯苓 白茯苓等分

上为末，以新汲水挼洗，澄去新沫，控干，别取熟地黄汁，与好酒同于银石器内，熬成膏，搜和丸，如弹子大。空

---

[1] 服：底本无，据四库本补。

心，盐酒嚼下一丸。

按：此滋阴固真之剂。

## 【杂方】

**澹寮桑螵蛸散** 治小便频数，或如稠米泔色。

桑螵蛸盐水炙 远志 菖蒲盐炙 龙骨 人参 茯神 当归 鳖甲醋炙，各等分

上为末，每二钱，临卧，人参汤调服。

**五子丸** 治小便频数，时有白浊。

菟丝子酒蒸 家韭子炒 益智仁 茴香炒 蛇床子去皮，炒，等分

上为末，酒糊丸如桐子大。每七十丸，米饮盐汤任下。

## 【通气法】

治小便不通，诸药无效，或转胞至死。此法用之，便自出。用猪尿胞一个，底头出个小窍儿，着翎筒通过，放在窍内，根底细线系定翎筒口子，细杖子堵定，上用黄蜡封尿胞口头，吹满气七分，系定了，再用手捻定翎筒根头，放了黄蜡堵塞，其翎筒放在小便头，放开翎筒根头，手其气透里，自然小便即出，大有神效。

## 【灸方】

灸小便淋涩法：炒盐，不以多少，热填满病人脐中，是神阙穴也，却用筋头大艾炷灸七壮，良验。或灸三阴交穴。

一法：小水闭涩，以猪胆连汁，笼住小便，少时汁入自出。妇人用药末贮袋子，安入阴户中必通。

# 卷之二十九

## 眼目门

### 论目为血脉之宗

《内经》曰：诸脉者，皆属于目，目得血而能视。《针经》曰：五脏六腑精气，皆上注于目，而为之精。精之窠为眼，骨之精为黑眼，血之精为络，其窠气之精为白眼，肌肉之精，则为约束，裹撷筋骨血气之精，而与脉并为系，上属于脑，后出于项中。故邪中于项，因逢其身之虚，其入深，则随眼系入于脑，则脑转，脑转则引目系急，目系急，则目眩以转矣。邪中其精，其精所中，不相比也，则精散，精散则视歧，故见两物。目者，五脏六腑之精，荣卫魂魄之所常营也，神气之所主也。故神劳则魂魄散，志意乱。是故瞳子黑眼法于阴，白眼赤脉法❶于阳，故阴阳合传而为精明也。目者，心之使也，心者，神之舍也，故神精乱而不转，卒然见非常之处，精神魂魄，散不相得，故曰惑也。东垣曰：夫十二经脉，三百六十五络，其血气皆上走于面，而走空窍，其清阳气，上散于目而为精，其气走于耳而为听。因心烦事冗，饮食失节，劳役过度，致脾胃虚弱，心火太盛，则百脉沸腾，血脉逆行，邪害空窍，天❷明则日月不明矣。夫五脏六腑之精气，皆禀受于脾，上贯于目。脾者，诸阴之首也。目者，血脉之宗也。故脾虚，则五脏之精气皆失所司，不能归明于目矣。心者，君火也，主人之神，宜静而安。相火代❸行其令，相火者，包络也，主百脉皆荣于目，既劳役运动，势乃妄行，又因邪气所并，而损血脉，故诸病生焉。凡医者，不理脾胃，及养血安神，治标不治本，是不明正理也。

按：此论目为脏腑血脉精气之宗，至为详悉。岂但世俗拘之于五轮八廓而已也。

### 论目昏赤肿翳膜皆属于热

《原病式》曰：目昧不明，目赤肿痛，医膜眦疡，皆为热也。及目膜，俗谓之眼黑，亦为热也。或平白目无所见者，热气郁之甚也。或言目昧为肝肾虚冷者，误也。是以妄谓肝主❹于目，肾主瞳子，故妄言目昧为虚而冷也。然肾水，冬阴也，虚则当热。肝者，春阳也，虚则当冷。肾阴肝阳，岂能同虚而为冷者欤。或通言肝肾之中，阴实阳虚，而无由目昧也。俗妄谓肝肾之气衰少，而不能至于目也，不知经言：热甚目瞑，眼黑也，岂由寒尔。又如❺仲景言：伤寒病热极，则不识人，乃目盲也。《正理论》

❶ 法：原本作“发”，据《灵枢·大惑论》改。
❷ 天：原本作“失”，据《秘藏》卷上改。
❸ 代：原本作“化”，据《秘藏》卷上改。
❹ 主：原本作“生”，据《原病式》卷二改。
❺ 如：底本作“而”，据四库本改。

曰：由热甚怫郁于目，而致之然也。若目无所见，耳无所闻，悉由热气怫郁，玄府闭密而致，气液血脉，荣卫精神，不能升降出入故也。各随郁结微甚，而有病之轻重也。故知热郁于目，无所见也。故目微昏者，至近则转难辨物，由目之玄府闭小也，隔缣视物之象也。或视如蝇翼者，玄府有所闭合者也。或目昏而见黑花者，由热气甚而发之于目，亢则害，承乃制，而反出其泣，气液眯之，以其至近，故虽微而亦见如黑花也。及冲风泣而目暗者，由热甚而水化制之也。故经言：厥则目无所见。夫人厥则阳气并于上，阴气并于下。阳并于上，则火烛[1]光也，阴气并于下，则足阴，足阴则胀也。夫一水不胜五火，故目眦而盲。是以冲风泣下而不止。夫风之中于目也，阳气内守于睛，是火气燔目，故见风泣下。

按：此论热甚怫郁，阴阳并厥，玄府闭密，致目病之由为详，盖一主于火热之化也。若由饮食辛热，七情所动，六气淫郁，气血虚实，则东垣、子和、陈无择辈，论亦已详。然亦有痰热湿热，与夫服金石燥热之药致者，或久病后荣卫虚弱，肝气肾阴不足，或元气精气虚衰，及脱营为病，皆有虚热、实热之殊，并宜分治。

## 论眼证分表里治

《机要》曰：在腑则为表，当除风散热。在脏则为里，宜养血安神。暴发者，为表而易治。久病者，在里而难愈。

## 论目疾宜出血最急

子和曰：圣人虽言目得血而能视，然血亦有太过不及也。太过则目壅塞而发痛，不及则目耗竭而失明。故年少之人多太过，年老之人多不及，但年少之人则无不及，年老之人，其间犹有太过者，不可不察也。夫目之内眦，太阳经之所起，血多气少。目之锐眦，少阳经也，血少气多。目之上纲，太阳经也，亦血多气少。目之下纲，阳明经也，气血俱多。然阳明经起于目两旁交頞之中，与太阳、少阳俱会于目，惟足厥阴经连于目系而已。故血太过者，太阳、阳明之实也。血不及者，厥阴之虚也。故出血者，宜太阳、阳明，盖此二经血多故也。少阳一经，不宜出血，血少故也。刺太阳、阳明出血，则目愈明。刺少阳出血，则目愈昏。要知无使太过不及，以血养目而已。凡血之为物，太多则滥，太少则枯。人热则血行疾而多，寒则血行迟而少，此常理也。目者，肝之外候也，肝主目，在五行属木。虽木之为物，太茂则蔽密，太衰则枯瘁矣。夫目之五轮，乃五脏六腑之精华，宗脉之所聚，其白人属肺金，肉轮属脾土，赤脉属心火，黑水神光属肾水，兼属肝木，此世俗皆知之矣。及有目疾，则不知病之理，岂知目不因火则不病，何以言之？白轮变赤，火乘肺也。肉轮赤肿，火乘脾也。黑水神光被翳，火乘肝与肾也。赤脉贯目，火自甚也。能治火者，一句可了。故《内经》曰：热胜则肿。凡目暴赤肿起，羞明隐涩，泪出不止，暴寒目瞒，皆大热之所为也。治火之法，在药则咸寒吐之、下之。在针则神廷、上星、囟会、前顶，百会血之。翳者可使立退，痛者可使立已，昧者可使立明，肿者可使立消。惟小儿不可刺囟会，为肉分浅

---

[1] 烛：底本作“独”，据《原病式》卷二改。

薄，恐伤其骨。然小儿水在上，火在下，故目明，老人火在上，水不足，故目昏。《内经》曰：血实者宜决之。又经曰：虚则补之，实则泻之。如雀目不能夜视及内障，暴怒大忧之所致也，皆肝主目，血少禁出血，止宜补肝养肾。至于暴赤肿痛，皆宜以铫针刺前五穴出血而已，次调盐油，以涂发根。甚者，虽至于再，至于三可也。量其病势，以平为期。

按：此谓目疾，出血最急。于初起热痛暴发，或久病郁甚，非三棱针宣泄不可。然年高之人，及久病虚损并气郁者，宜从毫针补泻之则可，故知子和亦大略言尔。于少阳一经，不宜出血，无使太过不及，以血养目而已，斯意可见。

## 论内障外障

《龙木论》曰：眼疾有七十二般，内障二十三候，外障四十九候，病状一一不同，据其疾状，认识既不差错，治疗必[1]有所凭。

谨按：诸候详见本论，然内障为黑水神光昏翳，外障则有翳膜者，是今论中，虽具诸候，而所用药多本风热，故并略云。然内障有因于痰热、气郁、血热、阳陷、阴虚、脱营所致，种种病因皆略之不义。况外障之翳，有起于内眦、外眦、睛上、睛下、睛中，当视其翳色从何络[2]而来。如东垣治例：魏邦彦夫人目翳，从下而上，病自阳明来也，缘非五色之正，殆肺肾合而为病也。乃就画家以墨调腻粉，合成色，谛视之，与翳色同矣，肺肾为病者无疑。乃泻肺肾之邪，而以入阳明之药为之使。既效，而他日复病作者三，其所从来之经，与翳色各异。因询此必经络不调，目病未已，问之果然，如所论治之，疾遂不作。若此凭其色，究其所兼、所本之因，处治而不愈者，盖邪蕴日久而实，元气、阴气不足所致也，当以王道论治庶可。但世俗不能守此理，遂致失明者多矣，悲夫！

## 论瞳子散大

东垣曰：瞳子散大者，由食辛热之物太甚故也。所谓辛主散，热则助火，上乘于脑中，其精故散，精散则视物亦散大也。夫精明者，所以视万物者也，今视物不真，则精衰矣。盖火之与气，势不两立，故经曰壮火食气，壮火散气。手少阴、足厥阴所主风热，连目系，邪入中人，各从其类。故循此道而来，攻头目，肿闷而瞳子散大，皆血虚阴弱故也。当除风热，凉血益血，以收耗散之气则愈矣。

## 论倒睫赤烂

东垣曰：夫眼生倒睫拳毛者，两目紧急，皮缩之所致也。盖内复热，致阴气外行，当去其内热并火邪，眼皮缓，则眼毛立出，翳膜亦退。用手法攀出内睑向外，速以三棱针出血，以左手爪甲，迎其针锋立愈。目眶岁久赤烂，俗呼为赤瞎是也。当以三棱针刺目眶外，以泻湿热而愈。

按：以上所论，可谓深达病情。然是证亦多是血热、阴虚火动所致。盖血所以滋经脉养毛发者也，故当外治，以泻其瘀热，内治以杜绝其源可也。

[1] 必：底本作“少”，据紫来堂本、四库本改。
[2] 络：四库本作“经”。

## 论目不能远视为阴气不足

东垣曰：能远视不能近视者，阳气不足，阴气有余也，乃气虚而血盛也。血盛者，阴火有余，气虚者，气弱也，此老人桑榆之象也。能近视不能远视者，阳气有余，阴气不足也，乃血虚气盛，血虚气盛者，皆火有余，元气不足。火者，元气、谷气、真气之贼也。元气来也徐而和，细细如线。邪气来也紧而强，如巨川之水不可遏。

谨按：阳气者，犹日火也，阴气者，金水也。先儒所谓金水内明而外暗，日火内暗而外明者也。然人目眼，备腑脏五行精华，相资而神明，故能视，即此理之常也。虽经曰目得血而能视，殊不言气者，盖血得气为水火之交，而能神明之也。否则，阴虚不能视远，阳乏不能视近，是为老人桑榆之渐。然学者于目病能求诸此，则思过半矣。

## 论目疾分三因

陈无择云：病者喜怒不节，忧思兼并，致脏气不平，郁而生涎，随气上厥，逢脑之虚，侵淫眼系，荫注于目。轻则昏涩，重则障翳。眵泪胬肉，白膜瞒睛，皆内所因。或数冒风寒，不避暑湿，邪中于项，乘虚循系以入于脑，故生外翳。医论中所谓青风、绿风、紫风、黑风、赤风、白风、白翳、黄翳等，随八风所中，变生诸证，皆外所因。或嗜欲不节，饮食无时，生食五辛，热啖炙煿，驰骋田猎，冒涉烟尘，劳动外精[1]，丧明之本，皆不内外因治之。

按：论中所言致证之因，至为详悉。惜乎其方多本于风热，及水脏阳虚处治而未备，学者当自为通变矣。

## 论偷针眼

巢氏曰：凡眼内眦头，忽结成疱，三五日间，便生浓汁，世呼为偷针。此由热气客在眦间，热搏于津液所成。但其势轻者，小小结聚，汁溃热歇乃瘥。

谨按：世传眼眦，初生小疱，视其背上，即有细红点如疮，以针刺破眼时即瘥，故名偷针。实解太阳经之结热也。人每试之有验。然巢氏但具所因，而更不分经络，其诸名实所过多矣。

## 【治风之剂】

**局方密蒙花散** 治风气攻注，两眼昏暗，眵泪羞明，并暴赤肿。

羌活 白蒺藜炒 木贼 密蒙花 石决明各一两 菊花二两

上为末，每服二钱，茶清食后调下。

**三因羌活散** 治风毒上攻，眼目昏涩，翳膜生疮，及偏正头疼，目小黑花累累者。

羌活 川芎 天麻 旋覆花 青皮 南星炮 藁本各一两

上为末，每服二钱，水煎，入姜三片、薄荷七叶。

按：以上并足太阳、厥阴药也。

**东垣明目细辛汤** 治两目发赤，微痛，羞明畏日，怯风寒，怕火，眼睫成纽，眵糊多，隐涩而难开，眉攒肿闷，鼻塞，涕唾稠黏，大便秘涩。

麻黄 羌活各三钱 防风二钱 藁本 白茯苓 当归尾各一钱 川芎 细辛 蔓荆子各半钱 荆芥穗一钱半 生地黄一钱，

---

[1] 精：原本作“情”，据《三因方》卷十六改。

酒制　椒八个　桃仁二十个　红花少许

上㕮咀，分作四服，每服水煎，食后热服。

按：此足太阳、厥阴，手少阴药也。

**机要四物龙胆汤**　治目赤，暴发云翳，疼痛不可忍。

四物汤各半两　羌活　防风各三钱　草龙胆❶　防己各二钱

上㕮咀，作数服，水煎

按：此足厥阴、太阴、太阳药也。

**防风饮子**　治拳毛倒睫。

黄芪　甘草　人参各一钱　葛根半钱　防风　细辛叶　蔓荆子各半钱　当归七分半

上㕮咀，作一服，水煎，食后服。

按：此足太阳、阳明，手足太阴药也。

## 【治热之剂】

**局方洗心散**方见热门。

**济生羊肝丸**　治肝经有热，目赤睛疼，视物昏涩。

羊肝一具，生用，《局方》用白羊肝　黄连去须，为末

上先将羊肝去筋膜，于砂盆内捣烂，入连末杵，和丸如梧子大。每五十丸，用熟水送下。

按：此手少阴，足太阴、厥阴药也。

**东垣泻热黄连汤**　治眼暴发赤肿，疼痛。

黄芩酒制，炒　黄连同上制　草龙胆　生地黄各一两　升麻半两　柴胡一两

上㕮咀，每四钱，水煎去滓，于日午前饭后热服。

按：此手少阴、太阴，足阳明、少阳、少阴药也。

## 【治风热之剂】

**局方明目流气饮**　治风热上攻，眼目视物不明，常见黑花，当风多泪，隐涩难开。

大黄煨　牛蒡子炒　川芎　菊花　白蒺藜炒　细辛　防风　玄参　山栀　黄芩　甘草炙　蔓荆子　荆芥　木贼各一两　草决明一两半　苍术泔浸，炒，二两

上为末，每二钱，临卧用温酒调下。

按：此手足三阴，足阳明、太阴药也。

**洗肝散**　治风毒上攻，暴作赤目，肿痛难开，隐涩眵泪。

薄荷叶　当归　羌活　防风　山栀仁　甘草　大黄　川芎各二两

上为末，每二钱，食后，煎水调下。

按：此足太阳、厥阴，手足太阴药也。

**钱氏泻青丸**　治目暴发赤肿疼痛。方见热门。

按：此足太阳、少阳、太阴、厥阴药也。

**东垣连翘饮子**　治目中溜火，恶日与火，隐涩，小角紧，久视昏花，迎风有泪。

蔓荆子　生甘草　连翘各三分　柴胡二分　黄芩酒制，半钱　生地黄　当归　红葵花　人参各三分　黄芪　防风　羌活各半钱　升麻一钱

上㕮咀，作一服，水煎，食后热服。

按：此足三阳、少阴、厥阴药也。

## 【治湿热之剂】

**神芎丸**　治湿热内甚，目赤肿，或白睛黄色。方见火门。

---

❶ 草龙胆：四库本作“龙胆草”。

按：此足阳明、厥阴药也。

**东垣龙胆饮子** 治疳[1]眼流脓，生疳翳，湿热为病。

黄芩炒 青蛤粉 羌活 草龙胆各三钱 麻黄一钱五分 蛇蜕皮 谷精草 川郁金 炙甘草各半钱 升麻二钱

上细末，每二钱，食后，茶调服。

按：此足太阳、阳明，手足太阴药也。以上六方，宜随表里而轻重之，亦不可例用。

## 【理血之剂】

**局方明目地黄丸** 治男女肝肾俱虚，风邪所乘，热气上攻，目翳遮睛，目涩多泪。

牛膝酒浸，三两 石斛 枳壳炒 杏仁去皮，炒 防风各四两 生熟地黄各一斤

上为末，炼蜜丸，如梧子大。每三十丸，食前，盐汤下。

按：此出太阳例，又气药也。

**简易加减驻景丸** 治肝肾气虚，两目昏暗，视物不明。

车前子炒，二两 熟地黄 当归各五两 楮实子 川椒炒。各一两 五味子 枸杞子各二两 菟丝子酒制，半斤

上为末，蜜糊丸，如梧子大。每三十丸，食前，温酒下。

谨按：肝为相火，有泻无补，况阴水虚而阳火实，病目者多，故此二方，盖补肝之阴虚也，颇有理，故收入。

**地芝丸** 治目不能远视，能近视，或亦妨近视。

生地黄焙干 天门冬去心。各四两 枳壳二两，炒 甘菊花二两

上为细末，炼蜜为丸，如桐子大。茶清送下百丸，食后。

## 【理气之剂】

**局方定志丸** 治眼不能近视，反能远视者。

白茯苓 人参各三两 远志去心 菖蒲各二两

上为细末，炼蜜丸，如梧子大。以朱砂为衣，每服七丸至二三十丸，温米饮下，食后，日三服。

按：以上二方手太阴、少阴药也。

**济生桑白皮散** 治肺气壅塞，毒气上攻眼目，白睛肿胀，日夜疼痛。

玄参 桑白皮 枳壳炒 升麻 杏仁炒 旋覆花 防风 赤芍 黄芩 甘菊花 甘草炙 甜葶苈炒。各一两

上㕮咀，每半两，入姜三片煎。

按：此又治风热之剂也，出太阳例。

## 【养阳之剂】

**东垣神效黄芪汤** 治浑身麻木不仁，或头面，或手，或腿脚麻木不仁，两目紧急缩小，及羞明畏日，或视物无力。

黄芪二两 人参八钱 炙甘草一两 蔓荆子三钱 白芍一两 陈皮半两

上㕮咀，每五钱，水煎，临卧热服。

**益气聪明汤** 治饮食不节，劳役形体，脾胃不足，得内障耳鸣，或多年目昏暗，视物不能，此药能令人目广大，久服无内外障，耳鸣耳聋之患。

黄芪 甘草 人参各半两 升麻 葛根各三钱 蔓荆子一钱半 芍药 黄柏酒炒。各一钱

上㕮咀，每服三钱，水煎，临睡热

---

[1] 疳：原本作“肝”，据《秘藏》卷上及紫来堂本改。

服，近五更再服之，得睡更妙。如烦闷，或有热，渐加黄柏，春夏加之，盛暑夏月倍之。若此一味多，则不效。

**人参补胃汤** 治劳役所伤，饮食不节，内障昏暗。

前黄芪汤减陈皮，芪再减半，加黄柏一两，酒拌透

上㕮咀，各服三四钱，水煎，食远稍热服。后两目广大，视物如童时，觉两脚踏地，不知高下，盖冬天多服升阳药故也。病减住服。

按：以上手足太阴、少阴药也。

## 【滋阴之剂】

**东垣连柏益阴丸**

羌活 独活 甘草 当归尾制 防风 五味子各半两 石决明烧，三钱 草决明 细黄芩 黄柏 知母 黄连酒拌炒。各一两

上件为细末，炼蜜为丸，如绿豆大。每服五十丸，渐加至百丸，食远茶清送下。多服补阳汤，少服此丸。

**滋阴肾气丸** 此壮水之主，以镇阳光。

熟地黄三两 牡丹皮半两 生地黄四两 泽泻 茯苓各二两半 当归尾 山茱萸 柴胡 五味子 干山药各半两

上件于石臼中杵为细末，炼蜜为丸，如桐子大。每服五七十丸，盐汤空心服。

按：以上并少阴药也。

## 【养阳滋阴之剂】

**局方菊睛丸** 治肝肾不足，眼目昏暗，常见黑花，多泪。

枸杞子三两 苁蓉酒浸，炒 巴戟去心。各一两 甘菊花四两

上为末，炼蜜丸如梧子大。每五十丸，温酒盐汤食远任下。

**东垣滋阴地黄丸** 治眼目瞳子散大于黄睛，视物无的，或卒然见非常之处。

熟地黄一两 生地黄一两五钱 柴胡八钱 天门冬炙 甘草 枳壳各三钱 人参 地骨皮各二钱 黄连 五味子各三钱 黄芩半两 当归身半两，酒拌，焙

上件为细末，炼蜜为丸，如绿豆大。每百丸，温茶清送下，日进二次。忌辛辣生冷之物。

按：此二方足少阴之剂也，前方主右肾，此主左肾之药，故亦异尔。

**补阳汤** 治阳不胜其阴，乃阴盛阳虚，则九窍不通，青白翳见于大眦。及足太阳、少阴经中郁遏，足厥阴肝经气不得上通于目，故青白翳内阻也。当于太阳、少阴经中，九原之下，以益肝中阳气冲天上行，此乃先补其阳，后于足太阳、太阴标中，标者，头也。泻足厥阴肝经火，下伏于阳中，乃次治也。《内经》云：阴盛阳虚，则当先补其阳，后泻其阴是也。每日清晨服补阳汤，临卧服益阴丸，若天色变，饮食不调，俱不得服。

羌活 独活 甘草 人参 熟地黄 黄芪 白术各一两 泽泻 陈皮各半两 生地黄 白茯苓 知母炒。各三钱 柴胡三两 防风 白芍各半两 肉桂一钱 当归身酒制，三钱

上同为粗末，每服半两，水煎，空心服之。

**冲和养胃汤** 治内障眼，得之脾胃元气衰弱，心火与三焦俱盛，饮食失节，形体劳役，心不得休息，故上为此疾，服之神效。

柴胡七钱 防风半两 羌活 炙甘草 黄芪各一两半 当归酒制 白术 升麻

人参　葛根各一两　白芍六钱　白茯苓三钱　干姜一钱　五味子二钱　黄芩　黄连各七钱

上㕮咀，每五六钱，水煎，食远稍热服。

按：以上足三阳，手足太阴药也。

## 【治障翳诸方】

**龙木论还睛丸**　治眼内赤涩有花，或黑或白或红，皆因肝脏积热，肺受风邪，初患之时，宜令针治诸穴，内服此。

人参　桔梗　黄芩　熟地黄　防风　茺蔚子　车前子　知母各二两　细辛　五味子各二两半　玄参半两

上为末，炼蜜丸如梧子大。空心茶下十丸。

按：本论治内障诸方，与此相类者甚多，故存此一❶法。

**局方蝉花无比散**　治大人小儿风毒伤肝，或为气攻，一切眼目昏暗，渐生翳膜，及久患头风，牵搐两眼，渐渐细小，连眶赤烂。

茯苓　甘草炙　防风各四两　石决明盐水煮，研如粉　川芎　羌活　当归各三两　赤芍十两，炒　蒺藜炒，半斤　蝉蜕二两　苍术十二两　蛇蜕一两

上为末，每三钱，食后，米泔调服，茶清亦得。

按：此足三阳、太阴、厥阴药也。

**蝉花散**　治肝经蕴热，毒气上攻，眼目赤肿，多泪羞明，一切风热昏翳。

谷精草　菊花　蝉蜕　羌活　甘草炙　白蒺藜炒　草决明　防风　山栀　川芎　密蒙花　木贼　荆芥穗　黄芩　蔓荆子各等分

上为末，每二钱，食后，茶情调下。

按：此足太阳、少阳、厥阴、手太阴药也。

**本事方羊肝丸**

菟丝子　车前子　麦门冬　决明子　茯苓　五味子　枸杞子　茺蔚子　苦葶苈　蕤仁　地肤子　泽泻　防风　黄芩　杏仁炒　细辛　桂心　青葙子各一两　熟地黄一两半　白羯羊肝只用子肝一片，薄切，新瓦上炒干

上为细末，炼蜜为丸，如梧子大。每服三四十丸，温水下，日三次。

按：此足太阳、少阴，手太阴、少阴药也。

**秘方拨云退翳丸**　皇统年间医官刘昌祖传于世。

栝楼根　枳实　甘草炙　蔓荆子焙　薄荷各五钱　川芎　木贼酒浸一宿，焙　密蒙花　荆芥穗　地骨皮　羌活　白蒺藜　甘菊花各一两　蛇蜕　黄连各三钱　川椒七钱半，炒，去目　当归一两半，酒浸，焙干　蝉蜕三钱

上为细末，炼蜜丸，每两作十丸。每服一丸，食后临卧，日进三服。翳者，米泔水下。睛暗，当归汤下。内障，木香汤下。

按：此足太阳、厥阴，手少阴药也。然翳膜之疾有气血虚实，或挟痰热，七情六淫，或阴虚❷火动，湿热致者，种种不同，皆宜求责，但以上法，不能以尽病情之变，学者宜扩充焉。

## 【点洗诸方】

**局方汤泡散**　治肝经风热上壅，眼目赤涩，睛疼多泪。

赤芍　当归　黄连等分

---

❶ 一：原本脱，据紫来堂本补。
❷ 虚：底本脱，据四库本补。

上为末，每二钱，汤顿调热洗，日三五次。《御药院方》加荆芥。

**三因立胜散** 治风热攻眼，隐涩羞明，肿痛。

黄连 秦皮 防风 黄芩等分

上㕮咀，水煎热，用新羊毫笔蘸刷洗眼。

**金露膏** 除昏退翳，截赤定疼。

蕤仁槌碎 黄丹各一两 黄连半两 蜜六两

上先将黄丹炒，令紫色，入蜜搅匀，下长流水四升，以嫩柳枝五七茎一把定搅之，次下蕤仁，候滚十数沸，又下黄连，用柳枝不住手搅，熬至升七八合，罩篱内倾药在纸上，慢慢滴之，勿令尘污。如有瘀肉，加硇砂末一钱，上火上慢开，入前膏子内用。

《龙木论》云：患伤寒热病后，切不可点，恐损眼也。斯言可以为药禁云。

**宝鉴春雪膏** 治风热上攻，眼目昏暗，痒痛，隐涩难开，多眵泪，羞明疼痛，或生翳膜。

黄连四两，锉，用童便二升浸一宿，去连，用淬甘石 南炉甘石十二两，淬，便汁浸好黄丹六两，水飞 硇砂一钱，细研，水调在盏内顿干为度 乳香 乌鱼骨烧存性 当归各三钱 麝香 轻粉各少许 白丁香半钱

上各研，另贮，先用好蜜一斤四两炼去腊，却下甘石末，不住手搅，次下丹，次下诸药末，不住手搅，至紫金色，不粘手为度，搓成铤子，每用一粒，新水磨化，时时点之。忌酒、湿面、荞麦。

**拔萃方嗃药** 治偏头疼，眼疾。

苍耳头 薄荷叶 盆硝 石膏各一钱，乱文者 乳香 华细辛 贯芎各半钱

上为极细末，早午夕三时，嗃鼻。《宝鉴》方无苍耳、乳香、细辛，有荆芥、桔梗。

**蟾光膏** 治远年病目，不通道路，退去云膜，须用十二月开成日合。

白砂蜜四两，用隔年葱一根，去须皮，切短，与蜜一同熬，去白膜，候葱熟为度，以绵滤净纸取腊面 黄丹 密佗僧各水飞，三钱，生用 炉甘石火煅，五钱，水飞

以上三味研极细，倾入前蜜中，桃、柳无节者各一枝搅匀。

当归 赤芍 杏仁汤泡，去皮尖。各五钱 黄连去芦净，二两 川芎半两 秦皮 诃子皮 防风 石膏 玄精石 井泉石 无名异 玄参 代赭石 石决明

以上十味，各三钱，㕮咀，用雪水或长流水五升，于银器内熬至二升，滤去滓净，再熬至一升，倾入前药蜜内，银器内慢火熬紫金色时，再下后药，勿令过火。

乳香 没药 琥珀 朱砂 蕤仁各三钱

以上五味，先干研极细，入蕤仁研细，水飞澄清极细，才倾入前药，一同复熬，以箸点药于水中，不散为度，勿令过与不及，取下于土中埋七日，取出置于银器或磁器中，如法收贮，便再添入后细药，以桃柳枝搅匀。

南鹏砂 珍珠 龙脑 珊瑚枝各一钱 麝香半钱

上五味，研极细，入药中，封定。如有取不尽药，用净水斟酌洗渲熬过，另放洗眼，或膏子稠了，倾些小调解。

## 【灸雀目疳眼法】

《宝鉴》云：小儿雀目，夜不见物，灸手大指甲后一寸，内廉横文头白肉际，各一炷，如小麦大。

小儿疳眼：灸合谷二穴各一炷，炷如小麦大，在手大指、次指两骨间陷者中。

按：灸法详见《资生》等经，兹不备录。

# 卷之三十

## 牙齿门

### 论牙齿诸痛所因

东垣曰：夫齿者肾之标，口者脾之窍，诸经多有会于口者，其牙齿是也。手足阳明之所过，上龈隶于坤土，乃足阳明胃之脉贯络也，止而不动。下龈嚼物，动而不休，手阳明大肠之脉所贯络也。手阳明恶寒饮而喜热，足阳明喜寒饮而恶热，其病不一。牙者，肾之标，亦喜寒，寒者坚牢，为病不同。热甚则齿动，龈袒脱，作痛不已，故所治疗不同也。有恶寒作痛者，有恶热而作痛者，有恶寒又恶热而作痛者，有恶寒饮少，热饮多而作痛者，有恶热饮少，寒饮多而作痛者，有牙齿动摇而作痛者，有齿袒而为痛者，有齿龈为疳所蚀缺少，血出为痛者，有齿龈肿起为痛者，有脾胃中有风邪，但觉风而作痛者。又有牙上多为虫所蚀，其齿缺少而色变，为虫牙痛者。有胃中气少，不能于寒，袒露其齿作痛者。有牙齿疼痛而秽臭之气不可近者，痛既不一，岂可一药而尽之哉？

按：此论齿恶寒热等作痛，本手足阳明。动摇龈脱，本足少阴。故此三经所主为多。然齿袒虫疳，湿热龈肿，血出作痛，痛而秽臭者，皆胃热火盛所致。亦有诸经错杂之邪，与夫外因者，故以上病机，现证甚详，学者宜究其机而处治焉。

### 论牙痛分三因

陈无择云：齿为关门，肾之荣，骨之余也。肾衰则齿豁，精固则齿坚。又大肠支脉在牙龈，主灌注于牙，大肠壅则齿为之浮，大肠虚则齿露，挟风则攻目头面，疳䘌则龋脱为痔，皆气郁而生，诸证不同治之。

谨按：头面外冒风寒，或口吸寒冷，致牙痛者，皆外因也。实热，或阴虚火动，骨蒸所致，气郁、血热、虫疰，皆内因也。硬物所支，打击等致，皆不内外所因也。故诸证不同治之。陈止言经病，而不具三因者，恐传梓时脱简尔。

### 论齿痛为风热湿热所致

东垣曰：刘经历之内，年三十余，病齿痛不可忍，须骑马外行，口吸凉风则痛止，至家则其痛复作。家人以为祟神，祷于巫师而不能愈。病乃湿热为邪也，足阳明多血多气，加以膏粱之味，助其湿热，故为此病。因立一方，不须骑马，常令风寒之气生于齿间，以黄连、胡桐泪之苦寒，新薄荷叶、荆芥穗之辛凉，四味相合，而作风寒之气，治其湿热为主。以新升麻之苦平，行阳明经为使。牙齿，骨之余，以羊胻骨灰补之为佐。麝香少许，入肉为引用，为细末擦之，痛乃减半。又以调胃承气汤，去硝加黄连，以治其本，服之下三两行，其痛良愈，遂不复作。

按：此论实热例，而合辛凉风剂，盖风能胜湿，苦以泄热也。今世俗有以大戟、芫花、小麦、椒、细辛、苍耳熬汤热漱，而牙痛立止者，正同此例。大抵人之牙齿致病实多，内则气郁、血热、骨蒸等因，外则嗜炙热，受寒冰，咸酸辛辣之味适口，岂不渍搏耶。且如以醋沃石，则石为苏，况人之骨余者乎？然虽经络之喜寒热气各不同，所受病异者，则岂全在标尔。

## 【治风之剂】

**局方细辛散** 治风蛀牙疼，腮颔浮肿。

荆芥穗 细辛各一两 砂仁半两 白芷 红椒 草乌各二两 鹤虱 牙皂角 荜茇各半两

上为末，每少许频擦患处，有涎吐出，仍用水灌漱。

按：此手阳明，足少阴、厥阴药也。

**三因玉池散** 治风蛀牙疼，肿痒动摇，牙龈溃烂，宣露出血，口气。

地骨皮 白芷 升麻 防风 细辛 川芎 槐花 当归 藁本 甘草等分

上为末，每用一字揩之，痛甚取二钱，水盏半，黑豆半合，姜三片煎漱。

按：此手足阳明，厥阴药也。

**百一选方** 治风牙疼。

白芷一两 朱砂一分

上为末，炼蜜丸樱桃大。每一丸擦牙上。

按：此手阳明之药也。

**御药院方独活散** 治风毒牙疼，牙根肿痛。

川芎 独活 羌活 防风各半两 细辛 荆芥 薄荷 生地黄各二钱

上㕮咀，每三钱，水煎漱咽。

按：此足太阳、厥阴、少阴药也。

**元戎立效散** 治牙疼。

小椒 露蜂房 青盐等分

上为细末，煎数沸，热漱即止。

按：此足少阴药也。

**东垣羌活散** 治风寒寒湿犯脑，项筋急，牙齿动摇，肉龈袒脱，疼痛苦楚。

麻黄去节，三两 羌活一钱半 柴胡半两 升麻 苍术各半钱❶ 草豆蔻一钱 防风三分半 藁本三分 细辛少许 当归身六分 白芷 桂各三分 羊胫骨灰二钱半

上为末，先以温水漱过，擦之。

按：此足三阳、太阴药也。

## 【治寒之剂】

**御药院方丁香散** 治牙齿。

丁香 荜茇 蝎梢 大椒等分

上为末，每少许，擦于患处。

按：此足阳明、太阴药也。

**荜薢散** 嗃药。

荜薢 良姜 胡椒 细辛等分

上为末，每少许，含❷温水，随痛处，鼻内嗃。

按：此足少阴、太阴药也。

**东垣白芷散** 治大寒犯脑，牙齿疼痛。

麻黄 草豆蔻各一钱半 黄芪 升麻各二钱 吴茱萸 白芷各四分 当归 熟地黄各半钱❸ 藁本三分 桂枝二分半 羌活八分

上为末，先用温水漱净，以药擦之。

---

❶ 半钱：四库本作“半两”。
❷ 含：底本脱，据四库本补。
❸ 半钱：四库本作“一钱”。

按：此手足阳明、太阳、厥阴药也。

## 【治风热之剂】

**元戎胡桐泪散** 治足阳明经虚，风热所袭，流传牙齿，攻注牙龈，则致肿结妨闷，甚者与龈间津液相搏，化为脓汁，宜用此药。

胡桐泪 石胆矾 黄矾 芦荟 升麻各半两 麝香 乱发灰各一钱 朱砂 细辛 当归头[1] 川芎 牛膝各二钱半

上为末，先以甘草汤漱口，后用药少许傅之，以尝用少许擦牙，去风热，消肿化毒，牢固，永无牙宣疳血之病。

按：此足阳明、厥阴药也。

**犀角升麻汤** 治阳明经受风热，口唇、颊车连牙肿痛。

犀角七钱半 升麻五钱 防风 羌活各三钱半 川芎 白芷 黄芩 白附子各二钱半 甘草一钱半

上㕮咀，水煎。

按：此手足阳明、太阳药也。

## 【治寒热之剂】

**东垣当归龙胆散** 治寒热停，牙痛。

麻黄 升麻 黄连 草龙胆 草豆蔻各一钱 白芷 骨灰 当归尾各半钱 生地黄五分

上件为末，擦之。

按：此太阳、阳明、少阴、厥阴药也。

**益智木律散** 治寒热牙痛。

草豆蔻二钱二分 木律二分 熟地黄 益智仁 骨灰各半钱 升麻一钱半 黄连 当归各四分

上为末，干擦之。如寒多，不用木律。

按：此足阳明、厥阴药也。

**麝香散** 治热多寒少，牙露根肉，龈脱血出，齿动欲落，大作疼痛，妨食，凉少忤热多。

麻黄根一分 草豆蔻 黄连各一钱半 益智仁二分半 升麻一钱 当归 生地黄 人参 汉防己酒制。各三分 熟地黄二分 骨灰二钱 麝少许

上为末，擦之。

按：此足阳明、太阴药也。

## 【攻下之剂】

**元戎调胃丸** 治齿痛，血出不止。

上以调胃承气汤为末，蜜丸，服。

**升麻丸** 治阳明有热，攻注牙齿，肿痛，脉洪大而实。

细辛 升麻 防己 羌活 牵牛 大黄

上等分，炼蜜丸桐子大。每二十丸，温水临睡服。

按：此二方阳明例药也。论云：《病源》有手阳明之支脉入于齿，齿是骨之所终，髓之所养。若风冷客于经络，伤于骨髓，冷气入齿根，则齿痛，或胃与大肠俱热，大便秘结，经络壅滞而齿龈痛者，治法不同也。

## 【清胃凉血之剂】

**东垣清胃散** 治因服热药，使上下牙疼不可忍，引头脑，满面发热，大痛，喜寒恶热。

生地黄三分[2]，酒制 升麻一钱 牡丹皮半钱 当归三分 黄连三分

---

[1] 当归头：四库本作“当归身”。
[2] 三分：四库本作“二分”。

上作末，为一服，水煎冷服。

**神功丸** 治多食肉人，口臭不可近，牙齿疳蚀，牙龈肉将脱，齿落，血不止。

黄连酒制 砂仁各半两 生地黄 甘草各三钱 藿香叶 木香 当归身 兰香叶如无，藿香叶代之，各一钱 升麻二钱

上为末，汤浸蒸饼丸如绿豆大。每服百丸至二百丸，白汤食远服。

按：此二方并阳明例药也。

## 【治虫之剂】

**秘方**

马夜眼烧存性，为末，敷上立愈。

**瑞竹堂方** 治虫牙疼。

天仙子不以多少，烧烟，同竹筒抵牙，引烟熏之，其虫即死。

谨按：牙龈生虫，乃阳胃土湿热甚而生也，学者宜治其本。

## 【补剂】

**金匮肾气丸** 治肾虚牙痛。方见补虚门。

**三因安肾丸** 治虚壅，牙齿疼痛，浮肿。方见腰痛门。

按：此二方并少阴例药也。

## 【取牙药】

**本事方** 取牙落不犯手。

草乌 荜茇各两半 川椒 细辛各三两

上为末，每少许，揩在患处，其牙自落。

谨按：牙齿动摇，多因阳明风热，或湿热疳蚀，牙龈袒露，故久则动摇，脱之渐也。然亦宜求其本而治其内，坚药擦其外，庶或有可安之意，否则，一以动摇取之，非也。况此药太燥，恐非所宜，故采之，以备其例尔。

## 【坚牙药】

**圣济总录方** 治牙齿动摇。

黑锡半斤，大锅内化成汁，入桑条灰，柳木槌研合成砂，以熟绢罗为末，每日早晨揩牙，温水漱在盂内，以水洗眼，能明目，黑须发。

《食疗》云：治牙动及血䘌并差，其齿坚牢。

皂角二锭 盐半两

上烧令赤，细研，夜夜用，擦牙齿一月。

**西岳华峰方**

猪牙皂角及生姜，西国升麻熟地黄，木律旱莲槐角子，细辛荷叶要相当。荷叶取心，青盐等分同烧煅，研细将来用最良，揩牙牢牙髭发黑，谁知世上有仙方。

**元戎麝香间玉散**

醋石榴皮 诃子各二两 升麻 绿矾枯 何首乌 青盐 百药煎 五倍子 没石子各两半 白茯苓一两 细辛 石胆矾各半两 荷叶灰 白檀 川芎 白芷 甘松 零陵香❶ 茴香 藿香叶 猪牙皂角灰 木鳖子各二钱 荜茇 青黛各一钱半 麝香一钱 脑子半钱

上为末，用药后，茶清漱。又方无脑子，加沉香二钱。

**瑞竹堂方蒺藜散** 治打动牙齿。

蒺藜根一味，烧灰，贴动处。

**东垣白牙散**

升麻一钱 骨灰二钱 白芷七分 石

---

❶ 零陵香：四库本作“茯苓”。

膏一钱半　麝香少许

上为末，先以温水嗽，擦之。

按：齿者，骨之余，精气所养，然无病不可常擦。盖精气，肾气反有所恶耳。昔人有以苦参揩牙久，病腰者，肾受伤也，此其鉴焉。以上方，宜随证选用。

**严氏香盐散**　常用牢牙，去风冷，蚌龋宣露，一切齿疾。

大香附子炒令极黑，三两　青盐半两，另研

上为细末，如常法擦用。

# 卷之三十一

## 腰痛门

### 《内经》叙诸经腰痛

经曰：足太阳脉令人腰痛，引项脊尻背如重状。少阳令人腰痛，如以针刺其皮中，循循然不可以俯仰，不可以顾。阳明令人腰痛，不可以顾，顾如有见者，善悲。足少阴令人腰痛，痛引脊内廉。厥阴之脉令人腰痛，腰中如张弓弩弦。太阴腰痛，下如有横木居其中，甚则遗溲。

按：本论备言诸经，及奇经同阴解脉等为痛，并刺法甚详，宜玩本文

又曰：太阳所至为腰痛，巨阳虚则腰背头项痛，是动则项如拔，挟脊痛，腰似折，髀不可以曲❶。腰者，肾之府，转摇不能，肾将败矣。

《脉经》曰：凡有所用力举重，若入房过度，汗出如浴水，则伤肾。肾胀者，腹满引背，央央然腰髀痛。肾着之为病，从腰以下冷，腰重如带五千钱。

按：此云用力已下为内伤，肾着是外因也。

### 脉法

《脉经》曰：尺脉沉，腰背痛。腰痛，时时失精，饮食减少，其脉洪滑而迟，此为可治。

刘三点曰：腰痛之脉，皆沉而弦，沉弦而紧者为寒，沉弦而浮者为风，沉弦而濡细者为湿，沉弦而实者为闪朒。

### 论腰痛为虚宜补

东垣曰：太阳气虚，则邪客之，痛病生矣。夫邪者，是风热寒湿燥，皆能为病。大抵寒湿多而风热少。然有房室劳伤，肾虚腰痛者，是阳气虚弱，不能运动故也。阳之不足宜补阳。如膏粱之人，久服阳药，醉以入房，损其真阴，肾气热则腰脊痛而不能举，久则髓减骨枯，骨枯发为骨痿。阴之不足宜补阴。

### 论腰痛宜刺

经云：腰痛上寒不可顾，取足太阴❷、阳明。腰痛上热，取足厥阴。不可以俯仰，取足少阳。东垣云：盖足之三阳，从头走足，足之❸三阴，从足入腹，经所过处，皆能为痛。治之者当审其何经所过分野，循其空穴而刺之，审其寒热而药之。假令足太阳令人腰痛，引项脊尻背如重状，刺其郄中太阳二经出血，余皆仿此。

按：本篇论刺法甚详，宜玩本文。然太阳腰痛，刺委中出血效速，王注经中更言灸，疑误。灸者，宜肾俞、腰

❶ 曲：底本作“伸”，据四库本改。
❷ 太阴：四库本作“太阳”。
❸ 之：底本脱，据紫来堂本补。

俞穴。

## 论腰痛宜下

子和云：腰者，肾之府，为大关节，血气不行，则沉痛不能转侧。世人多服补肾药，鲜有效者，惟用牵牛、甘遂等药，大泻其湿，其痛自可。

按：此论治只是谓气郁气挫，经壅血瘀，及湿热甚者，宜行此法。至于气血不足、肾虚之类，皆未宜轻举，宜以脉体别之。丹溪有曰：腰痛脉大者肾虚，脉涩者瘀血，有湿热或痰者，不可不辨。

## 论腰痛分三因

陈无择云：六经腰痛皆外因，大抵太阳、少阴多中寒，少阳、厥阴多中风热，太阴、阳明多燥湿，以类推之。失志伤肾，郁怒伤肝，忧思伤脾，皆致腰痛者，以肝肾同系，脾胃表里，脾滞胃闭，最致腰痛。其证虚羸不足，面目黧黑，远行久立，力不能尽，失志所为也。腹急胁胀，目视䀮䀮，所祈不得，意淫于外，宗筋弛纵，及为白淫，郁怒所为也。肌肉濡渍，痹而不仁，饮食不化，肠胃胀满，闭坠腰胁，忧思所为也，此属内因。肾著腰痛，腰冷如水，身重不渴，小便自利，食饮如故，腰以下冷重，如带五千钱。因作劳汗出，衣里冷湿，久久得之，臂腰，伛偻肿重，引季胁痛，因于坠堕，恶血流滞，及房劳疲力，耗竭精气，致腰疼痛，此属不内外因，补泻施治。

按：此所论病机甚详，惜乎方治所略，今聊具其例一二于左，学者自宜推格。

## 【治风之剂】

**小续命汤**　治因风腰痛。方见中风门。《三因方》加桃仁炒。

**三因独活寄生汤**　治肾虚，卧冷湿当风所得。

独活三两　桑寄生　杜仲炒　细辛　牛膝　秦艽　茯苓　白芍　桂心　川芎　防风　甘草炙　人参　熟地黄　当归各等分❶

上㕮咀，每四钱，水煎，空心服。

按：此足少阴、厥阴药也。

**牛膝酒**　治伤风毒，腰痛。

牛膝　川芎　羌活　地骨皮　五加皮　薏苡仁各一两　甘草　生地黄各十两　海桐皮二两　杜仲一两

上㕮咀，帛裹，入无灰酒浸，冬二七日，夏三五日，每服一杯，日三五次。

按：此足太阳、少阴药也。

## 【治寒湿之剂】

**济生术附汤**　治湿伤肾经，腰重冷痛，小便自利。

附子　白术各一两　杜仲炒，半两

上㕮咀，每四钱，入姜煎。

**三因肾著汤**　治肾虚为病，身重腰冷，如水洗状，不渴，小便自利，食如故，腰以下冷痛，如带五千钱。

茯苓　白术各四两　干姜　甘草炙，各二两

上㕮咀，每四钱，水煎，空心冷服。本方姜、苓各四两。

按：此二方足少阴药也。

---

❶ 各等分：底本脱，据四库本补。

## 【治风寒湿之剂】

**局方五积散**　治感寒湿，脾胃气闭，腰痛。方见湿门。《三因方》加桃仁。

**东垣川芎肉桂汤**　治冬月露卧，感寒湿，腰痛，用此代针。

羌活一钱半　柴胡　肉桂　桃仁　当归尾　苍术　甘草炙　川芎各一钱　独活　曲炒，各半钱　防风　汉防己酒制。各三分

上㕮咀，作一服，好酒三盏，煎至一盏，食前暖处温服。

**麻黄苍术汤**　治寒湿所客，身体沉重，腰痛，面色萎黄。

麻黄　泽泻　白茯苓　炒曲　陈皮各一钱　苍术二钱　杏仁十个　桂枝　草豆蔻　半夏　猪苓各半钱　黄芪三分　甘草炙，二钱

上㕮咀，作一服，水煎，食前温服。

按：此足太阳、少阴药也。

## 【治湿热之剂】

**东垣独活汤**　治因劳役湿热自甚，腰痛如折，沉重如山。

羌活　防风　独活　桂　大黄煨　泽泻各三钱　甘草炙，二钱　当归　连翘各半两　防己　黄柏各酒制，一两　桃仁三十个

上㕮咀，每半两，酒水各半盏煎，空心热服。

按：此足太阳、少阴表里药也。

**苍术汤**　治湿热腰腿疼痛。

苍术三钱　柴胡二钱　黄柏　防风各一钱

上作一服，水煎，空心温服。

**健步丸**　治下虚湿热，腰腿疼痛。方见痿门。

谨按：腰痛亦有内因寒热致者，详见妇人门师尼寡妇之治论中，宜随证为治，故其例不复具也。

## 【攻下之剂】

**三因熟大黄汤**　治坠堕闪肭，腰痛不能屈伸。

大黄炒　生姜各半两

上㕮咀，水浸一宿，五更去滓，顿服之。

按：此阳明例药也。

**子和益肾散**

甘遂

上为末，每三钱，猪猪腰子细批开，以盐、椒等物淹透烂切，掺药在内，荷叶裹，烧熟，酒送嚼下。

按：此足少阴例药也。

## 【理气之剂】

**局方小七香丸**　治郁怒忧思，或因闪挫擷扑，一切气滞腰痛。

丁皮　香附　甘草各一两二钱　蓬术　砂仁各二钱　甘松八钱　益智仁六钱

上为末，水浸蒸饼，丸如绿豆大。每三二十丸，米饮下。

**易简枳壳汤**　治腰背气动发痛。

枳壳五两　甘草一两❶

上为末，葱白汤调下一二钱，服讫，即卧少时。

按：以上并太阴例药也。

## 【理血之剂】

**元戎加味四物汤**　治瘀血腰痛。

本方加桃仁、红花

按：此厥阴例药也。

❶ 一两：底本脱，据紫来堂本补。

**东垣地龙散** 治打扑伤损，从高坠下，恶血在太阳经中，令人腰脊或胫腨臂痛，股中痛不可忍，鼻壅塞不通。

中桂四分 桃仁六个 羌活二钱 独活 黄柏各一钱 麻黄半钱 当归一分 地龙四分 甘草一钱 苏木六分

上㕮咀，每五钱，水煎服。

按：此出太阳例药也。

## 【通关节之剂】

**济生菴蕳丸** 治坠堕闪肭，血气凝滞，腰痛。

菴蕳子半两 没药 乳香各二钱半 补骨脂炒 威灵仙 杜仲炒 桂 当归各半两

上为末，酒糊丸如桐子大。每七十丸，空心，盐酒[1]、盐汤任下。

**东垣趁痛丸** 治打扑闪损，腰痛不可忍。

白莴苣子炒黄 白粟米炒 乳香 没药各一钱 乌梅一个

上为末，蒸饼为丸，如弹子大。每服一丸，细嚼，用温酒空心下。

按：此出厥阴例药也。

## 【补剂】

**局方青蛾丸** 治肾虚腰痛，或风寒乘之，血气相搏为痛。

杜仲姜炒，一斤 破故纸炒，八两 胡桃二十个

上为末，蒜四两为膏，和丸如梧子大。每三十丸，空心温酒送下。一法：酒糊丸，不用蒜。

**黄芪建中汤** 治男女诸虚不足，身重短气，腰背强痛。方见补虚门。

**三因安肾丸** 治肾虚腰痛。

破故纸炒 胡芦巴炒 茴香炒 川楝子炒 续断炒。各三两 桃仁炒 杏仁炒 山药 茯苓各二两

上为末，蜜丸梧子大。每五十丸，空心盐汤下。

**百一选方补髓丹** 治老人虚弱，肾伤腰痛，不可屈伸。

杜仲炒 破故纸各十两，用芝麻五两同研，以芝麻黑色，无声为度，筛去芝麻不用 鹿茸一两，燎去毛，酒浸，炙 没药一两，另研

上为末，和匀，用胡桃肉三十个，浸去皮，杵为膏，入面少许，煮糊丸，如梧子大。每百丸，温酒、盐汤任下。

**摩腰膏** 治伤寒湿腰痛。

附尖 乌头尖 南星各二钱半 炒姜一钱 雄黄 樟脑 丁香各一钱半 麝香五粒

上末，炼蜜为膏，姜汁化如弹大，放掌中，火上烘热摩之。

按：此法是代灸之意，灸者宜肾俞二穴，腰俞一穴，见《资生经》。

[1] 盐酒：四库本作“温酒”

# 卷之三十二

## 腹痛门

### 《内经》叙腹痛所因

举痛论云：寒气入经而稽迟，泣而不行，客于脉外则血少，客于脉中则气不通，故卒然而痛。其痛或卒然而止者，或痛甚不可按，或按之痛止，或按之无益，或喘动应手者，或胁肋与少腹相引而痛者，或腹痛引阴股者，或卒然痛死不知人，少间复生者，或痛而呕者，或腹痛而后泄者，或痛而闭不通者，各不同形。

按：本论具以上病形异候，皆寒气所因甚详，宜玩本文。惟痛而闭不通，为热气留于小肠，肠中痛，瘅热焦渴，则坚干不得出，为热痛。此述病机寒热皆能为痛也，盖寒痛者多，热痛者少。

### 脉法

《脉经》曰：脉细小紧急，病速进在中，腹中刺痛。阴弦则腹痛，弦急小腹痛。尺脉紧，脐下痛。尺脉伏小，腹痛癥疝。尺脉实，小腹痛，当利之。心腹痛，痛不得息，脉细小迟者生，坚大疾者死。腹痛，脉反浮大而长者死。

《伤寒论》曰：伤寒脉阳涩阴弦，腹中急痛，里有虚寒。

### 论伤寒腹痛

成无已云：阴寒为邪者，则腹满而吐，食不下，自利益甚，腹自痛，太阴证也。发汗不解，医反下之，因而腹满时痛者，属太阳也，桂枝加芍药汤主之，大实痛者，桂枝加大黄汤主之。

东垣曰：腹中诸痛，皆因劳役过甚，饮食失节，中气不足，寒邪乘虚而入客之，故卒然而作大痛。经言得炅则止。炅者，热也。以热治寒，治之正也。然腹痛有部分，脏位有高下，治之者宜分之。

按：以上脉证言诸虚痛矣。然邪传入里，热结下焦，实满血结硬痛，皆实痛也。《脉经》云：腹满，按之不痛为虚，痛者为实。此述病机虚实之异，又兼部分高下言也。

### 论腹痛为阴毒所致

详见寒门。

### 论腹痛属热

《原病式》曰：热郁于内，而腹满坚结痛者，不可言为寒也。

按：丹溪曰：腹痛有积热者，或死血、食积、湿痰，皆能作痛。脉弦者食，脉滑者痰，清痰多作腹痛，宜分治之。详以上盖言寒热之分，故此论及，已后病例，皆不之及。

### 论腹痛属血

成无己曰：邪气聚于下焦，则津液不得通，血气不得行，或溺或血，留滞于下，是生胀满而硬痛也。若从心下至小腹，皆硬满而痛者，是邪实也，须大陷胸汤下之。但少腹硬满而痛，小便利者，则是蓄血之证。小便不利者，则是溺涩之证。

### 论腹痛为疝所致

见疝门。

### 论腹痛为泻痢

详见滞下等门。

### 论腹痛为积聚所致

见积聚门。

### 论腹痛为肠痈所致

见疮疡门。

### 论治腹痛大法

《此事难知》曰：伤寒中脘痛，太阴也，理中、建中、黄芪汤之类。脐腹痛，少阴也，四逆、真武、附子汤之类。少腹痛，厥阴也，重则正阳、回阳丹之类，轻则用当归四逆汤。太阴连少阴痛甚者，当变下利不止。杂证而痛，四物苦楝汤，酒煮当归丸之类。夏月腹痛，肌热恶热，脉洪疾，手太阴足阳明主之，黄芩芍药汤。秋腹痛，肌寒恶寒，脉沉疾，足太阴足少阴主之，桂枝芍药汤。四时腹痛，芍药甘草汤主之。

按：此治法，本伤寒与夫寒疝时行治例也。然学者观以上诸病机，则脉治思过半矣。

### 【温散之剂】

**桂枝加芍药汤**　治腹满时痛，脉弱。

按：此太阴例药也。

**理中丸**　治霍乱头疼，身寒腹痛。方并见寒门。

**小建中汤**　治伤寒，阳脉涩，阴脉弦，腹中急痛者。方见补虚门。

按：以上太阳例药也。

**真武汤**　治腹痛下利，四肢沉重。方见寒门。

**四逆汤**　治伤寒下利，腹痛，四肢逆冷。

甘草二钱　附子数大片　干姜三钱

上㕮咀，水煎。

**霹雳散**　治腹痛，脉欲绝。

附子一枚，炮，取出用冷灰焙之，取半两，入真腊茶一大钱，同研细，分二服。

每水煎，临熟，入蜜半匙，候温冷服。

**桃花汤**　治腹痛，下利脓血，小便不利。

赤石脂一两　干姜一钱　粳米一合

上末，水煎服。

按：以上少阴例药也。

**当归四逆汤**　治伤寒，小腹急痛。方见寒门。

按：此厥阴例药也。

### 【疏下之剂】

**仲景桂枝加大黄汤**　治腹满时痛，

烦躁。

桂枝　生姜各三钱　芍药六钱　大黄一钱　甘草二钱　大枣二枚

上㕮咀，水煎。

**大陷胸汤**　治潮热烦渴，从心下至少腹，硬满而痛不可近。

大黄六钱　芒硝一合　甘遂一分

上先煮大黄，去滓，内硝再煮，后下甘遂末，温服。

按：以上太阳例药也。

**大承气汤**　治关脉实，腹满，大便秘，按之痛，或绕脐痛。

大黄　厚朴　枳实　芒硝

上㕮咀，水煎。

按：此阳明例药也。

## 【和解之剂】

**黄连汤**　治胸中有热，胃中有邪气，腹中痛，欲呕吐者，用此升降阴阳。

黄连　甘草炙　干姜　桂枝各三钱　人参二钱　半夏半合

上㕮咀，水煎，入大枣二枚。

**芍药甘草汤**

白芍药　甘草炙

上等分，㕮咀，水煎，入生姜。

《元戎》云：腹痛，脉弦伤气，用本药。脉洪伤金，加黄芩。脉缓伤水，加桂枝。脉涩伤血，加当归。脉迟伤火，加干姜。

按：以上并太阳例药也。

**加减小柴胡汤**　治寒热，脉弦，腹中痛。

本方去黄芩加芍药。

**四逆散**　治寒邪变热传里，小便不利，腹中痛，或泄利。

甘草炙　枳实炒　柴胡　芍药

上等分，每半两，水煎。

**黄芩芍药汤**　治腹痛，脉洪。

黄芩　白芍　甘草

上㕮咀，水煎，加生姜。

按：以上并少阳例药也。

## 【杂方】

**元戎四物苦楝汤**　治脐下虚冷，腹痛。

四物汤四两　玄胡　苦楝各一两，炒

上㕮咀，水煎服，每服一两。

**酒煮当归丸**　治小腹下痛。

当归一两　茴香半两　附子　良姜各七钱，上四味，酒煮干，再焙　炒黄盐　丁香各半两　全蝎三钱❶　柴胡二钱　升麻　木香各一钱　苦楝半钱　甘草炙，半钱　玄胡四钱

上酒煮糊丸梧子大。每二三十丸，空心白汤下。

**增损当归丸**　治三阴受邪，心腹疞痛。

四物汤半两　防风　独活　全蝎各五钱　续断　茴香各一两　苦楝　玄胡各七钱　木香　丁香各二钱半

上末，酒糊丸梧子大。每四五十丸，白汤下。

**苦楝丸**　治奔豚，小腹痛。

苦楝　茴香　附子

上三味，酒煮焙干，末之，每两入玄胡半钱❷，全蝎、炒丁香各十八个，为末，酒糊丸桐子大。每五十丸，食前，温酒下。

**熨法**见寒门。

**回阳丹**　治阴毒

牡蛎烧　不灰木烧　良姜炒　川乌炮

❶ 三钱：四库本作“二钱”。
❷ 半钱：四库本作“半两”。

白芍各一钱　麝少许

上细末，每用一钱，男病用女唾津调涂外肾，女病用男唾调涂乳上。

谨按：以上诸方，皆伤寒例法也。余属血、属积聚、属疝等因作痛，方例见各门，兹不备录。

# 卷之三十三

## 心痛门 胃脘痛附

### 经叙心痛所因

《内经》曰：五脏卒痛，何气使然？曰：寒气客于背俞之脉，则血脉泣，脉泣则血虚，血虚则痛。其俞注于心，故相引而痛，按之则热气至，则痛止矣。重感于寒，则痛久矣。

《针经》曰：足太阴之脉，其支者，复从胃，别上膈，注心中。是动则病舌本强，食则呕，胃脘痛，腹胀，善噫，心下急痛。胃病者，腹䐜胀，胃脘当心而痛，上支两胁，膈咽不通。厥心痛者，乃寒邪客于心包络。真心痛者，寒邪伤其君也。手足青至节，甚则旦发夕死，夕发旦死。

《脉经》曰：愁忧思虑则伤心，伤心则苦惊喜忘善怒。心伤者，其人劳倦，即头面赤而下重，心中痛彻背，其脉弦，此心脏伤所致也。诸虫痛者，如心腹痛，懊憹发作，肿聚往来上下行，痛有休作，心腹中热，善渴涎出。面色乍青乍白乍赤，呕吐清水者，蚘咬也。以手紧按而坚持之，无令得移，以针刺之，久持之，虫不动，乃出针也。

### 脉　法

《脉经》曰：脉阴弦，为心痛。心脉微急为痛，微大为心痹引背。短而数心痛。涩则心痛。脉浮大弦长者死，沉细者生。

### 论心痛有热厥寒厥不同

《病机机要》曰：诸心痛者，皆少阴厥阴气上冲也。有热厥心痛者，身热足寒，痛甚则烦躁而吐，额自汗出，知为热也。其脉浮大而洪，当灸太溪及昆仑，谓表里俱泻之，是谓热病汗不出，引热下利，表汗通身而出者，愈也。灸毕，服金铃子散则愈。痛止，服枳术丸，去其余邪也。有大实心中痛者，因气而食，卒然发痛，大便或秘，久而注闷，心胸高起，按之愈痛，不能饮食，急以煮黄丸利之，利后，以藁本汤去其邪也。有寒厥心痛者，手足逆而通身冷汗出，便溺清利，或大便利而不渴，气微力弱，急以术附汤温之。寒厥暴痛，非久病也，朝发暮死，急当救之。是知久病无寒，暴病非热也。

按：此论寒厥热厥，与夫大实心痛及治法已详。然亦有病久，气血虚损，及素作劳羸弱之人患心痛者，皆虚痛也。故钱氏曰：心虚者，炒盐补之。观《图经衍义》中，具蚚治心痛，则蚚粉与盐实得之矣。但世俗莫知其妙，而先哲不言此例者，欲人自求之尔。

### 论心痛分三因

陈无择云：十二经络外感六淫，则

其气闭塞，郁于中焦，气与邪争，发为疼痛。足厥阴心痛，两胁急，引小腹连阴股，相引痛。手心主痛，彻背，心烦，掌中热，咽干，目黄赤，胁满。足太阴心痛，腹胀满，涩涩然大便不利，膈闭咽塞。手太阴心痛，短气不足以息，季胁空痛，遗失无度，胸满烦心。足少阴心痛，烦剧，面黑，心悬若饥，胸满，腰脊痛。背输诸经心痛，心与背相引，心痛彻背，背痛彻心。诸腑心痛，难以俯仰，小腹上冲，卒不知人，呕吐泄泻。此皆诸经、诸俞、诸腑涉邪所致，病属外所因。若五脏内动，汩以七情，则其气痞结聚于中脘，气与血搏，发为疼痛。肝心痛者，色苍苍如死状，终日不得太息[1]。真心痛者，云云见前。脾心痛者，如针锥刺其心，腹蕴蕴然气满。肺心痛者，若从心间起，动作痛益甚，色不变。肾心痛者，与背相引，善瘈，如物从后触其心，身偃偻。胃心痛者，腹胀满，不下食，食则不消。皆脏气不平，喜怒忧郁所致，属内因。饮食劳逸，触忤非类，使脏气不平，痞膈于中，食饮遁注，变乱肠胃，发为疼痛。或饮啖生冷果实，中寒不能消散，结而为积，遇食还发，名积心痛。及其脏寒生蛔致心痛者，所谓九种心痛，曰饮，曰食，曰风，曰冷，曰热，曰悸，曰虫，曰疰，曰去来痛者，除风热冷，属外所因，余皆不内外。更妇人恶血入心脾经，发作疼痛，尤甚于诸痛。更有卒中客忤，鬼击、尸疰使人心痛，亦属不内外因。

按：此具三因病机甚详，但欠诸经病及九痛治例，欲人自扩充尔。然脏病连心，心病连脏，及胃脘痛、结胸之不同，久新淫郁之异，随其所甚者为疗，故宜其无所定之法也。矧有七情，九种之致者。丹溪先生亦曰：凡心膈之痛，须分久新。若明知身受寒气，口食寒物，而病于初得之时，当用温散或温利之药。若其病得之稍久，则成郁矣，郁则蒸热，热久必生火，《原病式》中备言之矣。若欲行温利、温散，宁无助火添病耶？由是古方中多以山栀为热药之向导，则邪易伏，病易退。然向安之后，若纵恣口味，病必复作。凡治此病，必要先问平日起居何如，假如心痛有因平日喜食热物，以致死血留于胃口作痛者，用桃仁承气汤下之。若此等例，皆前人所未举也，学者识之。

## 【治寒之剂】

**金匮赤石脂丸**　治心痛彻背，背痛彻心。

乌头一分，炮　附子半两，炮　蜀椒　干姜　赤石脂各一两

上末，蜜丸，如梧子大。食后，汤下一丸，日三服。

**九痛丸**　治九种心痛，兼卒中恶，腹胀痛。

附子三钱，炮　生狼牙一钱[2]，炙　巴豆一钱，去皮心，熬研如脂　人参　干姜　吴茱萸各一钱

上六味为末，炼蜜丸梧子大，酒下。强者初服三丸。

**三因仓卒散**　治气自腰腹间攻心，挛急，痛不可忍，腹中冷，白汗如洗，手足冷。

山栀四十九个，连皮烧半过　附子一个，炮，去皮脐

上为末，每二钱，酒一盏，入盐少许煎，温服。

---

[1] 太息：四库本作“安息”。
[2] 一钱：四库本作“二钱”。

**元戎术附汤** 治寒厥暴痛，脉微气弱。

甘草炙，一两 白术四两 附子炮，去皮脐，切片，一两半

上㕮咀，每三钱，入姜、枣煎服。

**宣明神砂一粒丹** 治一切厥心痛。

附子炮 郁金 橘❶红各半两

上为末，醋面糊丸，如酸枣大，以朱砂为衣。每服一丸，男子酒下，妇人醋汤下。

按：以上出少阴例药也。

**机要藁本汤** 治大实心痛，大便已利，宜此服之。

藁本半两 苍术一两

上为粗末，水煎，服清。

按：此足太阴、太阳药也。

**东垣麻黄豆蔻丸** 治客寒犯心胃，大痛不可忍。

麻黄不去节，三钱❷ 草豆蔻五钱 益智仁八分 炒曲二钱 升麻 半夏 麦糵 砂仁 黄芪 白术 陈皮 柴胡 炙甘草 吴茱萸 归身各半钱 青皮 木香 厚朴 荜澄茄各四分 红花二分 苏木三分

上为末，汤浸蒸饼为丸，如桐子大。每三十丸，温水下，或细嚼。

按：此出太阳例，又气血之剂也。

## 【治热之剂】

**大陷胸汤** 治热结胸中，脉沉而紧，心下痛，按之石硬。

大黄六钱 芒硝半合 甘遂一分

上先煮大黄，后下硝、遂末，取温服。

按：此阳明例药也。

**机要金铃子散** 治热厥心痛，或发或止，久不愈者。

金铃子 延胡索各一两

上为末，每服二三钱，酒调下，温汤亦得。

**瑞竹堂方应痛丸** 治心气痛不可忍者。

好茶末四两 拣乳香二两

上为末，用腊月兔血和丸，如鸡头大，每服一丸，温醋汤下。

按：此二方少阴经药也。

## 【调血之剂】

**元戎四神汤** 治妇人血虚，心腹㽲痛。

本方减地黄，加干姜。

**济生愈痛散** 治急心痛，胃脘痛。

五灵脂 延胡索炒 莪术 良姜 当归

上等分，为末。每一钱，热醋汤调下，不拘时候服❸。

**钱观文方** 治心脾疼。

当归八两 白术一分

上为末，沸汤点服一二钱。

**丹溪方** 治死血，胃脘痛者。

延胡索一两半 桂 滑石 红花 红曲各半两 桃仁三十个

上为末，汤浸蒸饼丸。

按：以上并厥阴例药也，治血虚、血实例各不同，宜选用。

## 【理气之剂】

**局方苏合香丸** 治疰忤鬼气，卒心痛。方见气门。

---

❶ 橘：原本作"姜"，据《宣明论》卷十三改。
❷ 三钱：四库本作"一钱"。
❸ 候服：底本无，据四库本补。

按：此厥阴例药也。然世俗多用蟠葱散。方见疝门，宜较轻重选使。

**元戎立应散** 治心腹急痛。

香附子炒 良姜等分

上细末，每二钱，汤点服。

**济生加味七气汤** 治七气为病，及外感风寒为心痛。

半夏五两 桂 延胡索炒。各一两 人参 甘草各半两 乳香三钱

上㕮咀，每四钱，入姜煎。

按：以上太阴例药也。

## 【理气调血之剂】

**杨氏方却痛散** 治心气冷痛不可忍。

五灵脂 蒲黄炒，一两半 当归 桂 石菖蒲 木香 胡椒各一两 川乌炮，七钱半

上㕮咀，每四钱，入盐、醋少许煎。

按：此出厥阴例药也。

**百一选方手拈散** 治心脾疼。

草果 延胡索 五灵脂 没药

上等分，每三钱，温酒调下。

**宣明没药散** 治一切心肚疼痛，不可忍者。

没药 乳香各三钱 川山甲炙，五钱 木鳖子四钱

上为末，每半钱至一钱，酒大半盏同煎，温服。

## 【消导之剂】

**元戎厚朴丸** 治大实心痛。方见积聚门。

**百一选方姜橘丸** 治中酒恶心，心脾痛，呕逆。

生姜一斤，青盐一两，淹一宿 青皮 砂仁 木香各三分 莪术一两 甘草炙 陈皮一两半

上末，炼蜜丸，杵千下，丸如樱桃大。每丸盐汤下。

**易简感应丸** 治酒积、食积、痰积为患，心腹疞痛。

丁香 木香 豆蔻 干姜 巴豆 杏仁 百草霜

上用见成丸子半两，入巴豆十个，去壳，研成膏，用乌梅三个蒸过去肉，三件一处研令极匀，丸如绿豆大。每三五丸，温水下。

**丹溪方** 治痰饮积胃脘痛。

螺狮壳墙上年久者，烧 滑石炒 苍术 山栀 香附 南星各一两 枳壳 青皮 木香 半夏 砂仁各半两

上为末，生姜汁浸，蒸饼丸如绿豆大。每三四十丸，姜汤下。春加川芎，夏加黄连，秋加芍药[1]，冬加吴茱萸半两。

按：以上出太阴例药也。

## 【治虫之剂】

**三因集效丸** 治脏腑虚弱，或多食[2]甘肥，致蛔动作，心腹绞痛。

木香 鹤虱炒 槟榔 诃子煨，去核 芜荑炒 附子炮 干姜炒。各七钱半 大黄一两半，炒

上为末，蜜丸如梧子大。每三十丸，食前，橘皮汤下，妇人醋汤下。

按：此阳明例药也，姑录此以备其例。

## 【杂方】

**衍义方**

铜青一味，淡醋汤调些小服之。

---

[1] 秋加芍药：底本无，据四库本补。
[2] 食：底本无，据四库本补。

**集录方**

荔枝核一味，烧存性，为末，用醋汤调下一钱。

**失笑散** 治心腹痛，百药不效。

五灵脂 蒲黄等分

上为末，先以酽[1]醋调二钱，熬成膏，入水一盏，食前温服。



❶ 酽（yàn 验）：醋味厚者。

# 卷之三十四

## 头痛门

### 论厥头痛真头痛

《灵枢》云：厥头痛，取足六经、手少阴。真头痛，头痛甚[1]，脑尽痛，手足寒至节，死不治。详见厥病篇。

《难经》云：手三阳之脉受风寒，伏留而不去，则名厥头痛。入连在脑者，名真头痛。

按：《灵枢》有厥头痛之名，而不指何邪为病，至《难经》始言风寒伏留不去。而《三因》、严氏论云：气血俱虚，风寒暑湿之气所侵，传于阳经，伏留不去，名曰厥头痛。盖厥者，逆也，逆壅而冲于头也。痛引脑巅，陷至泥丸宫者，名真头痛，非药之能愈，夕发旦死，旦发夕死，则根气先绝也，斯言得之矣。

### 头痛脉法

《内经》云：寸口脉中短者，曰头痛。

《脉经》云：阳弦则头痛。又云：寸口脉浮中风，发热头痛。脉紧头痛是伤寒。脉紧上寸口者，风头痛。

《脉诀》云：头痛短涩应须死，浮滑风痰皆易除。

### 伤寒头痛

《活人书》云：头痛者，阳证也。太阳证头痛，发热恶寒，无汗麻黄汤，有汗桂枝汤。若已发汗，未发汗，头痛如破者，连须葱白汤，不止者葛根葱白汤。阳明证头痛，不恶寒反恶热，胃实也，调胃承气汤。少阳头痛，小柴胡汤。太阴、少阴并无头痛之证，仲景只有厥阴一证，吴茱萸汤。

按：伤寒以足三阳经上行至头，并厥阴与督脉会于巅，故止言四经头痛。若杂病所感者，诸经皆能头痛也。《活人》用葱白汤，以通上下之阳气也。

### 诸经内外头痛用药法

太阳头痛，恶风寒，川芎。少阳头痛，往来寒热，脉弦，柴胡。阳明头痛，自汗，发热恶热，白芷。太阴头痛，体重痰实，腹痛，半夏。少阴头痛，三阴三阳经不流行而足寒逆，为寒厥头痛，细辛。厥阴头痛，项痛，脉微浮缓，欲入太阳，其疾痊，亦当用川芎。《宝鉴》作藁本，一作吴茱萸。气虚头痛，黄芪。血虚头痛，当归。《宝鉴》作川芎。下同。诸气血俱虚头痛，黄芪、当归。伤寒太阳头痛，麻黄汤、桂枝汤。阳明头痛，白虎汤。少阳头痛，柴胡汤。太阴

---

[1] 甚：原本作“其”，据《灵枢·厥病篇》改。

头痛，脉浮桂枝汤，脉沉理中汤。少阴头痛，脉沉微热，麻黄附子细辛汤。厥阴头痛，外伤本经，桂枝麻黄各半汤。呕而微吐水，吴茱萸汤。

按：此与后论重出者众，然中间药味略有不同，故两存之。

## 东垣头痛论

金匮真言论云：东风生于春，病在肝，俞在头项，故春气者，病在头。又，诸阳会于头面，如足太阳之脉，病冲头痛。足少阳❶之脉，病头角额痛。夫风从上受之，风寒伤上，邪从外入，客于经络，令人振寒，头痛身重，恶寒，治在风池、风府。调其阴阳，不足则补，有余则泻，汗之则愈，此伤寒头痛也。头痛耳鸣，九窍不利者，肠胃之所生，乃气虚头痛也。心烦头痛者，病在膈中，过在手巨阳少阴，乃湿热头痛也。如气上不下，头痛巅疾者，下虚上实也，过在足少阴巨阳，甚则入肾，寒湿头痛也。如头半边❷痛者，先取手少阳阳明，后取足少阳阳明，此偏头痛也。有真头痛，甚则脑尽痛，手足寒至节者，死不治。有厥逆头痛者，所犯大寒，内至骨髓。髓者以脑为主，脑逆，故令头痛，齿亦痛。凡头痛者木也，风则温也，治以辛凉，秋克春之意。故头痛皆以风药治之者，总其大体而言之。

高巅之上，惟风可到，故味之薄者，阴中之阳，乃自地升天者也。然有三阴三阳之异，故太阳头痛，脉浮紧，恶风寒，川芎、羌活、独活、麻黄之类为主。少阳经头痛，脉弦细，往来寒热，柴胡为主。阳明头痛，身热，目疼鼻干，恶寒发热恶热，其脉浮缓而长，升麻汤，或石膏、白芷为主。太阴头痛，必有痰，体重，或腹痛，为痰癖，其脉沉缓，苍术、半夏、南星为主。少阴经头痛，三阴三阳经不流行，而足寒气逆，为寒厥，其脉沉细，麻黄附子细辛汤为主。厥阴头痛项痛，或吐痰沫❸，厥冷，其脉浮缓，吴茱萸汤主之。诸血虚头痛，当归、川芎为主。诸气虚头痛，人参、黄芪为主。为主者，主治也，兼见何证，以佐使药治之，此立方之大法也。气血俱虚头痛者，于调中益气汤中少加川芎、蔓荆子、细辛，其效如神。半夏白术天麻汤，治痰厥头痛药也。青空膏，乃风湿热头痛药也。羌活附子汤，厥逆头痛药也。如湿气在头者，以苦吐之，不可执方而治。

按：此论头痛，至为详悉。首言伤寒内伤头痛，历引《内经》，以明湿热、寒湿、偏头痛、真头痛、厥逆头痛等证，细分六经用药之法，后世无以加矣。

## 论三阳受病头痛

子和云：头痛不止，乃三阳受病也。三阳分部分，头与项痛者，足太阳经也。攒竹痛，俗呼为眉虎骨痛者是也。额角上痛，俗呼为偏头痛者，足少阳❹经也。如痛久不已，则令人丧目，以三阳受病，胸膈有宿痰❺之致然也。先以茶调散吐之，吐讫可服川芎、薄荷，辛凉清上之药。叔和云寸脉急而头痛是也。

按：此云头痛，乃三阳受病，皆胸膈有痰之致，乃指病之壅郁于上而言也。

---

❶ 阳：底本作“阴”，据四库本改。

❷ 边：底本作“塞”，据《秘藏·头痛门》改。

❸ 吐痰沫：底本作“痰吐涎沫，据《秘藏·头痛门》改”。

❹ 阳：底本作“阴”，据四库本改。

❺ 痰：底本作“疾”，据《儒门事亲·头痛不止》改。

《内经》云：春气者，病在头。盖天气在上，知病气亦升于上也。吐之，所以宣达在上之邪。仲景云大法，春宜吐是也。此亦治头痛之一法，但不可专执于此。

## 论头痛属火热之病

子和云：丹阳僧病头热痛，不敢[1]见明，以布圜其巅上，置冰于其中，日易数次。戴人曰：此三阳蓄热故也，乃置炭火于暖室中，出汗涌吐三法并行，七日而愈。

一妇人偏头痛五七年，大便结燥，两目赤肿，眩晕，世之头风药无不服，其头上针艾数千百矣。一日，戴人诊其脉急数而有力，风热之甚也。此头角痛是三焦相火之经，乃阳明燥金胜也。燥金胜乘肝，则肝气郁，肝气郁则气血壅，气血壅则上下不通，故燥结于里，寻至失明，治以大承气汤，令河水煎二两，加芒硝一两，煎成，顿令分三五服，下泄如汤，二十余行。次服七宣丸、神功丸以润之，菠稜、葵菜、猪羊血以滑之。三剂之外，目豁首轻，燥泽结释而愈。

按：此所治之疾，既已多年不解，岂非风湿热三气郁滞胶固而然哉。故其所施之法虽峻，而于中病之情则得也。又论头风之甚者，久则目昏。偏头风者，少阳相火也，久则目束小，大便秘涩，皆宜出血而大下之。出血之义，是即开郁解表也。

谨按：头痛之证，其源甚多，东垣之论可谓详矣。然自外而致者，有风寒暑湿之异，若仲景之伤寒，东垣分六经之类皆是也。自内而致者，有气血痰饮、五脏气郁之异，东垣论气虚血虚痰厥头痛之类皆是也。大抵四淫皆外邪，随其风寒湿热多少而治于外也。气血痰饮、五脏之证皆内邪，亦宜随其血气痰饮、七情内火，分虚实寒热而调其内以治于外也。然气血虚而用补，宜东垣之论。若《三因》等方，用附子以治气虚，此则从阳虚立意，非人身平和之血气也。若夫久年偏正头风者，多因内挟痰涎，风火郁遏经络，气血壅滞之证。然亦有血虚者，须宜分别以治之。

### 【治风之剂】

**局方川芎茶调散** 治诸风[2]上攻，偏正头痛。方见伤风门。

**秘藏彻清膏**

川芎 薄荷叶各三分 藁本一钱 甘草生，半钱 炙甘草半钱 蔓荆子 细辛各一分

上为末，每二钱，茶清下，食后。

按：此手足少阳、厥阴、太阳、少阴经药也。

**元戎** 治三阳头痛。

羌活 防风 荆芥 升麻 葛根 白芷 石膏 柴胡 川芎 芍药 细辛 葱白连须

若阴证头痛，只用温中药足矣，如理中姜附辈。此则专治三阳头痛也。

### 【治风寒之剂】

**仲景麻黄汤** 治太阳伤寒，头痛无汗。

**桂枝汤** 治太阳伤风，头痛有汗。二方并见伤寒门。

**局方如圣饼子** 治风寒伏留阳经，

---

[1] 敢：原本作“散”，据《事亲·头热痛》改。
[2] 诸风：四库本作“头风”。

气厥痰饮头痛。

防风 天麻各半两 南星 干姜 川芎 甘草炙。各一两 半夏半两 川乌去皮，一两

上细末，蒸饼糊丸，捻作饼子。每五饼同荆芥穗细嚼，茶清下。

按：此足三阳经药也。

**秘藏羌活附子汤** 治冬月大寒犯脑，令人脑痛，齿亦痛，名曰脑风。

麻黄不去节 黑附子 防风 白芷 白僵蚕 黄柏各二分 羌活 苍术各半钱 升麻二分 黄芪一分 甘草二分 佛耳草三分，无寒嗽去之。

上㕮咀，水煎服。

按：此手足太阳、阳明、太阴经药也。

**宝鉴川芎神功散** 治风热上攻，偏正头痛。

川芎 川乌 白芷 南星 麻黄各半两 甘草一分

上为末，每服三钱，姜水煎服。

按：此手足少阳、厥阴，手阳明、太阴经药也。

**三因芎辛汤** 治伤风寒生冷，及气虚痰厥头痛如破，兼眩晕呕吐。

附子去皮脐，生 乌头生 天南星 干姜 甘草炙 川芎 细辛各等分

上锉散，每四钱，姜五片，茶芽少许，煎服。

按：此足少阳经药也。

**严氏小芎辛汤** 治风寒在脑，或感邪湿，头重头疼，眩晕呕吐。

川芎一两 细辛 白术 甘草炙。各半钱

上㕮咀，每四钱，生姜五片，茶芽少许，煎服。

**局方加减三五七散** 治风寒入脑，阳虚头痛。

山茱萸去核，三斤 细辛一斤半 干姜炮，二斤❶ 防风四斤 附子三十五只，炮，去皮脐 茯苓去皮，三斤

上为末，每二钱，温酒调下。

按：以上二方，亦足少阴经药也。

## 【治风热之剂】

**秘藏清空膏** 治偏头疼，年深不愈者，及疗风湿热头痛，上壅损目。

羌活 防风各一两 柴胡七钱 川芎五钱 甘草炙，一两半 黄连炒，一两 细挺子黄芩三两，一半酒洗，一半炒

上为末，每服二钱匕，热茶调如膏，抄在口内，少用白汤送下。如苦头痛，加细辛二分。如太阴脉缓有痰，减去羌活、防风、川芎、甘草，加半夏一两半。如偏头痛服之不愈，减羌活、防风、川芎一半，加柴胡一倍。如阳明头痛，只与白虎汤中加白芷。

按：此足三阳经药也。

**川芎散** 治头目不清利。

川芎三分 羌活 防风 藁本 升麻 甘草各一钱 柴胡七分 黄芩炒，四钱半 黄连四钱半，酒洗 生地黄二钱❷

上为末，每服一二钱，茶清调下。

按：此亦三阳经药也。

**细辛散** 治偏正头疼。

细辛二分 川芎七分 柴胡二钱 黄芩二钱，一半酒洗，一半炒 瓦粉二钱 炙甘草一钱半 黄连七分 芍药半钱

上㕮咀，每服三钱，煎服。

按：此少阳、少阴、太阴经药也。

**宝鉴石膏散** 治头疼。

川芎 石膏 白芷等分

---

❶ 二斤：四库本作“三斤”。

❷ 二钱：四库本作“一钱”。

上为末，每服四钱，热茶清调下。

按：此阳明、少阳经药也。以上东垣治风热头痛诸方多不同者，以其有脏腑经络之异也，今不详载其方。然有用羌活、防风、川芎、柴胡、升麻、藁本、细辛之异者，行各经也。有用黄芩、黄连、黄柏、知母、石膏、生地黄之异者，分各脏泻火也。用泽泻、茯苓者，导湿也，又使邪气自天而降也。用黄芪者，补气行气也。各随病而增损之意，不可拘执也。

## 【治湿之剂】

**三因芎术汤** 治湿著头重，眩晕痛极。

川芎 白术 附子生，去皮尖。各半两 桂心 甘草各一分

上㕮咀，每服四钱，姜七片，枣一枚同煎，食前服。

按：此足少阴经药也。治寒湿之药，有热者不治。

## 【痰厥头痛之剂】

**秘藏半夏白术天麻汤** 治素有脾胃之证，时显烦躁，大便不利。又出入为寒气所郁，闷乱大作，火郁不伸故也。医疑有热，服疏风丸下之，元证不减，复添呕逆，食不能停，痰唾稠黏，涌出不止，眼涩头旋，恶心烦闷，气短促上，喘无气力，目不敢开，如在风云中，头苦痛如裂，身重如山，四肢厥冷，是胃气已损，复下两次，重虚脾胃，病名曰痰厥头痛。

半夏一钱半 白术 炒曲各一钱 天麻 黄芪 人参 苍术 陈皮 泽泻 茯苓各半钱 大麦曲一钱半 干姜三分 黄柏二分

上㕮咀，每服五钱，水二大盏，煎至一盏。去柤热服，食前，一服而愈❶。

此头痛苦甚，为足太阴痰厥头痛，非半夏不能疗。目黑头旋，风虚内作，非天麻不能除。详见《试效方》。

**家珍水煮金花丸** 治头痛，每发时两颊青黄，眩晕，目不欲开，懒于言语，身重，兀兀欲吐，数日方过，此厥阴太阴合而为病，名曰风痰。服此药，更灸侠溪二穴，不旬日愈。

局方玉壶丸加雄黄、白术以治风湿。

按：此出太阴呕哕例，治风痰之药也。

**严氏三生丸** 治痰厥头痛。

半夏 白附子 南星各一分

上为细末，生姜自然汁浸，蒸饼为丸，绿豆大。每服四十丸，食后，姜汤下。

按：此药出厥阴南星、半夏例，亦治风痰之药也。

**宝鉴茯苓半夏汤** 治风热痰逆，呕吐，头痛。

大半夏二枚❷ 赤茯苓一分 黄芩 甘草 陈皮各一分❸

上锉，姜三片，煎。

按：此手足太阴经药，治痰挟热之药也。其治痰挟寒之药，与治风寒之剂相类者采之。

## 【补气之剂】

**宝鉴顺气和中汤** 治年高气弱，清气不能上升，头面昏闷。本无表邪，因

---

❶ 上㕮咀……一服而愈：共25字，原本脱，据《秘藏·头痛门》补。

❷ 二枚：四库本作“三枚”。

❸ 一分：四库本作“二分”。

发汗数回，清阳之气愈虚，故苦头痛，恶风，不喜饮食，气短，脉弱弦细而微，宜升阳气。

黄芪一钱半　人参一钱　白术　陈皮　当归　白芍各五分　甘草七分　升麻　柴胡各三分　川芎　细辛　蔓荆子各二分

上锉，作一服，水煎，食后服。

按：此即补中益气汤加减法也。内伤头痛，本方加蔓荆子三分。痛甚加川芎二分。项痛脑痛，加藁本二分。若苦头痛者，加细辛二分。诸头痛，并用此四味足矣。若头上有热，则此不能治，当以清空之剂。

## 【补血之剂】

**机要四物汤**　治头疼。

四物汤中倍川芎。

**元戎古方**　治头痛欲裂。

当归二两，酒一升，煮取六合

按：此二方并出厥阴例药也。

## 【嗃药】

**本事方**　治八般头风。

草乌尖　细辛等分　黄丹少许

为末，嗃入鼻中，立效。

**秘方**　治头痛不可忍。

玄胡七枚　猪牙皂角肥实者二个　青黛二钱

上为末，水丸成小饼子，如杏仁大，用时令病者仰卧，以水化开，用竹管送入男左女右鼻中，觉药至喉少酸，令病者坐，却令咬定铜钱一个于当门齿，当见涎出成盆即愈。

**三因嗃鼻药**

荜茇　良姜各一分　白芷一钱　细辛半钱

上为末，每服一小字，先含水一口，分嗃鼻内，吐水即止。

**秘藏嗃鼻郁金散**　治风热头痛。

石膏　芒硝　白芷各二钱　郁金一钱　薄荷三分

上为末，极细，口含水，鼻内嗃之。

按：此阳明经药也。

**太阳经嚏药**

防风二分　羌活二分　红豆二个

上为末，鼻内嗃之。

**元戎嗃药瓜蒂散**　治偏头痛久不愈，服药及针灸不效者，以其湿气在头也。

瓜蒂一味为末，少许吹鼻中，清水徐徐出，一昼夜湿尽病止为度。

按：以上嗃药，《元戎》云亦吐之义也。经云：湿气在上，以苦吐之。故邪在胸中服之，邪在头目嗃之，皆吐之属也。张子和点目出泪，嗃鼻流涕，口含漉涎，皆以同乎吐也。

## 【贴药】

前《本事方》或《三因方》药为末，和葱白捣泥为膏，贴两额上。

## 【杂方】

**严氏葱附丸**　治元气虚壅，上攻头痛。

附子一只，炮，去皮脐

上为末，葱涎为丸，桐子大。空心，茶清下。

**玉真丸**　治肾厥头痛不可忍，其脉举之则弦，按之则坚。

生硫黄二两，另研　石膏硬者　半夏汤洗七次❶　硝石另研。各一两

❶ 七次：四库本作“十次”。

上为末，研匀，用生姜自然汁煮糊为丸，桐子大。每服四十丸，食前，米饮下。

按：头痛，古人多从风而议治，故其药虽有辛平辛凉辛温辛热之殊，大抵皆于解散之中，分所挟之寒热耳。至于伤寒头痛，仲景论中亦详，兹不详载。但内因痰厥、气虚、血虚头痛之类，东垣虽有论有方，学者亦宜随病审机，而用药亦难拘于所录之方，以尽其变也。又，严氏治气虚头痛用附子，治肾厥头痛用硫黄等药，本出《三因》之论，其义皆未切当，今故存之，以备其说耳。

# 卷之三十五

## 头眩门

### 论头眩属肝虚

《内经》云：徇蒙招尤，目瞑耳聋，下实上虚，过在足少阳厥阴，甚则入肝。

按：许学士云上虚者，肝虚也，故肝虚则头晕。徇蒙者，如以物蒙其首，招摇不定，目眩耳聋，皆晕之状也。故肝厥头晕，治宜钩藤散。方见后。

### 论眩晕属肝木风火之证

《原病式》曰：诸风掉眩，皆属肝木，风主动故也。所谓风气甚而头目眩晕者，由风木旺，必是金衰不能制木，而木复生火。风火皆属阳，阳主乎动，两动相搏，则为之旋转，故火本动也，焰得风则自然旋转也。

### 论伤寒头眩属虚

成无已云：伤寒头眩，责其虚也。起则头眩与眩冒者，皆发汗吐下后所致，是知阳虚也。故《针经》曰：上虚则眩。然风家亦多有眩者，风主动故尔。

### 论眩晕分内外所因等证

严用和云：眩晕之证，经虽云皆属于肝风上攻所致，然体虚之人外感六淫，内伤七情，皆能眩晕，当以脉证别之。风则脉浮有汗，项强不仁。寒则脉紧无汗，筋挛掣痛。暑则脉虚烦闷。湿则脉细，沉重吐逆。及其七情所感，遂使脏气不平，郁而生涎，结而为饮，随气上逆，令人眩晕，眉棱骨痛，眼不可开，寸脉多沉，此为异耳。若疲劳过度，下虚上实，金疮、吐衄、便利及妇人崩伤产后，去血过多，皆令人眩晕，当随其所因而治之。

按：此所分四气痰饮、亡血等证，可谓亲切。但其所集之方，则欠发明，学者当自求之。

### 论头风眩晕有饮宜吐

子和云：大风头风眩晕，手足麻痹，胃脘发痛，皆风寒湿三气杂至，合而为痹也。在上谓之停饮，可用独圣散吐之。吐讫，后服清上辛凉之药。

按：此法施于胸膈痰涎，闭塞多年，眩晕不已，血气充实之人，其效甚捷。

谨按：眩晕一证，人皆称为上盛下虚所致，而不明言其所以然之故。盖所谓虚者，血与气也。所谓实者，痰涎风火也。原病之由，有气虚者，乃清气不能上升，或汗多亡阳而致，当升阳补气。有血虚者，乃因亡血过多，阳无所附而然，当益阴补血。此皆不足之证也。有因痰涎郁遏者，宜开痰导郁，重则吐下。有因风火所动者，宜清上降火。若因外感而得者，严氏虽分四气之异，皆当散邪为主。此皆有余之证也。世有所谓气不归元，而用丹药坠、沉香降气之法。盖香窜散气，丹药助火，其不归之气，岂能因此而复耶。《内经》所谓治病必求其本，气之不归，求其本而用药则善矣。

## 【治风之剂】

**本事川芎散** 治风眩头晕。

山茱萸一两 山药 甘菊花 人参 茯神 小川芎各半两

上为末，每服二钱，酒调下。

按：此名治风眩，而用药带补肝之意。若因风而头眩者，分其所挟寒热，而用辛温辛凉之剂可也。若因肝虚而病者，此药虽近理，亦难执此而用。

## 【治风寒之剂】

**严氏三五七散** 治阳虚风寒入脑，头痛，目眩，耳鸣。

天雄炮，去皮 细辛各三两 干姜炮 山茱萸各五两 防风 山药炒。各七两

上为末，每服二钱，温酒调下。

按：此治上焦阳虚，发散风寒之药也。若果有风寒所伤而头眩者，但用辛温、辛热之剂解散可也，何必拘此。

## 【治湿之剂】

**严氏芎术汤** 治冒雨中湿，眩晕呕逆，头重不食。

川芎 半夏 白术各一两 甘草炙，半两

上㕮咀，每服四钱，姜七片，煎。

按：此和中散湿之药也。亦可治痰。

## 【治热之剂】

**子和芎黄汤** 治头目眩晕。

大黄 荆芥 贯芎 防风各等分

上为粗末，大作剂料，水煎，去滓服，以利为度。

按：此泻上焦风热之药也。若果有风热头眩，如防风通圣之类，皆可选拣而用。

## 【治痰之剂】

**严氏玉液汤** 治七情感动，气郁生涎，随气上逆，头目眩晕，心嘈忪悸，眉棱骨痛。

大半夏汤洗七次

上，每服四钱，水煎，生姜十片煎，入沉香水一呷，温服。风痰眩晕者，宜青州白丸子选用。

**直指二陈汤** 治因气郁痰眩晕。

二陈加干生姜煎服。

按：此二方，去痰和中之平剂，足太阴、阳明经药也。若痰气甚者，如吐下之法皆可施，自宜随证而用。去痰和中，瑞竹堂化痰丸亦妙。方见咳门。

## 【治血虚头眩之剂】

**严氏川芎汤** 治一切失血过多，眩晕不苏。

川芎 当归酒浸。各等分

上㕮咀，每服四钱，水煎服。

**良方治风六合汤** 治风虚眩晕。

四物汤加秦艽、羌活。详见中风门。

按：以上二方，皆补血和血之药，并出厥阴例。然芎归补血之阳，而四物则阴阳俱补。秦艽、羌活可为佐使，不

宜等分而用。

## 【治气虚头眩之剂】

**直指香橘饮** 治气虚眩晕。

木香 白术 半夏曲 橘皮 白茯苓 砂仁各半两 丁香 甘草炙。各一分

上锉，每服三钱，姜五片，煎，吞苏合香丸。本方加芎归各三分，官桂半两，治血虚眩晕。

按：《直指方》云：淫欲过度，肾家不能纳气归元，使诸气逆奔而上，此眩晕出于气虚也。吐衄崩漏，肝家不能收摄荣气，使诸血失道妄行，此眩晕生于血虚也。夫既曰肾家不能纳气，使气奔上，而用此香散辛热之药，此药果能降气乎？又曰气虚，此药果能补气乎？又曰血虚加芎、归、官桂。夫血虚用芎、归，则可矣，所加官桂与丁香、木香等药，纵使血有虚寒，亦难例用。若血虚有热者，其害将何如哉？孟子曰尽信书，则不如无书者，正此类也。

## 【治下虚头眩之剂】

**局方黑锡丹** 治阴阳不升降，上盛下虚，头目眩晕。

**养正丹** 治虚风头旋，吐涎不已。此药升降阴阳。二方并见《局方》。以乳香泡汤送下。

**顺气散** 治体虚痰盛，气不顺，头目眩晕。

南星一两，炮 川乌 附子各半两 木香二钱半上，每服三钱，姜十片，煎。

**严氏沉香磁石丸** 治上盛下虚，头目眩晕，耳鸣耳聋。

沉香半两，别研 磁石火煅，醋淬七次，研 胡芦巴炒 川巴戟去心 阳起石煅 附子炮 椒红炒 山茱萸肉 山药炒。各一两 青盐别研 甘菊花 蔓荆子各半两

上为细末，酒煮米糊丸，梧子大。每七十丸，空心盐汤下。

按：以上诸方，皆是温热金石镇坠之药，虽能补下焦之阳虚，然金石体质虽重，必候火煅而成，佐以燥热之药，多致飞越之亢，况眩晕多有属风属火之证，用者宜致思焉。

## 【杂方】

**本事钩藤散** 治肝厥头晕，清头目。

钩藤 陈皮 半夏 麦门冬 茯苓 茯神 人参 甘菊花 防风各半两 甘草一分 石膏一两

上㕮咀，每四钱，姜七片，煎。

按：前许学士所论近是，则此方用药，其义未详。

谨按：头晕诸方，用药俱未切当。直指香橘饮之说，尤为背理。大抵外邪之感，理宜解表，但随其风寒暑湿以治。痰涎内蓄者，必当清痰为先。气虚者，宜补气，如东垣之法。血虚者，宜补血，如四物增损之类。若肾虚而气不降者，又当益阴而补肾。若专执前药，岂能中其肯綮耶。

# 卷之三十六

## 哕逆门

### 叙哕逆为病

《内经》云：岁金太过，哕逆。金郁之发，哕逆。少阴上气哕逆。

按：《内经》所言哕逆者止此，他书唯《伤寒》论哕逆脉散者死。又，《金匮》治哕逆上气诸方而已，似皆指肺金及火为病也。《活人书》谓哕逆证为极恶，仲景所不载。孙真人云：遍寻方论无此名，遂断哕逆为哕证。而《灵枢》云：哕者，谷入于胃，胃气上注于肺，故寒气与新谷气俱入于胃，新故相乱，真邪相攻，气并相逆，复出于胃，故为哕。注云：哕，气忤也。忤，偶敌也。《保命集》又以哕逆为噫。噫气者，胸中气不交也。少阴经至胸中交于厥阴，水火相搏[1]而有声。《灵枢》云：噫者，寒气客于胃，厥逆下上，复出于胃，故为噫。注云：噫象火，烟随焰出，心不受邪，故噫出之。愚谓二说各有其义，未知是否。而《难知》力辩朱氏之非，其论见后。

### 论伤寒哕逆有寒有热

《活人书》云：哕逆者，仲景所谓哕是也，胃寒所生。伤寒本虚，攻其热必哕。又云：伤寒大吐下之，极虚后极汗出者，因得哕。所以然者，胃中寒冷故也，橘皮干姜汤、羌活附子散、半夏生姜汤、退阴散主之。不差者，灸乳下必愈。然亦有阳证者，哕逆者，有潮热，时时哕，小柴胡汤、橘皮竹茹汤。又云：伤寒哕而腹满，视其前后，何部不利，利之愈。

按：《活人书》以哕逆为哕，故今从而以仲景言哕者，入于哕逆之门。纵使仲景言哕非此证，而《活人》论证用药则是哕逆，而非呕哕。大抵哕逆者，多由汗下之后，胃虚而作。《活人》以虚作寒治，故用诸温热之药。然亦有虚而有热者，有实而有热者，所引橘皮竹茹汤，未能详尽也。

### 哕逆分阴阳证

《略例》云：阳证哕逆者，胃热失下也。阴消将尽，阳逆上行，使阴不内也，为之恶候。或兼以舌挛，语言不正，而反昏冒与咽痛者，少阴也，速下之，宜大承气汤。若阳极脉微将尽者，不宜下，宜泻心汤养阴退阳而已，凉膈芒硝清肺亦可。阴证者，内已伏阴，阴气太甚，肾水擅权，肝气不生，胃火已病，丁火又消，所有游行相火，寒邪迫而率集于胸中，亦欲尽也。故令人发热，大渴引饮，并去盖覆，病人独觉热也。他人按之，身体皆寒，此火即无根之火也，

[1] 搏：原本作"传"，据紫来堂本改。

故用丁香、干姜之类温胃，其火自下，咳逆乃止。非如阳证以凉膈、泻心汤，退心火，阴气乃生。且阴证咳逆从呕哕而生，胃寒呕哕不已，阳逆继之也。

按：咳逆本由阴气已虚，阳火暴甚，直冲而上，出于胃，入于肺而作声。东垣用凉药者，所以泻热降火也。若夫所谓阴证咳逆者，盖以阴气先消，阳火亦竭，浮于胸中，亦欲散也。故不宜用寒，而反以温药养胃，留其阳气，胃气一和，阳生则阴长之说也。而此，《略例》以阳证为失下，用承气、泻心二药，分便秘便软用之则可矣。以阴证为阴气太甚，肾水擅权，寒邪迫火而上。愚谓肾阴若盛，则火自不妄动矣。其所谓寒邪者，未审其指受外寒耶、内寒耶？还只是虚耶？故俟明哲。

又按：张子和云：火欲上行，为寒邪所遏，寒不胜火，故作声。此则是上寒遏下热，与外寒郁内热之义同，亦与前说不同。

## 辨咳逆与哕不同

《难知》云：夫咳逆证，《活人》断为哕逆，其说似是而非。盖哕者，干呕也。若有物直出则为吐也，呕物旋出则为呕也，呕无物出则为哕也。咳逆者，或水渍于肺而心痞，或连续不已而气逆，或喜笑过多而气噎，或咽饮而错喉而气抢，或急食干物而气塞，皆能作咳逆之声，连续不绝，俗谓之吃忒是也。大抵咳逆者，不顺之义。吃忒者，差错之义。二者皆气不得下，为火热托之，而使上至咽喉中噎而止也。人或以纸捻鼻嚏而止。或诈冤盗贼，因恐而止。或鼻热闻食香，调气而止。皆抑之骇之，而使气下也。《千金》以咳逆上气者为病肺，脉散者死，是心火刑于肺金也。是以李氏称易老云咳逆者，火热奔急上行，而肺金不内，何其当哉。故便秘者，大承气汤下之。便软者，泻心汤主之。朱氏断为胃寒，并阳证二法用药治哕虽胜，大抵其哕之意，止是气逆上行，似咳逆耳，即非仲景所谓咳逆之本证也。盖哕者，出声也，哕出其气，哕声尽，然后吸。咳逆者，入声也，抑气不出，逆声尽，然后呼也。出入呼吸，其大不同。兼呕哕者，本于胃。咳逆者，本于肺。何其难辨哉！

## 咳逆哕分手足经标本辨

《难知》云：《活人》以咳逆为哕，谓若可下之，宜调胃承气汤。是邪气在胃，故断之为哕，是则然矣。抑不思咳逆者，是足阳明失下，传手太阴。《活人》但言其火之本，不言其火之标，炎上至极高之分而咳逆也。合而观之，哕与咳逆，同一热也。分而言之，哕为本，为胆为胃为中，咳逆为标，为心为肺为上。若标病应见，止当治标，不必名哕。若言作哕，使后人只见胆胃本，而不见心肺标也。此一说，又足经甲戊而传手经丁辛也。

按：海藏论咳逆与哕二者不同，谓其声有出入之异，脏腑有肺胃标本之殊，其说尤长。但咳逆与哕，其气皆自下而上。呕哕则直出于口；咳逆则至咽膈，吃忒而中止，然后出也。实非有出入之异。

## 论杂病咳逆皆由病后胃虚所生

《三因》云：咳逆之病，古人以为哕耳。多因吐利之后，胃中虚寒，遂成此疾。亦有胃中虚，膈上热，哕至八、九声相连，收气不回者。大抵伤寒、久病后，老人虚人及妇人产后，多有此证者，皆病深之候也。亦有哕而心下痞悸者。有痰水所为，别无恶候者是。

### 论吃逆病由阴虚火上 亦有暴病属实者附

丹溪云：吃病者，气逆也。气自脐下直冲，上出于口而作声之名也。《书》曰：火炎上。《内经》曰诸逆冲上皆属于火。古方悉以胃弱言之，而不及火，且以丁香柿蒂、竹茹陈皮等剂治之，未审孰为降火，孰为补虚。人之阴气依胃为养，胃土伤损，则木气侮之矣，此土败木贼也。阴为火所乘，不得内守，木挟相火乘之，故直冲清道而上。言胃弱者，阴弱也，虚之甚也。病人见此，似为危证，然亦有实者，不可不知。赵立道年近五十，质弱而多怒。七月炎暑，大饥索饭，其家不能急具，因大怒。两日后得滞下病，口渴，自以冷水调生蜜饮之，甚快，滞下亦渐缓。如此者五七日。召予，视脉稍大不数，遂令止蜜水。渴时，且令以人参、白术煎汤，调益元散与之，滞下亦见收。七八日后，觉倦甚发吃，予知其因下久而阴虚也。令其守前药，然滞下尚未止，又以炼蜜饮之，如此者三日，吃犹未止，众皆尤药之未当，将以姜附饮之。予曰：补药无速效，附子非补阴者，服之必死。众曰：冷水饮多，得无寒乎？予曰：炎暑如此，阴凉非寒，勿多疑，待以日数，力到当自止。又四日而吃止，滞下亦安。又，陈泽仁年近七十，厚味之人也，有久喘病，而作止不常。新秋患滞下，食大减，至五七日后，吃作。召予，视脉皆大豁，众以为难。予曰：形瘦者，尚可为。以人参白术汤下大补丸以补血，至五七日而安。此二人者，虚之为也。又一女子，年逾笄，性躁，味厚，暑月因大怒而吃作，每作则举身跳动，神昏不知。问之，乃知暴病，视其形气俱实，遂以人参芦汤饮一碗，大吐顽痰数碗，大汗昏睡一日而安。人参入手太阴，补阳中之阴者也。芦则反耳，大泻手太阴之阳。女子暴怒气上，肝主怒，肺主气。经曰怒则气逆，气因怒逆，肝脉乘火侮肺，故吃大作而神昏。参芦喜吐，痰尽气降而火衰，金气复位，胃气得和而解矣。

谨按：咳逆一证，古方悉作胃寒所致，俱用丁香、柿蒂、姜、附等药。然此证有虚有实有火，不可专作寒论。盖伤寒发汗吐下之后，与滞下日久，及妇人产后而有此者，皆阴火虚之为也。若平人食入太速而气噎，或饮水喜笑错喉而气抢，或因痰水停膈心下，或因暴怒气逆痰厥，或伤寒热病失下而有此者，则皆属实也。夫水性润下，火气炎上，今其气自下冲上而作声，非火而何？大抵治法，虚则补之，补中须分寒热。如因汗吐下，误服寒凉过剂，当以温而补之。如脾胃阴虚，火逆冲上，当以平而补之，挟热者，凉而补之。若夫实者，如伤寒失下，地道不通，因而咳逆，当以寒下之。如痰饮停蓄心下，或暴怒气逆痰厥，此等必形气俱实，别无恶候，皆当随其邪之所在，而涌之泄之，清之利之也。世医凡遇此疾，首以丁香柿蒂为言。殊不知此药不能补虚，不能降火，不能清气利痰，惟有温暖助火而已，岂宜总治斯疾乎。

## 【治热之剂】

**活人橘皮竹茹汤** 治哕逆。严氏治

吐利后，胃虚膈热而咳逆。

橘皮一升　竹茹一升半　甘草二两，炙　人参半两　枣子三十个　生姜半两

上锉，以水一斗，煮服，取三升，去滓，温服一升，日三服。

按：此出太阴呕哕例药也。姜、枣、参、橘亦是温药，故《三因》云，此治胃中虚冷。但以此药比之姜、桂、丁香则性平，故从严氏入治热之剂。

**小柴胡汤**　治阳证咳逆。方见寒门。

**难知大承气汤**　治咳逆，大便秘者。

大黄　厚朴　枳实　芒硝各五钱

上锉，如麻豆大，水二盏半，先煎厚朴、枳实至一盏，次下大黄，煎取六分，去滓，次入芒硝，煎一二沸，放温服，以利为度。

**泻心汤**　治咳逆，大便软利者。方见心下痞门。

## 【治寒之剂】

**半夏生姜汤**　治哕欲死。

半夏洗，一两一钱　生姜一两❶，切

上，水二盏，煎八分，分作二服。

**橘皮干姜汤**　治哕。

橘皮　通草　干姜　桂心　甘草炙，各一两　人参一两

上锉，每服四钱，水煎，温服，日三次。

按：以上二方，并太阴呕哕例药也。

**三因丁香散**　治咳逆。

丁香　柿蒂各一两❷　甘草炙　良姜各五分

上为末，热汤，点二钱，乘热服，不拘时。

**严氏柿蒂汤**　治胸满，咳逆不止。

柿蒂　丁香各一两

上㕮咀，每四钱，姜五片，煎。《家珍》有人参一味。《宝鉴》有青、陈皮二味，并各等分为末，水煎服。

按：以上二方，并太阴、阳明经药也。

**活人羌活附子散**　治咳逆。严氏治吐利后，胃寒咳逆。

羌活　附子炮　茴香微炒。各半两　木香　干姜各一枣许大

上细末，每服一钱，水一盏，盐一捻，同煎，热服。《三因方》木香作丁香。

按：此太阳、少阴、太阴经药也。

**本事方**　治阴毒咳逆。

川乌头　干姜炮　附子炮　肉桂　芍药　甘草炙　半夏　吴茱萸　陈皮　大黄

上等分，为细末，每服一钱，姜五片，煎，去浊查，取清热服。

按：此三阴经药也。

## 【补虚之剂】

**宝鉴炙甘草汤**　治许伯威中气本弱，病伤寒八九日，医见热甚，以凉药下之，又食梨三枚，痛伤脾胃，四肢冷，时发昏愦，其脉动而中止，有时自还，乃结脉也，心亦悸动，吃逆不绝，色变青黄，精神减少，目不欲开，蜷卧，恶人语，以此药治之。

甘草炙　生姜　桂枝　人参　生地黄　阿胶　麦门冬　麻子仁　大枣

成无己云：补可以去弱，人参、大枣之甘，以补不足之气。桂枝、生姜之辛，以益正气。五脏痿弱，荣卫涸流，湿剂所以润之。麻仁、阿胶、麦门冬、

---

❶ 一两：四库本作“二两”。

❷ 一两：四库本作“一钱”。

地黄之甘，润经益血，复脉通心也。加以人参、桂枝，急扶正气，生地黄减半，恐伤阳气。锉一两服之，其证减半，再服而安。

按：此心肺药也。

谨按：咳逆诸方，古方唯有治寒之剂。至于补虚降火养阴之药，及治痰气厥逆之法，皆未详也，学者自宜随证用之。

## 【灸法】

严氏云：咳逆治法，妇人屈乳头向下，尽处骨间是穴。丈夫及乳小者，以一指为率正，男左女右，与乳相直间陷中动脉处是穴。艾炷如小豆许，灸三壮。

# 卷之三十七

## 心下痞满门

### 论痞为湿土之病

《内经》云：备化之纪，其病痞。又云：太阴所至，为积饮痞膈。

按：《原病式》云：痞与否同，不通泰也。谓精神荣卫、血气津液出入流行之纹理闭密而为痞也。

### 论伤寒心下痞

成无已云：伤寒心下满者，不经下后，则有吐下之殊。若下后，则有结胸、痞气之别。经曰：病人手足厥冷，脉乍紧，邪结在胸中，心满而烦，当吐之。又云：脉浮而大，心下反硬，有热，属脏者攻之。此二者，不经汗下而心下满，或吐之，或下之，随其邪气之高下，要在泄其邪也。又邪气在表，未应下而强下之，邪气乘虚结于心下。实者，硬满而痛，为结胸。虚者，满而不痛，为虚痞。盖结胸是实邪，大陷胸汤主之。痞是虚邪，须诸泻心汤散可也。

### 论痞为痰饮及诸气所致

详见各门。

### 论伤寒杂病痞皆血证

《秘藏》云：《内经》曰备化之纪，其病痞。又曰：太阴所至，为积饮痞隔。太阴者，湿土也，主壅塞，乃土来心下，为痞满也。伤寒下之太早，亦为痞，乃因寒伤荣血，心主血，邪入于本，故为心下痞。仲景泻心汤数方，皆用黄连以泻心下之土邪。至于酒积杂病，下之太过，亦作痞满，皆血证也。盖下多则亡阴，亡阴者，即损脾胃，谓脾胃水谷之阴亡也。故胸中之气，以其血虚而下陷于心之分，故致心下痞，上宜理脾胃，以血药治之。若全用气药导之，则其痞益甚，而复下之，气愈下降，必变为中满鼓胀，非其治也。又有虚实之殊，如实痞大便秘，厚朴、枳实主之。虚痞大便利，芍药、陈皮主之。饮食所伤而为痞满者，当用药消导其胸中窒塞，欲吐者，则宜吐之。

《难知》云：伤寒痞者从血中来，从外之内，从无形。杂病痞者，亦从血中来，从内之外，从有形。故无形以苦泄之，有形以辛散之。

按：痞之凝滞闭塞，人皆知气之不运也，独东垣指以血病言之，谓下多则亡阴而损血，此前人之未论也。世有用气药治痞而不效者，盖不知此理故也。

### 论诸泻心汤用药寒热不同

《保命集》云：三阴三阳之标本，

治各不同。有用寒药而为热痞，大黄、黄连之类也。有用寒热药者，阴与阳不和而痞，大黄、黄连加附子之类也。有用辛热药多而寒药少者，阴盛阳虚而痞，半夏、甘草、生姜泻心三方之类。泻心汤者，非泻心火之热，泻心下之痞也。通而论之，其药阳多而阴少，盖病发于阴而得之。有大黄黄连泻心汤，独为阴。心下痞而脉疾一证，桂枝后用，从太阳浮弱所变，余皆阴阳杂用。

### 论痞为热证

《直格》云：伤寒里之阴分已受热邪，是病发于阴也。或热微，下证未全，误下之早，则里热除去，表热乘虚入里而作痞也。故仲景攻痞多用大黄、黄连、黄芩寒药，尔后，或加附子、干姜之类者，是以辛热佐其寒药，欲令开发痞之怫热结滞也，非攻寒耳。

按：前《保命集》论泻心汤，分阴阳寒热多少而用药，可谓详切矣。而此论则专主于热，二者似乎不同。要之，各有所当。盖《直格》是言其受病之本，《保命集》是论其用药之标。若以为痞有阴寒之证耶，则仲景泻心五方，何皆用黄芩、黄连之药？若以为痞无阴阳之异耶，何泻心汤又有兼用干姜、附子、半夏、生姜之类者也？一言其本，一论其标而已。

谨按：痞之为病，由阴伏阳蓄，气与血不运而成。处心下，位中央，䐜满否塞，皆土之病也。与胀满有轻重之分，痞则内觉痞闷，而外无胀急之形，胀满则外亦有形也。前人所论，皆指误下而致之。盖误下则里气虚，故伤寒之表邪乘虚入于心下。杂病则所受之邪气，亦蓄于心下，因致痞也。亦有不因误下而得之，如中气虚弱，不能运化精微为痞者。有饮食痰积，不能施化为痞者。有湿热太甚，土乘心下为痞者。故古方治痞，用黄连、黄芩、枳实之苦以泄之。厚朴、生姜、半夏之辛以散之。人参、白术之甘苦温以补之。茯苓、泽泻之淡以渗之，随其病之所在以调之也。既痞同湿治，唯宜上下分消其气。如果有内实之证，庶可略与疏导。世人苦于痞塞，喜行利药，以求速效，暂时通快，痞若再作，益以滋甚。是皆不察夫所谓下多亡阴之意也。

### 【治热之剂】

**仲景大黄黄连泻心汤** 治心下痞，按之濡，其脉关上浮者。或寸沉关浮而有热者。

大黄二两 黄连一两

上锉，以麻沸汤二升渍之，须臾，绞去滓，分温再服。

按：此手少阴经药也，出阳明例。成无已云：大黄、黄连以导泻心下之虚热。以麻沸汤渍服者，取其气薄而泄虚热也。

又按：《活人》云：《伊尹汤液》论大黄黄连黄芩汤共三味，今监本无黄芩，脱落之也。又，《保命集》无黄芩，却加甘草一两。

### 【散寒泄热之剂】

**仲景附子泻心汤** 治心下痞，而复恶寒汗出，脉沉迟也。

大黄二两 黄连 黄芩各一两 附子一枚，炮，去皮。破，别煮汁

上锉，以麻沸汤二升渍之，须臾，绞去滓，内附子汁，分温再服。

**半夏泻心汤**　治汗下后，身寒，痞满而呕，食饮不下，脉微，按之不痛，非柴胡证。

半夏半升，洗　黄芩　干姜　人参各三两　黄连一两　大枣十二枚　甘草三两❶，炙

上七味，以水一斗，煮取六升，去滓，再煮取三升，温服一升，日三服。

**生姜泻心汤**　治汗下后，胃中不利，干噫食臭，自利肠鸣，胁下有水气，而心下痞满。

比半夏泻心汤加生姜四两　减干姜作一两

**甘草泻心汤**　治下之后，腹中雷鸣，心下痞硬，再下之痞益甚。此非结热，以胃中虚，客气上逆也。

比半夏泻心汤无人参，加甘草作四两。

按：以上诸泻心汤，《元戎》云手少阴药也。以其心下痞，故入阳明例。况服栀子、黄芩、黄连、黄柏、大黄，为上下通经之剂，安得不例阳明乎。

**秘藏大消痞丸**　治一切心下痞闷，及积年久不愈者。

黄连炒　黄芩各六钱　姜黄　白术各一钱　炙甘草　砂仁　干生姜　神曲炒。各一钱　人参二钱　枳实炒，五钱　橘皮二钱　泽泻三钱　厚朴炒，三钱　猪苓一钱半　半夏四钱

上，同为细末，水浸，蒸饼，丸桐子大。每五十丸至百丸，白汤下。

**枳实消痞丸**　治右关脉浮弦，心下虚痞，恶食懒倦，开胃进食。

枳实　黄连各五钱　干生姜二钱　半夏曲三钱　厚朴炙，四钱　人参三钱　炙甘草二钱　白术三钱　茯苓　大麦面各二钱

上，同为细末，水浸，蒸饼为丸。每三五十丸，温水下。

按：以上二方，并半夏泻心汤加减法也。内有枳术汤、四君子、五苓、平胃等利湿、消痞、补虚之药也。

## 【温中散饮之剂】

**宝鉴枳实理中丸**　治中脘痞滞，气不宣通，积寒停饮，食不化。

人参　干姜炮　白术　枳实　甘草炙。各一两

上为细末，炼蜜为丸，如鸡子黄大。每服一丸，细嚼，白汤下，或沸汤化服。《活人》有茯苓。

**深师消饮丸**　治停饮，心下痞。方见痰饮门。

按：以上二方，并出阳明饮痞例。

## 【理气之剂】

**活人桔梗枳壳汤**　治伤寒痞气，胸满欲绝。

桔梗　枳壳去穰，炒。各三两

上锉，水二盏，煎至一盏，去滓，分作二服。

按：此手太阴经药也，出少阴枳壳例。《活人》云：审知是痞，先用汤尤妙。缘枳桔行气下膈，先用之无不验也。海藏云：《活人》用此，非治痞也。审知错下必成痞，是气将陷于胸中，故先用此，使不至于痞也。若已成痞而用，则失之晚，胸中之气反痞矣。“先”之一字，预早之意也。先用此若不应，后当以仲景痞药治之。若执此治痞，其害深矣。

**宣明槟榔散**　治伤寒阴证下后成痞，

❶ 三两：四库本作“二两”。

满而不痛，按之软虚。

槟榔　枳壳等分

上为末，每服三钱，煎黄连汤调下。

**宝鉴三脘痞气丸**　治三焦痞滞，水饮停积，胁下虚满。

木香　白豆蔻　青皮炒　京三棱炮。各一两　槟榔半两　半夏汤洗七次　大腹子　陈皮各二两　砂仁　沉香各半两

上为末，面糊为丸，桐子大。每服三十丸，加至六十丸，食后，陈皮汤下。

按：此出太阴调气例药也。

**秘藏木香消痞丸**　治因忧气结中脘，腹皮里[1]微痛，心下痞满，不思饮食。

木香半两　柴胡四钱　橘皮三钱　甘草炙　半夏各一两　干姜半两　当归尾二钱[2]　红花半钱

上为细末，水浸，蒸饼丸，服之。

## 【补虚之剂】

**加味补中益气汤**　治内伤心下痞。方见内伤门。

脉缓，有痰而痞，加半夏、黄连。

脉弦，四肢满闭，便难而心下痞，加柴胡、黄连、甘草。大便秘燥，加黄连、桃仁，少加大黄、归身。

心下痞，夯闷者，加白芍、黄连。

心下痞，腹胀，加五味子、白芍、砂仁。如天寒，少加干姜或中桂。

心下痞，中寒者，加附子、黄连。

心下痞，呕逆者，加黄连、生姜、陈皮。如冬月加黄连，少入丁香、藿香叶。

能食而心下痞，加黄连半钱，枳实三钱。如不能食，心下痞者勿加，止依方服之。

食已心下痞，别服橘皮枳术丸。

按：《难知》云：中满者勿食甘，不满者当食之。如自觉满，而外无胀急之形，乃痞也，是不满也，当以甘而撑柱之。又太阳病下之，腹满时痛为脾，桂枝加芍药汤。满，木也，为甘[3]所主，故用芍药之酸，克其满。酸凉除满，急收能除甘所主，甘温生满，缓散能除酸所主也。

谨按：痞证有气不运化及阴虚损血者，前论已详，故收入此补虚之剂。但世俗不明此理，往往例用峻快药下之，复痞，或致危笃者多矣。

---

❶ 里：原本作“厚”，据《秘藏·心腹痞门》改。

❷ 二钱：四库本作“一钱”。

❸ 甘：原本作“井”，据下文“急收能除甘所主”改。

# 卷之三十八

## 吐酸门吞酸附

### 论吐酸属热

《内经》云：诸呕吐酸，皆属于热。又云：少阳之胜，呕酸。《原病式》云酸者，肝木之味也。由火胜制金，不能平木，则肝木自甚，故为酸也。如饮食，热则易于酸矣，是以肝热则口酸也。或言为寒者，但谓伤生硬冷物，而喜噫醋吞酸，故俗医主于温和脾胃。岂知人之伤于寒也，则为病热。盖寒伤皮毛，则腠理闭密，阳气怫郁而为热。故伤寒热在表，以麻黄汤热药发散，使腠理开通，汗泄热退而愈也。凡内伤冷物者，或即阴胜阳而为病寒，或寒热相搏，而致肠胃阳气怫郁而为热。亦有内伤冷物而反病热，得汗泄身凉而愈也。或微而止为中酸，俗谓之醋心，法宜温药散之，亦犹解表之义。若久喜酸不已，则不宜温之，宜以寒药下之，后以凉药调之，结散热去，则气和也。所以，中酸不宜食黏滑油腻者，谓能令气郁不通畅也。宜食粝食菜蔬，能令气通利也。

### 论杂病吐酸与病机外邪不同

《发明》云：病机诸呕吐酸，皆属于热。此上焦受外来客邪也。胃气不受外邪，故呕，仲景以生姜、半夏治之。以杂病论之，呕吐酸水者，甚则酸水浸其心，不任其苦。其次，则吐出酸水，令上下牙酸涩不能相对，以大辛热药疗之必减。吐酸水，呕出也。酸味者，收气也，西方肺金旺也。寒水[1]乃金之子，子能令母实，故用大咸热之剂泻其子，以辛热为之佐，而泻肺之实，以病机作热攻[2]之误矣。盖杂病醋心，浊气不降，欲为中满，寒药岂能治之乎？

按：吐酸，《原病式》为热，而此作寒论治者，盖东垣以内伤不足之病末传寒中，浊气不降，不宜用寒药治疗。乃指为寒，却以《素问》病机之说，作外感客邪论，与诸腹胀大论分寒热胀义相同。以下文丹溪之论观之，其说方备。

### 辩《素问》东垣论酸不同

丹溪云：或曰吐酸，《素问》明以为热，东垣又言为寒，何也？予曰吐酸与吞酸不同。吐酸是吐出酸水如醋，平时津液随上升之气郁积而成。郁积之久，湿中生热，故从火化，遂作酸味，非热而何？其有郁积之久，不能自涌而出，伏于肺胃之间，咯不得上，咽不得下，肌表得风寒，则内热愈郁，而酸味刺心。肌表温暖，腠理开发，或得香热汤丸，津液得行，亦可暂解，非寒而何？《素问》言热者，言其本也，东垣言寒者，言其末也。但东垣不言外得风寒，而作

[1] 水：原本作“外”，据四库本改。
[2] 热攻：原本作“攻热”，据四库本改。

收气立说，欲泻肺金之实。又谓寒药不可治酸，而用安胃汤、加减二沉汤，俱犯丁香，且无治湿热郁结之法，为未合经意。予尝治吞酸用黄连、茱萸各炒，随时令叠其佐使，苍术、茯苓为辅佐，汤浸炊饼，为小丸吞之。仍教以粝食蔬菜自养，则病易安。

谨按：吐酸一证，以病机言之，则属于热。以脏腑论之，则脾胃受病。以内邪言之，则痰饮宿食之所为。故治法热者寒之。脾恶湿，以苦燥之。有痰饮者，清之散之、分利之。有宿食者，消之导之，驱逐之。《局方》不察斯故，以噫醋吞酸醋心、吐酸水之证，并入于诸气门中，率用温热之药，岂吐酸专主于寒而无他证也？故此一门，此叙河间、东垣、丹溪之论，其病源治法，无余蕴也。

## 【治寒温胃之剂】

**发明藿香安胃散** 治脾胃虚弱，不进饮食，呕吐，不待腐熟。

藿香 丁香 人参各二钱半 陈皮五钱

上为细末，每服二钱，水煎，入生姜。

按：此手太阴，足阳明、太阴经药也。

**加减二陈汤** 治痰饮为患，呕吐，头眩心悸。或因食生冷，脾胃不和。

丁香一两 半夏 陈皮各五两 茯苓三两 甘草一两半

上㕮咀，四钱，水煎，入生姜煎服。

按：此出太阴呕哕例药也。

**三因曲术[1]丸** 治中脘宿食留饮，酸蜇心痛，口吐清水。

神曲炒，三两 苍术泔浸三宿，洗净，日干，炒，一两半 陈皮一两

上为末，生姜汁别煮神曲，糊为丸。姜汤送下。

按：此足阳明、手足太阴经药也。

谨按：吐酸诸方，前人作寒药治之甚多，兹不详载。至于治热之药，前人既以斯证为寒，所以绝无其方也。若夫消痰去食、解外寒、治郁热之法，又当随证用焉。

[1] 术：底本作“末”，据四库本改。

# 卷之三十九

## 痉　门

### 论痉病属湿强直属风

《内经》曰：诸痉项强，皆属于湿。王注：太阳伤湿。又云：诸暴强直，皆属于风。王注：阳内郁，而阴行于外。

按：《内经》言痉，肺肾太阳督脉与夫六气皆能为之，大抵专主于[1]湿。故《原病式》云：诸痓强直，筋劲强直而不柔和也。土主安静故也。阴痉曰柔痉，阳痉曰刚痉。亢则害，承乃制，故湿过极，反兼风化制之。然兼化者虚象，实非风也。又云：诸暴强直，皆属于风，谓筋劲强有力不柔和也。然燥金主于紧敛，短缩劲急。风木为病，反见燥金之化，由亢则害，承乃制也。又况风能胜湿而为燥也。愚谓土性安静，木性动摇，痉病强直而安静，故主于湿。风病强直而搐搦，故属于风。况土气之下，木气乘之，故痉之强直，有似于风。故木气之下，金气乘之，金之紧敛劲切，与土相近，故风之强直有似于湿二者有本化，有虚象，不可不察也。

又按：《病机》治痉治风之法云：诸痉项强，皆属于湿。寒湿同性，水火同居。故足太阳属水而位下，所以湿可伤也。其脉下项，故主项强。太阳表中风，加以湿客于经中，内挟寒湿，则筋脉抽急，故痉项强而不柔和。当详有汗无汗，治以流湿祛风，缓发表而愈也。强直属风，乃厥阴风木势甚而成。《千金》以强直为风，治以泻火补金，木能自平矣。愚谓此言痉病项强，以外感风寒湿气者言之也。风病强直，以风木自病者言也。

### 论伤寒刚柔二痉

仲景云：太阳病，发热无汗，而反恶寒，名曰刚痉。太阳病，发热汗出，而不恶寒，名曰柔痉。病身热足寒，颈项强急，恶寒，时头热，面赤，独头动摇，卒口噤，背反张者，痉病也。若发其汗，寒湿相得其表益虚，即恶寒甚。

按：《活人》云：太阳经先因伤风，又感寒湿而致然也，古人谓之痓，又作痉。痓者，强直也。古人以强直为痓，外证与伤寒相似，但其脉沉迟弦细，而项背反张强硬，如发痫状为异耳。察其有汗无汗，以分刚柔二痉。无汗葛根汤主之，有汗桂枝加瓜蒌汤主之。刚痉，胸满口噤，脚挛急，咬齿，当行大承气汤。愚谓刚痉、柔痉并属太阳。至于项强口禁一证，例太阳兼阳明也。因有阳明，故不宜发汗，而有用大承气法者。《难知》云：伤寒痉证五种，皆属太阳，余经不言，圣人之大意也。若头低视下，手足牵引，肘膝相构，阳明痉也。若一目，或左或右邪视，并一手一足搐搦者，

[1] 主于：四库本作“生于”。

少阳痓也。汗之止之，和之下之，各随其经，可使必已，盖谓此也。

## 论致痓病因

仲景云：太阳病，发汗太多，因致痓。风病下之则痓，复发汗必拘急。疮家虽身疼痛，不可发汗，汗出则痓。

按：此谓发汗、下之而致痓，则不专于风寒湿之外传矣。是又因坏证而成也。发汗、下之太过，皆亡津液损血之所由也。

## 痓病脉法

《脉经》云：太阳病发热，脉沉而细者，名曰痓，为难治。夫痓脉，按之紧如弦，直上下行。痓家其脉伏，坚直上下，腹暴胀大，为欲解，脉反伏弦者痓。痓病，发其汗已，其脉浛浛如蛇。

按：痓证属风寒湿所伤。有汗者脉必浮缓，无汗者脉必浮紧。若其脉沉细者，湿所伤也。坚直上下[1]，皆紧之象也。发汗已如蛇，亡津液而无胃气之象也。

## 论阴阳痓

《活人书》云：阴阳二痉者，阳痉属刚痓，阴痉属柔痓，以附子散、桂心白术汤、附子防风散、八物白术散，可选而用之。

按：仲景论刚柔二痓，并属太阳。《活人》论阴阳二痓，既曰阳痉属刚痓，阴痉属柔痓，而乃以术、附、姜、桂诸热药治阴痉，则是以阴专为寒治矣。恐非至当之论，姑伺明哲，其方兹不载，详见本论。

## 论风搐反张有风火之证

子和书云：吕君玉妻，年三十，病风搐目眩，角弓反张，数日不食。诸医皆作惊风、暗风、风痫治之，以南星、雄黄、乌、附用之不效。戴人曰：诸风掉眩，皆属肝木。阳主动，阴主静，由火盛制金，不能平木，肝木茂而自病。先涌风痰二三升，次以寒剂下之，又以铫针刺百会穴，出血二杯，立愈。

按：风搐本与痓证不同，而痓证属湿，土极必兼风木动摇之化。风搐属木，木极必见金燥紧敛之形。要之亦可同论，故取此条，以证痓病不专于风寒湿之外至，亦有风火热之内作者也。

## 论痓证属内虚所致

《三因方》云：夫人之筋，各随经络结束于身。血气内虚，外为风寒湿热之所中则痓。以风散气，故有汗而不恶寒，曰柔痓。寒泣血，故无汗而恶寒，曰刚痓。原其所因，多由亡血，筋无所营，故邪得以袭之。所以伤寒汗下过多，与夫病疮人及产后致斯疾者，概可见矣。诊其脉，皆沉伏弦紧。但阳缓阴急则久久拘挛，阴缓阳急则反张强直。两证各异，不可不别。

按：伤寒言痓，专主外邪为病。陈无择发明血气内虚一节，实与仲景所言汗下过多者相合，可谓善矣。惜乎用药未能详明也。又言阴缓阳急则太阳痓也，阳缓阴急则阳明痓也。

## 论产后发痓

郭稽中云：产后汗出多而变痓者，

[1] 下：四库本作“下行”。

由产后血虚，肉理不密，故多汗，因遇风邪搏之，则变痉，宜灌小续命汤，稍缓即汗出如雨，手拭不及，不可治也。

按：此即云产后则血气本虚矣。汗出既多，则卫气亦虚，纵有风邪乘之，小续命用麻黄辈，其可服乎？况有虚象，而实非风者哉。陈无择虽尝论其失，所用大豆紫汤、大圣散，亦未尽善也。

谨按：伤寒痉病，《活人》以太阳中风，又感寒湿而致，则专主于外邪所伤。然仲景亦有汗下过多之戒，则又出于坏证所成矣。盖外邪所伤者，通宜解散。仲景言刚柔，《活人》分阴阳，《难知》论经络等诸方详矣。至于治坏证，补虚救失之法，诸方则亡也。又，《千金》谓温病热入肾中亦为痉，小儿病痫热盛，亦为痉。若此治法，俱未之见也。况此二者之外，又有血气本虚之人，如产后汗出多而变痉者，或因七情怒气而发痉者，或因湿热内盛，痰涎壅遏经络而作痉者，治各不同也。大抵伤寒有外邪之可解，宜用风药发散风寒。又风药亦能胜湿耳。至于邪热入肾，亦非风药之所能疗也。其内证作痉，本无外邪，前人岂可仍用风药处治？惟宜补虚降火，敦土平木，清痰去湿，随证而用，不可不察也。

## 【解散之剂】

**金匮瓜蒌桂枝汤** 治太阳病，其证备，身体强几几然，脉反沉迟，此为痉❶。

栝楼根 甘草炙。各二两 桂枝 芍药 生姜各三两 大枣十二枚

上六味，以水九升，煮取三升，分温三服，取微汗。汗不出，食顷，啜热粥发之。

按：此出太阳例药也。

**葛根汤** 治太阳病，无汗而小便反少，气上冲胸，口噤不得语，欲作刚痉。方见伤寒门。

**海藏神术汤** 治刚痉。

加羌活 独活 麻黄

**白术汤** 治柔痉。

加桂心 黄芪 白术

**活人举卿举败散** 治新产血虚痉者。汗后中风发搐亦然。

荆芥穗不以多少，微炒为末，大豆黄卷熟，以酒沃之，去黄卷取汁，调细末三五钱，和渣饮之，其效如神。一方只以好酒调服。

按：此太阳、厥阴经药也。按本草荆芥能发汗，破结气，下瘀血，除风湿痹。亦是攻邪之药。若血气果虚之人，亦非所宜也。

## 【攻下之剂】

**金匮大承气汤** 治痉为病，胸满❷口噤，卧不著席，脚挛急，必龂齿，可与。见本方。

按：此阳明经药也。阳明总宗筋，以风寒湿热之邪，入于胃，津液不行，宗筋无所养，故急直。用此汤下湿热，行津液。《宣明》云：痉病目直口噤，背强如弓，卧摇动，手足搐搦，通宜三一承气汤下之，亦此意也。然非察证之明的，有内实热者，不可轻用。

## 【去风养血之剂】

**难知防风当归散** 治发汗过多，发

---

❶ 痉：四库本作"痉病"。
❷ 胸满：四库本作"脑满"。

热，头面摇，卒口噤，背反张者，宜去风养血。

防风　当归　川芎　地黄各一两

上锉，每服一两，水煎服。

谨按：痓证发汗过多，与夫血气内虚之人，自当随证用药。古方于此等处多缺略，故叙此方以见意尔。至于发散风寒，行经之药甚多，及《活人》治阴痓诸温药，《难知》分经络用药，兹并不载，用究本书。

# 卷之四十

## 疠风门

### 叙疠风为病

《内经》曰：风气与太阳行诸脉俞，散于分肉之间，与卫[1]气相干，其道不利，故使肌肉膹䐜而有疡。卫气有所凝而不行，故其肉有不仁也。疠者，有荣卫热胕，其气不清，故使鼻柱坏而色败，皮肤疡溃，风寒客于脉而不去，名曰疠风。

### 疠风治法

《内经》云：病大风骨节重，须眉堕，名曰大风。刺肌肉为故，汗出百日。王注：泄卫气之怫热。刺骨髓，汗出百日。泄荣气之怫热。凡二百日[2]，须眉生而止针。怫热屏退，阴气内复，故多汗出，须眉生也。《灵枢》云：疠风者，数[3]刺其肿上，已刺，以锐针针其处，按出其恶气，肿尽乃止。常食方食，勿食他食，以犯其病。

### 论疠风属肺生虫属木皆血热之病

《病机》云：《内经》云，脉风成为疠，俗云癞病也。先桦皮散，从少至多，服五七日，灸承浆穴七壮，灸疮轻，再灸，疮愈，三灸，之后服二圣散泄热，祛血中之风邪，戒房室三年。病愈，药灸同止。述类象形，此治肺风之法也。然此疾非止肺脏有之，以其病发于鼻，俗呼为肺风也。鼻肿准赤，胀大而为疮，乃血随气化也。气既不施，则血为之聚，血既聚，则使肉烂而生虫也。生虫者，厥阴主之，厥阴为风木，主生五虫。盖三焦相火热甚而制金，金衰故木来克侮。宣泻火热，利气之剂，虫自不生也。故此疾血热明矣，当以药缓疏泄之，煎局方升麻汤，下钱氏泻青丸。余病各随经治。

按：疠风，皮毛血脉先受病，二者属荣卫所主，故言肺风。至于内坏生虫，又阳明厥阴所属，故其用药皆疏泄肺气，祛逐血分之邪热。其灸承浆一穴，乃阳明任脉之会，所以宣通血脉，以散风也。

### 论癞风宜汗宜下宜出血

子和书云：《内经》论癞，针二百日，眉毛再生，针同发汗也。但无药者，用针一汗可抵千针。故高供奉尝采萍，治瘫痪风出汗。张主簿病癞十余年，戴人曰：足有汗者，可治之，当发汗，其汗出当臭，其涎当腥。乃置燠室中，以三圣散吐之，汗出周身，如卧水中，其汗果臭，痰皆腥如鱼涎，足心微有汗。次以舟车丸、浚川散，下五七行，如此

---

[1] 卫：原本作"胃"，据《素问·风论篇》改。
[2] 二百日：四库本作"一百日"。
[3] 数：《灵枢·四时气》作"素"。

数次乃瘳。又一人病风，面黑，爬搔不已，眉毛脱落，刺其面，大出血如墨，刺三次，血变色。每刺自额至颐，排针上下俱刺，每隔日一刺，至二十余日方已。

按：此论《内经》用针同发汗。至于出血，亦同汗也。但疠证在经在表，故宜针宜汗。有恶血留滞，故宜出血，或于肿上，或于委中，皆可也。又肠胃有秽恶虫积，故宜下。大抵皆宣泄表里血气邪热之毒也。

## 论疠风所因

《三因》云[1]：经所载疠风，即风论所谓恶疾是也，虽名曰风，未必皆因风。大率多嗜欲，劳动气血，热发汗泄，不避邪风冷湿，使淫气与卫气相干，致肌肉皮肤疡溃，鼻梁塌坏。《千金》所谓自作不仁，极猥之业，虽有悔言而无悔心，良得其情。然亦有传染者，原其所因，皆不内外涉外所因而成也。治之，须推其所因。凡因风寒湿热，兼劳役饮食，与夫传染颖然不同。若例以泻风药治之，则失矣。

按：此云虽名曰风，未必皆因风，此论固善，盖此疾多由嗜欲，饮食积毒之所致。因其病证秽恶可畏，又不可不谓之风也。若夫传染之说，世或有之，虽因其一家，血脉饮食、居处气味之相传者，本无内热积毒，亦不能染也。

## 论大风有上下之分

丹溪云：大风病是受得天地间杀物之风，古人谓之疠风，以其酷烈暴悍可畏尔。人得之者，须分在上在下。夫在上者以醉仙散取臭涎恶血于齿缝中出。在下者以通天再造散取恶物陈虫于谷道中出。所出虽有上下道路之异，然皆不外乎阳明一经。治此病者，须知此意。看其疙瘩与疮上先见者，上体多者，在上也。下先见者，下体多者，在下也。上下同得者，在上后在下也。阳明经，胃与大肠也，无物不受。此风之入人也，气受之则在上多，血受之则在下多，气血俱受者甚重，自非医者有神，病者有铁心，罕有免者。夫或从上，或从下，以渐而来者皆可治。病人见其病势之缓多忽之。虽按此法施治，病已全然脱体。若不绝味绝色，皆不免再发，再发则终于不救矣。某曾治五人矣，中间唯一妇人得免，以其贫甚，无物可吃也。余四人三两年后皆再发。孙真人曰：吾尝治四五百人，终无一人免于死。非孙真人之不能治也，盖无一人能守禁忌耳。此一妇治本病外，又是千余贴加减四物汤，半年之后，方得月经行而十分安全。

谨按：疠风，古方谓之大风恶疾，以其疮疫荼毒，脓汁淋漓，眉鬓堕落，手足指脱，顽痹痛痒，鼻塌眼烂，齿豁唇揭，病势之可畏耳。若专以房劳嗜欲饮食积毒之所致，何为遽至于是？故丹溪先生亦谓之受得杀毒之风也。盖其风毒之伤，与夫内毒所致，人皆安得而知之？及其病证显露，方始归咎于此，其于外受之风，内积之毒，岂可得而分治之也？故《内经》刺肌肉，刺骨髓，以泄荣卫之怫热。《灵枢》以锐针刺其肿上，按出恶气恶血。子和用汗吐下出血之法。河间用疏风泄热之剂，俱不分病之所因，随其病之所在以调之也。至于丹溪分在上在下，气血受病多少，其用药取涎下毒，虽皆前人之法，亦可谓深

[1] 云：原本作“之”，据紫来堂本改。

得病情而善用其法者矣。学者宜细观之。若夫用药之外，守禁忌，谨调养，清心寡欲，独淡内观，又在乎人而不在乎医也。孙真人戒之深矣，其可忽乎。

## 【驱风之剂】

**局方华皮散** 治肺脏风毒，遍身疮疥及瘾疹瘙痒，治之成疮。又治面上风刺及粉刺。

桦皮四两，烧灰 荆芥穗二两 甘草炙，半两 杏仁二两，去皮尖，用水一碗于银铫子内熬，候水减半，取出放令干 枳壳四两，去穰，用炭火烧存性，取出放令冷

上除杏仁外，余药为末，将杏仁另研令细，次入诸药细合匀，磁盆内放之。

按：此太阴、阳明经药，出厥阴例。

**家珍凌霄散** 治疠风。

蝉蜕 地龙炒 白僵蚕 全蝎各七个 凌霄花半两

上为细末，每服二钱，酒调下，于浴室内，常在汤中，住一时许，服药效。

**元戎** 治风疾癞病，遍身生疮。

天麻七钱半 荆芥二钱半 薄荷二钱半 白花蛇四两，酒浸

上为末，好酒二升，蜜四两，石器中熬成膏子。每服一盏，温服，日三，煎饼压下，急于暖处令汗出，十日效。

按：此以上二方，厥阴例药也。

**子和** 治风疥癣及癞。

浮萍一两 荆芥 川芎 甘草 麻黄各半两 或加芍药、当归

上为末，每服一两，水一碗，入葱白、豆豉同煎至一半，无时服，汗出为度。

**宝鉴换肌散** 治大风疾，年深久不愈，以至面毛脱落，鼻梁崩坏，不致逾月，取效如神。

白花蛇 黑花蛇各三两，并酒浸一夕 地龙去土，三两 当归 细辛 白芷 天麻各一两 蔓荆子 威灵仙 荆芥穗 甘菊花 苦参 紫参 沙参 木贼 沙苑蒺藜 不灰木 炙甘草 天门冬 赤芍 九节菖蒲 寒风草 何首乌 胡麻子炒 草乌头去皮脐 川芎 苍术坩浸，去皮 木鳖子以上各二两

上同为细末，每服五钱，温酒调下，食后，酒多为妙。

按：此出少阴诸风例药也。

## 【去风养血之剂】

**易老祛风丸** 治疥癞。经曰脉风成病，即癞也。

黄芪 枳壳 防风 芍药 甘草 熟地黄 地骨皮 枸杞子 生地黄

上九味，木杵臼为细末，炼蜜为丸，桐子大。白汤下五十丸。

按：此出少阴诸风例药也。

**东坡四神丹** 医未有此四味者。久服可愈大风疾。

羌活 玄参 当归 熟地黄

按：此出少阴肾气例药也。

## 【破血泻热补气之剂】

**补气泻营汤** 治段库使病疠风，满面连颈极痒，眉毛已脱，须用热水沃之稍缓，每昼夜须数次，或砭刺亦缓。予记《内经》云：疠者，荣卫热胕，治者以锐针刺其肿处，按出其恶气，肿尽乃止。如以药治，当破恶血、去热升阳去痒、泻营运，辛温散之，甘温补之，行阳明经，泻心火，补肺气，乃治之正也。

升麻 连翘各六钱 苏木 当归 黄连 黄芪 全蝎 地龙各三分 生地黄

黄芩生，各四分　人参二分　甘草一分半　桔梗半钱　桃仁三个　麝香少许　胡桐泪一分　蠓虫去翅足，炒，三个　水蛭炒令烟尽，三个　白豆蔻二分

上件，除连翘另锉，胡桐泪研，白豆蔻为细末，二味另放，麝香、蠓虫、水蛭三味为细末，另放。都作一服，水二盏煎，入酒一盏，至一盏六分，入连翘煎，去滓，再入豆蔻二味，并麝香等三味，再熬至七分，稍热服，早饭后。忌酒面及生冷硬物。

## 【取涎之剂】

**宝鉴醉仙散**　治大风疾，遍身瘾疹，瘙痒麻木。

胡麻子　牛蒡子　枸杞子　蔓荆子各一两，同炒　白蒺藜　苦参　栝楼根　防风各半两

上为细末，每十五钱末入轻粉一钱，拌匀，每服一钱，茶调下，晨午夕各一服，后五七日先于牙缝内出臭黄涎，浑身疼痛，昏闷如醉，次后利下脓血，恶臭气，病根乃去。

按：丹溪方，轻粉二钱，药八味，各半两，前四味为粗末，炒紫色为度，云须量人大小虚实与之。证候重而急者，须先以再造散下之，候补养得还，复与此药。服此药须断盐酱醋、诸般鱼肉、椒料果实、煨烧炙煿等，止可淡粥及煮熟时菜，亦须淡食，茄亦不可食。惟诸般蛇，以淡酒蒸熟食之，可以助药。

## 【攻下之剂】

**病机二圣散**　治大风疠疾。

大黄半两　皂角刺三钱，烧灰

上将皂角刺一二个烧灰研细，煎大黄半两，汤调下二钱。早服桦皮散，中煎升麻汤，下泻青丸，晚服二圣散。此数等药，皆为缓疏泄血中风热也。

**三因通天再造散**　治大风恶疾。

郁金半钱　大黄一两，炮　白牵牛六钱五分，生，半炒　皂角刺一两，经年黑大者

上为末，每服五钱，日未出，面东，以无灰酒调下。

按：以上二方，并厥阴例药也。

## 【杂方】

**元戎生眉散**

桑寄生　南星　半夏　没药各一钱

上为细末，生姜自然汁调成膏子，先用自然铜擦过，次以此涂之。

子和一方，半夏生用，羊粪烧焦，各等分，为末，生姜汁调涂。

**溸洗药**

何首乌　荆芥　防风　马鞭草　蔓荆子

上为粗末，每二两，水一斗，煎十数沸，得药力，无风处溸洗。

**本事方蓖麻法**　治疠风，十指挛曲，节间痛不可忍，渐至断落。

蓖麻去皮　黄连锉，各二两

上以小瓶，入水一升，同浸，春夏三日，秋冬五日，后用蓖麻子一粒擘破，面东[1]，以浸药水吞下，平旦服，渐加至四五粒，微利不妨，水少更添水，忌动风物，累用得效。

按：《宝鉴》以此二味，用银石器着水大碗煮，水尽即添，熬三日二夜取出，只用蓖麻，阴干。切作四段，计五粒二十段，作一服，荆芥汤下，用治诸痈病。

---

[1] 东：原本作“赤”，据紫来堂本改。

# 卷之四十一

## 风 痫 门

### 叙痫病之始

《灵枢》云：暴挛痫眩，足不任身，取天柱。天柱穴，足太阳也。又云：癫痫瘛疭，不知所苦，两跻之下，男阳女阴。

按：洁古云：昼发灸阳跻，夜发灸阴跻，各二七壮。阳跻起于跟中，循外踝上行入风池。申脉穴也。阴跻亦起于跟中，循内踝上行，至咽喉，交贯冲脉。照海穴也。

谨按：《内经》言癫而不言痫，古方以癫痫或并言，或言风癫，或言风痫，或言癫狂，所指不一。盖痫病归于五脏，癫病属于心。故今以风痫另立一门，而癫狂合为一门也。又，痫与痓略相类而实不同，其病发身软，时醒者，谓之痫也。身强直，反张如弓，不时醒者，谓之痓也。痫病随其痰之潮作，故有时而醒。痓病比痫为甚，而有挟虚者，故因其昏冒而遂致亡者多矣。

### 论痫病所因

《三因》云：夫癫痫病，皆由惊动，使脏气不平，郁而生涎，闭塞诸经，厥而乃成。或在母胎中受惊，或幼小感风寒暑湿，或饮食不节，逆于脏气而成。盖忤气得之外，惊恐得之内，饮食属不内外。三因不同，忤气则一。

按：此所论三因，固皆切当。但胎内受惊与饮食作痫者多，而外感者间而有之。

### 论三痫

《千金方》云：小儿之痫有三：风痫、惊痫、食痫也。风痫缘衣暖汗出，风因入也，初时，先屈指如数乃作。

惊痫起于惊怖，大啼乃作。食痫，其先不哺乳，吐而变热后发。然风痫、惊痫时时有之，十儿之中，未有一二。凡是先寒后热，热者皆食痫也。惊痫皆按图灸之。风痫当与猪心汤。食痫当下乃愈，紫霜丸佳。

按：此论三痫，盖有三因之分。风痫属外因，惊痫属内因，食痫属不内外因也。

### 论五痫

《三因》云：古方有三痫、五脏痫、六畜痫等，名证不同，难于备载。《别录》有五痫之证：一曰马痫，作马嘶鸣，以马属在午，手少阴君火主之，故其病生于心；二曰羊痫，作羊叫声，以羊属未，足太阴湿土主之，应乎脾；三曰鸡痫，作鸡叫声，以鸡属酉，足阳明燥金主之，应乎胃；四曰猪痫，作猪叫声，以猪属亥，手厥阴心包主之，应乎右肾，五曰牛痫，作牛吼声，以牛属丑，手太阴湿土主之，应乎肺。此五痫应乎五畜，五畜应乎五脏者也。发则旋晕颠倒，口眼相引，目睛上摇，手足搐搦，背脊强直，食顷乃苏。各随所感，施以治法。

钱氏曰：凡治五痫，皆随脏治之。每脏各有一兽，犬痫，反折上窜，犬叫，肝也。羊痫，目瞪吐舌，羊叫，心也。牛痫，目直视，腹满，牛叫，脾也。鸡痫，惊跳反折，手纵，鸡叫，肺也。猪痫，如尸吐沫，猪叫，肾也。五痫重者死，病后甚者亦死。轻者，五色丸主之。

按：《千金方》叙六畜痫，曰马、曰牛、曰羊、曰猪、曰犬、曰鸡，并不以六兽分属五脏。今《三因》所引五痫，无犬痫一证。钱氏叙五痫一证，无马痫一证。两书以五兽分配五脏，各各不同，俱不知所由然也。《三因》虽有马无犬痫一证，及五脏有胃无肾之说，亦难据凭，无所择焉。

## 论痫有阴阳

《千金方》云：病先身热掣瘲，惊啼叫唤，而后发痫脉浮者，为阳痫，病在六腑，外在肌肤，犹易治也；病先身冷，不惊掣，不啼呼，而病发时脉沉者，为阴痫，病在五脏，内在骨髓，难治也。

按：此论痫之阴阳，后世有认为寒热者，误也。盖此疾皆以痰热所作而得。其伤于阳分，在表而浅，则曰阳痫，故云易治。其伤于阴分，入里而深，则曰阴痫，故云难治。所论阴阳者，乃表里脏腑浅深之谓，非寒热之谓也。

## 论痫证由热

《原病式》云：风痫之发作者，由热甚而风燥为其兼化，涎溢胸膈，燥烁而气瘀，昏冒僵仆也。

## 治痫用吐下之法

子和书云：夫痫病不至目瞪如愚者，用三圣散投之，更用火盆于暖室中，令汗吐下三法并行，次服通圣散，百余日则愈矣。至于目瞪愚者，不可治。《内经》曰神不守，谓神乱也。大凡此疾，乃肝经有热，吐后可服泻青丸下之。

按：痫病多由风痰胶固胸膈上下，故大法先宜吐之。吐后可用清热之药，如东垣安神丸、守真龙会丸之类皆可服，不独通圣散也。痰实在里不解，宜导痰清热，亦不独泻青丸也。

## 痫分脉药寒温不同

《难知》云：治洪长伏三脉，风痫、惊痫发狂，恶人与火，灸第三、第九椎，服局方妙香丸，以针投眼子透，冷水内浸少时服之，如本方法。治弦细缓三脉，诸痫似狂，李和南五生丸。

按：此以脉之阴阳虚实分而用药可谓善矣。但痫病出于风热痰之所致，而其药有寒热之异者，由其标本虚实，传变之不同也。

谨按：痫病，古方或云风痫，或云惊痫，或云癫痫，由此疾与中风癫狂、急慢惊相类，故命名不同也。原其所由，或在母腹中受惊，或因闻大惊而得。盖小儿神气尚弱，惊则神不守舍，舍空则痰涎归之。或饮食失节，脾胃有伤，积为痰饮，以致痰迷心窍而作者，治法必当寻火寻痰而论。前人多用镇坠清心之药，固可以治热，可以清痰，若有顽痰胶固者，此药未易驱逐。在上者必先用吐，吐后方宜服此。更有痰实在里者，亦须下之，随病轻重而用也。或曰痫有阴阳何也？予曰：此与急慢惊者可同论也。阳痫，不因吐下，由其有痰有热，客于心胃之间，因闻大惊而作。若热盛，虽不闻惊，亦自作也，宜用寒药以攻治之。阴痫亦本于痰热所作，医以寒凉攻下太过，损伤脾胃，变而成阴，宜用温平、补胃、燥痰之药治之。若曰不因坏证而有阴阳之分，则是指痰热所客，表里脏腑浅深而言，痫病岂本自有阴寒者哉？

## 【清心安神之剂】

**宝鉴龙脑安神丸** 治男女五般癫痫，无问远近，发作无时。

茯神三两 人参 地骨皮 甘草 麦门冬 桑白皮各二两 马牙硝二钱 龙脑 麝香各三钱 牛黄半两 朱砂二钱 乌犀一两 金箔三十五片

上为细末，炼蜜为丸，如弹子大，金箔为衣。如风痫病，冬月温水化下，夏月凉水化下，不以时。二三岁者，日进二服，小儿一丸分二服。虚劳发热咳嗽，新汲水化下。

按：此手少阴、太阴经药也，出厥阴例。

**神应丹** 治诸痫。

辰砂不以多少，研

上以猪心血，和之得所，以蒸饼裹剂，蒸熟取出就丸，如桐子大。每服一丸，食后临卧煎人参汤下。

按：此手少阴经药也，出厥阴朱砂例。

## 【坠痰清神之剂】

**钱氏五色丸**

朱砂半两，研 水银一分 雄黄一两，熬 真珠末一两，研 铅二两，同水银熬

上炼蜜丸，如麻子大。每服三四丸，煎金银薄荷汤下。

**三因六珍丹** 治风痫失性，颠倒欲死，或作五畜等声，掣纵吐沫，久而方苏。

雄黄 雌黄 未钻真珠各一两 铅一两，熬成屑 丹砂半两 水银一两半

上研令极匀，蜜丸桐子大。每服三丸至五丸，姜枣汤下。须捣二三万杵乃可丸。

**矾丹** 治五癫五痫，无问阴阳冷热。

虢丹 晋矾各一两

上用砖凿一窠，可容二两许，先安丹在下，次安矾在上，以炭五斤，煅令炭尽，取出细研，以不经水猪心血为丸，如绿豆大。每服十丸至二十丸，橘皮汤下。

**元戎二白丸**

白矾一块，约一两

上用生蒸饼剂裹，蒸熟去皮，可丸，入轻纷一字或半钱，量虚实加减，丸桐子大。每服二三十丸，生姜汤下，小儿丸小。

**子和朱砂滚涎散** 治五痫。

朱砂 白矾生用 赤石脂 硝石各等分

上为细末，研蒜膏为丸，如绿豆大。每服三十丸，食后，荆芥汤下。

**宝鉴琥珀寿星丸**

天南星一斤，掘坑，用火煅烧，坑红出炭净，入好酒一升，泼火穴中，放入南星，盖穴，勿令通气，过一宿取出，焙末入 珠子四两 朱砂二两半，为衣

上以猪心血打姜糊丸，如桐子大。

每服五十丸，煎人参汤送下，空心，日三服。

按：以上六方，虽俱手少阴经药，并出厥阴例。

## 【治痰温热之剂】

**李和南五生丸** 治痫有神，治阴脉弦细缓者。

南星 半夏 川乌 白附子各一两 大豆去皮，一两

上为细末，滴水为丸，每服三丸至五丸，不过七丸，姜汤下。

**元戎小灵宝丹**

附子炮，一两 天麻 全蝎 白僵蚕炒 藿香叶 南星炮 白附子炮。各半两

上细末，酒糊丸，桐子大。温酒下一十五丸。

按：以上两方，并出厥阴风痫例药也。

## 【吐剂】

**局方碧霞丹** 治痰涎壅塞，牙关紧急，心神迷闷，目睛上视，五种痫疾，时作搐搦。

石碌研九度，飞，十两 附子尖 乌头尖 蝎稍各七十个

上为末，入石碌，令匀，面糊丸，如鸡头。每服用薄荷汁半盏化下一丸，更以酒半合温服之，须臾吐出痰涎，然后随证治之，如口噤，干开灌之。

**子和三圣散**方见吐剂。

## 【治痰攻下之剂】

**严氏控涎丸** 治诸痫久不愈，顽涎散聚无时。

川乌生 半夏各半两 僵蚕不炒，生姜汁浸一宿，半两 全蝎去尖，七个 铁粉三钱 甘遂二钱半

上为细末，生姜自然汁成薄糊丸，如绿豆大，朱砂为衣。每服十五丸，食后，姜汤下，忌甘草。

按：此厥阴例药也。

**三因控涎丹**

**钱氏白饼子**二方并见痰饮门。

**千金紫丸** 治食痫，先寒后热方。方见内伤门。

**拔萃妙香丸** 治时疾伤寒，解五毒，潮热，积热，及小儿惊百病。

辰砂研，九两 龙脑 腻粉 麝香研，各七钱半 牛黄半两 金箔九十个，研 巴豆三百一十五个，去皮心，研，去油

上合研匀，炼蜜去蜡净，入沙蜜，白者七钱半，同炼匀为丸，每两作三十丸，米饮调下。

按：海藏云：此治脉洪长大有力，内热者。无力内寒，五生丸主之。治小儿，每一粒分十五丸，每服二丸，蜜水下。出厥阴风痫例药也。以上五方，有寒热温凉之异，用者随证择焉。

## 【平肝泻火之剂】

**宣明当归龙胆丸** 治肾水阴虚，风热蕴积，时发惊悸，筋脉搐搦，暗风痫病。方见诸火门。

**千金龙胆汤** 治婴儿出腹，血脉盛实，寒热温壮，四肢惊掣发热，并诸惊痫方。

龙胆 钩藤皮 柴胡 黄芩 桂枝 芍药 茯苓一作茯神 甘草各六铢 螳螂二枚 大黄一两

上㕮咀，以水一升，煮取五合为剂服之。

按：此少阳、厥阴经药也。

**钱氏泻青丸**方见小儿门。

## 【通解风热之剂】

**宣明防风通圣散**　亦治风痫。方见中风门。

## 【救坏证之剂】

**宝鉴沉香天麻汤**　治一小儿四岁，因长老摩顶受记，僧人念咒，恐惧发搐，痰涎有声，目多白睛，强项背，一时许方醒，后每见皂衣人即发。多服犀、朱、脑、麝镇坠之药，已四年余，此证尚在，又添行步动作、神思如痴。诊其脉沉弦而急。《针经》云：心脉满大，痫瘛筋挛，病久气弱，多服镇坠寒凉之剂，复损正气，故[1]添动作如痴，先灸两跻各二七壮，次服此药。

又肝脉小急，盖小儿神气尚弱，因而被惊，神思无依，又动于肝，肝主筋，故痫瘛筋挛。

沉香　益智仁　川乌各二钱　天麻　防风　半夏　附子炮。各三钱　羌活五钱　甘草　当归　僵蚕各一钱半　独活四钱

经云：恐则气下，精怯而上焦闭，以羌活、独活苦温引气上行，又入太阳为引用，故以为君。天麻、防风辛温以散之。当归、甘草辛甘温，以补气血之不足，又养胃气，故以为臣。附子、川乌、益智大辛温，行阳退阴，又治客寒伤胃。肾主五液，入脾为涎，以生姜、半夏燥湿化痰。沉香辛温，体重气清，去怯安神，故以为使。

上锉，每服五钱，水两盏，生姜三片，煎至一盏。去滓，温服，食前，三剂而愈。

按：痫证本从热治，然亦有坏证而成阴者，如钱仲阳所治王氏子吐泻，诸医药下之至虚变慢惊，手足瘛疭而身冷，医复与八正散。钱氏曰：不能食而胃中虚，若利大小便即死，久则脾肾俱虚，当身冷而闭目，必用益黄散、使君子丸补脾，遂能饮食。后又不语，钱以地黄丸补肾，一月而安，皆此意也。此方用大热之药，乃从权以救前治之失，非常治之道也。

[1] 故：原本作“攻”，据紫来堂本改。

# 卷之四十二

## 破伤风门

### 论破伤风表里中治法

《病机》云：破伤风者，同伤寒证治。通于表里，分别阴阳。有在表，有在里，有在半表半里者。在里宜下，在表宜汗，在表里之间宜和解，不可过其治也。故表脉浮而无力者太阳也，脉长而有力者阳明也，脉浮而弦小者少阳也。若明此三法而施治，不中病者鲜矣。

《原病式》云：夫破伤中风之由者，因疮热甚，郁结而荣卫不得宣通，怫热因之遍体，故多白痂。是时疮口闭塞，气难通泄，热甚则生风也。不已，则表传于里，亦犹触冒伤寒，怫热郁甚不解，则表传于里者也。但有风热微甚兼化，故殊异矣。大法，破伤中风，风热燥甚，怫郁在表，而里气尚平者，善伸数欠，筋脉拘急，或时恶寒，或筋惕而搐，脉浮数而弦也，宜以辛热治风之药，开冲结滞而愈。犹伤寒表热怫郁，而以麻黄汤辛热发散者也。凡用辛热开冲风热结滞，宜以寒药佐之则良，免致药中病而风热转甚也。如治伤寒发热，用麻黄、桂枝加黄芩、石膏、知母之类是也。若世以甘草、滑石、葱、豉寒药发散甚妙。若表不已，渐伤入里，里又未太甚，而脉在肌肉者，宜以退风热、开结滞之寒药调之，或微加治风辛热亦得。犹伤寒在半表半里，而以小柴胡和解之也。若里热已甚，而舌强口噤，项背反张，惊搐惕搦，涎唾稠黏，胸腹满塞，而或便溺闭结，或时汗出，脉洪数而弦也。然汗出者，由风热郁甚于里，而表热稍罢，则腠理疏泄而心火热甚，故汗出也。法宜除风散结，寒药下之，后以退风热、开结滞之寒药调之，而热退结散，则风自愈矣。凡治此，亦宜按摩导引及以橛[1]干开牙关，勿令口噤，使粥药得下也。

按：此论表里中脉病证治，至为详尽，前人所未论也。

### 论破伤风所因不同

《病机》云：破伤风者，有因卒暴伤损，风袭之间，传播经络，至使寒热更作，身体反张，口噤不开，甚者邪气入脏。有因诸疮不瘥，荣卫虚，肌肉不生，疮眼不合，风邪亦能外入于疮，为破伤风之候。有诸疮不瘥，举世皆言著灸为上，是谓热疮，而不知火热客毒，逐经诸变，不可胜数，微则发热，甚则生风而搐，或角弓反张，口噤目斜。亦有破伤不灸而病此者，因疮著白痂，疮口闭塞，气难通泄，故阳热易为郁结，热甚则生风也。

按：此论所因有四：二者因疮口入风，似属外因。一者因灸逐热，似属不内外因。一者因疮口闭塞，内热生风，

---

[1] 橛：原作“药”，据《原病式·六气为病》改。

似属内因也。

谨按：破伤风证，古方药论甚少，岂非以此疾与中风同论，故不另立条目也。惟河间论伤寒表里中三法同治，用药甚详。其言病因，有因外伤于风，有因灸及内热所作者，然与中风相似也。但中风之人，尚可淹延岁月，而破伤风者，犯之多致不救。盖中风有在经在腑在脏之异，独入脏者最难治。破伤风，或始而出血过多，或疮早闭合，瘀血停滞，俱是血受病。血属阴，五脏之所主，故此风所伤，始虽在表，随即必传入脏，故多死也。又此病，或疮口坦露，不避风寒而无所伤。或疮口闭合，密避风邪而反病此。或病已十分安全，而忽有此。大抵皆由内气虚，而有郁热者得之。若内气壮实，而无郁热者，虽伤而无所害也。

## 【治表之剂】

**病机羌活防风散**[1]　治邪初在表。

羌活　防风　甘草　川芎　藁本　当归　芍药各四两　地榆　细辛各二两

上㕮咀，每五钱，水煎，热服，无时。热则加大黄、黄芩各二两。

**防风汤**　治破伤风同伤寒，表证未传入里，急宜服之。

防风　羌活　独活　川芎等分

上㕮咀，每五钱，水煎服，宜调蜈蚣散大效。

按：以上二方，并三阳经药也。

**蜈蚣散**

蜈蚣一对　鳔三钱

上为细末，用防风汤调下，如表解不已，觉转入里，常服左龙丸。即后江鳔丸四味是也。

**蜈蚣散**　治里和，至愈可服。

蜈蚣一对　鳔五钱　左龙盘[2]五钱，炒烟尽。野鸽粪是也。

上为细末，每服一钱，清酒调下，治里和至愈可服，但有里证不可服。次当下之，用蜈蚣散四钱，巴豆霜半钱，烧饭为丸，如绿豆大。每服一丸，加至六七丸，清酒调蜈蚣散少许送下，宜利为度。

**发表雄黄散**　里和至愈可服。

雄黄一钱　防风二钱　草乌一钱

上为细末，每服一字，温酒调下。

**天麻雄黄散**　治表。

天南星三钱　半夏　天麻各五钱　雄黄二钱半

上为细末，每服一钱，温酒调下，如有涎加大黄，为下药。

**三因防风散**　治风入疮口，项强，牙关紧急欲死。又名玉真散。

防风　天南星炮。各等分

上为末，每服三钱，童子小便一大盏，煎七分，热服。

**香胶散**　治破伤风口噤直强。

鱼胶烧，七分存性

上研细，以麝香少许，每服二钱，酒调下，不饮酒[3]，米汤下。一方以苏木煎汤下。

**元戎**　治破伤风欲死者。

川乌　南星　半夏并生　天麻去芦。各等分

上为细末，每服一钱，豆淋酒调下，稍温服，次以酒一二盏投之。

**治破伤风**

蝎梢七条，为细末，热酒调下。

按：此以上八方，并厥阴例药也。

---

[1] 病机羌活防风散：四库本作“病机羌活防风汤”。

[2] 左龙盘：四库本作“左盘龙”。

[3] 酒：原本脱，据《三因方·破伤风湿治法》补。

## 【治半表里[1]之剂】

**病机羌活汤**　治半在表半在里。

羌活　菊花　麻黄　川芎　石膏　防风　前胡　黄芩　细辛　甘草　枳壳　白茯苓　蔓荆子各一两　薄荷　白芷各半两

上㕮咀，每服五钱，水煎，入生姜五片，热服，日二三次[2]。

按：此三阳经药也。

**地榆防风散**　治破伤风，半在表半在里，头微汗，身无汗，不可发汗，宜表里治之。

地榆　防风　地丁草　马齿苋各等分

上为细末，每服三钱，温米汤调下。

## 【治里之剂】

**病机大芎黄汤**　治破伤风，脏腑秘[3]，小便赤，自汗不止者。

川芎　羌活　黄芩　大黄各一两

上㕮咀，五七钱，水煎，温服，脏腑和为度。

按：此三阳经药也。此自汗，非表证，乃里实也。如阳明病汗多，急下之。

**江鳔丸**　治破伤风，惊而发搐，脏腑秘涩，知病在里，可用此下之。

江鳔锉，烧，半两　野鸽粪半两，炒　雄黄一钱　白僵蚕半两　蜈蚣一对，炙　天麻一两　只用前四味，名左龙丸。

上为细末，分作三分，将二分烧饭为丸，桐子大，朱砂为衣。将一分入巴豆霜一钱同[4]和，亦以烧饭为丸，如桐子大，不用朱砂为衣。每服朱砂为衣二十丸，入巴豆药一丸，第二服二丸，加至利为度，再服朱砂为衣药，病愈即止。

按：此厥阴例药也。

## 【治汗之剂】

**病机白术防风汤**　治服发表药过，有自汗者。

白术　黄芪各一两　防风二两

上㕮咀，每服五七钱，水煎温服，无时。脏腑和而自汗者，可服此药。若脏腑秘，小便赤，自汗者，无寒也，宜速下之，用大芎黄汤。

按：此手少阳，足阳明、太阴、太阳经药也。

**白术汤**　治破伤风大汗不止，筋挛搐搦。

白术　葛根各一两　升麻　黄芩各半两　芍药二两　甘草二钱半

上㕮咀，每服一钱，水煎温服，无时。

按：此阳明、太阴经药也。

## 【理血之剂】

**养血当归地黄散**　治病日久，气血渐虚，邪气入胃，养血为度。

当归　地黄　芍药　川芎　藁本　防风　白芷各一两　细辛五钱[5]

上㕮咀，水煎服。

按：此厥阴四物例药也。

## 【杂方】

**如圣散**方见中风门。

一方本药内加两头尖二两。

---

[1] 里：四库本作“半里”。

[2] 次：据四库本补。

[3] 秘：原本脱，据《保命集·破伤风》补。

[4] 同：原本作“用”，据《保命集·破伤风》改。

[5] 五钱：原本脱，据紫来堂本补。

# 卷之四十三

## 损伤门

### 叙堕坠为病

《内经》云：人有所堕坠，恶血留内，腹中胀满，不得前后，先饮利药。此上伤厥阴之脉，下伤少阴之络，刺足内踝下，然骨之前出血，刺足跗上动脉。不已，刺三毛各一痏，见血立已，左刺右，右刺左。《灵枢》云：有所堕坠，恶血留于内。若有所大怒，气上而不下，积于胁下，则伤肝。又中风及有所击打。若醉入房，汗出当风，则伤脾。又头痛不可取于腧者。有所击堕恶血，恶血在于内。若内伤痛不已，可侧刺，不可远取之也。

按：《发明》：经云夫从高坠下，恶血留于内，不分十二经络，圣人俱作风中肝经，留于胁下，以中风疗之。血者，皆肝之所主，恶血必归于肝，不问何经之伤，必留于胁下，盖肝主血故也。痛甚则必有自汗，但人汗出皆为风证，诸痛皆属于肝木，况败血凝滞，从其所属，入于肝也。从高堕下，逆其所行之血气非肝而何？以破血行经药治之。

### 伤损脉法

《内经》云：肝脉搏坚而长，色不青，当病堕，若搏，因血在胁下，令人呕逆。

《金匮》云：寸口脉浮微而涩，然当亡血，若汗出。设汗不出者，当身有疮，被刀斧所伤，亡血故也。

《脉经》云：金疮出血太多，其脉虚细者生，数实大者死。金疮出血，脉沉小者生，浮大者死。

砍疮出血一二石，脉来大者，二十日死。

砍刺出血不止者，其脉止。脉来大者，七日死。滑细者生。

从高颠仆，内有血，腹胀满，其脉坚强者生，小弱者，死。

按：破伤有瘀血在内，脉坚强实者生，虚小弱者死。若亡血过多，脉虚细小者生，浮大数实者死，皆为脉病不相应故也。

### 论伤损宜下

子和云：诸落马坠井，打扑伤损，闪肭损折，杖疮肿发，焮痛不止者，可峻下二三十行，痛止肿消，宜以通经散、导水丸等药，或加汤剂泻之，后服和血消肿散毒之药。

按：子和于堕车落马、杖疮闪肭者，俱用峻下。其有心恙，牙关噤急者，云是惊涎堵塞于上，俱用三圣散先吐后下。其法虽峻，然果有惊涎瘀血停留于内，焮痛肿胀发于外者，亦奏捷功。但于出血过多，老弱之人脉虚大者，亦当求责。

谨按：打扑金刃损伤，是不因气动

而病生于外。外受有形之物所伤，乃血肉筋骨受病，非如六淫七情为病，有在气在血之分也。所以，损伤一证，专从血论，但须分其有瘀血停积，而亡血过多之证。盖打仆坠堕，皮不破而内损者，必有瘀血。若金刃伤皮出血，或致亡血过多，二者不可同法而治。有瘀血者，宜攻利之。若亡血者，兼补而行之。又察其所伤，有上下轻重浅深之异，经络气血多少之殊。惟宜先逐瘀血，通经络，和血止痛，然后调气养血，补益胃气，无不效也。顷见围城中军士被伤，不问头面手足，胸背轻重，医者例以大黄等药利之。后大黄缺少，甚者，遂以巴豆代之，以为不于初时泻去毒气，后则多致危殆。至于略伤手指，亦悉以药利之。殊不知大黄之药，惟与有瘀血者相宜，其有亡血过多，元气胃气虚弱之人，不可服也。其巴豆大热有毒，止能破坚逐积，用于此疾尤非切当。所以，有服下药过后，其脉愈见坚大，医者不察，又以为瘀血未尽，而复❶下之，因而夭折人命，可不慎欤？

## 【攻下瘀血之剂】

**金匮** 治马坠及一切筋骨损方。

大黄一两，切，浸成汤下 绯帛如手大，烧灰 乱发如鸡子大，烧灰 炊单布一尺，烧灰 败蒲一把三寸 桃仁四十九个，去皮尖，熬 甘草如中指节，炙，锉

上七味，以童子小便，量多少煎汤成，内酒一大盏，次下大黄，去滓，分温三服，先锉败蒲席半领煎汤，浴衣被处，斯须，通利数行，痛楚立差。

**发明复元活血汤** 治从高堕下，恶血留于胁下，疼痛不可忍。

柴胡五钱 当归六钱 甘草二钱 川山甲炮，三钱❷ 大黄酒浸，一两 桃仁去皮尖，五十个 红花 栝楼根各二钱

上件，桃仁研烂，余药锉如麻豆大。每服一两，水二盏半，酒半盏，煎至七分，去滓，食前，大温服，以利为度。得利后，痛或不尽，服乳香神应散。《灵枢》云：坠堕，恶血留于胁下，则伤肝。肝胆之经行于胁下，属厥阴、少阳，宜以柴胡为引，用为君。以当归活血脉。又急者痛也，以甘草缓其急，亦能生新血，阳生阴长故也，为臣。川山甲、栝楼根、桃仁、红花，破血润血，为之佐。大黄酒制，以荡涤败血，为之使。

**当归导气散** 治损伤瘀血，大便不通，红肿暗青，疼痛昏闷，蓄血内壅欲死。

大黄一两 当归三钱 麝香少许

上三味，除麝香另研外，为极细末，入麝香合匀。每服三钱，热酒一盏调下，食前，内瘀血去。或骨节伤折疼痛，接骨紫金丹治之。

**三因鸡鸣散** 治从高坠下，及木石所压，凡是损伤，瘀血凝滞，疼痛欲死，兼以此药推陈致新，神效。

大黄一两，酒浸 杏仁三七粒，去皮尖

上研细，酒一碗，煎至六分，去滓。鸡鸣时服至晚，取下瘀血即愈。若便觉气绝，取药不及，急擘开口，以热小便灌之。

按：以上四方，虽皆荡逐恶血之药，前三方，所以治血在肝经血分者也。后一方，所以治血在肺经气分者也。当以脉之浮沉表里别之。又海藏云：若登高坠下撞打，及伤心腹，胸中积血不散，以上中下三焦部分分之，以易老犀角地

---

❶ 复：原作“后”，据文义改。

❷ 三钱：四库本作“二钱”。

黄汤、桃仁承气、抵当汤丸之类下之。亦有以小便同煎治之者，更有内加生地黄、当归煎服者，亦有加大黄者，唯智者能择之。

## 【破血止痛行经之剂】

**秘藏破血散** 治乘马损伤，跌其脊骨，恶血流于胁下，其痛苦楚，不能转侧。

羌活 防风 桂各一钱 柴胡 连翘 当归梢 水蛭炒，烟尽，研。各二钱 麝香少许，另研 一方有苏木一钱半

上件，分作二服，每服二大盏，酒水一盏，除水蛭、麝香外，另研如泥，煎余药一大盏，去滓，上火合，稍热，调二味，饥服之。

按：此太阳、阳明、少阳经药也。

**地龙散** 治腰脊痛，或打扑损伤，从高坠下，恶血留在太阳经中，令人腰脊或胫腨臂腰中痛不可忍。

中桂 地龙各四分 黄柏 甘草各一钱 羌活二钱 苏木六分 麻黄半钱 桃仁六个 当归梢一分

上㕮咀，每服五钱，水二盏，煎一盏，去滓，温服。

按：此足太阳经药也。

**发明乳香神应散** 治从高坠下，疼痛不可忍，及腹中疼痛。

乳香 没药 雄黑豆 桑白皮 独科栗子各一两 破故纸炒，二两

上为末，每服五钱，醋一盏，砂石器内煎至六分，入麝香少许，温服。《宝鉴》有当归一两，水蛭炒，半两。

**圣灵丹** 治一切打扑折伤，疼痛不可忍者。

乳香五钱 乌梅去核，五个 白米一捻，《秘藏》作粟 莴葵子一盏，炒黄，二两八钱

上为细末，炼蜜丸，弹子大。每服一丸，细嚼，热酒❶送下，一伏时，痛不止，再服。

按：此二方，少阴经药也。

**三因加味川芎汤** 治打伤，败血入胃，呕吐黑血。

川芎 当归 白芍 百合浸半日 荆芥穗各等分

上锉，每服四钱，水酒各半煎。

**元戎加味四物汤** 治虚人损伤，不禁下之者。

四物汤加川山甲煎服。

按：以上二方，厥阴例药，通前六方，皆温平之剂。

**局方花蕊石散** 治金刃伤，及打扑损伤，猫狗咬伤，或至死者，急于伤处擦药，其血化为黄水。如内损，血入脏腑，煎童子小便，入酒少许，调一钱服之，立效。妇人产后，恶血奔心，胎衣不下，以小便调一钱，取下恶物，效。

硫黄明净者，四两 花蕊石一斤

上二味，粗末，拌令匀，用纸筋和胶泥固济，瓦罐子一筒，入药在内，蜜泥封口了，焙干，安在四方砖上，上画八卦五行字，用炭一秤围烧，自巳午时，从下生火，直至经宿火尽，又经宿，已冷，取研极细，磁盒内盛。

按：此厥阴硫黄例药也。海藏云：有用此药以童便煎服，或酒调服之者，与寒药正分阴阳，不可不辨也。

**补损当归散** 治坠马落车，伤腕折臂疼痛，服此药疼痛即止，节骨即当相连。

泽兰炒 附子炮。各一钱 当归炒

---

❶ 热酒：原本脱，据本四库补。

蜀椒炒　甘草炙　桂心各五分　川芎炒，六分

上为细末，每服二钱，温酒调服，日三。忌生葱、猪肉、冷水、生菜。

按：此少阴、厥阴经药也。以上二方，皆温热之剂。

## 【接骨之剂】

**发明紫金丹**　定痛接骨。

川乌炮　草乌炮。各一两　灵脂去土，半钱　木鳖子去壳　黑牵牛生　骨碎补　威灵仙　金毛狗脊　防风　自然铜火煅醋❶淬七次　地龙去土　乌药　青皮　陈皮　茴香各半钱　禹余粮火煅醋淬四两　没药　红药子　麝香各二钱半

上细末，醋糊为丸，如梧子大。每服十丸，至二十丸，温酒送下。病上，食后。病下，食前。

**元戎接骨丹**

没药　乳香　当归　川椒　自然铜醋淬　赤芍　骨碎补炙　败龟炙　虎骨　白芷各等分　千金藤郁李仁是也，亦等分❷

又方加龙骨、川芎

上细末，化蜡半两，丸如弹子大。每服一丸，好酒半升化开煎，用东南柳枝搅散，热服。

**经验方**　治打撷折骨损断，服此药自顶心寻病至下，遇受病处则飒飒有声，觉药力习习往来则愈。

自然铜煅，醋淬七次，一两　川乌去皮尖　松明节　乳香　血竭各❸三钱　龙骨半两，生　地龙半两，去上，炒　水蛭炒，半两　没药　苏木各三钱❹　降真香半两❺　土狗十个，油浸，焙干

上为末，每服五钱，无灰酒调下。病在上，食后。在下，食前。

按：以上三方，并出少阴折伤例药也。其用毒药以行诸经，亦是瘀血已去者方可用。丹溪云：世以自然铜为接骨药，然此等方尽多，大抵在补气补血补土。俗工惟在速效以罔利，迎合病人之意。而铜非煅不可服，若新出火者，其火毒金毒相煽，挟香挟药毒，虽有接伤之功，而燥散之祸甚于刀剑，戒之。

## 【杂方】

**机要刀箭药**　止血定痛没药散。

定粉　风化灰各一两　乳香五分❻，另研　枯矾三钱，另研　没药一字，另研

上件各研为细末，同和匀，再研掺用之。

**本事地黄散**　治金疮，止血除疼痛，避风，续筋骨，生肌肉。

地黄苗　地菘　青蒿　苍耳苗　生艾汁三合　赤芍各五两，入水取汁　石灰三分

上，五月五、七月七午时修合。以前药汁拌石灰阴干，入黄丹三两，更杵，罗细。凡金疮出血，用药封包不可动，十日差，无脓肿。

**经验方**　治打扑损筋伤骨折。吕显谟传。

黄柏一两　半夏半两

上为细末，每用半两，生姜自然汁调如稀糊，付用纸花贴，如干再付。骨折先以绢帛封缚，次用沙木扎定，良久痛止。即痒觉热，乃是血活，筋骨复旧。轻者三五日，重者不过旬月。

---

❶ 火煅醋：底本无，据紫来堂本补。
❷ 亦等分：四库本作“各等分”。
❸ 各：底本脱，据四库本补。
❹ 各三钱：底本脱，据四库本补。
❺ 半两：底本脱，据四库本补。
❻ 五分：四库本作“半钱”。

**又方** 治打扑损，肿痛不止。

生姜自然汁、米醋、牛皮胶同熬，入马屁勃末不以多少，调如膏，以纸摊敷肿处。

**治刀伤斧斫**

五倍子一味为末、干贴，神效。

桑叶，阴干为末，干贴。如无，旋熨干末贴之妙。

# 卷之四十四

## 斑疹门

### 论斑疹证治

洁古云：斑疹之病，其为证各异。疮发焮肿于外者，属少阳三焦相火，谓之斑。小红靥行皮肤之中不出者，属少阴君火也，谓之疹。凡显斑证，若自吐泻者，慎勿乱治而多吉，谓邪气上下皆出也。斑疹并出，小儿难禁，是以别生他证也，首尾不可下。大抵安里之药多，发表之药少，秘则微疏之，令邪气不壅并，而能作番次，使儿易禁也。身温暖者顺，身凉者逆。

按：此是阳证发斑，宜与小儿门斑论例兼看证治。

### 论伤寒发斑有阴阳不同

《略例》云：阳证发斑有四：有伤寒发斑，有时气发斑，有热病发斑，有温毒发斑。斑斑如锦文，或发之面部，或发之胸背，或发之四末。色红赤者胃热也，紫黑为胃烂也。一则下之❶早，一则下之晚。乃外感热病而发斑也，当服玄参、升麻、白虎等药。

谨按：四气发斑，温毒为至重，暑证亦发斑，固有轻重之殊。见面部者，传手经也，《难知》云：戊助少阴心火，入于手太阴肺也。背多者足太阳，胸属足阳明，四末属脾与心也。阴证发斑，亦出背胸，又出手足，亦稀少而微红。若作热证，投之凉剂，大误矣。此无根失守之火，聚于胸中，上独熏肺，传于皮肤而为斑点，但如蚊蚋蚤虱咬形状，而非锦文也。调中温胃，加以茴香、芍药，以大建中之类，其火自下，斑自退。可谓治本而不治标也。

谨按：斑证固有阴阳轻重之现证矣。阳证大率用托里清热，化斑凉血。阴证止用调中温胃，其斑自消，病体自定。非若疮成脓疱也，虽轻重，俱从火化。大抵急则治标，缓则治本。

### 论中寒发斑

《略例》云：完颜小将军病寒热间作，有斑三五点，鼻中微出血，两手脉沉涩，胸膈四肢按之殊无大热，此内伤寒也。问之，因暑卧殿角伤风，又渴饮冰酪水，此外感者轻，内伤者重，从内病，俱为阴也。故先斑衄，后显内阴。寒热间作，脾亦有之，非往来少阳之寒热也，与调中汤数服而愈。

### 论伤寒治误发斑

陈无择云：伤寒发斑者，盖不当下而下之，热则乘虚入胃。当下而失下，则胃热不得泄。二者皆能发斑，其状如

---

❶ 之：底本脱，据四库本补。

锦绣，赤者易治，黑者难治，盖热毒入胃深也。

按：此谓斑主于胃，因下早下晚之失而生。至如阳证误用热剂而发斑，或温毒使发斑者，皆宜从脉求其本也。仲景云：寸脉浮滑者，可用瓜蒂散吐之，是热毒蕴于胸膈也。又非在胃及虚火之比。大抵黑者热极，亢则害，承乃制也。

## 论瘾疹

陈无择云：世医论隐疹，无不谓是皮肤间风，然既分冷热，冷热即寒暑之证。又有因浴出凑风冷而得之者，岂非湿❶也，则知四气备矣。经分诸疮实热则痛，虚寒则痒。又阳明主肌肉，属胃与大肠。亦有冷热分痛痒，不可不审。世人呼白者为婆膜，赤者为血风，名义混淆，当以理晓察内外，随证治之。

谨按：瘾疹多属脾，隐隐然在皮肤之间，故言瘾疹也。发则多痒，或不仁者，是兼风兼湿之殊。色红者，兼火化也。

### 【升散之剂】

**元戎葛根橘皮汤** 治斑在肌，冬温始发，肌中斑烂，欬而心闷，但呕清汁。

葛根 橘皮 杏仁 知母 黄芩 麻黄 甘草

上等分，水煎服。

按：此足阳明、太阳药也。

**阳毒升麻汤** 斑在面，伤寒一二日，或吐下后变成阳毒，腰背痛，烦闷不安，面赤，狂言见鬼，下痢，脉浮大，咽痛。

升麻五钱 犀角 射干 黄芩 人参 甘草各二钱半

上㕮咀，水煎，取饮半盏，刻许再进，温覆，手足得汗出解。

**玄参升麻汤** 斑在身，治汗下吐后，毒不散，表虚里实，发于外，甚则烦躁谵妄。

玄参 升麻 甘草等分

上㕮咀，水煎服。

按：以上足阳明药也。

**阳毒栀子汤** 治伤寒壮热，百节疼痛而发斑。

升麻 栀子仁 黄芩 芍药 石膏 知母 杏仁 柴胡 甘草

上粗末，每五钱，入姜五片，豉百粒，煎服。

按：此足阳明、少阳药也。

**消毒犀角饮子** 治斑及瘾疹。

牛蒡子六钱 荆芥 防风各三钱❷ 甘草一钱

上㕮咀，水煎。

按：此手太阴药也。

**解毒防风汤** 治斑及瘾疹痒痛。

防风一两 地骨皮 黄芪 芍药 荆芥 枳壳 牛蒡子各半两

上为粗末，每四五钱，水煎服。

按：此手足太阴药也。以上诸方，本于阳证者宜选用之。

**升麻葛根汤**方见小儿门。

**阴毒升麻鳖甲汤** 治阴斑。

升麻三两 当归 甘草各二两 蜀椒一两 鳖甲炙 雄黄半两，研

上为末，每服五钱，水煎服。

按：此足太阴、少阴、厥阴药也❸。

**三因加味羌活散** 治感四时，所传肌肤，发为瘾疹，憎寒壮热。

---

❶ 湿：底本作“温”，据《三因方·瘾疹证治》改。

❷ 三钱：四库本作“二钱”。

❸ 此足太阳、少阴、厥阴药也：底本脱，据紫来堂本补。

羌活　前胡各一两　人参　桔梗　甘草　枳壳　川芎　天麻　茯苓各半两　蝉蜕　薄荷各三钱

上㕮咀，捣为末，每服二大钱，姜三片，煎服。

按：此足太阳，手太阴、少阴药也。

**调中汤**　治内伤外感而发阴斑。

苍术一钱半　陈皮一钱　砂仁　藿香　芍药炒　甘草炙　桔梗　半夏　白芷　羌活　枳壳各一钱　川芎半钱　麻黄　桂枝各半钱

上㕮咀，姜三片，水煎服。

按：此足太阳、太阴，手阳明、太阴药也。以上诸方，本于阴证者宜选用之。

## 【和解之剂】

**化斑汤**　治伤寒汗吐下后，斑发脉虚。

白虎汤加人参，守真《类粹》再加白术。

上㕮咀，时时煎服之。

## 【下剂】

**当归丸**　治伤寒斑见，无大热，脉虚，秘闷。

当归半两　甘草一分　黄连　大黄各二钱半

上，先将当归熬膏子，入药末，三味为丸，渐加，至利为度。

## 【凉血之剂】

**黑膏**　治温毒发斑。

生地黄半斤　好豉一升

上二味，以猪膏二斤合煎之，至浓汁，用雄黄、麝香如豆大，内中搅和，每服用弹子大，汤化服，未效再服之。

**大青四物汤**

大青四两　阿胶　甘草各一两　豉八合

上㕮咀，每服五钱，水煎服之。

# 卷之四十五

## 黄疸门发黄附

### 诸经叙黄疸脉证

《内经》曰：溺黄赤，安卧者黄疸。

《要略》曰：寸口脉浮而缓，浮则为风，缓则为痹。痹非中风，四肢苦烦，脾色必黄，瘀热以行。尺脉浮为伤肾，趺阳脉紧为伤脾。风寒相搏，食谷即眩，谷食不消，胃中苦浊，浊气下流，小便不通，阴被其寒，热流膀胱，身体尽黄，名曰谷疸。额上黑，微汗出，手足中热，薄暮即发，膀胱急，小便不利，名曰女劳疸。腹如水状，心中懊侬而热，不能食，时欲吐，名曰酒疸，多不治。

《脉经》曰：脉沉，渴欲饮水，小便不利者，皆发黄。凡黄，候其寸口脉近掌无脉，口鼻冷，并不可治。

### 论五疸

陈无择云：古方叙五种黄者，其实一病，立名异耳。如黄汗者，以胃为脾表，属阳明。阳明蓄热，喜自汗，汗出，因入水中，热必郁，故汗黄也。其后身体肿，发热，不渴，状如风水，汗出染衣，色正黄，如柏汁。

黄疸者，由暴热用冷水洗浴，热留胃中所致。其候身面眼悉黄，如金色，小便如煮柏汁。

谷疸者，夫由肌发热，大食伤胃，气冲郁所致。其候，食则腹满，眩晕，谷气不消。云云见前。

酒疸，由大醉当风入水所致。唯酒变证最多，热毒流于清气道中，则眼黄鼻痈。

女劳疸，由大热交接竟入水，水流湿入于脾，因肾气虚甚，以所胜克入，致肾气上行，故有额黑身黄之证。其间兼渴与腹胀者，并难治。发于阴必呕；发于阳则振寒，面微热。虽本于胃气郁发，土色上行，然发于脾则为黄[1]疸；发于肾则为黑疸。若论所因，外则风寒暑湿，内则喜怒忧惊、酒食、房劳，三因悉备，世医独丽[2]于《伤寒论》中，不亦滥矣。

按：以上五疸，与前《要略》所具不同，宜兼考之。陈氏治例，未能以尽其变，推其病体究治。大抵已上五疸，形证已具，无所隐兼证者。黄汗、黄疸、谷疸，诚以元气、脾胃之气为主而治之，形气谷气稍实者，则可得而复矣。酒疸则元气、胃气殊已伤甚，形气孤危。谷气与药杂进，能有断厚味而守药得复生者，则几希矣。女劳疸则阴阳之气虚竭，甚者为难治。陈云世医独丽于伤寒而不及此，此则非伤寒家法所可仿佛施也。

---

[1] 黄：原本作“内”，《三因方·五疸叙论》作“肉”，据四库本改。

[2] 丽：原本作“严”，据《三因方·五疸叙论》改。

## 论伤寒阳证发黄

《保命集》云：凡发黄有六，有蓄血发黄，邪热传于太阳之本，小便先淋而黄，其人暴狂，内有血也，为太阳发黄，本病也。湿热发黄，太阴并阳明之本，为小便不利。风湿热发黄，并少阳也。寒湿发黄，太阳并少阳也。结胸发黄，下之早，附太阳也。痞气发黄，附太阴也。凡六者，各随脉证标本而治之。大抵发黄从太阴、阳明而论，脾胃皆土也，故见黄色，当从其脾病色黄。土气化湿，非湿毒何能发黄也。

## 论阴证发黄

韩祗和云：病人三五日服下药太过，虚其脾胃，亡其津液，渴饮水浆，脾土为阴湿加之，与邪热相会发黄，此阴黄也，当以温药治之。如两手脉沉细迟，肢体逆冷，皮肤有粟起，或呕吐，舌上有苔，遍身发黄，烦躁，欲于泥水中卧，小便赤少，皆阴候也。故阴黄多以热汤温之，或汤渍布搭其胸腹，或以汤盛瓢中，坐于脐下熨之，其病愈矣❶。曾治赵显宗，病伤寒至六七日，因服下药太过致发黄，其脉沉细迟无力，皮肤凉，发躁，欲于泥中卧，喘呕，小便赤涩。先投茵陈橘皮汤，喘呕止。次服小茵陈汤半剂，脉微出，不欲于泥中卧。次日又服茵陈附子汤半剂，四肢发热，小便二三升，当日中大汗而愈。似此治愈者，不一一录。凡伤寒病黄，每遇太阳或太阴司天岁，若下之太过，往往变成阴黄。盖辰戌太阳寒水司天，水来犯土。丑未太阴湿土司天，土气不足，即脾胃虚弱，亦水来侵犯，多变此证也。

按：以上论伤寒阴阳二证发黄，殆无余蕴。大抵本形气虚实，受证不同，用药有汗下温之禁，非若杂病之比也。我丹溪先生谓发黄盦曲相似，湿热有微甚，及兼热兼寒瘀血，所因不同，故治例不可不分。

## 论内伤发黄

《略例》云：内感伤寒，劳役形体，饮食失节，中州变寒之病生黄，非伤寒坏之而得，只用建中、理中、大建中足矣，不必用茵陈也。

按：此言内伤不足，故宜补益。唯其有余、新病，必须消导之。久病，从谷疸施治可也。

## 论发黄治例

《难知》云：色如熏黄，乃湿病也，一身尽痛。色如橘子黄，乃黄病也，一身不痛。干黄，燥也，小便自利，四肢不沉重，渴而引饮者，栀子柏皮汤。湿黄，脾也，小便不利，四肢沉重，似渴不欲饮者，大茵陈汤。若大便自利而黄者，茵陈栀子黄连三物汤。往来寒热，一身尽黄者，小柴加栀子汤。

按：一身尽痛而黄者，湿胜在表也。不痛者，病在里也。干燥者，热胜也。故后证皆有表里之分殊。东垣云：伤寒当汗不汗，即生黄。邪在表者，宜急汗之。在表之里，宜渗利之。在半表半里，宜和解之。在里者，宜急下之。若以上诸证，及《略例》云男黄小便自利，当与虚劳小建中汤。若黄色不变，欲自利，腹满而喘，不可除热，除热心哕，小半

❶ 矣：原本作"者"，据紫来堂本改。

夏汤，皆不必拘于茵陈也。

## 【升散之剂】

**金匮桂枝加黄芪汤** 治黄汗，身肿汗出，出已辄轻，久久❶必身瞤，胸中痛，腰以下无汗，腰髋弛痛，如有物在皮中，剧者不能食，烦躁，小便不利。

桂枝 芍药各三钱 甘草二钱 黄芪五钱

上水煎，入姜枣，服后仍饮热粥助药力。

**麻黄连翘赤小豆汤** 治身热不去，瘀热在里，发黄，小便微利。

麻黄 连翘各一两 赤小豆一合

上㕮咀，作一服，水煎。

**局方茵陈五苓散** 治伤寒或伏暑发黄，小便不利，烦渴。本方五分，加茵陈十分❷。

**韩氏茵陈茯苓汤** 治发黄，脉沉细数，四肢冷，小便涩，烦躁而渴。

茯苓 桂枝 猪苓各一两 滑石一两半 茵陈一两

上为末，每服半两，水煎服。如脉未出加当归。

按：以上方并太阳例药也。

## 【攻下之剂】

**金匮栀子大黄汤** 治酒疸，心中懊侬、或热痛。

栀子十四枚 大黄一两 枳实五枚 豉一升

上水煎至二升，分温三服。

**大黄硝石汤** 治黄疸，腹满，小便不利而赤，自汗，此表和里实。

大黄 黄柏 硝石各四两 栀子十五枚

上水煎服，如前法。

**硝石矾石散** 治女劳疸，身黄额黑，日晡发热恶寒，膀胱急，小腹满，足下热，因作黑疸，其腹满如水状，大便必黑，时溏，此女劳之病，非水也。

硝石 矾石各烧，等分

上二味为散，以大麦粥汁和服二钱，日三，重衣覆取汗，随大小便去。小便黄，大便黑是其候也。

**半夏汤** 治酒疸，身黄无热，言了了，腹满欲呕，心烦足热，或癥瘕，心中懊侬，其脉沉弦或紧细。

半夏 茯苓 白术各三两 前胡 枳壳炒 甘草 大戟炒。各二两 黄芩 茵陈 当归各一两

上㕮咀，每服四钱，水煎，入姜三片，空心服。

**茵陈蒿汤** 治身热鼻干，汗出，阳上奔，小便赤而不利，湿热发黄。

茵陈蒿六两 栀子十四个 大黄二两

上三味，每服一两半，水煎服。

**难知茵陈大黄汤** 治伤寒大热发黄，面目悉黄，小便赤。

茵陈蒿 栀子 柴胡 柏皮 黄芩 升麻 大黄炒。各一两 龙胆草半两

上为粗末，每服五钱，水煎

**抵当汤** 治太阳伤寒，头痛身热，法当汗解，反利小便，热瘀在内，则身黄脉沉，少腹硬，小便自利，其人如狂者，下焦有血也，宜此汤主之。

水蛭 虻虫各十个 大黄一两 桃仁十二个

上锉，作一服，水煎，食前服。

按：以上并阳明经药也，抵当汤厥阴药。轻者，桃仁承气汤主之。

---

❶ 久久：原本作“轻久”，据《金匮·水气病》改。

❷ 十分：四库作“一分”。

## 【和解之剂】

**小柴胡加栀子汤**

按：此手太阴、足少阳药也。

## 【治热和中之剂】

**栀子柏皮汤** 治身热不去，大便利而烦热身黄者。

栀子 柏皮 黄连各等分

上㕮咀，每服一两，水煎服。

**宝鉴茯苓渗湿汤** 治黄疸，寒热呕吐而渴欲饮冷，身体面目黄，小便不利，不得安卧，不思食。

白茯苓五分 泽泻三分 茵陈六分 猪苓二钱 生黄芩 黄连 栀子 防己 白术 苍术 陈皮 青皮 枳实各二分

上㕮咀，作一服，水煎，空心服。酒疸兼作丸子服之。

按：此并太阳例药。

## 【温中之剂】

**金匮小半夏汤** 治黄疸，小便色不异，欲利，腹满而喘。

半夏汤泡七次

上㕮咀，每服三五钱，水煎，入姜十片。

**韩氏茵陈橘皮汤** 治身黄脉沉细数，热而手足寒，喘呕烦躁不渴者。

茵陈 橘皮 生姜各一两 白术一分 半夏 茯苓各半两

上为末，水四升，煮取二升，放温，分作四服。

按：此并足阳明、大阴药也。

**小茵陈汤** 治发黄，脉沉细迟，四肢及遍身冷。

附子一个，八片 甘草炙，一两。 茵陈二两

上为粗末，用水二升，煮一升，温作三服。

**茵陈四逆汤** 治发黄，脉沉细迟，肢体逆冷，腰以上自汗。

甘草炙，一两 干姜炮，一两半 附子一个作八片 茵陈二两

上为粗末，分作四贴，水煎服。

**茵陈附子汤** 治服四逆汤身冷，汗不止者。

附子二个，各作八片 干姜炮，二两半 茵陈一两半

上为粗末，水煎，分作三服。

按：以上并少阴经药也。

**茵陈茱萸汤** 治服茵陈附子汤，证未退，及脉伏者。

吴茱萸一两 当归三分 附子二个，各作八片 木通一两 干姜炮 茵陈各一两半

上为粗末，分作二服，水煎。

按：此足少阴、厥阴药也。

## 【吐下之剂】

**三因苦参散** 治湿热内甚，小便赤涩，大便时秘，食饮不妨，服诸药不除，因为久黄。

苦参 黄连 瓜蒂 黄柏 大黄各一分 葶苈半两

上为末，每服一大钱，饮调下，当吐利，随时消息，加减与之二服[1]。

按：此出太阳、阳明例药。

## 【调理之剂】

**当归白术汤** 治酒疸发黄，结饮癖

---

[1] 二服：底本脱，据四库本补。

在心胸间，坚满，骨肉沉重，逆害饮食，小便赤黄。此因内虚，饮食生冷，脾胃痰结所致，其脉弦涩。

白术　茯苓各三两　当归　黄芩　茵陈各一两　前胡　枳实炒　甘草炙　杏仁炒。各二两　半夏一两半

上㕮咀，每服四五钱，入姜煎。

**小建中汤**

**养荣汤**　治五疸，脚弱心忪，口淡耳鸣，微寒发热，气急，小便白浊，当作虚劳治之。方并见虚损门。

## 【消食之剂】

**三因红丸子**　治谷疸发黄。方见霍乱门。用生姜甘草汤下。

**宝鉴枣矾丸**　治食劳，目黄身黄者。

皂矾不以多少，砂锅内木炭烧通红赤，米醋内点之

上为末，枣肉丸桐子大。每服二三十丸，食后用生姜汤下。

## 【取黄水法】

**瓜蒂散**

瓜蒂二钱　母丁香一钱　黍米四十九个　赤小豆半钱

上为极细末，每夜于鼻内嗃之，取下黄水，内服凉剂。

**三因如神散**　治酒毒不散，发黄，久久浸渍，流入清气道中，宜此内鼻中取黄水。

苦瓠子去皮　苦葫芦子去皮，三七个　黄黍米三百粒　安息香二皂子大

上为末，以一字嗃入鼻中，滴出黄水一升，忌勿吹多，或过多即以黍穰烧灰、麝香末各少许，吹鼻内立止。

# 卷之四十六

## 霍乱门

### 《内经》叙霍乱所因

经曰：岁土不及，风乃大行。云云。民病飧泄霍乱，体重腹痛，筋骨繇并。

按：此言土运不及，木乃太过，木乘土而为病，宜详玩本文。

### 论霍乱脉证

《内经》曰：脉伏者，霍乱。

《伤寒论》曰：病呕吐而利，名曰霍乱。或发热头痛，身疼恶寒，吐利，或自吐下，又利止复更发热也，皆是霍乱证。伤寒其脉微涩者，本是霍乱。今是伤寒却四五日至阴经，上转入阴必利。本呕下利者，不可治也。

《保命集》云：伤寒霍乱转筋，身热脉长，阳明本病也。脾胃受湿热，中焦气滞，或因冷饮，或伤冷水，或感湿气，冷热不调，水火相干，阴阳相搏，上下相离，荣卫不能相维，故转筋挛痛，经络乱行，暴热吐泻，中焦胃气所主也。

谨按：伤寒传变为霍乱者殊少，惟夏秋之间暄热，人腠理疏，感风湿暍之气而生。此证多有阴阳虚实不同。脉来浮洪者，可治；微而迟，气少不语者，为难治。

### 论霍乱分三因

陈无择曰：霍乱者，心腹卒痛，呕吐下利，憎寒壮热，头痛眩晕，先心痛则先吐，先腹痛则先利，心腹俱痛，吐利并作，甚则转筋，入腹则毙。霍乱恶证，无越于斯。盖阴阳反戾，清浊相干，阳气暴升，阴气顿坠，阴阳痞膈，上下奔逸，治之唯宜温暖，更详别三因以调之。外因诸风，则恶风有汗，伤寒则恶寒无汗，冒湿则重著，伤暑则热烦。内因九气所致，郁聚痰涎饮，痞膈不通，遂致满闷，随其胜复，必作吐利。或诸饱食脍炙，恣餐乳酪冰脯，寒浆旨酒，胃既瞋胀，脾脏停凝，必内郁发，遂成吐利，当从不内外因也。

按：此具霍乱，《三因》稍备，但立方未能以尽其变，学者自宜推格。

### 论霍乱转筋

陈氏曰：转筋者，以阳明养宗筋，属胃与大肠。今暴吐下，津液顿亡，外感四气，内积七情，饮食甜腻，攻闭诸脉，枯削于筋，宗筋失养，必致挛缩，甚则卵缩舌卷，为难治。

按：此言霍乱者多转筋，大抵冷热不调，阴阳相搏，故转筋挛痛，甚则遍体转筋。此实阴阳之气反戾，风寒乘之，筋失气血所荣，而为挛缩急痛也。

### 论干霍乱

陈氏曰：干霍乱者，忽然心腹胀满，绞刺疼痛，蛊毒烦冤，欲吐不吐，欲利不利，状若神灵所附，顷刻之间，便致闷绝。亦涉三因，或脏虚，或肠胃素厚，故吐利不行。

按：此谓人肠胃素厚，形气实者，故感四气则吐利不行而干挥霍撩乱也。大抵热胜痰郁则闷乱，湿胜饮郁则吐下。形气虚者，祸不旋踵。严氏谓胃中诸食结而不消，阴阳二气拥而反戾。挥霍之间变成吐利。然饮食致者，亦有有余不足，如饮食自倍，外感湿暍而干霍乱者，宜吐之或下之，过伤者宜消导之。痰者劫之，寒者温之，热者清之，要在适事为故也。

### 论霍乱烦渴

陈氏曰：烦渴者，以阴阳反戾，清浊相干，水与谷并，小便秘涩，既走津液，肾必枯燥，引水自救，烦渴必矣。

按：吐利必渴❶，况肾水竭者乎？与水者，惟宜温暖。热甚者，天水辈，以甘缓火也。

### 霍乱治例

《保命集》云：霍乱阳明证，宜和中平胃，建中辈或四君子汤。脉浮自汗，四君子加桂主之。脉浮无汗，四君子加麻黄。吐利转筋，胁下痛，脉弦者，木克土也，故痛甚平胃加木瓜五钱，或建中加柴胡、木瓜。吐利转筋，腹中痛，体重，脉沉而细者，四君子加白芍、良姜。吐利四肢拘急，脉沉而迟，此少阴霍乱，四君子加姜、附、厚朴。吐利，四肢厥冷，脉微缓，属厥阴，建中加归、附。吐利头痛而身热，热多欲饮水者五苓，寒多不用水者理中丸主之。

《元戎》云：太阴证霍乱者，理中加橘红，名治中汤。若吐下，心❷腹作痛，手足逆冷，理中去白术加熟附，名四顺汤。若吐利后转筋者，理中加火煅石膏一两。

#### 【和中之剂】

**四君子汤**

**平胃散**

**建中汤　并治证见前**。方见虚损门。

#### 【治寒之剂】

**机要浆水散**　治暴泄如水，周身汗出尽冷，脉弱，不能语言，甚则加吐。

半夏二钱　附子　干生姜　炙甘草　桂各半钱　良姜三分半

上为末，作一服，浆水煎服之。

**姜附汤**　治霍乱转筋，手足厥冷，多吐呕逆❸。

干姜一两　附子一个，生用

**通脉四逆汤**　治霍乱多寒，身冷脉绝。

吴茱萸二两❹，炒　附子炮，一两　桂心　通草　细辛　白芍　甘草炙。各半两　当归三钱

上㕮咀，每服四钱，水酒各半，加生姜煎。

**理中汤**　治过食生冷，遂成霍乱，吐下胀满，食不消，心腹痛。方见寒门。

---

❶ 渴：四库本作“竭”。
❷ 心：原本作“必”，据四库本改。
❸ 多吐呕逆：四库本作“汗呕逆为”。
❹ 二两：四库本作“三两”。

加橘皮，名橘皮治中汤。

严氏曰；若脐上筑动者，肾气动也，去术加桂。吐多者去术加生姜、半夏。利多者，仍用术。心悸者，加茯苓。腹痛者，加干姜。腹满者，去术加附子、厚朴。

## 【治湿之剂】

**三因茯苓泽泻汤** 治霍乱吐利后，烦渴饮水。

五苓散减猪苓，加甘草。

按：此太阳例药也。

## 【治暑之剂】

**局方五苓散** 治霍乱头痛，吐下烦渴。方见湿门。

**严氏水浸丹** 治伏暑伤冷，冷热不调，口干烦渴。

黄丹一两一分，炒 巴豆二十五个，去皮心

上同研匀，用黄蜡作汁为丸，如梧子大。每服五丸，以水浸少顷，别以新汲水吞下。

按：此劫剂也。

**加味香薷饮** 治伏暑，吐利不止，烦闷多渴。

本方加槟榔、黄连。

上㕮咀，每服五钱，水酒各半，煎服。

**冷香饮子** 治伏暑，吐利烦躁。

草果仁三两 附子 橘红各一两 甘草半两

上㕮咀，每服一两，入姜煎，水旋冷服。

按：以上并太阳例药也。有寒热阴阳不同，要在脉证相符而行也。

## 【温经之剂】

**三因木瓜汤** 治霍乱吐下，举体转筋，入腹则闷绝。

干木瓜一两 吴茱萸半两 茴香 炙甘草各二钱

上㕮咀，每服四大钱，入姜三片，苏叶十片煎。

按：此阳明例药也。大抵转筋亦有所兼之证不同，用者自宜推格。

## 【坠痰温补之剂】

**三因胃气丸** 治忧思过度，脾肺气闭，聚结痰饮，留滞肠胃，气郁于阴，凝之于阳，阴阳反戾，吐利交作，四肢厥冷，头目晕眩，或复发热。

硫黄不以多少，入猪脏内，缚定头，米泔、酒、童便各一碗，煮干一半，取出洗其秽，晒干，秤十两 半夏洗去滑，五两 人参 白茯苓各一两 石膏半两

上为末，生姜汁浸，炊饼为丸，每五十丸至百丸，空心食前，米汤下。

## 【理气温中之剂】

**三因七气汤** 治七气发郁，致脏气刑克，阴阳反戾，变成吐利交作，寒热，眩晕痞满，咽塞。

半夏五钱 厚朴 桂心各三钱 茯苓 白芍 紫苏 橘皮各二钱 人参一钱

上㕮咀，每服四五钱，入姜枣煎。

**诃子散** 治心脾冷痛，霍乱吐利如神。

诃子 甘草炙 厚朴制 干姜 草果 陈皮 良姜 茯苓 神曲炒 曲各等分

上为末，每服二钱，入盐些小，水煎服。

按：以上并足阳明经药也。

## 【消食之剂】

**三因红丸子** 治脾虚冷，饮食失节，宿食留饮，聚癖肠胃，或因食不调，冲冒[1]寒湿，忽作霍乱，吐利并作，心腹绞痛。

蓬术 三棱各二两，同用米醋煮一伏时 胡椒一两 青皮三两，炒 阿魏一分

上为末，化阿魏，入陈米粉为丸，如梧子大，朱砂为衣。每服百丸至二百丸，不拘时，生姜甘草汤下。

## 【杂方】

**严氏洗法** 治霍乱转筋。

蓼一把，去两头，水三升，煮二升，放温熏洗。

**渍法** 治霍乱转筋入腹。

盐多用，煎汤，于槽中暖渍之。

**三因吐法** 治干霍乱蛊毒，宿食不消，积冷，心腹烦满，鬼气。极咸盐汤三升，热饮一升，刺口令吐，宿食便尽，不吐更服，吐讫复饮，三吐乃止。此法大胜诸治，俗人以为田舍浅近，鄙而不用，守死而已。凡有此证，即先用之。《元戎》云：吐定，用理中汤。

**灸法** 治霍乱已死，腹中有暖气者，盐内脐中，灸二七壮。

---

[1] 冲冒：四库本作“冲胃”。

# 卷之四十七

## 厥门

### 《内经》论厥证所因

论曰：阳气衰于下则为寒厥，阴气衰于下则为热厥。人质壮，以秋冬夺于所用，下气上争不能复，精气溢下，邪气因从之而上也。气因于中，由阳气衰不能渗营其经络，阳气日损，阴气独在，故手足为之寒厥也。阴气衰于下则为热厥，由醉饱入房，内亡精气，中虚热入，肾气日衰，阳盛阴虚，故手足为之热也。阴气盛于上则下虚，下虚则腹胀满，腹满❶则下气重而邪气逆，逆则阳气乱，阳气乱则令人暴不知人，或至半日，远一日，乃知人也，名曰尸厥。

按：本论叙六经厥状与六经厥逆甚详，宜玩本文。大抵六经之厥，阳证至为眴仆，为颠疾，为妄见。阴证至为瞋胀，大小便不利，或呕，或心痛之类，皆素多痰气，因虚所乘之为病也，唯有轻重之殊尔。如成无己注《伤寒论》云：厥者，手足冷也。四逆者，四肢不温也。邪在三阳则手足必热，传到三阴则手足厥冷。厥者，逆也，而有阴阳之殊。热极而成厥逆者，阳极似阴也。寒极而成厥逆者，独阴无阳也。

### 论卒厥脉法

《脉经》曰：脉至如喘，名曰气厥。气厥者，不知与人言。《金匮方论》曰：寸脉沉大而滑，沉则为实，滑则为气，实气相搏，血气入脏，唇口青身冷即死。如身和汗自出，为入腑即愈，此为卒厥。

按：腑者为传道出内之所，其气通，故入腑即愈也。

### 论诸厥证寒热不同

陈无择曰：经论粗分六经，殊不出寒热二证所因，欲求备治，当历明之。寒厥则因多慾而夺其精，故致阳衰阴盛。热厥则因醉饱入房，精虚则热入，故致阴虚阳盛。考其厥因，多以不胜乘其所胜，气不得行，遂致厥逆。如肾移寒于脾，则水乘于土，水既不行，乃成寒厥。如心移热于肾，则火乘于水，火既不行，乃成热厥。六经皆然，可次第论也。尸厥亦然，正由脏气相刑，或与外邪相忤，则气遏不行，闭于经络，诸脉匿伏，昏不知人。惟当随其脏气而通之，寒则热，热则寒，闭则通。经中以数醉为热厥之因，学者不可拘此。盖伤寒温病皆有热厥，仲景所谓热深厥深，经意以酒能发百脉热，故举此以为例耳。寒厥者，初得之四肢冷，脉沉微而不数，多恶寒引衣自覆，下利清谷，外证多惺惺。热厥者，初得之必发热头疼，脉虽沉伏，按之必数，其人或畏热喜冷，扬手掉足，烦躁不眠，大小便秘赤，外证多昏冒，

---

❶ 腹满：《素问·厥论篇》作“阳气盛于上”。

伤寒亦然。

谨按：寒热发厥，固宜随其阴阳胜负为治。如其厥逆者，不外乎伤寒寒热二证，求阴阳厥逆之浅深。余寒热厥证，是沉寒积热发厥。至若阴阳竭闭，尸厥卒厥，又非以上寒热厥证之比也。陈论虽稍阅其赜，何治例殊未少具尔。

## 论寒热厥证宜吐下

子和曰云云：厥之为病，手足至膝下或寒或热也。热厥为手足热，寒厥为手足寒也。阳经起于足指之表，阴经起于足心之下。阳气盛则足下热，阴气盛则足下寒。热厥者寒在上也，寒厥者热在上也。寒在上者，以温剂补肺金。热在上者，以凉剂清心火则愈矣。若尸厥、痿厥、气厥、酒厥，可一涌而醒，次服降火益水、和血通气之药，使粥食调养，无不瘥者。若其余诸厥，仿此行之。

谨按：厥证寒热，亦有阴阳虚实不同。如形气稍实者，宜从子和之法吐下之。虚甚者，惟宜随其所因而调理之可也。陈氏论脏气相刑，或与外邪相忤，气遏不行，闭经络，脉伏，昏不知人，至为尸厥。今世俗多作风治，鲜不致毙。如传引华佗治虢太子尸厥，为阳脉下坠，阴脉上争，会气闭而不通，上有绝阳之络，下有破阴之纽，破阴绝阳之色已发，脉乱，故行静如死状。此与经言阴阳之气盛衰为厥之旨甚微，后人安能得证治之仿佛乎？而以阴阳证治之可验者较之，若伤寒手足厥逆，昏不知人，邪正已极，温下之间稍或迟缓，祸不旋踵。或汗不解，暴衄，不知人而厥。或杂病得吐衄血而厥不知人者，一二日或三日必间，间则为愈矣。盖阴气尚实，必身不热，热则不厥，厥则为血温身热，主死矣。暴气厥而形实者，七情所致。痰饮内郁而厥，必半日或一二时必间。形虚而气逆甚者，多致不救。此又可见气血为厥，阴阳暴逆之甚也，故不可断作风治。

### 【通关窍之剂】

**苏合香丸**　治卒暴厥不知人，未辩风痰气厥，宜与此膏化浓汤灌之。醒后却议脉证用药。

### 【吐剂】

**瓜蒂散**方见痰饮门。口噤者，或先用嗃鼻药。

### 【升发之剂】

**三因追魂汤**　治卒厥暴死，及主客忤，鬼击飞尸，气绝不觉，口噤。

**麻黄汤**方见寒门。

上㕮咀，水煎灌之，不下者，分病人发，左右捉搦，按肩引之，令服取效。《千金方》加桂。

按：此治感中邪气之剂也。

### 【治寒之剂】

**四逆汤**　治寒厥，表热里寒，下利清谷，食入则吐，脉沉伏，手足冷。方见寒门。

按：此治寒热之剂，并出寒暑例。然内因气血之剂，详见各门，宜对证选用，兹不详录。

### 【治热之剂】

**白虎汤**　治热厥，腹满身重，难以转侧，面垢，谵语遗溺，手足厥冷，自汗，脉沉滑。方见暑门。

# 卷之四十八

## 痹证门

### 《内经》叙痹

经曰：风寒湿三气杂至，合而为痹。其风气胜者为行痹，寒气胜者为痛痹，湿气胜者为著痹。以冬遇此为骨痹，以春遇此为筋痹，以夏遇此为脉痹，以至阴遇此为肌痹，以秋遇此为皮痹。

按：本论备五脏等痹甚详，宜玩本文。

### 脉　法

《脉经》曰：脉涩而紧，痹病。

### 论痹证所因不同

陈无择云：虽三气合痹，其用不同。三气袭人经络，入于筋脉皮肉肌骨，久而不已，则入五脏。烦满喘而呕者，是痹客于肺。烦心上气，嗌乾恐噫，厥，胀满者，是痹客于心。多饮，数小便，小腹痛，如怀妊，夜卧则惊者，是痹客于肝。善胀，尻以代踵❶，脊以代头者，是痹客于肾。四肢懈惰，发渴呕沫，上为大寒者，是痹客于脾。又有肠痹胞痹，及六腑各有俞，风寒湿所中，治之随其腑俞，以施针灸之法，仍服逐三气发散等药，则病自愈。大抵痹之为病，寒多则痛，风多则行，湿多则著。在骨则重而不举，在脉则血凝不流，在筋则屈而不伸，在肉则不仁，在皮❷则寒，逢寒则急，逢热则纵。又有血痹，以类相从。外有支饮作痹。

谨按：痹之为证，有筋挛不伸，肌肉不仁者，与风证绝相似。故世俗多类于风痿痹证通治，此千古之弊也。徐先生已于卷首分出痿证一门。大抵固当分其所因。风则阳受之。痹感风寒湿之气，则阴受之，为病多重痛沉著，患者易得难❸去。如钱仲阳为宋之一代明医，自患周痹，止能移于手足，为之偏废，不能尽去，可见其为难治也。况今世俗，多类于风证通治，宜乎不能得其病情也。

### 论痹因虚所致

严氏曰：痹证因体虚，腠理空疏，受之而成。逢寒则急，逢热则纵，随所受邪气而生证也。诊其脉大而涩为痹，脉来急亦为痹，脉涩而紧者亦为痹。又有风血痹，阴邪入于血经故也。

谨按：人感三气为痹者，正因形虚血虚尔。但有在肌皮血脉浅深之异，故入脏者死。虽陈氏具经论颇详，而其方

---

❶ 踵：原本作“肿”，据《素问·痹论篇》改。

❷ 皮：原本作“脾”，据《三因方·叙痹论》改。

❸ 易得难：原本作“难易得”，据四库本改。

未能以尽其变，学者自宜充扩。

## 【温经胜湿之剂】

**三因附子汤** 治风寒湿痹，骨节疼痛，皮肤不仁，肌肉重著，四肢缓纵。

附子生 白芍 桂心 甘草 白茯苓 人参各三分 白术一两

上㕮咀，每服四钱，水煎服。

按：此太阳例药，温中解表之剂。

## 【疏风养血之剂】

**三因黄芪五物汤** 治人骨弱肌重，因疲劳汗出，卧不时动摇，加以微风，遂作血痹，脉当阴阳俱微，尺中少紧，身体如风痹状。

黄芪 芍药 桂心等分

上㕮咀，每服四五钱，入姜枣煎。

**严氏蠲痹汤** 治身体烦疼，项背拘急，或痛或重，举动艰难，手足冷痹，腰腿沉重，筋脉无力。

当归 芍药 黄芪 片子姜黄 羌活各一两半 甘草炙，半两

上㕮咀，每服四五钱，入姜枣煎。

**黄芪酒** 治风湿痹，身体顽麻，皮肤瘙痒，筋脉挛急，言语謇涩，手足不遂，时觉不仁。

黄芪 防风 桂 天麻 萆薢 石斛 虎骨炙 白芍 当归 云母粉 白术 茵芋叶 木香 仙灵脾 甘草 川续断

上锉，如麻豆大，以生绢袋盛好酒一斗浸之。春五、夏三、秋七、冬十日，每服一盏，温服之，不拘时。

**防风汤** 治血痹，皮肤不仁。

防风二两 川独活 川当归 赤茯苓 秦艽 赤芍 黄芩各一两 桂心 杏仁 甘草炙。各半两

上㕮咀，每四五钱，入姜煎

**独活寄生汤** 治肝肾虚弱，感风湿致痹，两胫缓纵，痹弱不仁。方见脚气门。

谨按：以上方多太阳例药也。大抵痹证有兼风兼湿，寒热独胜，腑脏所受不同，用者自宜扩充。然此证因虚而感，既著体不去，须制对证药日夜饮之。虽留连不愈，能守病禁，不令入脏，庶可扶持也。如钱仲阳取茯苓其大逾斗者，以法啖之，阅月乃尽，由此虽偏废，而气骨坚悍如无疾者，寿八十二而终，惜乎其方无传。

## 【治痰饮之剂】

**茯苓汤** 治支饮，手足麻痹，多唾眩冒。

半夏 赤茯苓 橘红各一两 枳实 桔梗 甘草各半两

上㕮咀，每服四五钱，人姜七片，水煎。

按：此言支饮能为痹证，即饮能为脚气证是也。大抵因虚而传注，邪客日久，荣卫壅郁，多致湿热，经缓不能自收持，如逢热则纵也。以上方未能尽其例，用者自宜通变也。

# 卷之四十九

## 妇人门

### 论经闭不行

《内经》阴阳别论云：二阳之病发心脾，有不得隐曲，女子不月，其传为风消，为息贲者，死不治。东垣曰：妇人脾胃久虚，或形羸，气血俱衰，而致经水断绝不行。或病中消，胃热善食，渐瘦，津液不生。夫经者，血脉津液所化，津液既绝，为热所烁，肌肉消瘦，时见渴燥，血海枯竭，病名曰血枯经绝。宜泻胃之燥热，补益气血，经自行矣。此证或经适行而有子，子不安为胎病者有矣。或心包脉洪数，躁作时见，大便秘涩，小便虽清不利，而经水闭绝不行。此乃血海干枯，宜调血脉，除包络中火邪，而经自行矣。《内经》所谓小肠移热于大肠，为瘕瘕，为沉。脉[1]涩不利，则月事沉滞而不利，故云为瘕瘕，为沉也。或因劳心，心火上行，月事不来。安心，补血，泻火，经自行矣。故《内经》云：月事不来者，胞脉闭也。胞脉者，属心而络于胞中，令气上迫肺，心气不得下，故月事不来也。曾治验裴泽之夫人，病寒热而月事不至者数年矣，已加喘嗽，医者率以蛤蚧、桂、附等投之。曰：不然。夫人病阴为阳所搏，温剂太过，故无益而反害。投以凉血和血之药，则经行矣，已而果然。

《要略》曰：妇人之病，因虚积冷，结气为证，经水断绝，至有历年，血寒积结，胞门寒伤，经络凝坚。在上呕吐涎唾，久成肺痈，形体损分。在中盘结，绕脐寒疝。或两胁疼痛，与脏相连。或结热中，痛在关元，脉数无疮，经候不匀，令[2]阴掣痛，少腹恶寒。或引腰脊，下根气街。云云。

谨按：《良方》言妇人月水不通，由劳伤血气，致令体虚，受风寒邪气，客于胞内，损冲任之脉，并手太阳、少阴二经，致胞络内血绝不通。如以上病机，皆略之不议。且血病经闭，又岂止手太阳、少阴二经耶。然亦有不因寒热，或痰饮、积聚、疝瘕所致，如七情所动，其为气病血从一也。况阴道常虚，不足者实多。宜玩血证门血属阴难成易亏论，及后丹溪先生等说。

### 论经水不调或紫或黑

丹溪曰：经水者，阴血也。阴必从阳，故其色红，禀火色也。血为气之配，气热则热，气寒则寒，气升则升，气降则降，气凝则凝，气滞则滞，气清则清，气浊则浊，上应于月，其行有常，名之曰经。为气之配，因气而行。成块者，气之凝也。将行而痛者，气之滞也。来

---

❶ 脉：原本作“月”，据《秘藏》卷中妇人门改。

❷ 令：原本作“冷”，据《金匮·妇人杂病脉证并治》改。

后作痛者，气血俱虚也。色淡者，亦虚也，而有水混之也。错经妄行者，气之乱也。紫者，气之热也。黑者，热之甚也。今人但见其紫者黑者、作痛者成块者，率指为风冷乘之，而行温热之剂，祸不旋踵矣。《良方》❶病源论月水之病，皆曰风冷乘之，宜其相习而成俗也。或曰：黑者北方水之色也，紫者黑之渐也，非冷而何？予曰：经云亢则害，承乃制。热甚者，必兼水化，所以热则紫，甚则黑也。况妇人性执而鄙，嗜欲加倍，脏腑厥阳之火，无日不起，非热而何？若曰风冷，必须外得，设或有之，吾恐千百而一二也。

按：此论经病甚详，大抵不得率指为风冷所乘者。此由《良方》所言，世俗往往因之误人，故戒慎之也。然冷证外邪初感，入经必痛，或不痛者，久则郁而变热矣。且寒则凝，既行而紫黑，故非寒也。

## 论经漏不止

《内经》阴阳别论云：阴虚阳搏谓之崩。东垣曰：妇人脾胃虚损，致命门脉沉细而数疾，或沉弦而洪大有力，寸关脉亦然。皆由脾胃有亏，下陷于肾，与相火相合，湿热下迫，经漏不止，其色紫黑，如夏月腐肉之臭。中有白带者，脉必弦细，寒作于中。中有赤带者，其脉洪数疾，热明矣。必腰痛或脐下痛，临经欲行，先见寒热往来，两胁急缩，兼脾胃证出见。或四肢困热，心烦不得眠卧，心下急，宜大补脾胃而升举血气，可一服而愈。或人故贵脱势，人事疏少，或先富后贫，心气不足，其火大炽，旺于血脉之中，又致脾胃饮食失节，火乘其中，形质肌肉、容颜似不病者，此心病者，不形于诊。故脾胃饮食不调，其证显矣。而经水不时而下，或适来适断，暴下不止。治当先说恶死之言，劝谕令拒死而心不动，以大补气血之药，举养脾胃，微加镇坠心火之药治其心，补阴泻阳，经自止矣。痿论云：悲哀太甚，则胞络绝，则阳气内动，发则心下崩，数溲血也。故本病曰：大经空虚，发则肌痹，传为脉痿，此之谓也。

《良方》论曰：妇人崩中，由脏腑伤损，冲任血气俱虚故也。冲任为经脉之海，血气之行，外循经络，内荣脏腑。若无伤损，则阴阳和平，而气血调适。若劳动过多，致脏腑俱伤，而冲任之气虚，不能约制其经血。故忽然暴下。或由阴阳相搏，为热所乘，攻伤冲任，血得热则流散，甚者至于昏闷。其脉数疾小为顺，大甚者逆。

按：此备言经脉致病之因，本于脏腑伤损，合前东垣所论，极言因热因虚，或悲哀七情等所致，病机殆无余蕴矣。

## 脉　法

《脉经》曰：尺脉滑，血气实，妇人经脉不利。少阴脉弱而微，微则血少。少阴脉滑而数者，阴中则生疮。寸口脉浮而弱，浮则为虚，弱则无血。脉来至状如琴弦，若少腹痛，主月水不利，孔窍生疮。肝脉❷沉，主月水不利，腰腹痛。尺脉来而断绝者，月水不利。寸关调如故，而尺脉绝不至者，月水不利。当患小腹引腰痛，气滞上攻胸臆也。经不通，绕脐寒疝痛，其脉沉紧，此由寒

❶ 方：原本作“由”，核其下内容与《妇人良方》卷一所论相符，再证之按语，作“方”为是，故据改。

❷ 脉：原本作“弦”，据四库本改。

气客于血室，血凝不行结积，血为气所冲，新血与故血相搏，故痛。漏血，下赤白，脉迟者，脉小虚滑者生；急疾者，大紧实数者死。暴崩下血，寸口脉微迟，尺脉微弦，微迟为寒在上焦，但吐尔。今尺脉微弦，如此即小腹痛引腰脊痛者，必下血也。寸口弦而大，弦则为减，大则为芤，减则为寒，芤则为虚，寒虚相搏，脉则为革，妇人则半产漏下。尺脉急而弦大，风邪入少阴之经，女子漏白下赤。漏下赤白，日下血数斗，脉急疾者死，迟者生。尺寸脉虚者漏血，漏血脉浮，不可治也。

## 论赤白带下

《机要》云：赤者热入小肠，白者热入大肠，其本实热冤结于脉不散，故为赤白带下也。冤，屈也，结也，屈滞而病热不散。先以十枣汤下之，后服苦楝丸、大玄胡散调下之。热去湿除，病自除也。

按：此止是论有余之证也。论见下。

《良方》论云：带下起于风气寒热之所伤。或产后早起，不避风邪，风邪之气，入于胞门；或中经脉，流传脏腑而发下血，名为带下。若伤足厥阴肝之经，其色青如泥。伤手少阴心之经，其色赤如红津。伤手太阴肺之经，其色白，形如涕。伤足太阴脾之经，则其色黄如烂瓜。伤足少阴肾之经，则色黑如衃血，此其因也。

按：此言风气寒热之所伤。诸脏致证，似言外邪。大抵此证多有本于阴虚阳竭，荣气不升，经脉凝泣，卫气下陷，精气累滞于下焦奇经之分，蕴积而成其病，或醉饱房劳，服食燥剂所致也。白物如涕之状，故言带者亦病形也。经云带脉为病而得名，而白者属气，赤属血。东垣举《脉诀》云：崩中日久为白带，漏下多时骨木枯。言崩中者，始病血崩，久则血少，复亡其阳，故白滑之物下流不止。此可见未得全拘于带脉矣。详病亦有湿痰流注于下焦，或肾肝阴淫之湿胜，或因惊恐，而木乘土位，浊液下流，或思慕为筋痿，《内经》所谓二阳之证发心脾是也。或余经湿热屈滞于少腹、小腹之下，而病本殊。则皆为气血虚损，荣卫之精气累滞而成，其病标一也。前人立论，殆尽病机，则治法无定。若戴人以带下得两手脉俱滑大而有力，乃上用宣去痰饮，下以导水丸泄湿热，继以淡剂渗之，此为泻实也。如其诸脉微细，或沉紧而涩，按之空虚，或洪大而涩，按之无力，正为元气不足，阴虚筋痿，虚极中寒等证。东垣有补阳、调经、固真等例，乃兼责虚也。丹溪先生治因湿痰下注，用海石、南星、椿根皮之类，较之前人下之而复吐，以提其气，或发中兼补，补中兼利，燥中兼升发，润中益气，温而兼收涩之例不同。盖病机有轻重浅深之异尔。

## 论师尼寡妇异乎妻妾之治

《宝鉴》曰：宋褚澄疗师尼寡妇别制方，盖有为也。此二种寡居，独阴无阳，欲心萌而多不遂，是以阴阳交争，乍寒乍热，全类温疟，久则为劳。《史记·仓公传》戴济北王侍人韩女病腰背痛寒热。众医多以为寒热，仓公曰：病得之欲男子不可得也。何以知？诊得其脉，肝脉弦出寸口，是以知之。盖男子以精为主，妇人以血为主，男子精盛以思室，女子血盛以怀胎也。如厥阴脉弦出寸口，又上鱼际，则阴盛可知，故知褚氏之言有谓矣。

## 论胎产诸证

《病机机要》云：治胎产之病，从厥阴经论之，无犯胃气及上二焦，为之三禁。不可汗，不可下，不可利小便。发汗者，同伤寒下早之证。利大便则脉数，而已动于脾。利小便则内亡津液，胃中枯燥。制药之法，能不犯三禁，则荣卫自和，而寒热止矣。如发渴而白虎，气弱则黄芪，血刺痛而用当归，腹中痛而加之芍药。大抵产病天行，从增损柴胡，杂证从增损四物，宜详察脉证而用之。

谨按：以上云胎产禁例。大抵主于元气本病为要。至于病体所因不同，学者又必当处于权变也。且胎前之证，《良方》悉具，但每证治例殊少，如胎漏、胎痛、子烦、子肿等证，出方皆是治本病之例。设所因不同，或有所兼之证，如胎漏下血，亦有气虚、血热。腹痛，亦有湿热者。或形志苦乐不一，七情所动，气动血病，胎气即损。虽治例未能以尽其变，然欲学者，临证自推充而行之尔。今于诸证未能一一悉具，聊以证治数例附于后云。

## 胎自堕论

丹溪曰：阳施阴化，胎孕乃成。血气虚乏，不足荣养其胎则堕。譬如枝枯则果落，藤痿则花坠。又有劳恐伤情，内火便动，亦能堕胎。譬如风撼其木，人折其枝也。火能消物，造化自然。《病源》乃谓风冷伤于子脏而堕，此未得病情者也。予见贾氏妇，但有孕至三个月左右必堕，诊其脉，左手大而无力，重则涩，知其血虚也❶，以其壮年只补中气使血自荣。时正初夏，教以浓煎白术汤下黄芩末一钱，与数十贴，得保全而生。因而思之，堕于内热而虚者，于理为多，曰热曰虚。盖孕至三月，正属相火，所以易堕。不然，何以黄芩、熟艾、阿胶等为安胎妙药耶。

## 难产论

丹溪曰：世之难产者，往往见于郁闷安佚之人，富贵奉养之家，若贫贱者，鲜有之。古方止有瘦胎饮一论，而其方为湖阳公主作也。恐非至到之言，盖用之者，其难自若。予族妹苦于难产，遇胎则触而去之，予甚悯焉。视其形肥，而勤于女工，知其气虚，久坐气不运而愈弱。儿在胞胎，因母气虚不能自运耳。当补其母之气，则儿健易产。令其有孕，至五六月来告，遂于《大全良方》紫苏饮加补气药，与之数十贴，因得男，甚快。因以此方，随母之性禀与时令❷加减，服者无不应。用临蓐时，腹不觉痛，产母亦无病，因名方曰达生散云。

## 论《局方》胎产用药之误

丹溪曰：或问妇人一门，无非经候胎产，用药温热，于理颇通。吾子其妄言乎？予曰：妇人以血为主，血属阴，易于亏欠，非善于调摄者，不能保全也。余方是否，若神仙聚宝丹，则有不能忘言者。其方治血海虚寒，虚热盗汗，理宜补养，琥珀之燥，麝香之散，可以用乎？面色萎黄，肢体浮肿，理宜导湿，

❶ 虚也：底本作“者”，据四库本改。
❷ 时令：底本作“茯苓”，据四库本改。

乳香、没药自可治血，可以用乎？胎前产后，虚实不同，逐败养新，攻补难并[1]。积块坚癥，赤白崩漏，宜于彼者，必妨于此，而欲以一方通治乎？世人以其品贵名雅，又喜其常服，可以安神去邪，令人有子。殊不知积温成热，香窜散气，服者无不被祸。自非五脏能言，医者终不知觉，及至变生他证悖理，肉汁发阴经之火，易成内伤之病，先哲具有训戒。胡[2]以羊鸡浓汁作糜，而又常服当归丸、当归建中汤、四顺[3]理中丸。虽是滋补，悉犯桂、附、干姜僭热之剂，脏腑无寒，何处消受。若夫儿之初生，母腹顿宽，便啖鸡子，且吃火盐，不思鸡子难化，火盐发热，展转为病。医者不识，委指他病，率尔用药，宁不误人。予每见产妇之无疾者，必教以却去黑神散与夫鸡子、火盐诸般肉食，且与白粥将理，间以些小石首鲞鱼，令甘淡食之，至半月以后，与少肉。虽鸡子，亦须豁开煮之，大能养胃却痰。彼当富贵之家，骄恣之妇，率有白带头风、气痛膈满、痰逆口干、经事不调、发脱体热，皆是阳盛阴虚之病。天生血气，本自和平，日胜日虚，又焉知此等谬妄，有以启之耶！

## 论妇人服热剂求子之误

丹溪曰：无子之因，多起于父气之不足，岂可独归罪于母血之虚寒。况母之血病，奚止虚与寒而已哉。然古方治妇人无子，惟秦桂丸一方，其性热，其辞确。今之欲得子者，率皆服之无疑。夫求子于阴血，何至轻用热剂耶。或曰：春气温和则物生，冬气寒凛则物消，不假热剂，何由子脏得暖而成胎？予曰：诗言妇人和平，则乐[4]有子。和则气血不争，平则阴阳不乖。今得此丸，经血必转紫黑，渐成衰少，或先或后，始则饮食骤进，久则口苦舌干，阴阳不平，血气不和，焉能成胎。纵使有成，子亦多病，以其能损真阴也。郑宪史子生七个月得淋云云，见淋闷门。

谨按：妇人无子，多因经血不调，或阴虚血少，积聚痰气，嗜欲等致种种不同，奚已虚与寒而已。然经寒者亦有之，但不可例为常法尔。是以先生论此，戒后人不得病机之的者，斯药勿妄行也。况无子之因，亦岂止于妇室者？如东垣云：李和叔问中年以来，得一子，至一岁之后，生红丝瘤不救，后三四子至一二岁，皆病瘤而死。何缘至此疾？翌日思之，谓曰：汝乃肾中伏火，精气中多有红丝，以气相传，生子故有此疾，俗名胎瘤是也。汝试视之，果如其言。遂以滋肾丸数服，以泻肾中火邪，补真阴不足，忌酒、辛热之物。其妻与六味地黄丸，以养阴血，受胎五月之后，以黄芩、白术二味作散，啖五七服，后生子至二[5]岁，前证不复作，今已年壮。噫！合观先生以上所论，则其旨深矣。

## 【调经之剂】

**局方四物汤**　治冲任虚损，月水不调，脐腹疞痛。

当归　川芎　白芍药　熟地黄各等分

上㕮咀，每半两水煎服。

按：此手足太阴、厥阴药也。

**逍遥散**　治血虚烦热，月水不调，

---

[1] 难并：底本作“杂病”，据四库本改。
[2] 胡：四库本作“或”。
[3] 顺：四库本作“圣”。
[4] 乐：底本作“药”，据四库本改。
[5] 二：四库本作“三”。

脐腹胀痛，痰嗽潮热。

甘草炙，半两　当归　茯苓　白芍　白术　柴胡各一两

上㕮咀，每半两入姜、薄荷叶煎服。

按：此足三阳、三阴药也，散血中湿热之剂。

**胶艾汤**　治劳伤血气，冲任虚损，月水过多，淋沥不断。

阿胶炒　川芎　甘草炙，各三两❶　当归　艾叶炒。各三两　熟地黄　白芍各四两

上㕮咀，每半两水煎。

按：此温经补血之药也。厥阴例。

**良方温经汤**　治妇人血海虚寒，月水不利。

当归　川芎　芍药　桂心　牡丹皮　莪术各半两　人参　甘草　牛膝各一两

上㕮咀，每五钱水煎服。

**姜黄散**　治血脏久冷，月水不调，脐腹刺痛。

当归　牡丹皮　延胡各三两　芍药三两　川芎　红花　桂心　莪术各一两　川姜黄四两

上为末，每一钱水煎服。酒同煎。

按：此二方通经之剂，破血之药，非止于温经也。脏冷气血滞者可用，姑存之。

**加减四物汤**

经候微少，渐渐不通，手足烦疼，渐瘦，生潮热，脉微数。本方去地黄、川芎，加泽兰叶三倍、甘草半分。

经候过多，本方去熟地黄，加生地黄。

经行身热，脉数，头昏，本方加柴胡、黄芩各半两。

经行微少，或胀或疼，四肢疼痛，加延胡、没药、白芷，与本方等淡醋汤调下末子。

经候不调，心腹疞痛，只用芎、归二味，名君臣散。

**鹿茸丸**　治冲任虚损，又为风寒所乘，尺脉微小甚者，可灸关元穴。

鹿茸炙　赤石脂　禹余粮各一两　续断二两　柏叶　附子炮　熟地黄　当归酒浸　艾叶各二两❷

上为末，酒糊丸梧子大。每五十丸空心温酒下。

按：此足少阴、厥阴药也。今人多用之，故收入。治血虚湿胜带下甚捷。

**元戎加味四物汤**

气充经脉，故月事频并，脐下多痛，本方加芍药。

经欲行，脐腹绞痛，本方加玄胡、槟榔、苦楝、木香。

经水过多，本方加黄芩、白术。

经水涩少，本方加葵花、红花。

经水适来适断，或有往来寒热，宜先服小柴胡，去寒热后，以四物汤和之。

**丹溪加味四物汤**

经候过而作疼，血气俱虚也，宜本方对四君子汤服之。

经候将来作痛者，血实也，本方加桃仁、黄连、香附。

经水不及期，血热也，本方加黄连。

过期，血少也，本方加参、术，带痰加半夏、陈皮。

过期紫黑有块者，血热也，必作痛，本方加香附、黄连。

过期而淡色者，痰多也，芎、归二味合二陈汤服。

紫色成块者，热也，本方加黄连、柴胡。

肥人不及日数而多痰者，多血虚有

---

❶ 三两：四库本作“二两”。

❷ 各二两：底本无，据紫来堂本补。

热，本方加香附、南星、半夏、黄连、白术。

瘦人血枯经闭者，本方加桃仁、红花或越鞠丸。方见血门。

**简易当归散** 治经候不匀，或三四月不行，或一月再至，或妇人天癸过期，经脉不调。

当归 川芎 白芍 黄芩 白术各半两 山茱萸肉一两半

上为末，每二钱空心温酒调下，日三次。

按：此足厥阴、少阴药也。

**宝鉴生地黄丸** 治妇人血实，厥阴脉弦而长，病恶风体倦，乍寒乍热，面赤心忪，或时自汗，如伤寒状，宜服抑阴药。

生地黄 柴胡 秦艽 黄芩各半两 芍药一两

上末，蜜丸梧子大。每三十丸乌梅汤吞下，日三次。

按：此手足少阴、太阴，足少阳❶药也。

谨按：以上诸方，皆调理法也。然血分成水气、肠覃等证，详见各门，兹不备录。大抵经病，实者破之，结者散之，虚者补之，要在适事为故也。

## 【理气之剂】

**澹寮煮附丸** 治经候不调，血气刺痛，腹胁膨胀，头晕恶心，崩漏带下，并宜服之。

香附子擦去皮，不以多少，米醋浸一日，用瓦铫煮令❷醋尽

上醋糊为丸，梧子大，日干。每五十丸淡醋汤下。

一方香附一斤、艾叶四两、当归二两，制同，名艾附丸。

**严氏抑气散** 治妇人气盛于血，变生诸证，头晕膈满。

香附四两 茯神 甘草炙，各一两 陈皮二两

上为末，每二钱食前沸汤调下。

按：此方主于气，煮附丸则气中之血药也。然气郁甚者，宜于气证门选用，不必拘此。

**东垣益胃升阳汤** 治妇人经候不调，或血脱后脉弱食少，水泄日二三行。

黄芪二钱 人参 甘草炙 当归身 陈皮各一钱 白术三钱 升麻 柴胡各半钱 炒曲一钱半 黄芩半钱，秋去之

上㕮咀，每半两水煎，腹痛加芍药。

**补中益气汤** 治妇人室女，经候不调，脉微、食少，体倦或热。方见热门。

按：此二方气血之药，血脱益气之大法也。

**绀珠正气天香汤** 治妇人一切气，气上凑心，心胸攻筑，胁肋刺痛，月水不调。

台乌药二钱 香附子八钱 陈皮 苏叶各一钱 干姜半钱

上㕮咀，每七八钱，水煎服。

谨按：妇人经病，多有因于七情六郁致者，故集以上例，以备其义。大抵气行不失其常，则经血亦行也。

## 【通经之剂】

**良方通经丸** 治妇人室女，经候不通，脐腹疼痛，或成血瘕。

川椒炒 蓬术 干漆炒 当归一钱半 青皮 干姜 大黄 桃仁炒 川乌 桂心各一钱

---

❶ 少阳：四库本作“太阳”。

❷ 令：原本作“冷”，据文义改。

上为末，将一半用米醋熬成膏，和余药成剂，臼中杵之，丸如梧子大，阴干。每三五十丸，醋汤下。

严氏方无川乌，有红花。

**加味四物汤严氏名六合汤** 治妇室经事不行，腹中结块疼痛，腰痛。

本方加桂、蓬术等分。

上㕮咀，每四钱水煎服。

**红花当归散** 治妇人血脏虚竭，或积瘀血，经候不行，时作腹痛，腰胯重疼，小腹坚硬，及室女经不通。

红花 当归尾 紫葳 牛膝 甘草 苏木锉。各三两 白芷 桂心各一两半 赤芍九两 刘寄奴五两

上为细末，空心热酒调三钱。一名凌霄花散。

**桂枝桃仁汤** 治经不通，绕脐寒疝痛，其脉沉紧。此由寒客于血室，血凝不行。

桂枝 芍药 生地黄各二两 桃仁五十个 甘草一两

上为粗末，每服五钱，水煎入姜、枣。

**地黄通经丸** 治经不行，结积成块，脐下如覆杯。

熟地黄三两 虻虫去头足，炒 水蛭糯米炒 桃仁各五十个

上为细末，炼蜜丸，如梧子大。空心温酒下五丸，未知加至七丸。

**严氏琥珀散** 治妇人室女月事凝滞，腹胁胀痛，及血逆攻心，眩晕不省。

刘寄奴 牡丹皮 熟地黄 延胡索 乌药 赤芍 莪术 三棱 当归 桂[1]各一两

上用前五味，用乌豆一升、生姜半斤切片，米醋四升同煮，豆烂为度，焙干入后五味，同为细末。每服二钱，用温酒调服，空心食前。

**戴人玉烛散** 治经候不通，腹胀或痛。

四物汤对调胃承气汤

上㕮咀，水煎服[2]。

按：以上诸方，并出厥阴例药也。然有本于气虚、气郁、血虚、痰积等因不同，宜于前调经理气诸方内选用。

## 【治崩漏之剂】

**生地黄散** 治经漏下血，脉虚洪，经水紫黑。方见血证门。

**简易黄芩汤** 治崩中下血，阳乘阴，经水沸溢。

黄芩不以多少

上为末，每一二钱烧秤锤淬酒调下。

按：此二方治热之剂也。

一法用此味，治天癸当住，每月却行，或过多不止。出《瑞竹堂方》，名芩心丸。

**伏龙肝散** 治气血劳伤，冲任经虚，血非时崩下，脐腹冷痛，脉迟弱，食少，或赤白带下。

伏龙肝 赤石脂 麦门冬各一两 甘草炙，半两 川芎三两 当归 干姜七钱半 桂半两 艾叶三两 熟地黄二两

上件为粗末，每四钱入枣煎。

按：此治寒例药，补血固虚之剂也。

**备金散** 治妇室血崩不止。

香附子四两，炒 当归尾一两二钱五[3] 灵脂一两，炒

上为末，每五钱淡醋汤调，空心食前服。一方只用香附一味。

**澹寮茯苓补心汤** 治妇人亡血过多，

[1] 桂：四库本作“桂心”。
[2] 水煎服：底本无，据四库本补。
[3] 一两二钱五：四库本作“一两二钱”。

或气逆心闷。

四物汤一分半　参苏饮三分

上㕮咀，入姜煎。

按：以上方理气补荣之剂也。

**良方缩砂散**　治血崩。

新缩砂不以多少，瓦上炒香为细末，米饮调下三钱。

**五灵脂散**　治血山崩不止。

灵脂十两水煎，去滓澄清，再煎成膏，入神曲二两和丸，如梧子大。每三二十丸温酒下。

**荆芥散**　治崩中不止。

用此一味，于麻油灯上烧焦为末，每三钱童便调下。

**瑞竹堂方蒲黄散**　治崩中不能止。

破故纸　蒲黄　千古石灰各等分，炒过

上为末，每二三钱，淡酒或淡醋汤调下。

按：以上诸方皆劫剂也。

**东垣升麻除湿汤**　治妇人女子漏下恶血，月事不调，或暴崩不止，多下水浆之物。皆由饮食失节，或劳伤形体，或素有心气不足。因饮食劳倦，致令心火乘脾，其脉缓而弦急，按之洪大，皆脾土受邪也。

柴胡　羌活　苍术　黄芪各一钱半　防风　甘草炙　升麻　藁本各一钱　蔓荆子七分　独活　当归各半钱

上㕮咀，作一服水煎，食前服。

**凉血地黄汤**　治妇人血崩，是肾水阴虚，不能镇守胞络相火，故血❶走而崩也。

生地黄半钱　黄连　羌活　柴胡　防风各三分❷　黄柏　知母　升麻　藁本　细辛　川芎各二分　甘草一钱　荆芥穗　蔓荆子　黄芩各一分　当归半钱　红花少许

上㕮咀，作一服水煎。

按：以上两方升剂也。经漏不止，气血下陷，非此不能治。

**当归芍药汤**　治妇人经脉漏下不止，其色鲜红，或先因劳役，脾胃虚损，气短气逆，自汗不止，身热食懒，大便或泄，体倦无力。

黄芪一钱半　白术　苍术　当归身　白芍各一两❸　熟地黄半钱　甘草炙　生地黄各三分　陈皮半钱　柴胡二分

上㕮咀，作一服水煎。

按：此补剂也。

## 【治带下之剂】

**千金方**　治带下脉数者。

枸杞根一两　生地黄五两

上二味，酒煮一升至三合，作一服。

按：此治热例药也。

**元戎六合汤**　治妇人赤白带下，脉沉微，腹痛，或阴中痛。

四物汤四两　桂　附子炒，各❹五钱

上㕮咀，每五钱水煎，食前服。

按：此治寒之剂也。

**宣明导水丸**　治湿热郁于下焦之分，赤白带下不止，躁热烦渴。方见湿门。

按：此治湿热之药，下剂也。

**严氏当归煎丸**　治赤白带下，腹内疼痛，不饮食，羸瘦。

当归　赤芍炒　牡蛎煅　熟地黄　阿胶炒　白芍炒　续断酒浸，各一两　地榆五钱

上为末，醋糊丸，梧子大。每五十丸，空心米饮下。

---

❶ 血：底本脱，据四库本补。
❷ 三分：四库本作“二分”。
❸ 一两：四库本作“一钱”。
❹ 各：底本脱，据紫来堂本补。

按：此治血虚之剂，润燥药也。

**良方白芷散** 治赤白带下。

白芷一两 海螵蛸二个烧 胎发一团煅

上为细末，空心温酒调下二钱。

**伏龙肝散** 治妇人赤白带下，久患不差，肌瘦黄瘁，多困乏力。

棕榈不以多少烧灰，火然，急以盆盖荫 伏龙肝于锅灶直下取，炒令烟尽 屋梁上尘悬长者。如无，灶头虚空中者，炒令烟尽

上三味，等分碾和，令停，入龙脑、麝香各少许。每服二钱，温酒调下，淡醋汤亦可。患十年者，半月可安。

按：以上方皆劫剂也。

**益母草散** 治赤白恶露下不止。

益母草开花时采，阴干为细末，空心温酒调二钱，日三服。

**东垣固真丸** 治白带久不止，脐腹冷痛，阴中亦然。

白石脂一钱，火烧赤 干姜炮，四钱 黄柏酒制 白芍各一钱 白龙骨一钱 柴胡一钱 当归身二钱

上除石脂、龙骨另研外，同为细末，水煮糊丸，如桐子大。每十丸，食前煎水下。

按：此寒热之剂，又止涩药也。

**桂附汤** 治白带腥臭，多悲不乐，大寒。

肉桂一钱 附子三钱 黄柏 知母 甘草炙 升麻各半钱 黄芪一钱半 人参七分

上㕮咀，作一服水煎，食前服。

按：此补阳气极虚，用黄柏等为引用，又升降阴阳药也。

**补经固真汤** 治白带下流不止，始病崩中，日久血少，复亡其阳，故白滑之物不止也。

柴胡 甘草 郁李仁研 黄芩各一钱 干姜二钱 橘皮半钱 人参二钱 白葵花去萼，一朵

上㕮咀，水煎，空心服。

按：此补气例药也。

**卫生汤** 治带下不止，脉微弱，腹痛。

白芍炒 当归各二两 黄芪三两 甘草一两

上㕮咀，或末，每五钱水煎，空心服，下苦楝丸三十粒。

按：此补血之剂也。

**苦楝丸** 治赤白带下。

苦楝碎，醋浸[1] 茴香炒 当归各等分

上为末，酒糊丸，桐子大。每五十丸，空心酒下。

按：此谓邪入小肠，故用此燥丙药也。

**酒煮当归丸** 治癞疝，白带，下注，脚气，腰以下如在冰雪中，以火焙干，厚衣盖其上，犹寒冷，不任寒之极者。面白如枯鱼之象，肌肉瘦削，小便不止，与白带常流不禁，病甚者。

当归一两 茴香半两 良姜 附子炮。各七钱

以上四味㕮咀，以好酒一升半煮至干，再焙干。

炒黄盐 全蝎各三钱 丁香 苦楝 甘草炙。各半钱 柴胡二钱 升麻 木香各一钱 延胡索四钱

上与前同为细末，酒煮糊为丸，如梧子大。每五七十丸，空心淡醋汤下。忌酒、湿面、油腻物。

按：此升阳胜湿之剂，气血药也。

**升阳燥湿汤** 治白带下，阴户痛，控心急痛，身黄皮缓，身重如山，阴中如水。

---

[1] 醋浸：四库本作“酒浸”。

防风　良姜　干姜　郁李仁　甘草各一钱　柴胡一钱三分　橘皮　黄芩各半钱　白葵花七朵

上㕮咀，分作二服水煎，空心服。

按：此升散之剂也。

**坐药胜阴丹**

三柰子　川乌头　大椒各半钱　柴胡　羌活各二分　全蝎三个　蒜七分　甘松二分　破故纸八分，与蒜同煮　升麻　枯矾各三分　麝香少许

上为细末，炼蜜丸，如弹子大。绵裹留系在外，纳丸药于阴户内。

按：此劫药也。

## 【灸法】

气海一穴，在脐下一寸五分。主月事不调，带下崩中，因产恶露不止，绕脐疠痛，灸五壮。

带脉二穴，在季胁下一寸八分，陷者宛宛中，灸七壮。主妇人月水不调及闭不通，赤白带下，气转运背，引痛不可忍。

血海二穴，在膝膑上内臁白肉际二[1]寸中。治妇人漏下恶血，月事不调，逆气腹胀。灸三壮。

阴谷二穴，在膝内辅骨后，大筋下，小筋上，按之应手，屈膝取之。治妇人漏血不止，腹胀满，不得息，小便黄，如蛊，膝如锥，不得屈伸，小腹引痛。灸三壮。

关元一穴，在脐下三寸[2]。主妇人带下瘕聚，因产恶露不止，断产胎下，经冷。可灸百壮。

## 【安胎之剂】

**金匮方当归散**　妊娠宜常服之。

当归　黄芩　白芍　川芎各一两　白术半两

上五味为末，酒饮调服方寸匕，日二次。

按：此方养血清热之剂也。瘦人血少有热，胎动不安，数曾半产者，难产者，皆宜服之，以清其源，而无后患也。

**千金茯苓半夏汤**　治妊娠恶阻，心闷，吐逆，头眩，四肢怠惰烦疼，痰逆呕吐，恶寒，自汗，黄瘦。

半夏泡七次，炒黄　生姜五两　茯苓　熟地黄各三两　橘红　细辛人参　芍药　紫苏　川芎各二两　苦梗　甘草各半两

上㕮咀，每四钱水煎，空心服。

**局方参橘散**　治妊娠三月恶阻，吐逆不食，或心虚烦闷。

橘皮　茯苓各一两　麦门冬　白术　厚朴制　甘草炙。各半两

上㕮咀，每四钱入姜、竹茹煎。一方加人参，名竹茹汤。《良方》名人参橘皮汤。

**良方胶艾汤**　治妊娠或因顿仆胎动不安，腰腹疼痛。或胎上抢心，或去血腹痛。

阿[3]胶一两，炙　艾叶数茎　《指迷方》加秦艽

上二味，以水五升，煮取二升，分三服。

**阿胶散**严氏方作阿胶[4]汤　不问妊娠月数深浅，或顿仆，或因毒药，胎动不安，腰痛腹满，抢心短气。

熟地黄　艾叶　白芍　川芎　黄芪　阿胶　当归　甘草炙。各一两

上㕮咀，每四钱入姜、枣煎。《金

---

[1] 二：底本脱，据四库本补。

[2] 三寸：底本作“四寸”，据紫来堂本改。

[3] 阿：底本无，据《妇人良方》卷十二改。

[4] 阿胶：四库本、紫来堂本作“胶艾”。

匮》方无黄芪。

**佛手散** 治妊娠伤胎下血。

当归三钱 川芎二钱

上㕮咀，水煎，食前服。

**安胎散** 治妊娠自高坠下，或为重物所压，触动胎气，腹痛下血，胃虚呕逆，并宜服之。

缩砂不以多少，炒过

上为末，每二钱用酒调服。艾盐汤亦可。

**简易方知母饮** 治妊娠心脾壅热，咽膈渴苦，烦闷多惊。

赤茯苓 黄芩 黄芪各三两 知母 麦门冬 甘草各二两

上㕮咀，每四钱入桑白皮，熟时再入竹沥些小服。

**竹叶汤** 治妊娠心惊胆怯，终日烦闷，名曰子烦。

白茯苓四两 防风 麦门冬 黄芩各三两

上㕮咀，每四钱入竹叶五片水煎。《外台》方有竹沥二合，无叶。一方有黄芩、知母。

**拔萃方枳壳汤** 治胎漏下血，或因事下血。

枳壳炒 黄芩各半两 白术一两

上为末，每一钱白汤调下。《宣明方》无枳壳。

**二黄散** 治胎漏下血。

生地黄 熟地黄

上为末，煎白术枳壳汤，调下二钱或钱半。

按：《良方》论云：妇人有子之后，血蓄以养胎矣，岂可复能散动耶。所以然者，有娠而月信每至，是亦未必因血盛也。若谓荣经有风，则经血喜动，以其风胜，则可此例。可见胎漏之因，非止一端也。治者宜扩充焉。

**地黄当归汤** 治胎痛。

当归一两 熟地黄二两

上为末，每半两水煎。《良方》等分为末，蜜丸，名内补丸。许学士云：大率妇人妊娠，惟在抑阳助阴。盖此等药甚多，然胎前药惟恶群队。若阴阳交错，别生他病，惟是枳壳散所以抑阳，四物汤所以助阴故尔。然枳壳散差寒，若单服之，恐有胎寒腹痛之疾，以内补丸佐之，则阳不至强，阴不至弱，阴阳调停，有益胎嗣。此前人未尝论及也。愚详阴阳调停，不若不服为愈。

**全生方白术散** 治妊娠面目虚浮，肢体肿，如水气，名曰子肿。

白术一两 生姜皮 大腹皮 陈皮 白茯苓各半两

上为末，每二钱米饮调下。《指迷方》有桑白皮，无术。

**李氏天仙藤散** 治妊娠自三月成胎之后，两足自脚面渐肿腿膝以来，行步艰辛，以至喘闷，饮食不美，状似水气，至于脚指间有黄水出者，名曰子气。

天仙藤洗，略炒 香附子炒 陈皮 甘草 乌药等分

上为末，每服三钱，水煎，入姜三片、木瓜三片、紫苏三叶同煎，空心食前服，日二次，肿消止药。

按：此二方可治证例相类，故并录之。

**严氏紫苏饮** 治胎气不和，凑上心腹，胀满疼痛，谓之子悬。

大腹皮 川芎 白芍 陈皮 苏叶 当归各一两 人参 甘草各半两

上㕮咀，每四钱入姜、葱煎。

**安荣散** 治妊娠小便涩少，遂成淋涩，名曰子淋。

麦门冬 通草 滑石各三钱 当归 灯心 甘草各半两 人参 细辛各一两

上为细末，每二钱煎麦门冬汤调下。

**羚羊角散** 治妊娠中风，头项强直，筋脉挛急，言语謇涩，痰涎不利，或时发搐，不省人事，名曰子痫。

羚羊角镑 川独活 酸枣仁炒 五加皮各半钱 薏苡仁 防风 当归 川芎 茯神 杏仁各四分 木香 甘草各二分半

上㕮咀，每五钱入姜煎。

**八味丸** 治妊娠小便不通，名曰转胞。亦治子淋。方见补虚门。

**丹溪参术饮** 治妊娠转胎。

四物汤加人参 白术 半夏制 陈皮 甘草

上㕮咀，入生姜煎，空心服。

按：丹溪曰：转胞之病，胎妇之禀受弱者，忧闷多者，性急躁者，食味厚者，庸或有之。古方皆用滑利药，鲜有应效。因思胞不自转，为胎所压，展在一边，胞系了戾不通耳。胎若举起，居于其中，胞系自疏，水道自利。然胎之坠下，必有其由。近吴宅宠人患此，两脉似涩，重则弦，左稍和。予曰：此得之忧患。涩为血少气多，则胎气弱而不能举。弦为有饮，血少则胎弱，气多有饮，中焦不清而隘，则胞知所避而就下。乃以上药与服，随以指探喉中，吐出药汁，候少顷，气定又与之。次早亦然，至八贴安。此法恐偶中耳，后又治数人亦效，未知果何如耶？

仲景云：妇人本肌肥盛，头举自满，今反羸瘦，头举中空，胞系了戾，亦多致此病。但利小便则愈，宜服肾气丸。以中有茯苓故也。地黄为君，功在补胞。若头举等语，其义未详，恐有能知之者。

按：以上安娠诸法，皆气血本病之药，故非辛热苦寒之剂。盖产前当清热养血也。然有外感风寒，内伤生冷，以辛热散之、温之。大积大聚，以药衰其大半而止。经曰：妇人重身，毒之何如？岐伯曰：有故无殒，故无殒也。斯法亦不为本病之谓也。故妊娠诸证例药，详见《大全良方》，兹不备录。

**束胎丸** 第八个月服之。

黄芩炒，夏一两，春、秋七钱半，冬半两 白术二两 茯苓七钱半 陈皮三两，忌火

上为末，粥为丸，桐子大。每三四十丸，空心白汤下。

**达生散**又名束胎散

大腹皮三钱 人参 陈皮各半钱 白术 白芍各一钱 甘草炙，二钱 紫苏叶茎半钱 当归尾一钱 或加枳壳、缩砂。

上㕮咀，作一服，入青葱五叶、黄杨脑七个煎服，于八九个月服十数贴，甚得力。或夏加黄芩，春加芎，冬依正方。或有别证，以意消息。

又方于第九个月服。

黄芩怯弱人减半 白术一两 滑石 枳壳各七钱半

上为末，粥丸如桐子大。每服三十丸，空心热汤下。

按：世俗妇室妊娠，鲜有服束胎药者。盖《局方》《良方》诸法，未能以尽其妙用者，多辄动娠，故率不敢行。然丹溪先生因制以上诸方，以备世俗取择，实好生君子之一端也。

## 【滑胎易产药】

**枳壳散** 治妊娠胎肥，壅隘难产，临月服之。

粉草一两，炙 商州枳壳二两，炒

上为细末，百沸汤点二钱，空心日三服。

一方枳壳六两 甘草一两

一方有糯米半升，淘控干，同炒

为末。

温隐居加当归、木香各等分。

**又法张氏方** 治妊娠胎肥，动止艰辛，临月服之，缩胎易产，治气宽膈。

枳壳五两 甘草一两半 香附子二两，炒

上为细末，姜汤点服。

**神寝丸** 滑胎易产，入月服之。

通明乳香半两 枳壳一两

上为末，炼蜜丸，梧子大。空心，酒下三十丸。

陆氏名瘠生丸，乳香只一分。

**保气散** 安胎易产，或居处失宜，偶然顿仆，胎动胎痛，漏胎下血。兼服佛手散。

香附子四两 山药二两 缩砂一两 木香四钱 粉草一两 益智仁 紫苏各半两

上为细末，白汤点二钱，八月服之。

**益元散** 入月服之，滑胎易产。方见前。

## 【产间药】

**施氏催生如意散** 临产腰疼，方可服之。

人参 乳香各一钱，末 辰砂半钱

上三味一处研，临产急用鸡清一个调药末，再用生姜汁调冷服。如横生倒产，即时端顺而生。

**催生佛手散**方见前。

**严氏无忧散** 治胎肥气逆，或人瘦，血少胎弱，临褥难产者。《便产须知》名保生无忧散。

当归 川芎 白芍各一两 枳壳炒，五钱 乳香三钱 木香一钱半 血余炭二钱 甘草一钱

上为末，每服二钱，水煎服。

**简易集效黑散子** 催生。兼治横生、逆产。

百草霜 白芷末等分

上和匀，每二钱童便并好醋调稀，更以沸汤调下。

**局方催生丹** 治产妇生理不顺，产育艰难，或横或逆，并宜治之。

十二月兔脑髓去皮膜，研如泥 乳香另研细如泥 母丁香二钱半 麝香另研五分半

上三味拌匀，以兔脑和丸，如鸡头大，阴干，油纸裹。每一丸温水下，即产儿，手中握出。

**良方催生乳香膏** 名如神开骨膏，又名乳珠丹

一法滴乳为末，猪心血为丸，五月五日午时合。

上如桐子大，朱砂为衣。每一粒面东酒吞下，未下再服。如胎干者，先与四物汤。

**秘方益母丸** 专治横生、逆产、难产，并安胎顺气，神效。

益母草五月采阴干，石臼捣为末，炼蜜丸，如弹子大。每一丸或二丸临产以童便和，温酒送下。气不顺，木香参汤送下，或作小丸吞服亦可。

**独圣散**

黄葵子炒七十粒，研烂酒服济君急；若也临危产难时，免得全家俱哭泣。

**小品疗横生倒产手足先出方**

用粗针刺儿手足，入二分许，儿得痛惊转即缩，自当回顺而生。

一法盐涂儿足底，又可急搔爪子，并以盐摩产妇腹上，即产。

**机要半夏汤** 治胎衣不下，或子死腹中，或子冲上而昏闷，或血暴下，及胎干不能产者。

半夏曲一两半 桂七钱半 桃仁三十

个，炒　大黄半两

上为细末，先服四物汤三两，次服此。生姜同煎。

《良方》治死胎不下，其证产母舌青黑，及胎上冷者，子已死。或指甲青、舌青、胀闷

甚者，口中作屎臭，先以平胃散一贴，作二服，每服，酒、水各一盏同煎至一盏，却投朴硝半两研细，再煎数沸，温服，胎化血水而下。

**鹿角散**　治因热病，胎死腹中。

鹿角屑一两

上水煎，入葱白五茎、豉半合。丹溪云：烧过，治产后血晕。

**当归汤**　治子死不下。

川当归三两　川芎二两

上为末，水、酒各半，调下四钱，未下再服。

一方只用川芎末，酒煎服。

**香桂散**　下死胎。

麝香半钱　桂心三钱为末

上和匀，只得一服，温酒调下。

一方朴硝末二钱，温童便调下。

**必效方牛膝汤**　治胎衣不出，腹脐坚胀急痛，即杀人。服此，胞即烂，下死胎。

牛膝　瞿麦各四两　当归三两　通草六两　滑石八两　葵子五两

上切细，以水九升，煮取三升，分三服。

**宣明硇砂散**　治胎死腹中不下。

硇砂研细　当归各一两

上二味，研极细，只分作二服，温酒调下，如重车行五里，不下再服。

**局方至宝丹**见本方。

**花蕊石散**　治胎死腹中，及胎衣不下。

花蕊石一斤　上色硫黄四两

上二味，相拌匀，炼制，见《良方》。

**黑龙丹**　治产后一切血疾，产难，胎衣不下，危疾恶疾垂死者，但灌得下，无不全活。

当归　五灵脂　川芎　良姜　熟地黄

各一两锉。以沙合盛赤石脂，泥封纸筋盐泥固济，炭火十斤煅令通赤，去火候冷，取开看成黑糟色，取研细，却入后药。

百草霜五两　硫黄　乳香各一钱半　花蕊石　琥珀各一钱

上五味，并研细，与前药再研，如法修制和匀，以米醋煮面糊丸，如弹子大。每服一丸，炭火烧令通赤，投于生姜自然汁与童便，入酒漉出，控干研细，只此酒下。

一方取死胎，用乌鸡一只，去毛细切，水煎三二升汤，通手用衣帛蘸摩脐下，胎自出。

## 【产后杂方】

**局方芎归汤**　治产后去血过多，晕烦不省。

当归　川芎等分

上㕮咀，每半两水煎服。腹痛加桂，名桂香散。一名琥珀散。治腹中痛急，自汗头弦，少气。加羊肉，名羊肉汤。

**黑神散**　治产后恶露不尽，胎衣不下，血气攻心，及腹痛不止。

黑豆炒，半升　熟地黄　当归　肉桂　干姜　甘草　白芍　蒲黄各四两　生地黄《局方》《良方》俱无此味，《便产须知》有之

上为末，每二钱酒、童便各半调服。一名乌金散。

按：此手少阴、足厥阴、太阴、阳

明表里血药也。立方大意，见后丹溪之论矣。今人以为治产后百病率用之，故收入。然用者自宜通变。

**人参当归散** 治产后去血过多，血虚则阴虚，阴虚则内热，心烦短气，自汗头痛。

熟地黄 人参 当归 桂 麦门冬各一两 白芍二两，炒

上㕮咀，每五钱入竹叶、生姜煎。

**当归黄芪汤** 治产后失血多，腰疼，身热自汗。

当归三两 黄芪二两 白芍一两半，炒

上㕮咀，每五钱入姜煎。

**失笑散** 治产后心腹绞痛欲死，及儿枕痛。

蒲黄炒 五灵脂各等分

上为末，醋调二钱，熬成膏，汤化服之。一法治小儿枕痛，各单服。

**经验方三圣散** 治儿枕痛。

当归 桂 延胡索

上等分，为细末，每服二钱，热酒或童便调下。

**严氏清魂散** 治产后血晕，昏不知人，更宜取漆器于床前烧熏之，频置醋炭，更服此药。

泽兰叶 人参各一两 荆芥穗四两 甘草炙，八钱 川芎二两

上为末，每二钱，热汤、温酒各半盏调下。

**抵圣汤** 治产后血气伤于脾胃，腹胁满闷，呕逆恶心。

赤芍 半夏 泽兰叶 陈皮 人参各二钱 甘草炙，一钱

上㕮咀，作一服，入生姜煎。

**当归羊肉汤** 治产后发热自汗，肢体疼痛，名曰蓐劳。

当归 人参各七钱 黄芪一两 生姜半两

上㕮咀，用羊肉一斤，煮清汁五大盏，去肉入前药，煎四盏，去粗作六服。

**良方茯苓散** 治产后心虚，怔忡不定，言语错乱。

人参 甘草 山药 当归各一钱 生姜 远志 茯苓 桂心 麦门冬各半钱 大枣五枚❶

上㕮咀，水煎。

**机要增损柴胡汤** 治产后经水适断，感于异证，手足牵搐，咬牙昏冒。

柴胡八钱 黄芩四钱半 人参三钱 甘草炒，四钱 石膏四钱 知母三钱 黄芪五钱 半夏三钱

上为粗末，每半两入姜、枣煎。

**血风汤** 治产诸风，痿挛无力。

秦艽 羌活 防风 白芷 川芎 芍药 白术 当归 地黄 茯苓 半夏 黄芪等分

上为末，一半为丸，炼蜜，桐子大。一半为散，温酒送下五七十丸。

**愈风散** 治产后中风口噤，牙关紧急，手足瘛疭，如角弓状。

荆芥穗略炒为末

上每三钱豆淋酒调下，童便亦可。一方加当归。

谨按：产后多有血病，神强瘛疭而似中风者，宜用此药通血脉而清神，或加当归者为然，非外因例药也。是以姑录此一法，义见后丹溪论。

**独行散** 治产后血晕昏迷。

五灵脂炒

上为末，水、酒、童便调下一二钱。

**当归散** 治产后气血俱虚，无大补，恐增客热，宜服此，去恶露。

当归 白芍 川芎 黄芩各一两 白

❶ 五枚：底本无，据紫来堂本补。

术半两

上为细末，温童便调下二钱。

**黄芪汤** 治产后汗不止，因阴虚而得。

黄芪二钱 白术 防风 熟地黄 牡蛎煅 白茯苓 麦门冬 甘草炙，各半钱

上㕮咀，每半两入枣煎。

**加减四物汤** 治产后阴虚发热，或日间明了，暮则发热增寒。

当归 川芎 生地黄 柴胡

上等分，每四五钱水煎。

**瑞竹堂方** 治产后血块腹痛。

京芎炒 当归炒 熟地黄 白芍炒，各半两 蒲黄炒，二分

上同为细末，每服三钱，空心温酒调下。

**丹溪参术膏** 治产后胞损，成淋沥证。

人参二钱半 白术二钱 桃仁 陈皮各一钱 黄芪一钱半 茯苓一钱 甘草炙，半钱

上㕮咀，水煎猪、羊胞，后入药，作一服。

丹溪曰：尝见尿胞因收生不谨，以致破损而得淋沥证。有徐氏妇，于壮年得此。因思肌肉破伤在外者，且可补完，胞虽在腹，恐亦可治。诊其脉虚甚，因悟曰：难产之人，多是气虚，难产之后，血气犹虚，因用峻补。以参术膏煎以猪、羊胞，极饥时与之，每剂用一两，至一月而安。恐是气血骤长，其胞可完，若稍迟缓，恐难成功。

**严氏趁痛散** 治产后血滞，筋脉拘挛，腰背强直，遍身疼痛。

当归 桂 白术 牛膝 甘草各三钱 黄芪 独活 生姜各半两 薤白二钱半

上㕮咀，每半两水煎。

按：此手足三阴药，出太阳例，治表之剂也。然恶露不尽，绞痛不止，宜良方芎归汤、散。治里之剂，以大黄、桃仁等药下之。血蓄经络成血块，宜没药丸，以虻虫、水蛭等药逐之。皆变法也，兹不详录。故以上诸方皆调理之剂，余有异证，详见《大全良方》。

谨按：产后血滞于经，多成痈肿，或有致不救者。盖气血虚损，逆之甚也。大抵此兼阴虚火动，凡辛温之剂宜慎之，矧产后用药有三禁。我丹溪先生谓：产后如无恶阻，当大补气血，虽有杂证，以末治之。如中风，切不可作风治，与小续命汤，必先补气血，然后治痰。当以左右手之脉，分其气血多少而治。如发热恶寒，皆属血虚[1]。左手脉不足，用补血药多于补气药。右手脉不足，用补气药多于补血药。恶寒发热腹痛者，当去恶血，以求通变之意也。

---

[1] 属血虚：原本作“是气血”，据《丹溪心法·卷五》产后九十二改。

# 卷之五十

## 小儿门

### 论色脉法

《脉经》曰：小儿四、五岁脉，呼吸八至，细数者吉。小儿脉，呼吸八至者平，九至者伤，十至者困。诊小儿脉法多雀斗，要以三部脉为主，若紧为风痫，沉者乳不消，弦急者客忤气。小儿是其日数应变蒸之时，身热而脉乱，汗不出，不欲食，食辄吐哯者，脉乱无苦也。小儿脉沉而数者，骨间有热，欲以腹按冷清也。小儿大便赤，青瓣飧泄，脉小，手足寒，难已。脉小，手足温，易已。小儿病困，汗出如珠，著身不流者死。小儿病，其头毛皆上逆者必死。耳间青脉起者，瘛痛。小儿病而囟陷❶，其口唇干，目皮反，口中气出冷，手足四垂，其卧如缚，掌中冷，皆死不治。

《脉诀启蒙》曰：凡诊小儿脉，当大指按三部，一息六、七至为平和，八、九至为发热，五至为内寒，弦脉为风痫，沉缓为伤食，促急为虚惊，弦急为气不和，沉细为冷，浮为风，大小不调为鬼祟，浮大数为风热，伏结为物聚，单细为疳、劳风、肠痛、多喘呕，而脉洪为有虫，浮而迟潮热者，胃寒也。

按：此本钱氏脉法也，颇详。

虎口脉歌曰：紫风红伤寒，青惊白色疳，黑时因中恶，黄即困脾端。

按：《全婴》等书云：小儿三岁以前，虎口第二指上，寅卯关有脉纹见者，可验病状。男左女右视之，脉纹从寅关起，不至卯关者，病易治。若连于卯关者，有病难治。如寅连卯，卯侵过辰关者，十难救一。若脉纹小或短者，病易治也，宜参视之。

钱氏曰：面上证：左腮为肝，右腮为肺，额上为心，鼻为脾，颏为肾，赤者热也，随证治之。目内证：亦者心热，导赤散主之；淡红者心虚热，生犀散主之；青者肝热，泻青丸主之；浅淡者补之；黄者脾热，泻黄散主之；无精光者，肾虚，地黄丸主之。洁古曰：青是腹痛，桂枝芍药汤主之❷。洁古曰：肝病面白。肺病面赤。脾病面青。肾病面黄。心病面黑。若肝病惊搐，而又加面白、痰涎喘急之类，此皆难治，余皆仿此推之。叔和云：春得秋脉，定知死。亦此意也。

按：钱氏云者，本病也，洁古则兼胜己制化言之。故后五脏形证，不容不辨也。

### 论五脏形证虚实所生

钱氏曰：肝主风，实则目直，大叫呵欠，项急顿闷。虚则咬牙多欠。气热则外生，气温则内生。肝热，手寻衣领，及乱捻物，泻青丸主之。壮热饮水，喘

❶ 陷：原本作“限”，据《脉经》卷九改。

❷ 桂枝芍药汤主之：原本作“桂芍药”，据紫来堂本补。

闷，泻白散主之。肝有风，目连劄不搐，得心热则搐，治肝泻青丸，治心导赤散。风甚，身反张，强[1]直不搐，心不受热也，当补肾治肝。肝有热，目直视不搐，得心热则搐，治与有风同。凡病或新或久，皆引肝风，风动而上[2]于头目，目属肝，风入于目，上下左右如风吹，不轻不重，儿不能任，故目连劄也。若热入目，牵其筋脉，两眦俱紧，不能转视，故目直也。若得心热则搐，以其子母俱有实热，风火相搏故也。

洁古曰：肝主谋勇，热则寻衣捻物，目连劄，直视，不能转视。或极则身反强直折，皆风热也。目者肝之窍，属木，木性急，故如是。

钱氏曰：心主惊，实则叫哭发热、饮水而搐。虚则困卧，悸动不安。心病多叫哭，手足动摇，惊悸。心气热，则心胸亦热，欲言不能，而有就凉之意，故合面卧。心热，视其睡，口中气温，或合面睡，及上窜、摇头、咬牙，皆心热也，导赤散主之。心实则气上下涩，合卧则气不得通，故喜仰卧，则气得上下通也，泻心汤主之。

钱氏曰：脾主困，病则困睡，泄泻，不思食。实则困睡，身热，饮水。虚则吐泻，生风。

肺主喘，实则闷乱，喘促，有饮水者，有不饮水者。虚则哽气，长出气。肺热，手掐眉目鼻面。肺盛，复有风冷，胸满短气，气急，喘嗽上气，当先散肺，后散风冷。肺不[3]伤寒，则不胸满。肺虚热，唇深红色，治之散虚热。肺脏怯，唇白色，当补。若闷乱气粗、喘促、哽气者，难治，肺虚损故也。脾肺病久，则虚而唇白，脾者肺之母也。母子皆虚，不能相营，故名曰怯。肺主唇白，白而泽者吉，如枯骨者死。

洁古曰：肺主气，燥热则壮热饮水，喘闷，鼻干燥，手扪眉面，泻白散。胸满短气，气急，喘嗽上气，皆是肺气有余。复感风邪之所伤，谓之微邪，先泻而复发散之。

钱氏曰：肾主虚，无实也。惟疮疹，肾实则黑陷。肾虚，儿本虚怯，由胎气不成，则神不足，目中白睛多，其颅即解，自开也，面色㿠白，此皆难养，纵长不过八八之数。若恣色欲，多不及四旬而亡。或有因病而致肾虚者，非也。又肾气不足则下窜，盖骨重、惟欲坠下而缩身也。肾水，阴也。肾虚则畏明，宜补之。

洁古曰：下窜者，肾气不足，两足热，不喜衣覆足。然此者，脐以下皆肾之所主，缘心气下行于于肾部也。此乃肾不足而心有余，宜地黄丸。

## 论五脏相胜虚实之邪

钱氏曰：五脏相胜轻重，肝脏病见秋，木旺肝强胜肺也，宜补肺泻肝。轻者肝病退，重者唇白而死。

肺病见春，金旺肺胜肝，当泻肝。轻者肺病退，重者目淡青，必发惊。更有赤者当搐，为肝怯，当目淡青色也。

心病见冬，火旺心强胜肾，当补肾治心。轻者病退，重者下窜不语，肾怯虚也。

肾病见夏，水胜火，肾胜心也，当治肾。轻者病退，重者悸动，当搐也。

脾病见四旁，皆仿此治之。顺者易治，逆者难治。脾怯当面目赤黄。五脏

---

[1] 强：原本无，据《直诀》卷上补。
[2] 上：原本作“止”，据《直诀》卷上补。
[3] 不：原本作“只”，据《直诀》卷上改。

相反，随证治之。

又曰：如肺病又见肝证，咬牙，多呵欠者，易治，肝虚不能胜肺故也。若目直、大叫哭、项急烦闷者，难治。盖肺病久则虚冷，肝强实而反胜肺也。视病之新久虚实，虚则补母，实则泻子。

洁古曰：肝胜肺则肝病，身热发搐，又见肺虚，喘而气短，病见于申酉戌时，是肝真强也。《内经》曰：受所制而不能制，谓之真强。法当补脾肺，而后泻肝，导赤散，泻黄散。

肺胜肝则肺病，喘嗽气盛，见于寅卯辰时木之位。又以见肝怯少力，正为鬼贼所克，法当补肝泻肺。若肺病嗽久，虚羸无实，不得泻肺，只宜用地黄丸补之，不可服泻白散。何谓也？经云：虚则补之，实则泻之。

按：此谓五脏相胜，病机不离五行生克制化之理者。小儿初在襁褓，未有七情六欲，只是形体脆弱，血气未定，腑脏精神未完，所以有脏气虚实胜乘之病。但世俗不审此理，往往遇是，率指为外感内伤，而用药致枉死者多矣。悲夫！刔钱论脱略，幸而洁古补之，今特参附，诚所谓无穷之惠也。

洁古曰：五脏子母虚实，鬼贼微正，若不达旨意，不易得而入焉。

在前者为实邪：子能令母实，拒鬼贼不敢伤于母，其子又引母所克者妻相助，故曰实邪也。

在后者为虚邪：母引子之鬼贼至，由此母能使子虚也。《内经》曰，子能令母实，母能令子虚，此之谓也。

妻来乘夫为微邪。

夫来乘妻为贼邪。

法当泻鬼补本脏。

本脏自病为正邪。

法当虚则补之，实则泻之。《内经》曰：滋苗者，必固其根，伐下者，必枯其上，逆其根则伐其本，伐其本则败其真矣。

按：此以五行生克之道论也。义见《难经》五十难，及后五脏治要论，宜参考之。

心主热，自病或大热，泻心汤主之。

实则烦热，黄连泻心汤主之。

虚则惊悸，生犀散主之。

肺乘心微邪：喘而壮热，泻白散。

肝乘心虚邪：风热，煎大羌活汤，下大青丸。

脾乘心实邪：泄泻，身热，泻黄散。

肾乘心贼邪：恐怖，恶寒，安神丸。

按：乘者，犹乘车之乘也。大抵五脏之病，相乘伏匿，隐显莫测。以上但言本病乘胜之道，故以五脏治要附于左，宜参考焉。

凡心脏得病，必先调其肝肾两脏。肾者心之鬼，肝气通，则心气和，肝气滞，则心气乏，此心病先求于肝，清其源也。五脏受病，必传其所胜。水能胜火，则肾之受邪，必传于心，故先治其肾，逐其邪也。故其退肾气[1]、益肝气两方。或诊其脉，肝肾两脏俱和，而心自生疾，然后察其心家虚实治之。

肺主燥，自病则喘嗽，燥则润之。实则喘而气盛，泻白散。虚则喘而少气，先益黄散，而后阿胶。

心乘肺贼邪：热而喘嗽，先地黄丸，中导赤散，后阿胶散。

肝乘肺微邪：恶风，眩冒，昏愦，嗽，羌活膏。

肾乘肺实邪：憎寒，嗽，清利，百部丸。

脾乘肺虚邪：体重，吐痰，泄泻，

[1] 气：底本作“也”，据紫来堂本、四库本改。

嗽，人参白术散。

凡肺之得疾，必先观心之虚实。若心火炎盛铄金，即当先抑心气，后喫肺药。若心气和，即更看脾脉。若脾气虚冷，即不能相生，而肺家生气不足，则风邪易感。故患肺寒者，皆脾虚得之。若脾气盛实，则亦痞膈中焦，而大肠与肺，表里不能相通。夫中焦热膈，则肺大肠不通，其毒热之气，必上蒸于肺而生疾。故患肺热者，多脾实得之。心气盛泻之，脾气虚者益之，脾气实者通之，然后随其肺之寒热以治之。故有抑心气、益脾气、通脾气三药。若诊其脉气，心脾两脏俱和，而肺自生疾，则但察肺家虚实而治之。

肝主风，自病则风搐拘急。肝苦急，急食甘以缓之，佐以酸苦，以辛散之。实则风搐力大，泻青丸。虚则风搐力少，地黄丸。

心乘肝实邪：壮热而搐，利惊丸、凉惊丸主之。

肺乘肝贼邪：气盛则前晨呵欠，微搐，法当泻肺，先补本脏。补肝，地黄丸主之。泻肺，泻白散主之。

脾乘肝微邪：多睡，体重，搐，先当定搐，泻青丸主之。搐止再见后证，则别立法治之。

肾乘肝虚邪：憎寒，呵欠，搐，羌活膏。

凡肝得病，必先察其肺肾两脏，根其病之所起，然后复其肝家本脏之虚实，方可治疗。然肾者肝之母，金者木之贼。今肝之得病，若非肾水之不能相生，必是肺金之鬼来相攻击，不得不详审而求之。故其来在肺，先治其肺，攻其鬼也。其来在肾，先补其肾，滋其根也。然后审其肝家本脏之虚实而寒温之。

脾主湿，自病则泄泻，多睡，体重，昏倦。脾苦湿，急食苦以燥之。实则泄泻赤黄，睡不露睛，泻黄散。

虚则泄泻白色，睡露睛，白术散。

肝乘脾贼邪：风泻而呕，茯苓半夏汤主之。

心乘脾虚邪：壮热，体重而泻，羌活黄芩苍术甘草汤主之。

肺乘脾实邪：能食，不大便而呕嗽，煎槟榔大黄汤，下葶苈丸。

肾乘脾微邪：恶寒，泄，理中丸之类。

凡脾之得病，必先察其肝心两脏之虚实，根其源之所起，然后救疗。盖肝是脾之鬼，心是脾之母，肝气盛则鬼胜，心气亏则脾家生气不足。盛者抑之则退，亏者益之则不乏，故有抑肝气、益心气两药。诊其脉，肝心两脏俱和，则是脾自生疾，察其虚实而治。

肾主寒，自病则足胫寒而逆。人之五脏，惟肾无实。小儿疮疹变黑陷，则是肾实。水克退心火，是以水能制火也。

心乘肾微邪：内热，不恶寒，桂枝丸。

肺乘肾虚邪：喘嗽，皮涩寒，百部丸。

肝乘肾实邪：拘急，气搐，身寒，理中丸。

脾乘肾贼邪：体重，泄泻，身寒，理中丸。

本脏虚弱，是自己正令不行，乃鬼贼之所克害，当补本脏之正气。假令肺气❶喘嗽，时于初春见之，法当补肾。见于夏救肺，见于秋泻肺，见于冬补心。泻本脏，乃名寒嗽。大抵五脏，各至本位即气盛，不可更补到所克位，不可更泻。

---

❶ 肺气：四库本作“肺病”。

五行之间，惟肾之一脏，母盛而子反受邪。而物之性，有不可一概论者，肺肾是也。何则？肺属金，射于皮毛，所主者气。肾属水，主于骨髓，所藏者精。气之轻浮，能上而不能下，精之沉重，能下而不能上，此物性之然。今肺之盛，盖热之作也。气得热而上蒸，则肺不能下生于肾，而肾受邪矣。急食凉药解之，使脏气温和，自能下生于肾。此肾之病，必先求之于肺。若肺脏安和，而肾忽然受病者，不过脾之湿相刑于肾而生疾，所以有解肺热、去脾邪两药。若脾肺两脏俱和，而肾自生疾，亦察其本脏而治之。

## 论外感风寒

钱氏曰：伤风贪睡，口中气热，呵欠顿闷，当发散，与大青膏解。不散，有下证当下，大黄丸。大饮水不止，善食者，可微下，余不可下也。伤风，手足冷，脾脏怯也，当先和脾，后发散和解。伤风自利，脾虚怯也。

伤风腹胀，脾虚也，补脾必不喘，后发散，仍补脾。去胀，塌[1]气丸。伤风，兼脏、兼心则惊悸；兼肺则闷乱，喘息哽气，长出气，嗽；兼肾则畏明。各随补母，脏虚见故也。

肝外感风，呵欠顿闷，口中气热，当发散。若能食，饮水不止，当微下之，余不可下。

谨按：伤风亦有六经不同。详见伤风门。

洁古曰：小儿外伤于风，秋冬用温热药，春夏用凉寒药。若大热饮水，能食，不大便，用大黄丸，作散子服之。如身表无大热，而小便不利，是为有湿热结膀胱，仍用胜湿药白术、茯苓之类，利小便，则其热自退。

如清便自调，慎不可妄下，恐外热逐于内，而变结胸危证多矣。

又曰：伤寒依四时阴阳升降，顺刚柔而施治。气升则顺发之，气收则下之。有汗，发热恶风，脉浮缓者，风伤卫，桂枝汤。无汗，发热恶寒，不当风而自憎寒，脉浮紧者，寒伤荣，麻黄汤。有汗，发热恶风，脉浮紧；无汗，恶寒，脉浮缓，谓之荣卫俱伤，青龙汤、桂枝麻黄各半汤。无汗发热，不恶风寒，脉沉洪者，可下之。更详认其厥与不厥，量寒热浅深而治之。有汗，四肢厥，脉沉微者，名阴厥，四逆汤。无汗，四肢厥，脉沉滑者，名阳厥，大承气汤加腻粉。如四肢不厥，身热，内外皆阳，不动，凉药三五服下之。

## 论诸热证病本不同

《全婴方论》曰：夫潮热者，发歇有时，或气血盛实，脏腑生热，或伤寒时疫，触受邪气，阴阳相胜也。惊热颠叫，恍惚夜热，夕发旦止。余热者，寒邪未尽，或传经之遗热也。食热者，肚背先热。疳热者，骨蒸盗汗。壮热，一向不止。钱氏云：不已，甚则发惊痫也。烦热，心躁不安，喘粗，甚则发痫也。积热，颊赤口疮，下盛则腰腿痈肿，表里实则身热便涩，虚则汗下后仍热也。风热，汗出身热，呵欠面赤。虚热，困倦少力，其有久嗽、久泻久痢、久血久疟，以致诸疾之后成者，皆虚热也。客热，来去不定，为阳邪干于心也。心受邪则热形于额，故先起头面身热，多惊，由真气虚而邪气胜也。癖热，涎嗽饮水，

---

[1] 塌：底本作“蹋”，据《直诀》卷上改。

由乳食不消，伏结于中，致成癖块也。或痰嗽而惊，或呕逆不定，日中吱煎，夜则啼叫，乍热乍凉，如潮热也。寒热者，如疟状，阴阳相胜也。

先寒而后热，阳不足。先热而后寒，阴不足。寒多而热少，阴胜阳也。热多而寒少，阳盛阴也。寒热相半，阴阳交攻也。血热者，每日以午间发热，遇夜则凉。疹热，耳鼻尖冷。

钱氏曰：胎热者，生下有血气，时哭，身热如淡茶色，目赤，大便赤黄，粪稠，急食乳，浴法主之。

按：以上辨诸证，可谓详悉。但血热证，东垣谓夜则发热，昼则明了，此血热也。盖昼阳夜阴也。食热者，手心热，嗳气吐乳，呕吐者多，宜随证推格，兼玩本文。

## 论变蒸身热

《全婴方论》曰：夫变蒸者，以长气血也。变者上气，蒸者体热。变蒸有轻重，轻者，体热虚惊，耳冷微汗，唇中白泡，状如珠子。重者，寒热脉乱，腹疼，啼叫不能乳，食辄吐哯。其轻者三日，重者五日，古法以黑散子、紫丸子主之。其有不热不惊，或无证候暗变者多矣，盖受胎气壮实故也。

按：本论注云：尝考钱氏与《宝鉴》论变蒸，互说差殊。钱氏云：一变肾，二变膀胱，三变心，四变小肠，五变肝，六变胆，七变肺，八变大肠，九变脾，十变胃。故称水数一，先变也。《宝鉴》云：初变肝，二变肺，三变心，四变脾，五变肾。二者所论皆五行颠倒，相生者却逢相克，相克者又逢相生。大抵阴阳造化，相生者顺，相克者逆。变蒸者，是长养血气，滋荣五脏相生之法，此理昭然。相生者，有母子之道。相克者，有夫妇之义。相生所以相继，相克所以相治。原夫胎者，得水火既济，阴阳造化，五行相治而成形，故始于肾气之初生也。小儿变蒸者，当阴阳升降从五脏相继而成人，故始于肝之初变也。虽二说互有所长，大抵小儿所禀，胎气壮怯不同，况所变之证不一。古方用以上二药，非本病通变法也，故不录。

## 论伤寒疮疹同异

钱氏曰：伤寒，男体重面黄，女面赤。喘急憎寒，口中气热，呵欠顿闷，项急也。疮疹则腮赤燥，多喷嚏，悸动昏倦，四肢冷。伤寒当发散之。治疹行温平，有大热者解毒。余见前说。

洁古曰：凡伤风，则皮涩拘急，鼻塞。斑疹则睡中发惊悸，呵欠嚏喷，是为易识矣。

## 论急慢惊风

钱氏曰：急惊，因闻大声或大惊而发搐，发过则如故，此无阴也，当下，利惊丸主之。此证本因热生于心，身热面赤，引饮，口中气热，大小便黄赤，剧则搐也。盖热甚则风生，风属肝，此阳盛阴虚也。故利惊丸主之，以除其痰热，不可与巴豆及温药大下之，恐搐，虚热不消也。小儿热痰客于心胃，因闻声非常，则动而惊搐矣。若热极，虽不闻声及惊，亦自发搐。慢惊，因病后，或吐、泻泄，脾胃虚损，遍身冷，口鼻气出亦冷，手足时瘛，昏睡露睛，此无阳也，瓜蒌汤主之。凡急慢惊，阴阳异证，切宜辩而治之。急惊合凉泻，慢惊合温补，如不分别，则误甚矣。

阎孝忠曰：急慢惊风，古人无之，惟曰阴阳痫。阳动而速，故阳病曰急惊。阴静而缓，故阴病曰慢惊。此阴阳虚实寒热之别，治之不可误也。急惊犹有热，热即生风。又或因惊而发，则目为连劄，涎潮搐搦，身体、口中气皆热，及其发定或睡起，即了了如故，此急惊证也。当其搐热渐减，食与镇心退热药，候定，以药即下其痰热，心神安宁即愈。慢惊得大病之余。吐泻之后，或误取转泄，致脾胃虚损，风邪乘之，似搐而不甚搐，似睡而不似睡，四肢与口中气皆冷，睡露睛，或胃痛，而啼哭如鸦声，此则危证，脾胃虚损故也。

洁古曰：急惊，阳证也，俱腑受病尔。小儿客痰热入心膈，是少阳相火旺。经云：热则生风，因闻大声而作。盖谓东方震卦，得火气而发搐，火本不动，得风而动，当用利惊丸、导赤散、泻青丸、地黄丸主之。搐止，服安神丸。慢惊，阴证也，俱脏受病尔。盖小儿吐泻病久，脾胃虚损，若不早治，则成慢惊，名曰瘛疭，似搐而不甚搐也。因脾胃虚损，故大便不聚，当去脾间风，先以宣风散导之，后用使君子丸、益黄散，则其利自止。既已失治，则脾肺俱虚，致被肝木所乘，是为慢惊也。当用温补羌活膏。

《全婴方》云：惊证因风，则目青，面红，发搐。因惊，其病在心，忽然叫声发搐。因食，则其证嗳吐气即发搐，皆阳痫也。肺胃经虚，则生黏痰。痰者，肺胃所出也。痰则凝滞，在于咽喉，如牵锯之声，时复瘛疭。或因吐泻所致，脾虚则肺亦虚，涎痰流溢，其证亦然，皆阴痫也。身热脉浮，精神恍惚，或吐或泻，不思乳食，发搐，即是半阴半阳合病。身凉脉沉，精神倦怠，不吐不泻，又能乳食，发搐者，亦是半阴半阳合病，正如伤寒半是表、半是里也。亦有急惊凉泻而不愈，或与吐下药大过，变为慢惊。慢惊温补而不愈，变为急惊，互相更变者多矣。

按：以上诸家所论，殆尽证治之要矣。但钱云慢惊用瓜蒌汤，恐传写误耳。大抵惊主风木，甲木属阳腑病，故急易治。乙木属阴脏病，故慢难治。如大人惊恐即后泄，盖甲木克戊土也。况小儿五脏之气未实，神气未完而自病乎。证非病后及吐泻脾胃虚损得者，中有夹火夹热、夹痰夹食病因不同。至风邪内陷，入腑入脏，亦与外中风相似。故治此者，当本钱氏虚实补泻法，则不致犯禁之误，药有太过不及之失。

## *论发搐有风有热有痰有食补泻不同*

惊痫发搐：钱氏曰：男发搐，目左视无声，右视有声。女发搐，目右视无声，左视有声，相胜故也。洁古曰：男为木，左视木位，右视金位，相击则有声。男反右视，女反左视，亦皆有声。

早晨发搐：钱氏曰：因潮热，寅卯辰时身体壮热，上视，手足动摇，口内生热涎，项颈急。此肝旺，当补肾治肝也。

洁古曰：潮热于寅卯辰木之位，是肝旺也，当补水以制心火，泻肝木以止其搐。

日午发搐：钱氏曰：因潮热，巳午未时发搐，心神惊悸，目上视，白睛赤色，牙关紧，口内涎，手足动摇。此心旺也，当补肝治心。

洁古曰：巳午未火之位，而发潮搐者，心热也，导赤散及凉惊丸。

日晚发搐：钱氏曰：因潮热，申酉戌时不甚搐而喘，目微邪视，身体似热，睡露睛，手足冷，大便淡黄水。是肺旺，当补脾治心肝。

洁古曰：肺之位而肝强，法当补脾，恐被木之贼所克害，先泻心肝，以锉其势。泻心，导赤散；泻肝，泻青丸；而后补脾，益黄散。

夜间发搐：钱氏曰：因潮热，亥子丑时不甚搐，而卧不稳，身体温壮，目睛紧，斜视，喉中有痰，大便银褐色，乳食不消，多睡不省，补脾治心，导赤、凉惊主之。

洁古曰：皆因大病之后，脾胃虚损，多有此疾，法当补脾凉心。

伤风后发搐：钱氏曰：伤风后得之，口中气出热，呵欠顿闷，手足动摇，当发散，大青膏主之。小儿本怯者，多此病也。

洁古曰：因伤风而得以上证者，同大人伤风寒之类，当辨有汗无汗、阴阳二证，用大青膏、仲景小续命之类，开发则愈。

伤食后发搐：钱氏曰：因食得之，身体温，多唾多睡，或吐不思食而发搐，当先定搐。搐退，白饼子下之，后与安神丸。

洁古曰：伤食发搐，谓不因他病，忽然而搐。此因饮食过度，致损脾胃，故见多睡，或吐不思饮食。脾胃既虚，引肝风则发搐，当先定其搐，加羌活、防风煎，下泻青丸，后用白饼子下其食，渐渐用调中丸、异功散养其气。

百日内搐：钱氏曰：真者不过三两次必死，假者发频不为重；真者内生惊痫，假者外伤风冷。盖血气未实，不能胜任，乃发搐也。欲知假者，口中气出热也。治之可发散，大青膏及用涂囟浴体法。

钱氏曰：惟斑疹能作搐，风火相争故也。治当泻心肝补母。

杂病，目赤兼青者，欲发搐。咬牙甚者，发搐。

《全婴方》曰：凡身体壮热，耳轮鼻尖及手足稍俱冷，忽发搐者，此非惊，是豆搐也。夫惊搐有阴阳两证，阴者拇指在内，阳者拇指在外，阳拳者顺，阴拳者逆也。

凡目鲜目眨，目白目青；目斜目斗，目转目瞪。声焦声嗄，声颤声轻。咂口弄舌，卷舌露筋。嘘气哽气，噎气撮唇。噎乳噎食，忽然定睛。吐涎吐沫，拗颈仰身。摇头擦面，藏头畏明。手挛手颤，脚弯不伸。忽撩忽乱，恍惚精神。失张失志，眠睡不宁。睡中喜笑，困戛齿龈，心烦躁热，啼哭咬人。面脸弄色，或红或青。伸舒用力，微微作声。有以上证候，惊搐先证也。预防之，驱风膏、琥珀散，更择对证药。

阎孝忠曰：似搐而不甚搐，此名瘛疭。

按：此所论诸脏旺实，或伤风、因食所致发搐。旺者当泻实补虚，伤风者当发散，食宜下之。此则与因惊发搐所异也。大抵惊病发搐，多自外感。自内因者，如吐泻后脾虚所致，或热极生风之类是也。余证发搐，以上亦备，所因不同，但世俗罕能分于临证，用药不无实实虚虚之失，反为害耶。

## 论咳嗽

钱氏曰：嗽者，肺感微寒。八、九月间，肺气大旺，病嗽者，其病必实，非久病也。其证面亦，痰盛身热，法当以葶苈丸下之。若久者，不可下也。十

一、十二月嗽者，乃伤风咳也，风从背脊第三椎肺俞穴入也，以麻黄汤汗之。有热证，面赤饮水，涎热，咽喉不利者，宜兼甘桔汤治之。若五、七月之间，其证身热，痰盛唾黏者，以褊银丸下之。有肺盛者，咳而后喘，面肿，欲饮水，有不饮水者，其身即热，以泻白散泻之。若伤风咳嗽五、七日，无热证而但嗽者，亦葶苈丸主之，后用化痰药。有肺虚者，咳而哽气，时时长出气，喉中有声，此久病也，以阿胶散补之。痰盛者，先实脾，后以褊银丸微下之，涎退即补肺，补肺如上法。有嗽而吐水，或青绿水者，以百祥丸下之。有嗽而吐痰涎乳食者，以白饼子下之。有嗽而咳脓血者，乃肺热，食后服甘桔汤。久嗽者，肺亡津液，阿胶散补之。咳而痰实，不甚喘而面赤，时饮水者，可褊银丸下之。治嗽大法，盛即下之，久即补之，更量虚实，以意增损。

按：此论小儿咳证，既有外感内因之殊，虚实之异。治法外此，宜与咳门诸方约之。

## 论吐泻有伤乳食有风有热有寒有虚

钱氏曰：吐乳泻黄，伤热乳也。吐乳泻青，伤冷乳也。有初生三日内，或至十日，吐泻壮热，不思食，大便乳不消，或白色，是停食，当下之，后和胃，下用白饼子。或食乳不消，身温凉，不思乳，大便青白色，此上实下虚也，更有兼见证。吐泻因伤风得之，身温，乍凉乍热，睡多气粗，大便黄白色，呕吐，乳食不消，时咳嗽，更有五脏兼见证，当煎入脏君臣药，先大青膏，后服益黄散。如先曾下，或无下证，慎不可下也。此乃脾肺受寒，不能入食也。伤风吐泻，身热多睡，能食乳，饮水不止，吐痰，大便黄水，此为胃虚热渴吐泻也。当生胃中津液，以止其渴，止后用发散药。止渴多服白术散，发散大青膏。伤风吐泻，身凉吐沫，泻青白色，闷乱不渴，哽气，长出气，睡露睛，此伤风荏苒轻怯，因成吐泻，当补脾，后发散。此二证多病于春冬也。吐泻于五月二十五日以后，身壮热，此热也。小儿脏腑，十分中九分热也。或因伤热乳食，吐乳不消，泻黄色，玉露散主之。六月十五日以后吐泻，身温似热，脏腑六分热四分冷也。吐呕，乳食不消，泻白黄色，似渴，或食乳，或不食乳，食前少服益黄散，食后多服玉露散。七月七日以后吐泻，身温凉，三分热七分冷也。不能食乳，多似睡，闷乱，哽气，长出气，睡露睛，唇白多哕，欲大便，不渴，食前多服益黄散，食后少服玉露散。

八月十五日以后吐泻，身冷无阳也，不能食乳，干哕，泻青褐水，当补脾，益黄散主之，不可下也。虚羸，脾胃不和，不能食乳，致肌瘦，亦因大病，或吐泻后脾胃尚弱，不能传化谷气也。有冷者，时时下利，唇口青白。有热者，温壮身热，肌肉微黄，此冷热虚羸也。冷者木香丸主之，夏月不可服，如有证，则少服之。热者胡黄连丸主之，冬月不可服，如有证，则少服之。

洁古曰：夏月心火用事，治吐泻不可用温暖药。秋用温药，秋深用暖药，更有五脏兼见证。如有风泻，防风、羌活。有热泻，黄芩、大黄。有寒泻，附子。有湿泻，白术、茯苓。有肺泻，芍药、桂。定喘，荆芥、人参。如甚，加槟榔、木香。大便不通，则加大黄。更详看病新旧，新则止之，久则肠风之患，宜推陈致新，法当宣风散导，过以用入脏君臣药调之，益黄散。

凡大泻引饮者，其病不以新久，皆宜服白术散，痢病亦同。身热吐泻，咳嗽，是风木入于脾，母虚其子亦弱，法当煎槟榔豆蔻汤，下大青膏，后服益黄散。身热，吐泻大渴，大便必少，是热入膀胱，亡失津液，此为大逆，是阴阳相乘也，五苓散主之。身凉吐泻，不渴，则知为寒泻，当补之，煎附子桂枝汤，下大青膏。阴阳相乘，肝入于胃，故发热而呕，当服白术散，后煎槟榔木香汤，下大青膏。

阎孝忠曰：凡小儿吐泻，当温补之。予每用理中丸以温其中，以五苓散导其逆，连与数服，兼用异功散等温药调理之，往往便愈。若已虚损，当速生其胃气，宜与其四味理中丸，并研金液丹末，煎生姜，米饮调灌之，惟多服乃效。候胃气已生，手足渐暖，阴退阳回，然犹瘛疭，即减金液丹二分，增青州白丸子一、二分，兼用异功散、羌活膏、温白丸、钩藤饮子之类，调理至安。依此治之，仍频与粥，虽至危者，往往死中得生，十救八、九。金液丸治小儿吐泻虚极最妙。沈存中《良方》论金液丸云：亲见小儿吐利剧，气已绝，服之复活者数人。真不妄也，须多服方验。

按：此证钱论伤乳食所致，分冷热伤风，辨兼见证，明寒热因而治，可谓究其绪矣。阎主温中，兼用金液丹之类，盖是治寒证、湿证及升提下陷之法。至洁古更分时令，备兼见证而用药，治法殆无余蕴。但吐泻止作一证，然有吐而不泻，泻而不吐，则当别议。若吐而不泻伤冷者，宜温胃。泻而不吐，伤冷而脉微者，宜灸之。亦不可不分，盖病本之不一也。

## 论疳证虚实

钱氏曰：疳者，皆脾胃病亡津液之所作也。云云。疳在内，目肿腹胀，利色无常，或沫青白，渐瘦弱，此冷证也。疳在外，鼻下赤烂，自揉鼻头，上有疮，不著痂，渐绕耳生疮。治鼻疮烂，兰香散，诸疮，白粉散治之。五脏疳、筋疳、骨疳。形证详见本论。

洁古曰：疳者，小儿病癖，或久吐泻，医者妄投转过之药，小儿易为虚实，致之胃虚，而亡失津液，内发虚热，外消肌肉，一脏虚则诸脏皆弱。其病目胞肿，腹胀，利色无常，渐加瘦瘁，久不痊可，是肠胃有风积，法当用宣风散导之，后各依本脏补其母。

大抵小儿疳病，肌羸，血气不足，同大人痨瘵之疾。

按：疳证惟钱氏论中最详。宜玩本文。

## 论腹痛所因

钱氏曰：积痛，口中气温，面黄白，日无精光，或白睛多，及多睡畏食，或大便酸臭者，当磨积，宜消积丸。甚者当白饼子下之，后和胃，用白术散[1]。虫痛，面晄白，心腹痛，口中沫及清水出，发痛有时，安虫散主之。小儿本怯者多此病。积痛、食痛、虚痛，大同小异，惟虫痛当口淡而沫直出。

按：小儿腹痛，亦有伤冷食、乳物及湿热，欲作痢而痛，或发痧疹痛者，皆宜详悉。

[1] 白术散：底本无，据紫来堂本补。

## 论小儿癖积

钱氏曰：腹中有癖，不食，但饮乳是也，当渐用白饼子下之。小儿病癖，由乳食不消，伏在腹中，乍凉乍热，饮水或喘嗽，与潮热相类，不早治，必成疳。以其有癖，则令儿不食，致脾胃虚而发热，故饮引。水过多，即荡涤肠胃，亡失津液，脾胃不能转化水谷，其脉沉细，益不食，脾胃虚衰，四肢不举，诸邪遂生，羸瘦而成疳矣。

## 论痘疮轻重

钱氏曰：凡疮疹，一发便出尽者，必重也。疮夹疹者，半轻半重也。出稀者轻，里外肥红者轻。外黑里赤者，微重也。外白里黑者，大重也。疮端里黑点如针孔者，势剧也。青干紫陷，睡昏，汗出不止，烦躁热渴，腹胀啼喘，大小便不通者，困也。凡疮疹，当乳母慎口味，不可令饥❶，及受❷风寒。

归肾变黑，难治也。有大热，当利小便。有小热，宜解毒。若黑紫干陷者，百祥丸下之。不黑者，慎勿下。看时月轻重，大抵疮疹属阳，出则春夏为顺，秋冬逆。冬月肾旺，又盛寒，病多归肾变黑。又当辨春脓疱、夏黑陷、秋斑、冬疹，亦不顺也。黑者无问何时，十难救一。其候寒战噤牙，或身黄肿紫，宜急以百祥丸下之。复恶寒不已，身冷出汗，耳骪反热者死，肾气大旺也。下后身热饮水可治，脾旺胜肾，寒去而温热也。先发脓疱，后发疹子者顺，后发斑子者逆。先发水疱，后发疹子者逆。先发脓疱，后发水泡多者顺，少者逆。先水泡，后斑子多者逆，少者顺。先疹子，后斑子者顺。凡疮疹，只出一般者善。

洁古曰：一发便密如针头，形势重者，合轻其表，而凉其内，连翘升麻汤。若斑已发，密重微喘饮水者，有热证，则去风药微下之。若出不快，清便自调，知其在表不在里，当微发散，用升麻葛根汤。若青干黑陷，身不大热，大小便涩，则是热在内，煎大黄汤，下宣风散。若身表大热，表证未罢，不可下。若斑疹已出，见小热，小便不利，当利之。已发后有余毒未散，复有身热疮肿之类，当用茶粉下解毒丸。疮疹已出，后有声音者，乃形病气不病也。疮疹未出，先声音不出者，乃形不病而气病也。若疮疹出，而声音不出者，是形气俱病也，当清其肺气，当用八风汤，并凉膈散，去硝、黄亦可。

## 论痘疮用热药之误

丹溪曰：读前人之书，当知其立言之意。苟不知其意，求适于用，不可得也。痘疮之论，钱氏为详，历举源流。明经络，分表里虚实，开其治法，证以论辨，深得著书垂教之体。使后人如求方圆于规矩，较平直于准绳，引而伸之，触类而长之，可谓无穷之应用也。今人不知致病之因，不求立方之意，仓卒一试，设有不应，并其书而弃之。近因《局方》之学行，《素问》之道不明，类皆喜温而恶凉，喜补而恶解利，忽得陈氏《方论》，遂以为钱氏不及也。虽然陈氏亦可谓善求病情者，大率归重于太阴一经。盖以手太阴属肺，主皮毛，足

❶ 不可令饥：原本作“凡饥”，据《直诀》卷上及紫来堂本改。

❷ 受：原本脱，据《直诀》卷上、紫来堂本补。

太阴属脾土，主手足。肺金恶寒而易于外感，脾土恶湿而无物不受。观其用丁香、官桂，所以治肺之寒；用附、术、半夏，所以治脾之湿也。使脾与肺，果有寒与湿，而兼有虚也，中病则已，何伤之有？今从见其出迟者，身热者，泄利者，惊悸者，气急者，渴思饮者，例与木香散、异功散者。间有偶中之效，不思一偏之祸。若钱氏方固未尝废细辛、丁香、白术、参、芪辈，率有监制辅佐之药，但有寒凉者多，而补助一法略示❶端绪。痴人不可说梦，钱氏之虑深矣，亦将俟达者推充而用之。

夫渴者用温药，痒塌者用补药，自陈氏发之，迥出前辈。然其多用燥热，或未适中，恐其立方之际，必有挟痰而痘者。余尝会诸家之粹而用之，聊陈一二。从子六、七岁时，出痘身热，微渴自利，或欲用木香散加丁香十粒煎。予观其出迟，固因其自利而气弱，察其所下，皆臭滞，因热蒸而下，恐未必寒。急止之，已投一贴矣。与黄连解毒汤加白术近十贴以解之，利止痘出。其后肌常微热，手足生痈，又与凉剂补一月安。一人年七十岁，发热而昏倦，其脉大而似数，与参、芪、归、术、陈皮大料浓汤饮之。二十贴痘出，又二十贴脓疱成，身无全肤。或欲用陈氏本方与之，予曰：但虚无寒也。又与前方，至六十贴而安。至正甲申春，邑间痘疮不越一家，率与陈氏方，童幼死者百余。虽曰天数，吾恐人事亦或未之尽也。

谨按：钱氏论痘疮形色轻重困剧而用药，已具其端绪矣。至洁古，又辨所兼之证，及候音声，察形气为病而处治，治法可谓详悉。但世俗不深求其意，反有疑似丹溪先生所以言之谍谍也。大抵世俗喜温而恶凉，将钱氏之法不去推充，至多疑似。如云不可妄下，盖“妄”之一字，戒慎之意，当有可下之理也。若疮疹初发，有因里实而出不快，渴而脉数，便秘烦躁，不下可乎？有将恹之际，里实而渴，便秘身热，不下可乎？或云首尾俱不可下，或指为上吐下泻不可下，皆非也。但自病体虚实不等，时令中治法之异，要当适中病情尔。故钱氏云，看时月。此句关系甚妙，如冬月盛寒便难例用凉剂。且小儿痘疮，本五脏之毒所发，非止属诸痛痒疮皆出心火之比。故陈氏方一出，亦多获效。今人用钱氏方，亦有致误者。盖不善用其法之过，非制法者之过也。宜求乎立方本旨。矧岁气时临灾眚浅深不同，小儿体有虚实之异，用药不可轻举。详洁古以微下法中佐以风剂，是兼升发之意，亦慎之也。何热剂与香窜之药，岂可例用乎？然有毒入关窍肌骨间，邪气下陷，用此而获生者或有之，恐千百而一二也。

## 论斑疹证治

王海藏云：夫斑之为病，皆由子在母腹中时，浸渍食母血秽，蕴而成毒。皆太阴湿土壅滞，君相二火之所作也。因小儿真气既盛，正气又旺，邪无所容，或因天寒伤表或伤里，斑由是而生焉。治当外者外治，内者内治，中外皆和，其斑自出。至于恶寒者发之，表大热者夺之，渴者清之，秘者通利之，惊者安之，泄者分之，不可执一。大抵伤寒同治，随经用药最为高论。假如五日以里，诸病与斑疹不能别辨者，不可疑似，必须发之，但各从其所伤应见治之，皆不妨斑出。若强发之，其变不可胜数矣。

---

❶ 示：原本作“尔”，据紫来堂本改。

前人言首尾俱不可下者何也？曰首不可下者，为斑未显于表，下则邪气不得伸越，此脉证有表而无里，故禁首不可下也。尾不可下者，为斑毒已显于外，内无根蒂，大便不实，无一切里证，下之则斑气内陷，故禁尾不可下也。又言温暖不令通风。若斑已出，身热天暄，何必盖覆，不使之通风乎？后人执此二句，不知天令人事通变，致误者多。大抵以脉为主，浮、中、沉之诊，平举按之，候察其虚实，定其中外，则可以万全矣。

## 论未显斑证所用之药

外伤，升麻汤。内伤，枳实丸。大便耎者，枳术丸。伤冷者温之，神应丸。恶寒者发之，防风苍术汤。

表大热者夺之，此表者通言三阳也。夫阳盛则气必上行，言夺者，治之不令上行也。大便秘结者下之，桃仁承气、四顺饮、柴胡饮选用，察其在气在血。渴者清之，大渴者白虎汤，小渴者凉膈散。小便不通者利之，导赤散、八正散之类，当求上、下二[1]焦何经而用药。惊者分轻重安之。泄者察其热分之。

## 已显斑证所用之药

出不快，化毒汤。出太多，犀角地黄汤、地骨皮鼠黏子汤。咽不利，桔梗甘草黏子汤。烦者，桔梗甘草栀子汤。肺不利，紫草甘草枳壳汤。太阳出不快，荆芥甘草防风汤。阳明出不快，升麻加紫草汤。少阳出不快，连翘防风汤。四肢出不快，防风芍药甘草汤。

## 【治风之剂】

**小续命汤**一名宽筋汤　治小儿吐泻之后，因虚生风，瘛疭神昏，涎盛不利。

麻黄去节，半两　防风一分半　芍药　附子　人参　川芎　白术　防己各一两　黄芩一分　桂枝　甘草各半两

上为粗末，每三岁一钱，水煎入姜枣。有汗者，去麻黄。

**钱氏大青膏**　治小儿热盛生风，欲为惊搐，血气未实，不能胜邪，故发搐也。大小便依度，口中气热，当发之。

天麻末一钱　白附子一钱半　蝎梢半钱　朱砂一字　麝一字　乌蛇肉酒浸焙干，半钱　青黛一钱　天竺黄一字

上同为末，生蜜和成膏，每服半皂子大。月中儿，粳米大。

**天麻防风丸**见后。

按：以上三方，风自内因者，宜此汗之。可见里之表证，与外因不同，矧有惊风、痰热、食热等类诸风者，临证并宜选择。

**驱风膏**

泻青丸加辰砂、蝎尾。

按：此表里药也。

**浴体法**

天麻末一钱　蝎尾　朱砂各半钱　乌蛇肉酒浸为末　白矾各三钱　麝一字　青黛三钱

上同研匀，每三钱水煎，入桃枝一握，并叶五七枚，温洗之，勿浴背。

**涂囟法**

麝一字　蝎尾半钱　薄荷叶半钱　蜈蚣末　牛黄末　青黛末各一字

上研匀，熟枣肉剂为膏，新棉上涂

[1] 二：底本作“三”，据文义改。

匀贴囟上，四方可出一指许，火上炙手，频熨，百日里外儿用此法。

谨按：世俗周岁上下小儿诸风搐证，用浴体掐洗法，得汗立效，殊胜火炙。盖艾有误加于风热阳痫也，慎之。

**局方败毒散** 治小儿伤风，身热鼻塞。方见热门。

**拔萃防风苍术汤** 治小儿邪热在表，恶风，风寒所伤。

防风半两 苍术 石膏各一两 甘草炙，半两 川芎 黄芩各二钱半

上为粗末，每二钱入姜、薄荷叶煎。

**升麻黄芩汤** 治小儿中风身热，头项强，自汗，表不和也。

升麻 葛根 黄芩 芍药各五钱半 甘草二钱半

上㕮咀，每二钱水煎。

按：此二方阳明经药也。

**大羌活汤** 治风热。方见寒门。

**钱氏塌气丸** 治脾风腹胀。

胡椒一两 蝎尾半两

上糊丸，粟米大，每五七丸至一二十丸。

按：此宣风补脾药也。

**羌活膏**见后惊剂。

**全婴方加减惺惺散** 治小儿伤风风热，及伤寒鼻塞，发热惊悸，头痛咳嗽，时行风热。

苍术 川芎 细辛 羌活 防风 白芷 天花粉 甘草 赤芍 桔梗 麻黄 荆芥 当归 薄荷

上等分，水煎一钱入姜。

按：此太阳例药也。

以上诸方，宜随诸经轻重选用。

**僵蚕散** 治小儿中风，不语失音，关膈不通，精神昏愦。

僵蚕半两 羌活一两 麝半钱

上为末，三岁半钱，姜汁少许调和，汤浸服。又以菖蒲末于舌根上频用之。

**桂菖散** 治小儿急中风，失音不语。

桂心一两 石菖蒲一分

上为末，三岁一钱，水煎服。若大病后不语者，用猪胆汁调下，未语再服。

按：此二方出太阳例，可见中风、伤风例不同，故录之。

## 【治寒之剂】

**仲景桂枝汤** 治感冒风寒，身热恶寒，自汗。

**麻黄汤** 治冒风寒，身热鼻塞，寒栗无汗。

**桂枝麻黄各半汤**

**小青龙汤** 治感风寒，脉缓发热，腹痛或利。

**理中汤** 治感寒腹痛。方并见寒门。

谨按：世俗治伤寒，多不本仲景初发，矧小儿乎。惟近代郑友端集《全婴方》，于《伤寒》多采其例。言桂枝汤，自西、北二方居人，四时行之无不验。江淮间，惟冬及春可行之。自春末及夏以前，桂枝证加黄芩一分，谓之阳旦汤。夏至以后，有桂枝可加知母、石膏各半两，或加升麻一分。若病人素虚寒者，正用古方，不在加减也，可谓得其旨趣。故兹寒例与夫变证法并见本论，今不详录，但以变法一二附于下。

**葛根升麻汤**方见升麻汤。

上㕮咀，水煎。

按：此方阳明药也。世俗用治小儿伤风，及发斑疮疑似之间者皆用之，故收入。然亦须审谛而行之可也。故王海藏云：《活人》言伤寒头痛如破者，连须葱白汤。次又不已者，葛根升麻汤。恐太阳流入阳明，用断其路，故以此汤主之。地黄汤内如无犀角，以升麻代之，

是知阳明药，非太阳药也。人或初病太阳证，便与此汤，是遗太阳，不惟遗经，反引太阳邪气，入阳明不能解也。其变可胜言哉。故不可不慎之，况小儿乎。

**麻黄黄芩汤** 治小儿伤寒，头痛，身壮热，无汗，鼻塞目涩，小便清者，知不在里，可汗之。

麻黄三钱 赤芍 黄芩各一钱半 甘草炙 桂枝各半钱

上为粗末，每二钱❶，水煎服。

按：此太阳例药也。

**惺惺散** 治伤寒时气，风热痰壅，咳嗽气不和。

桔梗 细辛 人参 甘草炙 白茯苓 白术 栝楼根各一两

上为末，每二钱水煎，入薄荷五叶。一方加防风、川芎各一分。

按：此少阴例药也。

**东垣麻黄升麻汤** 治小儿寒郁而喘，喉鸣，脐中鸣，腹满，鼻流清涕，脉沉急而数。

麻黄 草豆蔻各一钱半 益智仁一分半 厚朴 吴茱萸各二分 甘草一分 当归尾 升麻 曲末 苏木各半分 柴胡 黄芩各一分 红花少许 蝎二个

上㕮咀，作二服水煎，稍热服。

按：此太阳例药也。然有所兼之证，故用是变法，随证加减之也。

## 【治热之剂】

**钱氏泻青丸** 治肝热搐搦，脉洪实。

当归 龙胆 山栀 川芎 大黄 羌活 防风

上等分，蜜丸鸡头大，每服一丸。

按：此泻乙木之阴火药也。治风热表里之剂。

**泻心汤** 治心经实热。

按：此泻丁火药也。

**泻黄散** 治脾热目黄，口不能吮乳。

按：以上治己土湿热之药。风胜湿，甘寒泻火也。与以上并治实热之剂。

**泻白散** 治肺热目黄，口不能吮乳，喘嗽。

按：此泻肺邪之有余，补辛金之不足也。

**导赤散** 治内热，小便赤黄，心躁睡语。

按：此治丙火药也。

**安神丸** 治邪热惊悸，面黄颊赤。

按：此治心、肺、胃热气分药也，清镇之剂。以上方并见热门。

**地黄丸** 治疳热肾虚，泻血失音，身瘦，目翳生疥，解囟不合，长大不行，可服取效。方见补虚门。

按：此治癸水不足药也。

**地骨皮散** 治小儿肌热。

**白虎汤** 治小儿发热而渴。方并见热门。

**生犀散** 治小儿肌热。

生犀镑，三分❷ 地骨皮 赤芍 柴胡 葛根各一钱❸ 甘草炙，五分❹

上㕮咀，水煎。

按：此少阳、阳明药也。

**鳖甲饮** 治小儿骨热，潮热盗汗。

鳖甲炙 地骨皮 秦艽 柴胡 枳壳炒 知母 当归等分

上㕮咀，三岁一钱水煎，加桃、柳枝各三寸，乌梅一个。

按：此少阳、厥阴药也，气血之剂。

**镇心丸** 治内热生惊，痰盛。

甜硝一两 人参一两 甘草炙 寒水

---

❶ 每二钱：底本无，据紫来堂本补。
❷ 镑，三分：底本无，据紫来堂本补。
❸ 各一钱：底本无，据紫来堂本补。
❹ 五分：底本无，据紫来堂本补。

石烧。各❶一两半　山药　茯苓各二两　朱砂一两　脑　麝各一钱

上为末，蜜丸鸡头大，要红入胭脂，量儿大小与服。

按：此手太阴、少阴，足阳明、太阳药也。

**化毒丹**　治心胃内热，惊悸。

生熟地黄各五两　天门冬　麦门冬去心焙。各三两　玄参二两　甘草炙　甜硝各二两　青黛一两半

上为末，入硝，炼蜜丸，如鸡头大。每半丸或一丸水下。

按：此手足太阴、少阴药也。

**甘露饮子**　治心胃热，咽痛，口苦生疮，上攻牙龈肿。方见热门。

**大黄丸**方见伤风门。

**绛雪丹**　治小儿诸热阳盛，发狂躁不安，目赤烦渴。

芒硝一两　朱砂一两

上为末，浸蒸饼为丸，鸡头大。三岁儿一丸，砂糖水化下，无时。

按：以上三❷方，阳明例药也。

**易老羌活黄芩苍术甘草汤**　治壮热体重而渴。

羌活　黄芩　苍术　甘草

上等分㕮咀，水煎服。

按：此太阳、阳明药也。

**陈氏人参清膈散**　治小儿潮热烦热，自汗骨蒸。

人参　柴胡　当归　芍药　知母　桑白皮　白术　黄芪　紫菀　地骨皮　茯苓　甘草　桔梗各一两　黄芩半两　石膏　滑石各一两半❸

上为粗末，每三钱水煎入姜。

按：此手足太阴、足少阳、厥阴、阳明药也。虚热、烦热、气血皆可用。

谨按：以上诸方，姑随轻重例，因举其概。至于食热、痰热、惊热等候，宜于后方内选用。

## 【治湿热攻下之剂】

**钱氏牛黄夺命散**　治小儿肺胀喘满，胸高气急，两胁扇动陷下，鼻张闷乱，嗽渴声嗄，痰涎潮塞，俗谓之马脾风者。

黑白牵牛各一两半，一半炒　大黄　槟榔各一两

上为末，三岁儿每服二钱，冷温水调下。涎多加腻粉少许，无时。

**通膈丸**

大黄　牵牛　木通等分

上为细末，水丸粟米大。每三五十丸，量大小虚实与服。

按：以上两方，阳明例药也。

## 【治惊之剂】宜与风痫门兼看。

**钱氏凉惊丸**

草龙胆　防风　青黛各三钱　钩藤二钱　牛黄　麝各一字　黄连五分　龙脑一字

上糊丸，粟米大，每三五丸，金银汤下。

按：此治风热之剂也。

**局方天麻防风丸**　治小儿惊风，身热喘粗，多睡惊悸，手足搐搦，精神昏愦。

天麻　防风　人参各一两　蝎尾半两，炒　甘草　朱砂　雄黄各二钱半　牛黄　麝各一钱　僵蚕炒，半两

上为末，炼蜜丸樱桃大，朱砂为衣。每一丸薄荷汤化下。

按：此治风痫通关窍药也。

---

❶ 各：底本脱，据紫来堂本补。
❷ 三：底本作“二”，据紫来堂本改。
❸ 一两半：四库本作“半两”。

**三因方** 治阳痫惊风热证，面赤身热，发搐直视，牙紧。

朱砂一钱 腻粉 麝各半钱 芦荟 白附子 甘草各二钱 胡黄连一钱 蝎梢七个 僵蚕七个，炒 金箔七片 赤脚蜈蚣一条，炙

上为末，二岁以上服半钱，金箔、薄荷汤下。

按：此治风热痰之剂，透关通经络药也。

**全婴方睡红散** 治小儿急慢惊风，手足搐搦，目瞪神昏。

牛黄 鹏砂 脑子 真珠 水银砂子。各半钱 青黛 蝎尾炒 京墨烧 南星 半夏同上姜制一夕 蛇含石淬，各一钱 金银箔各十片 麝香一字 乌蛇尾并项下七寸，并酒浸一宿取出，去皮骨炙，一钱

上为末，三岁一字，薄荷汤下。

按：此治风热痰药，通关透肌骨之剂也，非风邪下陷者，不可轻用。

**东垣朱砂安神丸**方见热门。

按：此宁心清神凉血之剂也。

**谢氏夺命丹** 治急惊不省人事，眼定不动，牙关不开，唇白并黑者。

南星 半夏各四钱为末，并以生姜汁和作饼子晒干 真珠新白者，二钱 巴豆去油净，一钱 朱砂四钱 金箔 银箔各十片 轻粉 麝各半钱

上九味，各为末和匀，飞罗面打糊为丸，如黍米大。每一岁儿一丸，灯心汤下。

**比金丸** 治小儿风热丹毒，急慢哑惊。

前夺命丹中减去金、银箔，加真郁金末三钱，丸如上法。

**利惊丸**

前比金丸中去郁金，加脑子半钱，白颈蚯蚓一条，用刀截断首尾，两头齐跳者用之。去土秤二钱，丸服如上法。

按：此三方导痰药也，白饼子加减法。

按：以上诸方，治阳痫之药，不问急慢，但系阳证诸热者，宜随表里轻重择用之。

**钱氏温惊丸**

天南星为末，入腊月牛胆中百日，阴干为末，四两 朱砂一钱 天竺黄一两 坯子胭脂 片脑各一钱

上用牛胆汁和丸，鸡头大。每一丸，小者半丸，砂糖水化下。

**羌活膏** 治脾胃虚，肝气热盛生风，或吐泻后成慢惊者。

羌活 川芎 人参 白附子 赤茯苓各半两 天麻一两 僵蚕炒 干蝎炒 白花蛇酒浸焙。各一分 川附子炮 防风 麻黄各三钱 肉豆蔻 母丁香 藿香叶 沉香 木香各二钱 轻粉一字 真珠末 牛黄各一钱半 龙脑半字 麝一钱 雄黄 辰砂各一分，以上七味各另研

上为细末，熟蜜剂旋丸大豆大。每服一二丸，食前薄荷汤或麦门冬汤下。实热并急惊者勿服[1]。

**三因方** 治阴痫慢惊。

黑附子锉去皮 南星生 半夏各二钱 白附子一钱半

上研细，井花水浸七日，每日换水浸，控干入朱砂二钱、麝一钱拌匀。每服一字，薄荷汤下，量大小与服。或丸如粟米大，每二十丸薄荷汤下。此白丸子方也，因分两不同，故两存之。

**经验方保生锭子** 治急慢惊风。

蛇含石四两，火煅醋淬十数次，研为极细末 南星一两，先泡，细切再炒 白附子

---

[1] 实热并急惊者勿服：原本无，据紫来堂本补。

去皮，一两　朱砂三钱，另研极细　麝一钱

上为细末，用糯米粉煮作饼，捣和前药，令匀作锭子，临用，薄荷汤浓磨汁，服一二口。

**全婴方麝香饼**　治小儿急慢惊风，进退不定，荏苒经日，乍静乍动，呕吐痰涎，潮搐甚者宜此。

麝香　蝎尾去毒　蜈蚣二条，酒浸酥炙　南星炮　川乌炮　白花蛇酒浸一夕，去骨皮焙，以上各半两　乳香　铁粉　朱砂　牛黄各一钱

上为末，酒煮糊丸，如鸡头大，捏作饼子。三岁儿一饼，用薄荷汤下。

按：此厥阴例药也。非风在关窍肯綮者，不可用。义见中风门通关透骨例。

**全蝎散**　治小儿急慢惊风，潮作不定，心肺中风。

蛇头一个，酒浸　蜈蚣一条，酥炙　蝎一钱　草乌一个，去皮尖　麻黄去节，一钱　朱砂一钱　脑　麝各一字

上为末，一岁一字，薄荷汤下。

**夺命散**　治小儿急慢惊风，诸药无效者，一服见效。

白附子　黑附子炮　天麻　防风　半夏炮　麻黄去节　朱砂　蝎新薄荷叶裹，姜汁蘸炙三两次。各一钱

上入麝香半钱为末，三岁半钱，薄荷、姜汁，更入酒些小，热汤共调下。

按：此二方太阳例药也。

**钩藤饮子**　治吐利，脾胃气弱，虚风慢惊。

钩藤三分　蝉壳　防风　人参　麻黄去节　僵蚕炒　天麻　蝎尾炒。各半两　甘草炙　川芎各一分　麝一钱，另研

上同为细末，每服二钱，水煎，量多少与之。寒多者，加附子半钱。

按：此升阳越脾气药也。

**宁心膏**　治小儿精神不定，恍惚不宁，恐畏多哭，惊魇。

人参　白术　白茯苓　茯神　山药　羌活　甘草炙。各一钱　朱砂二钱　脑　麝各一字

上为末，炼蜜丸如鸡头大。二岁一丸，薄荷汤化下。

按：此养气疏风清神之药也。

**宝鉴天麻散**　治小儿急慢惊风，其效如神。

半夏七钱　天麻二钱半　甘草炙　白茯苓　白术各三钱

上水一盏，入磁器内，煮水干，将生姜三钱同煮，候干为末，每服一钱半，姜、枣汤调下。

按：此温脾养胃之剂，非止于疏风胜痰药也。大抵小儿血气未充，体虚者多，或因病后致者，宜与此调理，而不为峻剂下陷转成坏证者。此三方则庶几矣。

谨按：以上诸方治阴痫，不问急慢惊，但系阴证，宜随表里轻重选用，则半阴半阳慢脾之法例在其中矣。

**经验方嚏惊开关散**　牙关紧急者，用之嗃鼻并擦牙。

蜈蚣一条，炙　直僵蚕炒　南星各一钱　麝一字　猪牙皂角一挺❶，略烧存性

上各为末，研极细，少许嗃鼻。如欲擦牙者，用生姜汁蘸药擦牙上。

**全婴方探生散**　治小儿急慢惊风，诸药无效者，吹鼻定死生。

没药　雄黄各一钱　乳香半钱　麝一字

上为末，少许吹鼻。如眼泪、鼻涕俱出者可治。

按：此二方捷嚏药也。

**吐风散**　治小儿急中风，口噤不开，

❶ 挺：底本作“定”，据紫来堂本改。

不省人事。

全蝎一个，炒　瓜蒂十个，炒　赤小豆三十粒

上为末，一岁一字，温米饮调下，未吐再服。

**碧云散**　治小儿急风卒中，涎潮气粗，不省人事。

石碌四钱　轻粉一钱

上为末，每一字薄荷汤下，酒少许同调下。良久，先吐后利。

一方以铜青为末，醋糊丸，如鸡头大，每一丸薄荷汤磨下，须臾，吐涎似胶，以手拽出，神效。

**天霜散**　治小儿急中卒风，并急惊口噤，搐搦涎盛，昏塞不语。

辰砂　粉霜　轻粉　南星炮。各半两　蝎尾　白附子　藿香叶各一钱

上为末，一岁半字，薄荷汤调下，茶亦得，未吐再服。

按：以上三方宣剂也，宜选用。然此方吐中兼汗下也。

**钱氏利惊丸**　治小儿急惊风，涎盛，发热潮搐。

青黛　轻粉各一钱　牵牛半两　天竺黄二钱

上为末，白糊丸，如小豆大。二十丸薄荷汤调下。

按：此下湿热痰之剂也。

**全婴驱风膏**　治小儿肝风，筋脉拘急，面红，目青眼上，惊搐及胎风。

辰砂　蝎尾　当归　龙胆草　川芎　山栀　大黄　羌活　防风　甘草各一钱

上为末，入麝香一字，炼砂糖，丸如鸡头大。三岁一丸，薄荷、竹叶、蜜汤化下。

按：此下风热之剂也。

**珍珠丸**　治小儿急慢惊风发搐，涎潮壮热，及痰嗽壅塞。

白附子　滑石　巴豆十五个，去油　轻粉　南星各一钱

上为末，糊丸如小豆大。三岁一二丸，葱白汤下。

按：此下食痰、导滞之剂也。白饼子加减法。

**通关散**　治小儿惊风已退，声哑不能言。

上以南星大者，炮为末。三岁一钱，猪胆汁调下，咽入喉中便能言。

## 【灸惊风法】附脐风撮口法

《宝鉴》云：小儿急惊风，灸前顶一穴，在百会前一寸。若不愈，须灸两眉头及人中一穴各三壮，如小麦大。

小儿慢惊风，灸尺泽穴各七壮，在肘中横纹上动脉中，炷如小麦大。

初生小儿脐风撮口，诸药不效者，取然谷穴，在内踝前踝骨下陷中，可灸三壮，针入三分，不宜见血，立效。

小儿癫痫瘛疭，脊强互相引，灸长强穴二十壮。在脊骶端，跌地取之乃得。

小儿癫痫，惊风目弦，灸神庭一穴七壮，在鼻直上入发际五分。

小儿风痫者，先屈手指如数物，乃发也。灸鼻柱，入发际宛宛中，灸三壮，如小麦大。

小儿惊痫，先惊怖啼叫，乃发也。灸顶上旋毛中三壮，及耳后青脉，炷如小麦大。

## 【治痰涎之剂】

**青州白丸子**

南星三两　半夏七两　白附子二两　川乌半两。各生用

上为末，绢袋盛，井水摆尽为度，

别换水浸三五日，晒干，糯米粉丸，如梧子大。量儿大小与服，姜汤下❶。

按：此治寒痰、风痰药也。

**抱龙丸** 治风痰壅盛，惊搐昏睡。

雄黄 辰砂 天竺黄各四钱 麝香一钱 牛胆 南星八钱，入猎月牛胆中阴干，百日内用。如无生者，水浸二日焙用

上为末，煮甘草糊丸，如皂子大。三岁一丸，量大小与服，薄荷汤下。

按：此治风痰、热痰药也。

**宣风散**

槟榔二个 陈皮 甘草各半两 牵牛四两，半生半熟

上为末，每一钱量大小与服，汤调下。

按：此下湿痰之剂也。

**褊银丸** 治风涎，膈实上热，及乳食不消，腹胀气喘。

巴豆半两，去油研 好墨八钱，烧，醋淬 水银半两 黑铅一钱半，与水银结砂子 麝香半钱，别研

上将巴豆末并墨再研，和匀入砂子等，陈米粥和丸，如绿豆大。捻作饼子，一岁一丸，薄荷汤下。

按：此下食痰、癖积药也。

谨按：小儿多痰热，宜用抱龙丸，与化毒丹等兼服，故兹例不多录。

## 【治内伤及癖积之剂】

**钱氏白饼子** 治腹中有癖，但饮乳嗽而吐痰涎。方见痰饮门。

按：此下痰积、食积药也。义见痰饮门。

**消积丸**

丁香九个 砂仁十二个 巴豆二个，去油 乌梅肉三个

上为末，面糊丸，黍米大。三岁以上三五丸，以下三二丸，温水下。

**消坚丸** 消乳癖，及下交妳。又治痰热膈实，取积。

硇砂末 巴豆去油净 轻粉各一钱 水银砂子一❷两，皂子大 黄明胶末五钱

上同研匀，入面糊丸，如麻子大。倒流水下，一岁儿一丸，食后服。

按：此二方有寒热轻重之分，宜选用。后法同。

**宝鉴三棱煎丸** 治小儿饮食过多，痞闷疼痛，宿食不化，久而成癖。

广术黑角者 荆三棱二味湿纸裹煨为末，各一两 大黄去皮，八两

上将大黄为末，石器内以好醋浸令透，慢火熬成膏，和二药为丸，麻子大或绿豆大。每一二十丸食后温水下。

**鳖甲猪肚丸** 治癖发热。

鳖甲九肋者七钱，醋煮黄色 青蒿 黄连各七钱 青皮 枳实炒 木香各半两 柴胡一两

上细末，�猪肚一个，去脂贮药蒸熟，同和梧子大，每二三十丸，食后人参汤下。

**广术化癖丸** 治乳食不消，心腹饱胀，壮热喘粗，呕吐痰逆，食癥乳癖。

代赭石醋淬 当归炒 朱砂研 枳壳炒 广术炮 荆三棱炮。各半两 木香一两 麝香 巴豆去油。各一分

上末，研匀糊丸，如麻子大。每一岁儿二丸，米饮下。

**灸癖积法**

《宝鉴》云：治小儿癖气久不瘥，中脘一穴、章门二穴，在大横外，直脐季胁端❸侧，卧屈上足，举臂取之。

---

❶ 如梧子大……姜汤下：共13字，底本无，据紫来堂本补。

❷ 一：底本无，据紫来堂本补。

❸ 端：底本作“喘”，据紫来堂本、四库本改。

各灸七壮，脐后脊中灸二七壮。

治小儿胁下满，泻利体重，四肢不收，痃癖积聚，腹痛不嗜食，寒热，取脾俞二穴，在第十❶一椎下两旁，相去各一寸五分，可灸七壮。又治腹胀黄疸，可灸三壮。

## 【治泻痢之剂】

**钱氏白术散**

藿香叶　白术　木香　白茯苓　甘草　人参各一钱　干葛二钱

上为末，每一钱至二钱水煎服。

**异功散**

四君子汤加陈皮。一方只用参、术、甘草三味，名温中汤。

按：此二方补脾汤加减法也。

**益黄散**

陈皮一两　青皮　诃子肉　甘草炙，各五钱❷　丁香二钱

上为细末，每二钱水煎服。

**没石子丸**

木香　黄连各二分　没石子一个　豆蔻仁二个　诃子肉三个

上为末，饭丸麻子大。米饮下十五丸，量大小与之。

按：此二方兼止涩药也。

**五苓散**　治泻而渴。方见湿门。

**羌活膏**　治小儿泄泻发搐。方见前。

**温白丸**　治小儿脾气虚困泄泻，瘦弱冷疳，洞利或惊。

天麻半两　僵蚕炒　白附子　干蝎　南星浸。各一钱

上为末，浸寒食面为丸，如绿豆大。每五七丸至二三十丸，姜汤下。仍于寒食面内，养七日取出。

**回生散**　治小儿吐泻。

大南星八九钱以上者

上用地坑子一个，深三寸，烧赤入好酒半盏，下南星，却用炭火三两条，盖候南星微裂取出，锉，再炒，放冷为细末。每半钱或一字浓煎，生姜防风汤调下。

按：此二方升肺脾之气药也。

**金液丹**　治吐利日久，脾胃虚损，手足厥逆，神昏，睡多露睛，口鼻气冷，欲成慢惊，或身冷脉微，自汗，小便不禁。

舶上硫黄十两，去砂石❸为末，沙合子盛八分满，水和赤石脂封缝，盐泥固济，晒干，再入水罐内，泥固济，火煅过候冷。

上于乳钵内，研为细末，水浸蒸饼，丸桐子大，或绿豆大。每五十丸至百丸，米饮下。

按：此厥阴例药也。

**玉露散**　治伤热，吐泻黄色。

寒水石　石膏坚白者。各半两　生甘草一分

上同为细末，每服半钱或一钱，温汤调下。

按：此阳明例药也。

**豆蔻香连丸**　治泄泻，腹痛肠鸣。

黄连三分，炒　肉豆蔻　木香各一分

上为细末，粟米饭丸米粒大。每服十丸至二三十丸，日夜各四五服，米饮下。

**二圣丸**　治小儿脏腑或泻或好，久不愈。

黄连　黄柏去皮。各一两

上为末，入猪胆内煮熟，丸如绿豆大。每二三十丸米饮下。

---

❶ 十：底本脱，据紫来堂本补。
❷ 五钱：底本脱，据紫来堂本补。
❸ 石：底本作“不”，据紫来堂本、四库本改。

按：此解毒汤变法也，与前方不同，宜选用。

**羌活黄芩苍术甘草汤** 治壮热体重而泻。方见前。

**茯苓半夏汤** 治风泻而呕。方见痰饮门。

**东垣升阳益胃汤**方用补虚门。

**汤氏助胃膏** 治小儿气虚，乳食不进，腹痛泄泻，肠鸣。

陈皮 山药各四两 甘草炙 砂仁 白茯苓 藿香 桂各二两 肉果 人参 木香 丁香 白豆蔻各一两

上为末，炼蜜丸和成膏，每服鸡头大，量大小与之。

按：此出太阳例，冬月时令中药。

**局方水浸丹** 治伏暑伤冷，冷热不调，霍乱吐利，烦渴。

巴豆大者二十五个，去皮研细，去油尽 黄丹一两，炒

上研匀，用黄蜡熔汁为丸，如梧子大。每一丸以水浸少顷，别以新水吞之，量大小与服。

按：此足阳明药也。

**小香连丸** 治热痢腹痛。

木香 诃子各一分 黄连半两

上为末，饭和丸绿豆大，米饮下十丸至二三十丸，频服之。

**胃风汤**方见泄泻门。

**全婴方诃子散** 治小儿纯下血痢腹痛。

诃子半两，烧去核 栀子仁一钱半

上为末，三岁半钱，米汤调下，食前。

按：此治热之剂也。

**桃花丸** 治小儿赤白痢腹痛。

赤石脂 川干姜炮，等分

上为末，糊丸如小豆大，三岁三十丸，米汤下。

按：此治寒之剂也。

**涩肠丸** 治小儿下痢赤白，后重频并。

龙骨 海螵蛸 诃子炮去核，等分

上为末，糊丸如小豆大。三十丸米汤下。

按：此止涩之剂也。

**东垣厚肠丸** 治小儿乳食不能克化，或生腹胀瘦弱，痢泻无常色。

橘皮三分 大麦面半钱 半夏三分 枳实半钱 苍术三分 青皮二分 人参三分 厚朴二分 曲末半钱

上为细末，煮糊为丸，如麻子大。每二十丸温水下，食前。

按：此足阳明、太阴药也。

按：以上诸方，姑备其例，宜兼看泻、痢二门，而分治之。

## 【治咳嗽之剂】

**麻黄汤** 治伤风咳嗽，喘急无汗。方见寒门。

按：此治风寒之剂也。

**败毒散** 治时气咳嗽。方见咳嗽门。

按：此治风温之剂也。

**紫菀散** 治小儿咳嗽上气，喉中水鸡之声。

射干 紫菀 款冬花各三钱 麻黄四钱 细辛二钱 半夏一钱 五味子六钱

上㕮咀，三岁儿一钱，水煎入姜、枣少许。

**百部饮** 治小儿喘嗽，日夜不得睡，目鲜，如突出之状。

百部 生姜各八钱 细辛 甘草各三钱 贝母 白术 五味子各二钱 桂心四钱 麻黄二钱

上㕮咀，三岁儿一钱水煎。

按：此二方太阳例药，宜分轻重

选用。

**紫苏子散** 治小儿咳逆上气，因乳哺无度，内挟风冷，伤肺气，或啼未定与乳，乳与气相逆不得下。

苏子 诃子 萝卜子 杏仁炒 木香 人参各二钱 青皮 甘草各一钱半

上为末，每一钱水煎入姜，量大小与服。

按：此下气导痰药也。

**葶苈丸** 治乳食冲肺，咳嗽，面赤痰喘。

甜葶苈隔纸炒 黑牵牛炒 汉防己 杏仁炒。各一钱

上为末，入杏仁泥，取蒸陈枣肉和，再捣为丸，如麻子大。每五丸至七丸，生姜汤下。

按：此下湿之剂也。

**全婴方雄朱丸** 治小儿咳嗽有痰，潮热。

雄黄一钱半 巴豆七粒 半夏半两

上为末，糊丸小豆大，一岁二丸，姜汤下。

按：此导风痰、湿痰、乳癖药也。

**润肺散** 治小儿涎嗽不已，气急烦渴。

麻黄二钱 甘草一钱 人参 知母各二钱半 陈皮一分 桔梗 阿胶炒 百部各半钱

上为末，三岁一钱水煎。

按：此手太阴、足太阳药也。

**人参丸** 治小儿咳嗽有痰，气急恶心。

人参 半夏 白术 川姜 南星炮

上等分为末，姜糊丸，小豆大。三十丸姜汤下。

按：此手足太阴药也。

**参杏膏** 治小儿久新咳嗽，气急恶心，有痰咯血。

人参 阿胶 杏仁炒 款冬花 五味子 甘草 诃子 贝母

上等分为末，炼蜜丸鸡头大。三岁儿一丸，白汤下。

**补肺散** 治小儿久患咳嗽，气急有痰。

阿胶 糯米各一两 马兜铃 甘草各半两 杏仁七十粒 大力子一分

上㕮咀，三岁儿一钱，水煎服。

按：此二方，手太阴之的药也。

**泻肺散** 治小儿肺气热盛而咳。方见热门泻白散。

## 【治呕吐之剂】

**茯苓半夏汤**方见前泻剂。

**回生散** 治小儿吐泻。方见前。

**异功散**方见前泻剂。

**藿香散** 治脾胃虚，有热面赤，呕哕。

麦门冬 半夏 甘草炙 石膏各半两 藿香一分

上为末，每半钱至一钱，水煎入姜。

**全婴方消食丸** 治小儿生冷伤脾，腹痛恶心。即《局方》小七香丸。

**拔萃定吐紫金核**

半夏末制 人参 白术 木香 丁香 藿香各二钱半

上为末，稀糊为丸，如李核大，后用沉香、朱砂各一钱，研匀为衣，阴干。每一丸枣汤磨下。

**谢氏烧针丸** 专主吐逆。

府丹不拘多少。

上件研极细，去皮小枣肉和剂，为鸡头大，每用针签于灯上，烧灰为末，乳汁下一丸。

按：此亦劫剂也。以上方，唯藿香散出阳明例药，余温剂。宜随轻重选择，

出理中例。

## 【治疳之剂】

**钱氏木香丸** 治小儿疳瘦腹大。

木香 青黛 槟榔 豆蔻各一分 麝香一钱半 续随子一两 虾蟆三个，烧存性

上为末，蜜丸绿豆大。每三五丸至一二十丸，薄荷汤下。

按：此手足太阴药也。

**六味地黄丸** 治小儿疳瘦不行，解囟骨热。方见补虚门。

**全婴方芦荟丸** 治小儿疳气，腹急骨热。

芦荟 木香 槟榔各一分 黄连一两 芜荑去皮 青皮 陈皮各半两 巴豆三七粒，同上四味炒黄去豆 虾蟆酒浸炙黄去骨，一两

上为末，猪胆丸小豆大。三岁三十丸，米汤下。

按：此手少阴、手足太阴药也。

**蒸鸡丸** 治小儿疳劳，骨蒸潮热，盗汗瘦弱，腹急面黄，食不生肌肉。

黄连二两 柴胡一两 芜荑 鹤虱各半两 秦艽 知母 紫芩 使君子去壳炒。各一两

上为末，黄雄鸡一只，重一斤，笼之，专以大麻子饲之。五日后，去毛及肠肚，净入前末子，以线缝之，取小甑子，先以黑豆铺甑底三寸，安鸡四旁，及上黑豆盖之，早蒸至晚，取肉研和，更❶入酒糊丸如小豆大。二岁二十丸，加减与之，米饮下，忌猪肉。

按：此手少阴、太阴，足少阳药也。

**肥儿丸** 截疳杀虫，治腹胀，消食。

使君子肉 萝白子各二两 小红枣肉一两 糖球子末 飞罗面各一两

上取好黄土，和作一炉墩子，内底下萝白片铺一层，次将使君子肉铺在当中，次又铺萝白一层，上安枣肉盖于上，以泥封固其外，以炭火煅至内三物熟烂了取出，以飞面球子末和匀，丸如麻子大。量儿大小与服，米饮下。

按：此足阳明、太阴药也。

**五疳消食丸** 消疳杀虫，退热，磨积进食。

使君子肉炒 麦蘖炒 陈皮 麦曲 芜荑 草龙胆 黄连炒 糖球等分

上为细末，陈米饭为丸，如黍米大。每十丸，米饮下。

按：此手少阴、太阴药也。然疳证自有虚实积热等致不同，以上诸方未能以尽其变，学者自宜推格治之。

## 【治疮疹之剂】

**升麻汤** 治小儿疮疹未出发热。

升麻 葛根 芍药 甘草

上㕮咀，水煎。

按：此足太阳、阳明药也。

**钱氏四圣散** 治疮疹出不快。

紫草 木通 甘草炙 枳壳炒

上等分为粗末，每一钱水煎服。陈氏加黄芪。

按：此足阳明、手太阴药也。

**调肝散** 治疮疹大盛，宜服此，令疮不入眼。

生犀二钱半 龙胆草一钱 黄芪半两 大黄二钱 桑白皮半两，炒 钩藤子各一钱 石膏半两 麻黄 瓜蒌 甘草炙，各二钱❷

上为粗末，每二钱水煎服，食后。

按：此手太阴、足阳明、太阳药也。

---

❶ 更：底本作“硬”，据紫来堂本改。

❷ 炙，各二钱：底本脱，据紫来堂本、四库本补。

内外实者，非此不可。

**化毒汤** 治豆疮已出，出不快。

紫草茸 升麻 甘草炙。等分

上㕮咀，入粳米五十粒水煎。

按：此足阳明药也。

**鼠黏子汤** 治痘疮欲出，未能得透，皮肤热，眼赤心烦，咽嗌不利。

鼠黏子炒，四钱 荆芥穗二钱 甘草一钱 防风半钱

上为细末，沸汤点服。去防风，名消毒散。

按：此太阳、少阳药。首论温平者，此也。

**活血散** 治豆疮出不快。

白芍药炒，一钱

上为末，酒调服。腹痛，温热水调下。

按：此正的太阴药也。海藏云：张子和之治四肢出不快，加防风，大效。

**犀角地黄汤** 治疮疹出太盛，便血或鼻衄。

犀角一两 生地黄二两 赤芍三分 牡丹皮一两

上㕮咀，三岁儿一二钱，水煎服。

按：此足太阴、少阴、手太阴药也。

**葛根麦门冬散** 治小儿热毒，斑疮出多，心神烦闷。

葛根 麦门冬各三钱 人参二钱 石膏半两 升麻 甘草 茯苓各二钱 赤芍一钱

上㕮咀，每三钱水煎服。

按：此足阳明、手太阴、少阴❶药也。

**连翘散** 治疮痘发热。

连翘 防风 栀子 甘草梢

上为末，水煎。

按：此治热在外而不厥，少阳药也。

**如圣饮子** 治疮疹毒攻，咽嗌肿痛。

桔梗 甘草 鼠黏子炒。各一两 麦门冬半两

上为末，竹叶同煎二三钱。

按：此手太阴、少阴药也。

**解毒防风汤**

防风 地骨皮 黄芪 芍药 荆芥 枳壳 鼠黏子各半两

上为粗末，每服四五钱，水煎。

按：此手足太阴药也。

**真牙汤** 治斑疮黑陷者。

人牙两枚烧存性，入麝香少许。

上为末，用紫草升麻汤调下。

**御药院方无价散** 治斑疮不出，黑陷欲死者。

人、猫、猪、犬粪，腊月内烧为灰。

上为末，每一字蜜汤调服，量大小与之。

按：此二方劫剂也。

**当归丸** 治疮疹，能食而大便秘。

当归半两 甘草一钱 黄连 大黄各二钱半

上将归熬膏子，入下三味末为丸。渐加服，至利为度。

按：此足阳明、厥阴药也。

**枣变百祥丸**

红牙大戟去骨，一两 青州枣去核三十个

上用水一碗同煎，至水尽为度，去大戟不用，将枣焙干，可和作剂，从少至多，服至利为度。

按：此足少阴药也。

**陈氏异功散** 治小儿痘疮欲靥之际，头温足指冷，或腹胀，泻、渴、气促，或身不壮热，闷乱不宁，卧则哽气，烦渴咬牙。

木香三钱半 官桂二钱 当归三钱半

❶ 少阴：底本脱，据紫来堂本、四库本补。

人参二钱半　茯苓二钱　陈皮　厚朴二钱半　白术二钱　半夏一钱半　丁香　肉豆蔻各❶二钱半　附子一钱半

上为粗末，每二三钱，水煎入姜枣。

按：此足太阳、少阴、厥阴，手足太阴药也。

谨按：以上疮疹诸方，有升散、补脾、凉血、泻火、清神、攻下、温中，补劫之法不同，学者自宜取择。

**局方凉膈散**　治疮痘已出，发热作渴，脉实闷乱，便实者。方见火门。

谨按：疮疡已发，有寒热温凉不同，形气虚盛之异。以上二方，宜对脉证选用，有起死回生之效也。足阳明药。

**地骨皮鼠黏子汤**

本方加地骨皮。

**桔梗甘草鼠黏子汤**

**桔梗甘草栀子汤**

**防风芍药甘草汤**

并三味，治证见前。

**升麻加紫草汤**

升麻汤加紫草。

**荆芥甘草防风汤**

三味治证见前。

**紫草甘草枳壳汤**

四圣散减木通。

**连翘防风汤**

前连翘散减栀子。

并治证见前论。

❶ 各：底本脱，据紫来堂本、四库本补。